SHIYONGQIANLIEXIAN LINCHUANG

实用前列腺临床

姜永光 ◎ 主编

科学技术文献出版社
SCIENTIFIC AND TECHNICAL DOCUMENTATION PRESS
·北京·

图书在版编目（CIP）数据

实用前列腺临床 / 姜永光主编. —北京：科学技术文献出版社，2019. 3
ISBN 978-7-5189-4783-6

Ⅰ.①实…　Ⅱ.①姜…　Ⅲ.①前列腺疾病—诊疗　Ⅳ.① R697

中国版本图书馆 CIP 数据核字（2018）第 207135 号

实用前列腺临床

策划编辑：薛士滨　　责任编辑：刘英杰　　责任校对：文　浩　　责任出版：张志平

出 版 者　科学技术文献出版社
地　　址　北京市复兴路15号　邮编 100038
编 务 部　（010）58882938，58882087（传真）
发 行 部　（010）58882868，58882870（传真）
邮 购 部　（010）58882873
官方网址　www.stdp.com.cn
发 行 者　科学技术文献出版社发行　全国各地新华书店经销
印 刷 者　北京地大彩印有限公司
版　　次　2019 年 3 月第 1 版　2019 年 3 月第 1 次印刷
开　　本　787 × 1092　1/16
字　　数　443千
印　　张　20.5
书　　号　ISBN 978-7-5189-4783-6
定　　价　146.00元

主编简介

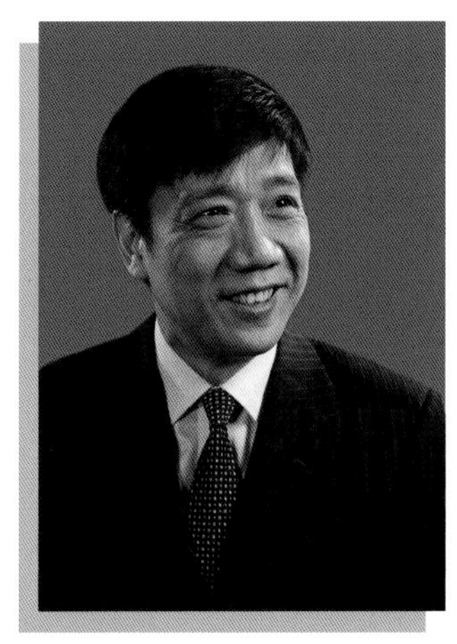

姜永光，男，主任医师，教授，博士生导师，首都医科大学附属北京安贞医院泌尿外科主任，泌尿外科学系副主任。北京卫生系统高层次人才（211 工程）学科带头人。德国埃森大学医学院、德国西部肿瘤中心高级访问学者。中华医学会泌尿外科分会泌尿结石联盟专家委员会委员，中国抗癌协会粒子治疗专业委员会委员，北京医学会泌尿外科分会常务委员，北京医师协会、抗癌协会理事和委员，北京市医学会泌尿外科分会机器人学组副组长。

从事泌尿外科三十余年，擅长泌尿外科疾病的微创手术治疗，主要是泌尿外科肿瘤、肾上腺和前列腺疾病的内镜、腹腔镜和机器人手术，尤其是合并严重心血管的复杂高危患者的手术治疗。成功治疗许多泌尿外科疑难重症患者。

担任《临床泌尿外科杂志》《微创泌尿外科杂志》《现代生殖泌尿肿瘤杂志》编委。中华医学奖、国家科技奖、国家自然科学基金评审专家或委员。发表论文 50 余篇，SCI 论文 10 余篇，主编专著 1 部，参编专著 5 部，主持国家级科研基金 2 项，省部级科研基金多项，获得北京市医学科技进步奖和华夏医学奖等省部级科技进步奖 3 项，获得发明专利和创新专利各 1 项。

编 委 会

主　　编　姜永光

主编助理　韩毅力　罗　勇

编　　委（按姓氏笔画排列）

万　奔　北京医院

王　伟　首都医科大学附属北京同仁医院

王永兴　首都医科大学附属北京安贞医院

平　浩　首都医科大学附属北京朝阳医院

丛惠玲　中国康复研究中心北京博爱医院

邢念增　中国医学科学院附属肿瘤医院

刘　丹　首都医科大学附属北京同仁医院

刘　明　北京医院

刘亚光　首都医科大学附属北京安贞医院

刘丽华　国家食品药品监督管理总局药品评审中心

刘余庆　北京大学第三医院

刘萃龙　中国人民解放军海军总医院

纪志刚　北京协和医院

李　迪　中国人民解放军空军总医院

李长岭　中国医学科学院附属肿瘤医院

李明川　首都医科大学附属北京安贞医院

肖春雷　北京大学第三医院

宋黎明　首都医科大学附属北京朝阳医院

张　娇　首都医科大学附属北京安贞医院

张　旭　中国人民解放军总医院

张　勇　首都医科大学附属北京天坛医院

张亚群　北京医院
张进生　首都医科大学附属复兴医院
张峰波　首都医科大学附属北京友谊医院
陈　山　首都医科大学附属北京同仁医院
陈　东　首都医科大学附属北京安贞医院
陈雅童　天津市人民医院
邵　强　北京电力医院
武　迎　首都医科大学附属北京安贞医院
林云华　首都医科大学附属北京安贞医院
罗　勇　首都医科大学附属北京安贞医院
周利群　北京大学第一医院
郑　涛　中国人民解放军总医院
赵佳晖　首都医科大学附属北京安贞医院
赵豫波　中国人民解放军海军总医院
郝　强　首都医科大学附属北京天坛医院
郝　瀚　北京大学第一医院
郝一昌　北京大学第三医院
胡　晓　首都医科大学附属北京同仁医院
侯　铸　首都医科大学附属北京安贞医院
姜永光　首都医科大学附属北京安贞医院
洪　锴　北京大学第三医院
徐　敏　首都医科大学附属北京安贞医院
高　瞻　中国中医科学院西苑医院
郭和清　中国人民解放军空军总医院
彭　涛　首都医科大学附属北京安贞医院
韩苏军　中国医学科学院肿瘤医院
韩毅力　首都医科大学附属北京安贞医院
廖利民　中国康复研究中心北京博爱医院
魏德超　首都医科大学附属北京安贞医院

序言（一）

医学的发展日新月异，这就要求每一位临床医生能够静下心，沉住气，不仅要夯实自己的医学基础，同时要占领医学发展的前沿阵地，不忘初心，砥砺前行。

首都医科大学附属北京安贞医院是一所特色鲜明的综合性医院，也是国家级老年病临床重点专科单位。姜永光教授根据安贞医院特色，将特色鲜明作为自己科室发展的战略目标，其中一个特色方向就是前列腺疾病的诊疗。这也与我国逐步进入老龄化社会的大背景相吻合。本书的出版，也是对目前前列腺疾病的诊疗技术发展进行的一个阶段性总结。

本书主编邀请诸多全国知名泌尿外科专家学者共同参与编纂，目的是介绍各种前列腺疾病诊疗的前沿技术，分享治疗经验，因此书籍内容是非常充实和丰富的。

在书中，各位专家学者介绍了前列腺疾病的相关基础和诊疗方法的发展脉络。尤其是近年来，各种微创技术的出现，让人眼花缭乱，如何理解这些技术的优缺点，适应证和禁忌证，如何选择相应的技术造福于患者，本书中都有详尽的介绍。对于临床医生而言，尤其是基层的临床医师，阅读这样的书籍，对提高前列腺疾病的认识水平大有裨益。

目前，我国在泌尿外科微创诊疗领域取得了长足的进步，但是由于我国发展的不均衡，泌尿外科整体的发展水平与先进国家相比，仍有不小的差距，尤其是在创新性和规范性方面。感谢姜教授提供这个平台，让各位泌尿外科专家学者不吝与中国的临床医师分享各自在前列腺疾病领域的治疗心得和经验，从而为促进中国泌尿外科事业的进步添砖加瓦。因此向全国临床医师推荐本书，希望能够通过本书，帮助读者全面系统地了解前列腺疾病，更新相关知识，提高诊疗水平，更好地服务于患者。

张旭

中国人民解放军总医院

序言（二）

姜永光教授作为华中科技大学走出去的优秀人才之一，一直致力于泌尿外科领域的前沿性研究，无论是基础和临床，都取得了一些成绩，尤其在泌尿系统肿瘤学的微创治疗方面。而这本书的出版，是姜教授和国内诸多泌尿外科名家通力协作的结晶，荟萃了诸位名家在前列腺疾病诊疗领域内的心得，也是这些名家临床经验的总结和分享。

近年来，泌尿外科领域迅速发展，各种新技术、新设备层出不穷，这得益于这个时代的进步，更是泌尿外科同仁们的辛勤付出。本书紧贴泌尿外科临床，着重介绍了近年来涌现的泌尿外科前沿科技，包括了各种激光技术、腹腔镜，以及机器人手术等，尤其这都是各个亚专业领域的顶级专家经验分享。本书扼要介绍了每种治疗方式的围手术期处理，重点在于叙述了规范化的手术步骤和操作，文字简练，层次分明，同时运用大量的手术插图和视频对局部解剖和手术步骤加以直观说明，而这种图文和视频结合的方式也使读者轻松学习。

在这里，向全国泌尿外科同仁，尤其是年轻医师推荐本书，希望能够从本书中汲取营养，从而更好地指导临床实践，提高自己的业务能力。同时也祝愿首都医科大学附属北京安贞医院泌尿外科在姜主任的带领下，百尺竿头，更进一步。

叶章群

华中科技大学同济医学院附属同济医院

前　言

随着中国步入老龄化社会，前列腺疾病呈现出高发态势，成为困扰中老年人的一种常见问题。然而近年来，各种微创治疗前列腺疾病的新技术呈现出井喷式的发展，这也使得前列腺疾病的治疗选择多样化。技术的进步也迫使泌尿外科临床医生需要不断更新自己的知识体系和认识水平，从而提高对前列腺疾病的诊疗水平。因此，对传统和前沿技术进行总结，以期推进我国前列腺疾病的规范化治疗，就成为本书的目的。

本书着眼于临床实践，从基础到临床全面系统地介绍目前前列腺疾病的诊疗方法，不仅包括传统的开放手术等，也涵盖了近年来涌现的一批新的治疗手段。更难能可贵的是，在本书的成书过程中，一大批国内顶尖的专家学者也参与进来，将自己在前列腺疾病治疗领域中的新技术要点，以及诊疗体会进行总结性介绍。因此，本书可谓目前前列腺疾病治疗的集大成者，对于指导临床医生的规范化诊疗也是非常有帮助的。

同时，需要说明的是，本书仅供泌尿外科医生参考。考虑到临床疾病的复杂性，目前医学日新月异的进步及地区的差异性等问题，需要临床医生根据自己的实际情况来制定治疗方案。本书由于参考资料来源不同，各章节独立成章的原因，部分内容有交叉、重叠之处。本书的数据、指标需要在临床工作中仔细核对，并参照更多的书籍、指南、文献等。由阅读本书引发的任何意外及造成的任何后果，本书作者和出版单位不承担任何法律责任。

本书经过多次的审稿和修改后得以出版发行，不足之处，希望得到各位前辈和同道的批评指正，以便再版时改进。

编　者

目 录 contents

第一篇　总　论

第二篇　前列腺增生症

第三篇　前列腺癌

第四篇　前列腺炎

第一篇　总　论

第一章　前列腺的解剖

（一）前列腺形态及毗邻

发育成熟的正常前列腺重约 20 g，大小约 4 cm × 3 cm × 2 cm，呈“板栗”状，由 70 % 的腺管结构和 30 % 的纤维肌肉间质构成。前列腺的毗邻为前上方是耻骨联合，后方为直肠，上方为膀胱颈部，下方为盆底的尿生殖膈，并且紧密包绕尿道前列腺部。其中靠近膀胱颈部的称之为前列腺底部，靠近尿生殖膈的是前列腺尖部。后方相对平坦，正常前列腺后方正中存在一个纵行浅沟，称之为中央沟，在良性前列腺增生和前列腺癌时中央沟变浅或者消失。

前列腺表面由胶原、弹性蛋白及平滑肌构成前列腺包膜。在前列腺的前侧及前外侧，由盆底筋膜延续而来，形成盆底筋膜脏层。前列腺静脉丛和阴茎背静脉的浅表支在此筋膜下走行于耻骨和前列腺前面之间。盆底筋膜壁脏两层延续形成耻骨前列腺韧带，在前列腺尖部将前列腺固定于耻骨之上。

在前列腺后面，包膜可穿入正常腺体，向后可以与狄氏筋膜混合。前列腺和精囊后方为狄氏筋膜的前层覆盖，是尿生殖膈深层筋膜的延续，并有血管、神经伴行其中。前列腺后方紧邻直肠，直肠前为狄氏筋膜的后层，剥离前列腺后侧时容易导致直肠损伤。因此在狄氏筋膜的前后层之间分离，对于避免直肠损伤有重要意义。

在两侧盆腔筋膜弓状韧带以下，盆底筋膜和前列腺包膜分开，二者之间充满疏松脂肪组织，并且背深静脉两侧分支。此处是属于盆底筋膜的侧面部分，也称为前列腺侧筋膜。通过这些筋膜，将前列腺固定于肛提肌的尾骨段。

（二）前列腺的血供

前列腺的动脉血供来源广泛，行程也比较复杂，主要来自于两侧膀胱下动脉的分支，分为前列腺动脉尿道组和包膜组。尿道组血管分别于膀胱颈部后外侧 5 点钟和 7 点钟处进入前列腺，主要供应膀胱颈部和尿道周围的大部分前列腺腺体，它对于前列腺增生手术中控制出血至关重要。

包膜组血管与来源于盆腔神经丛的支配盆腔内器官和外生殖器的自主神经，共同组成神经血管束（Neurovascular Bundle，NVB），这对于前列腺癌手术保留性功能非常重要。包膜组血管位于盆侧筋膜深面，沿尿道和前列腺的背外侧方及直肠前侧壁的上方下行，发出分支供应前列腺外周部分腺体。

除此以外，来自阴部内动脉盆内段、直肠下动脉和闭孔动脉的分支，沿盆腔侧壁或盆底的腹膜外行向前列腺；来自膀胱上动脉的分支，沿膀胱侧壁，在浆膜深面下行至前列腺；来自阴部内动脉盆外段的阴茎背动脉和阴茎深动脉的分支，在坐骨结节上方，行经尿道球和阴茎脚之间，穿尿生殖膈下筋膜，经会阴深间隙到达前列腺尖部。这些动脉分支穿入前列腺形成网状供应前列腺。

前列腺的静脉回流非常丰富，依赖于前列腺周围的静脉丛。其中阴茎背深静脉是前列腺周围最为重要的组成，位于两阴茎海绵体之间，于耻骨下方穿过尿生殖，走行于耻骨前列腺韧带之间，并分成三个主要分支：浅表支及左、右侧静脉丛，尤其是两侧静脉丛。两侧静脉丛走行于前列腺尖部两侧盆筋膜深面，并于前列腺后外侧与阴部静脉、闭孔静脉及膀胱静脉丛有广泛的交通，因此术中损伤可造成严重的出血。

前列腺的淋巴回流分 3 组。第 1 组为淋巴管离开前列腺沿髂内动脉走行并加入髂外淋巴结组，可分为外侧链、中链和内侧链。外侧链位于髂外动脉的外侧；中链位于髂外静脉的前、内侧；内侧链位于髂外静脉的下方，包括闭孔神经淋巴结，此组淋巴结是前列腺癌淋巴结转移的第 1 站。因此，髂外淋巴结的中链、内侧链是前列腺癌淋巴结清扫的主要范围，也就是所说的髂外闭孔链。前列腺淋巴引流的第 2 组为离开前列腺后进入骶外侧淋巴结，最终汇入髂总淋巴结。第 3 组是通过膀胱旁淋巴结引流至髂内周围淋巴结。

（三）前列腺神经血管束

NVB 包含源于下腹下丛的交感和副交感神经纤维，交感神经主要负责射精和控尿，副交感主要负责勃起功能。下腹下丛位于直肠与输尿管、膀胱交界处两侧的纤维脂肪组织中，扇状展开，前后达到 3 cm，上下约 4 cm。从相当于直肠膀胱陷凹高度骶骨的腹侧延伸出。负责勃起功能的副交感神经纤维，在膀胱颈前列腺交界处以下 2 ～ 3 cm，呈“花洒”状汇聚到 NVB。神经集中于前列腺中部平面，接近前列腺尖部时再次发散开，但并未严格与血管伴行。其中大部分神经纤维到达尿道海绵体球部，一部分纤维分布于尿道括约肌的侧面。阴茎海绵体神经为前列腺周围前侧及前外侧神经的延续；尿道海绵体神经为前列腺周围后外侧 NVB 的延续。这些神经纤维主要为胆碱能，小部分为肾上腺素能，在海绵体神经内未发现感觉能纤维。

（四）前列腺组织分区

临床上最常用的前列腺分区是 McNeal 的组织学分期，共将前列腺分为四区。①前方纤维肌肉基质。约占前列腺的 1/3，位于前列腺的腹侧，主要为纤维肌肉基质组成。正常情况下，这些组织从膀胱颈部直至外括约肌，是不含有腺体的间质，但在腺瘤样增生时，可部分被腺体替代。②外周带。占前列腺腺体成分的 70 %，此区组成了前列腺的背侧、外侧及后下部分。外周带在前列腺增生时被挤压成为前列腺外科包膜，而在前列腺癌的发生中占据重要的地位，75 % 的前列腺癌发生于外周区。同时，外周带也容易并发慢性前列腺炎。③移行带。正常情况下，移行带仅占前列腺腺体的 5% ～ 10 %，移行区由两个小叶组成，位于前列腺部尿道上段的前、外侧，纤维肌肉区的深面，一层纤维肌肉层将移行带与前列腺其他腺体分开。这里是前列腺增生的主要发生部位。将外周区挤压成外科包膜。移行区也可以有前列腺癌的发生，发生于此区的前列腺癌约占 20 %，

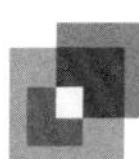

但往往体积较小，常由经尿道前列腺切除术发现。④中央带。中央带约占前列腺腺体的25 %，此区类似楔形位于尿道后方，并包绕射精管。其楔形尖部位于精阜处，底部位于膀胱颈之下。由于起源的不同，中央带的腺管与其他部位腺管在结构和组化上不同。前列腺增生时可能形成前列腺中叶；只有极少数的前列腺癌（1% ～ 5 %）发生于此区。

（韩毅力）

第二章　前列腺的组织学

前列腺为最大的男性附属腺，上宽下尖，呈“栗子”型。其重量在正常成年男性可达到 20 g。前列腺的被膜与支架组织均由富含弹性纤维和平滑肌的结缔组织组成，自外向内可分为血管层、纤维层和肌层三层。但这并不是很确定的解剖学结构，沿前列腺基底部被膜较为明显，而在前面及顶部则不太明显。被膜的结缔组织和平滑肌组织伸入实质将其分为树叶，并形成腺组织周围的基质（Stroma）。

腺组织由 30 ～ 50 个形态与大小各不相同的复管泡状腺组成，最后汇成 16 ～ 32 条导管开口于尿道前列腺部精阜两侧。腺实质可分为三个带：尿道周带（又称为黏膜腺），最小，位于尿道黏膜内；内带（又称黏膜下腺），位于黏膜下层；外带（又称主腺），构成前列腺的大部。内带是结节状增生的原发部位，也是来自大导管的一些少见癌的原发部位；而外带则是来自周围导管和腺泡的普通腺癌的好发部位。也可以将前列腺分为周围、中央、移行和尿道周围几个区域。移行区和尿道周围区是结节状增生的特发部位，而周围带则是前列腺炎和前列腺癌的好发区域。腺组织的导管上皮为单层柱状或假复层柱状，在开口于尿道前，转变为变移上皮。腺泡上皮形成许多皱襞，使腺泡腔弯曲而不规则。腺腔内可见分泌物浓缩形成的圆形嗜酸性板层状小体，称前列腺凝固体（Prostatic Concretion），随年龄的增长而增多，甚至钙化成为前列腺结石。腺泡上皮呈单层柱状或假复层柱状，部分区域可出现单层立方或单层扁平上皮。腺上皮一般由分泌细胞和基细胞组成。分泌细胞数量多，呈柱状。核位于基底，圆形或卵圆形，长轴与细胞长轴一致，核仁不明显。基部胞质内含一些短线粒体、粗面内质网和游离核糖体。核上区有高尔基复合体和少量粗面内质网及单层膜包裹的分泌颗粒和小泡，偶见脂滴。老年人前列腺上皮细胞的基部及核上区均可见脂色素，但较精囊腺内少。顶部胞质含有大量溶酶体和致密体，顶部胞膜形成许多微绒毛，微绒毛的数量和长度与顶部胞质内的分泌颗粒的数量成反比。胞质内的分泌颗粒多时，微绒毛短或无；当大部分颗粒释放后，微绒毛长而丰富。有时可见一些细胞的顶部胞质突向腺腔，提示人前列腺细胞内的分泌物可能通过局浆分泌和顶浆分泌释放到腔内。氨基肽酶存在于细胞顶部和腺腔内，酸性磷酸酶的活性主要存在于分泌小泡和溶酶体内。相邻分泌细胞侧面的细胞膜互相交错，细胞间有连接复合体和大量桥粒。分泌细胞位于腺体的腺腔侧并分泌不同种类的物质组成精液。它们生成前列腺酸性磷酸酶（Prostate Acid Phosphatase，PAP）和前列腺特异性抗原（Prostate Specific Antigen，PSA），这两种物质都很容易通过免疫组化来确定，由于它们具有器官特异性，所以具有很大的诊断价值。PSA 是一种糖蛋白，已经被确认是一种血管舒缓素样的蛋白酶。分泌细胞

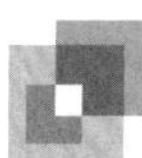

能同时表达各种角蛋白和波形蛋白，但不包括高分子量角蛋白如 34βE12，这点具有诊断意义。

基细胞的数量较少，为分泌细胞的 1/10。细胞多边形，嵌于相邻两个分泌细胞的基部。细胞较小，核大而不规则。胞质内无分泌小泡，线粒体和粗面内质网均稀少，高尔基复合体不发达，可见微丝和吞饮小泡，吞饮小泡可能与腺上皮和基质之间的物质交换有关。基底细胞形成一个薄的连续层，将腺腔的分泌细胞与基底膜分开。它们的特点是含有角蛋白 34βE12、CK8.12 和 312C8-1，并对抗角蛋白的抗体 903 呈强阳性染色，根据这一特点，临床上常用角蛋白 34βE12 作为抗体之一来鉴别诊断高分化癌（缺乏基底细胞）与类似癌的良性病变（基底细胞一般都存在，虽然有时不连续）。正常情况下，这些基底细胞没有肌上皮细胞的表型，它们没有 S-100 蛋白和平滑肌肌动蛋白（Actin）的免疫反应。基底细胞被认为是一种未分化的干细胞，能转变成存在于正常、增生和肿瘤性前列腺中的上皮细胞系。前列腺的腺泡及导管都含有散在神经内分泌细胞，表达嗜铬素（Chromogranin）A 和 B、分泌粒蛋白（Secretogranin）Ⅱ和各种肽类激素，如生长抑素（Somatostatin）、降钙素（Calcitonin）和铃蟾肽（Bombesin）；它们还表达 PSA，提示与分泌细胞有共同的起源。然而，对雄激素受体则呈阴性反应。

大的前列腺导管衬以移行上皮，与前列腺尿道部的内衬上皮连续且不易区分。与膀胱上皮不同的是，其表面无盖细胞（Umbrella Cell），而有一层 PSA 和 PAP 免疫染色阳性的单层柱状上皮细胞。偶尔，这种上皮可以发生鳞状上皮化生；这种情况在以往雌激素疗法广泛用于前列腺癌治疗时很常见。

前列腺间质由于含有大量平滑肌纤维而受到关注，它们的功能是在受到恰当的刺激时，排出前列腺的分泌物。由于这种肌肉间质的存在具有其他器官（如乳腺肌上皮细胞）的功能，这使得在前列腺中出现肌上皮细胞就显得多余了。已经发现前列腺间质细胞含有雄激素受体。

周围神经均匀分布于腺体的顶部、中部及基底部；它们对病理学家具有重要意义，因为环绕它们的疏松结缔组织间隙（以前认为是神经周围的淋巴管）受前列腺腺癌的累及率较高。前列腺的淋巴管注入盆腔淋巴结，并从这里进入腹膜后淋巴结。

参考文献

[1] Blennerhassett J B, Vickery A L Jr. Carcinoma of the prostate gland. An anatomical study of tumor location [J]. Cancer, 1966, 19 (7) : 980-984.

[2] Kirchheim D, Niles N R, Frankus E, et al. Correlative histochemical and histological studies on thirty radical prostatectomy specimens [J]. Cancer, 1966, 19: 1683-1696.

[3] Allsbrook W C Jr, Simms W W. Histochemistry of the prostate [J]. Hum Pathol, 1992, 23: 297-305.

[4] Lager D J, Goeken J A, Kemp J D, et al. Squamous metaplasia of the prostate.An

immunohistochemical study [J]. Am J Clin Pathol, 1988, 90: 597–601.

[5] Srigley J R, Dardick I, Hartwick R W, et al. Basal epithelial cells of human prostate gland are not myoepithelial cells. A comparative immunohistochemical and ultrastructural study with the human salivary gland [J]. Am J Pathol, 1990, 136: 957–966.

（陈 东 武 迎）

第三章　前列腺疾病的影像学诊断

（一）前列腺超声检查

作为一种无创、价格低廉的检查方式，超声广泛应用于泌尿系统的临床诊断，尤其是筛查。在前列腺疾病的诊断中，B 超可以分为经腹和经直肠途径，尤其是后者更有诊断价值。经直肠途径与 PSA 的检查相结合，为前列腺癌的早期诊断奠定基础。

1. 急性前列腺炎

在外形上，前列腺表现为形态饱满，体积轻度或中度增大，两侧叶可不完全对称；包膜回声完整，未见破坏性改变；回声均匀减低。当有不规则回声减低区和无回声区，往往提示急性前列腺炎合并脓肿。前列腺局部加压时（直肠指诊或直肠探头直接加压），可见前列腺质地较软和受压变形，该区内部无回声区内有液体流动征象。病变区域脓肿周围以至整个前列腺内血供丰富。

2. 慢性前列腺炎

前列腺体积正常或者轻度增大，两侧叶对称；前列腺轮廓和包膜回声清晰、完整，但可有轻度起伏不平，一般无明显隆起；内部回声不规则性增多，分布不均，常伴有钙化，结石引起的强回声。声像图可分为局限性（似高回声结节）和弥漫性（不规则回声）两种，需要与前列腺癌鉴别。

3. 良性前列腺增生

前列腺各径线增大，以前后径为著，形态呈椭圆形或圆形，包膜完整，光滑。腺体尤其是中叶增生者可引起膀胱颈部抬高变形，向膀胱内凸出；内腺瘤样增大，外腺萎缩，二者分界清晰（良性前列腺增生时以内腺增生和外腺萎缩为特征。正常老年男性前列腺内腺平均宽度为（1.5±0.2）cm，内腺与全腺宽度比值为（0.33±0.04）。前列腺增生患者测量值显著增加）；常伴前列腺结石，多数呈细点状或斑点状强回声，有时成串链状排列，分布于内外腺交界处，可能伴有声影。

增大的内腺回声减弱均匀，少数回声增高或呈等回声型。采用 5 ～ 7.5 MHz 直肠探头可分为结节型和非结节型。

（1）结节型：多见，肿大内腺中见多个圆形小结节。小结节可呈高回声或等回声，低回声少见。整个内腺呈非均质性改变，在小结节周围有时可见声晕。

（2）非结节型：较少见，内部回声不均匀，可能代表弥漫增生性改变。

（3）其他间接征象：重度良性前列腺增生可以伴有膀胱排空障碍引起残余尿增加、膀胱壁代偿性增厚、假憩室形成，甚至双侧输尿管积水和肾积水影响肾功能，提示尿道梗阻的程度增加，但并非是前列腺增生诊断依据。

4. 前列腺癌

按照前列腺癌的 B 超声像图分期，可将前列腺癌分成Ⅰ期、Ⅱ期和Ⅲ期。

（1）早期前列腺癌声像图（Ⅰ期、Ⅱ期）

通常为低回声结节，少数呈等回声或非均质性回声增强，约 78%的结节边界模糊不清，较大的结节有包膜隆起，腺体基本上左右对称或轻度不对称。彩色多普勒血流显像（CDFI）显示病变局部血流信号增加，但是并非特异表现。

（2）进展期前列腺声像图（Ⅲ期）

前列腺各径增大，前后径增加更为突出；轮廓外形，呈不规则隆起，包膜不完整，回声连续中断，两侧常不对称；内部回声不均匀，病变部位回声增强和减弱参差不齐，内外腺结构和境界不清；邻近器官受累表现，膀胱颈部回声不规则增厚，隆起；精囊周围和精囊本身回声异常，失去两侧对称性。CDFI 同样显示病变区内血流信号增加。

需要说明的是，前列腺癌的确诊依靠经直肠超声引导的穿刺活检术后的病理学检查。

（二）前列腺 CT 检查

前列腺 CT 检查在前列腺疾病中的诊断价值不大，仅在前列腺脓肿或者囊肿检查中存在应用价值。所以对于常见前列腺疾病，如前列腺增生和前列腺癌，不推荐使用 CT 检查。

（三）前列腺 MRI 检查

前列腺 MRI 检查主要用于前列腺癌的诊断。目前前列腺癌的诊断主要依赖于前列腺穿刺后的病理诊断，所以影像学诊断主要用于前列腺癌的分期诊断。不同于 CT，MRI 在前列腺癌的诊断方面仍然是有价值的。MRI 不仅可以应用于前列腺癌原发灶的检出，也可以分期诊断。

1.T1 WI 和 T2 WI

MRI 用于前列腺癌常规行 T1 加权、T2 加权、STIR 序列成像及弥散加权成像。其中以 T2 加权成像为主，需要行轴位、矢状位及冠状位。之所以是 T2 加权，主要原因在于前列腺癌区域内有大量癌变腺体成分紧密排列，空隙间黏蛋白和液体减少或者缺失，在 T2 WI 上呈低信号。而在 T1 加权上，肿瘤往往和前列腺组织等信号，因此难以区分。

MRI 对前列腺癌的检出率与病变的位置、大小有关。MRI 对前列腺癌检出的准确度约为 60 %。前列腺癌主要位于外周带，MRI 对大于 5 mm 的病变均能够检出，当肿瘤位于中央区和移行带时（约占前列腺癌的 25 %），由于前列腺增生好发于此区域，而前列腺增生的信号改变复杂多变，所以 MRI 平扫对中央区和移行带的癌和增生的鉴别较差。

在 T2 加权上，前列腺癌的主要表现为：① T2 WI 上，在正常高信号的前列腺周围带组织中出现单发或多发的结节状的低信号区，或一侧前列腺周围带呈弥漫的低信号影，或者前列腺带状结构破坏，周边带与中央带界线消失。高信号周围带内出现低信号病灶，是由于癌细胞排列紧密，密度低，其间缺乏足够的空间储存液体和黏蛋白引起信号减低

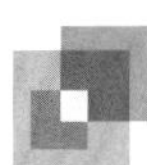

（图 3–1）。② T2 WI 上，中央腺体内出现边缘欠清晰规则的低信号影，合并内部及周围正常腺体结构消失，考虑为中央腺体内恶性病变。

前列腺癌包膜侵犯主要表现为：①包膜增厚不规则；②包膜局限性隆起或中断；③肿瘤与包膜关系密切（图 3–2）。

前列腺癌出现包膜外侵犯时 MRI 表现为：①包膜浸润增厚或中断；②前列腺局部轮廓向外突出；③前列腺周围的脂肪层消失；④前列腺组织外出现肿瘤组织；⑤周围静脉丛受侵犯时，在 T2 WI 上表现为高信号的静脉丛为肿瘤占据，并出现低信号及不对称。

在 T1 WI 上 NVB 呈中、低信号，周围脂肪呈高信号，两者形成很好的对比，所以 T1 WI 显示 NVB 效果较好。NVB 受侵的 T1 WI 表现为：① NVB 局限性增粗；②前列腺后外侧局限性突出，而正常的 NVB 未见显示；③前列腺后外侧与 NVB 之间的脂肪间隙消失，或 T1 WI 前列腺局部外周带低信号结节和 NVB 的位置相邻。

精囊腺受侵 MRI 表现为：①前列腺精囊角消失；②低信号的肿瘤从前列腺的基底部进入和包绕精囊腺，导致正常精囊腺的 T2 WI 高信号被不正常及 T1 WI 均呈片状或地图状低信号，增强时病变区强化明显。

MRI 对骨转移敏感度高，平片或 CT 检查尚未显示时，MRI 压脂扫描已能清晰显示小的破坏区。

2.MR 弥散加权成像

MR 弥散加权成像（Diffusion Weighted Imaging，DWI）是磁共振功能成像的一种，反映的是活体组织中的水分子不规则运动。根据 DWI，可以进一步测出一个能够反映整体组织结构特征的弥散常数，称之为表观扩散系数（Apparent Diffusion Coefficient，ADC），它用来描述 DWI 中不同方向的分子扩散运动的速度和范围，定量地显示组织内微观环境中水分子的扩散特性。

当水分子扩散不受限时，DWI 图上信号较低，ADC 值较高；反之当水分子扩散受到限制时，DWI 图上信号较高，ADC 值则较低（图 3–3）。多数研究均发现，癌灶的 ADC 值低于正常组织，原因在于前列腺癌是由紧密排列的肿瘤上皮构成，其间质成分很少，含水量少，且肿瘤上皮有着比正常细胞更高的核质比；另外，由于肿瘤细胞的增殖，细胞外间隙受压、扭曲、变小，细胞外间隙的水分子自由运动受到限制，从而使 ADC 值下降。也有研究显示前列腺癌的 ADC 值与肿瘤细胞的增殖及 Gleason 评分呈负相关，表明肿瘤随着病理分级的升高，ADC 值呈下降的趋势。

3.MR 波谱分析

前列腺 MR 波谱分析（Magnetic Resonance Spectroscopy，MRS）是最新能反映前列腺局部代谢情况的无创性检查方法。从分子水平评估前列腺癌的特性及正常组织和癌组织代谢信息的差异，它通过观察体内的代谢物质显示病变，与信号的对比无关，在很大程度上弥补了常规 MRI 的不足。目前有 3 种 MRS 方法用于前列腺疾病诊断，即单体素成像、2D 多体素波谱成像和 3D 多体素波谱成像。

MRS 提供的癌组织代谢物的信息还能间接反映肿瘤的侵袭性。分化越低，侵袭性强，枸橼酸盐（Cit）水平越低，甚至缺乏，同时胆碱（Cho）水平越高。文献报道 MRS 的代谢结果与 Gleason 评分密切相关。分化较差的 Gleason 评分高者 Cho/Cit 的比值显著高于分化较好的 Gleason 评分小者。这使术前非侵入性判断前列腺癌的生物学特性成为可能，对治疗方案的制订有重要的参考价值。

MRS 虽然提高了肿瘤诊断的灵敏度和特异度，但是需要使用直肠线圈，患者存在一定痛苦。而且，技术参数的复杂性需要较高的软硬件支持，因此，推广存在难度，限制其广泛应用。

4. 其他

关于磁共振在前列腺癌诊断的应用，仍有许多技术处于研究状态，包括灌注成像（Perfusion-weighted Imaging，PWI），弥散张量成像（Diffusion Tensor Imaging，DTI），扩散峰度成像（Diffusion Kurtosis Imaging，DKI），体素内不相干运动弥散加权成像（Intravoxel Incoherent Motion Diffusion Weighted MR Imaging，IVIM-DWI），磁敏感加权成像（Susceptibility Weighted Imaging，SWI），磁共振弹性成像（Magnetic Resonance Elastography，MRE）等，这些新技术逐步成为 MRI 常规扫描序列的重要补充，在无创的前提下，提供病变水分子扩散、血流灌注、物质代谢及生化成分改变等信息，通过一系列的半定量、定量数据分析，能够为前列腺疾病的诊断及鉴别诊断、分级、疗效及预后评估提供重要信息，随着相关研究的进一步深入，MRI 功能成像技术定会拥有更为广阔的应用前景。

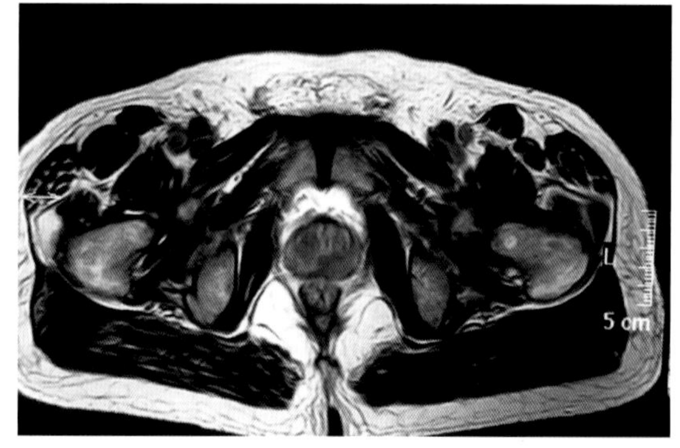

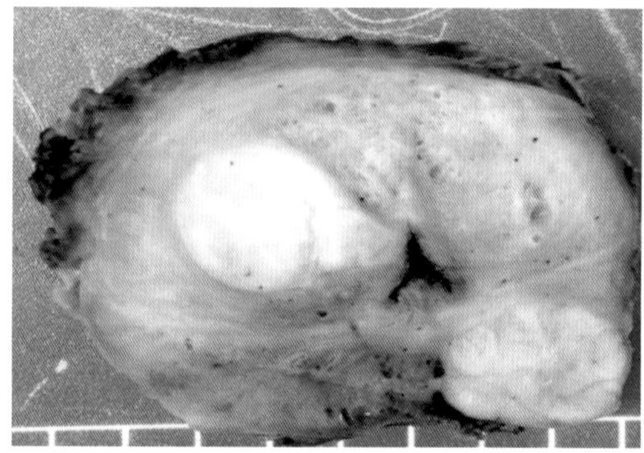

图 3-1　前列腺癌局限在包膜内

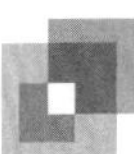

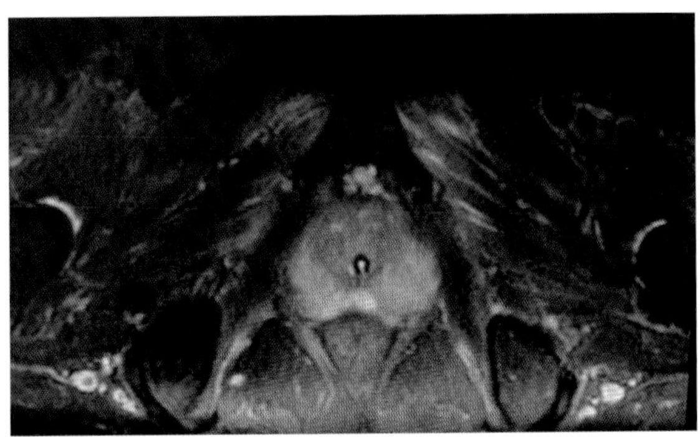

图 3-2　前列腺癌包膜外侵犯

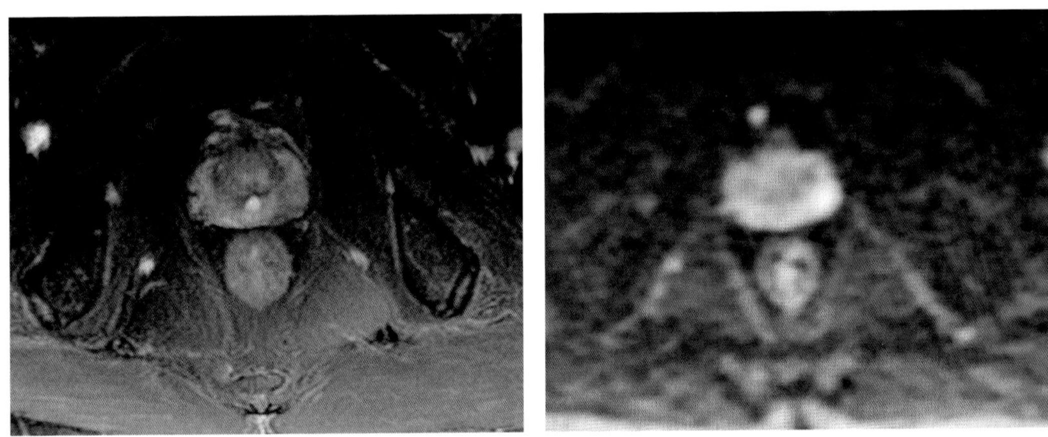

图 3-3　前列腺癌的 DWI 成像

（刘丽华　韩毅力）

第四章　合并心血管疾病的前列腺疾病患者围手术期的麻醉处理

前列腺疾病是临床上常见的疾病，老年男性发病率高，而心血管疾病也是老年患者比较常见的伴随病症。随年龄的增加，心血管疾病的发病率明显上升，手术时麻醉处理有一定的困难。对于高龄合并心血管疾病患者来说，心肺储备功能明显下降，对麻醉药及麻醉的耐受性差，血管硬化和心脏退行性变又使心脏代偿功能进一步降低，围术期的死亡风险是年轻人的 3 倍。围术期心肌梗死、肺水肿、充血性心衰、心律失常和血栓栓塞等常见于有心血管疾病史的患者，心血管并发症占非心脏手术术后死亡的 25 % ～ 50 %。故而，对合并心血管疾病等病症的患者进行合理的病情评估、适应证的选择、充分的术前准备、有效的术中麻醉管理、及时准确的突发事件的处理，是保证围手术期安全的必要前提。

临床上常见的心血管疾病包括冠状动脉粥样硬化性心脏病、心脏联合瓣膜病、高血压性心脏病及各种原因引起的心律失常。较少见的包括先天性心脏病，心脏大血管疾病等。急性心肌梗死是冠心病患者因持久而严重的心肌缺血所致的部分心肌急性坏死，是冠状动脉缺血的严重表现。急性心功能不全是由各种病因引起的心脏舒缩功能障碍，发展到使心排血量在循环血量与血管舒缩功能正常时不能满足全身代谢对血流的需要，从而导致具有血流动力异常和神经激素系统激活两方面特征的临床综合征。冠状动脉硬化、心瓣膜疾病、高血压等均可加重心脏负荷从而导致心力衰竭。

目前前列腺手术主要有经腹前列腺摘除术和经尿道前列腺手术（Transurethral Resection of the Prostate，TURP）两种。经尿道前列腺手术因具有出血少、损伤小、恢复快及手术适应证范围广等优点，已成为治疗老年患者良性前列腺增生的主要手段。采用硬膜外麻醉或蛛网膜下腔阻滞麻醉均能提供满意的麻醉效果，麻醉达到手术无痛，呼吸功能干扰微弱，又不抑制循环功能的目的。与全身麻醉相比，引起术后静脉血栓的风险小，也不容易掩盖 TURP 综合征与膀胱穿孔的症状与体征，同时麻醉费用较低。对于存在椎管麻醉禁忌证的患者，如穿刺部位皮肤感染、凝血功能异常、腰椎结核、腰椎肿瘤、腰椎严重骨质增生、脊柱侧弯间隙狭窄融合穿刺困难，合并脊髓病变者，以及强烈要求者也可采取全身麻醉。近年来，随着全身麻醉方法的丰富，各种气管导管、喉罩的广泛使用，呼吸道管理水平的提高，准确的心血管状态监控、新型超短效、强效麻醉药物的改进，全身麻醉的安全性得到极大提高，尤其是短小手术的麻醉并发症几近于无。

● 手术前的评估

麻醉药和麻醉方法对患者的影响、手术创伤的应激、内外科疾病病理生理的改变，这些因素都将给患者的身体带来巨大的生理负担。为了提高手术麻醉的安全性，术前应对患者的全身情况和重要脏器的生理功能做出充分的估计。合并心脏病患者能否耐受前列腺手术，主要取决于心血管病变的严重程度及代偿能力，而临床上常根据患者活动能力和耐受性评估心脏病的严重程度。目前多采取纽约心脏病协会（NYHA）四级分类法（表 4–1）和杜克活动度状态指数代谢当量法（表 4–2）评估心功能状态。体能是麻醉前心血管风险评估的可靠依据，是围手术期心肌缺血、心血管意外等严重并发症的独立预测因素。1 MET 代表 3.5 mL/kg/min 耗氧量，代谢当量（Metabolic Equivalent，MET）可通过询问患者的日常活动能力来获得，优良（7 METs 以上），中等（4 ～ 7 METs），差（4 METs 以下）。4 METs 对应登两层楼梯，或爬上小山坡的活动能力。低体能预示较差的手术预后。

表 4–1　NYHA 心功能分级法

分级	标准
Ⅰ	体力活动不受限，无症状，日常活动不引起疲乏、心悸和呼吸困难
Ⅱ	日常活动轻度受限，出现疲劳、心悸、呼吸困难或心绞痛，休息后感舒适
Ⅲ	体力活动显著受限，轻度活动即出现症状，休息后尚感舒适
Ⅳ	休息时也出现心悸、呼吸困难、疲劳或心绞痛，任何体力活动增加不适感

表 4–2　杜克活动度状态指数代谢当量法

代谢当量	各种活动能量需要的估测值
1 MET ⇩	能否照顾自己 能否吃饭、穿衣或使用卫生间 能否室内散步
4 METs ⇩	能否在平路上以 3.2 ～ 4.8 km/h 的速度行走 1 ～ 2 街区 能否在家里干轻活，如吸尘、洗碗 能否上一段楼梯或爬上小山坡
＞ 10 METs	能否以 6.4 km/h 的速度在平地行走 能否短距离跑步 能否在家里干重活，如擦地板、提重物或搬重家具 能否适当进行娱乐活动，高尔夫球、保龄球、跳舞、网球双打、棒球或足球 能否参与剧烈运动，如游泳、网球单打、足球、篮球、滑雪

常规心电图检查对了解心脏功能有一定的指导作用。24 h 动态心电图检查对判断是否存在潜在的心肌缺血、心律失常有重要意义。

超声心动图检查可了解室壁运动情况、心肌收缩、室壁厚度、瓣膜功能及左室射血分数（EF）。当 EF ＜ 35 %，提示心功能差，围术期心脏风险增加，预后较差。

冠状动脉造影和冠状动脉多排螺旋 CT 成像。冠状动脉造影是诊断冠状动脉病变的金标准。而冠状动脉多排螺旋 CT 成像与冠状动脉造影有较高的相关性，患者创伤轻微，接受度高，对了解冠状动脉情况有一定的帮助。

化验室检查包括心肌酶学检查，肌钙蛋白，BNP 检测。

● 术前准备

合并心脏疾病的患者，通常需要进行药物治疗，抗心律失常药、抗高血压药多用至手术日，突然停药会引起心肌缺血、高血压、心律失常，原则上不能停药。必要情况下使用极化液，稳定内环境，改善心功能状态，增加心功能储备。同时合并其他基础病如糖尿病等亦应同时治疗，以期患者在术前达到最佳状态。并根据术前访视结果给予适当的术前麻醉用药，达到减轻患者紧张、焦虑情绪并缓解应激反应的目的。

（一）冠状动脉粥样硬化性心脏病

高龄前列腺疾病患者伴有冠状动脉粥样硬化性心脏病的占各类心脏病的首位，手术死亡率为一般患者的 2 ～ 3 倍。最常见的原因是心肌梗死，其次严重的心力衰竭和心律失常。

对于不稳定性心绞痛，特别是静息状态下伴有 ST 段明显改变者，通常表明有严重冠状动脉疾病，且常发生在心肌梗死前。对此类患者应暂停手术，密切观察，48 h 不缓解，则需行冠状动脉造影等进一步治疗。

对于稳定性心绞痛，动脉粥样硬化导致冠脉循环 50 % ～ 75 % 闭塞时，才出现临床症状，究其原因可能是冠状动脉代偿性扩张的结果。在此基础上，继续增加心脏负荷，则会出现心肌缺血。此类患者如需手术，必须充分了解心脏情况，完善各项检查，综合评估心功能，确定是否需要放置冠状动脉支架后再行前列腺手术治疗。

心肌梗死发生后伴以下情况者较严重：①反复心肌梗死；②伴心力衰竭；③左心室舒张末压力＞ 18 mmHg；④ EF ＜ 40 %；⑤心脏指数＜ 2.2 L/（min · m^2）；⑥左室造影显示多部位心室运动障碍；⑦活动能力差。此类患者应慎重考虑，尽量避免手术麻醉。必须实施手术者，则应采取全面的血流动力学监测，尽量维持血流动力学稳定，缓解应激反应，保持心肌氧供需平衡。此时患者麻醉风险很大，预后可能较差。

术中心电图、血氧饱和度、有创血压、中心静脉导管是冠心患者常用的监测手段，心功能不全的患者（EF ＜ 40 %），还应使用肺动脉导管（PAC）和／或经动脉压力波形分析（FloTrac）监测心泵功能。经食道超声心动图（TEE）对监测室壁运动异常更敏感，可评价心脏功能，监测心肌缺血。

手术中多种原因均可影响心肌氧供／氧耗平衡。交感神经系统激活可导致血压上升，心肌收缩力增强，心率加快，心肌氧耗加大。冠脉痉挛，灌注压力不足，肺氧合能力下降，心肌氧供减少。管理缺血性心脏病患者，最重要的是维持良好的心肌氧供／氧耗平衡。手术中通过加深麻醉或应用β受体阻滞剂控制心率增快和血压升高，同时避免冠状动脉灌注压和动脉血氧含量降低。舒张压通常维持在 50 mmHg 以上，适当控制容量负荷，减少左室室壁张力，降低心肌氧耗。应维持适当的血红蛋白浓度（> 10 g）和动脉血氧分压（> 60 mmHg）。近年来，针对冠心病提出最适氧耗状态的概念，7000 < R・BP < 12 000，即心率乘收缩压（R・BP）；或 12 000 < R・BP・PCWP < 15 000，即心率乘收缩压乘肺动脉楔压（R・BP・PCWP）。此概念对冠心病的治疗极具指导意义，也适用于冠心病患者非心脏手术围术期循环的维护。

前列腺手术最常见的是出血，可导致患者血压下降。在外科充分止血的同时，使用去氧肾上腺素或去甲肾上腺素维护血压，避免冠状动脉灌注压下降和心率过快，防止氧耗增加。少数患者可因出现血纤维蛋白溶解致伤口异常渗血，一旦发生应及时输注新鲜血浆和纤维蛋白及激素治疗。氨甲环酸等纤溶酶抑制剂因其可能导致老年前列腺患者出现栓塞，是否使用存在争议，通常不作为预防性用药。前列腺切除手术很少出现高血压的情况，如有发生，可使用乌拉地尔或尼卡地平等治疗，其中钙离子拮抗剂对冠心病更具优势。冠心病患者术中偶发心律失常，最主要原因是冠状动脉供血不足，通过提高灌注压，使用利多卡因、胺碘酮等抗心律失常药物后可明显缓解。

（二）心脏瓣膜病

心脏瓣膜是心脏结构的重要组成成分，各个瓣膜都承担着重要的作用。根据其对血流动力学的影响程度，依次为主动脉瓣、二尖瓣、三尖瓣、肺动脉瓣。心脏瓣膜病的评估，主要依靠超声心动图判断对血流动力学影响最大的病变所在的瓣膜，其严重程度及心脏功能、左室的大小、心肌的厚度；既往行瓣膜手术治疗患者，术后效果如何，心功能是否改善，是否需要继续服用强心药物及服用何种抗凝药物。除外其他因素，单一瓣膜轻、中度的病变多能耐受麻醉和手术需要；联合瓣膜病患者对麻醉和手术耐受性相对较差。

心脏瓣膜病患者常用的药物有地高辛、利尿剂、扩血管药、血管紧张素转换酶抑制剂、抗心律失常药及抗凝药。正在使用抗凝药的患者通常在围术期 1 ～ 3 天停药，术后 2 ～ 3 天恢复使用华法林而不会发生危险。对于外科止血确切者，术后 12 ～ 24 h，即可使用肝素抗凝。

主动脉瓣狭窄是心脏瓣膜病变中较危重的一种，主动脉瓣瓣口的狭窄导致左室射血受限及左室内压力增加，平均跨瓣压差是反映瓣膜狭窄程度较好的指标。当平均压差在 10 ～ 25 mmHg 时为轻度主动脉瓣狭窄；在 25 ～ 50 mmHg 时为中度主动脉瓣狭窄；当平均压差大于 50 mmHg 时为重度主动脉瓣狭窄。轻中度狭窄，活动能力好，无明显临床症状者，一般可耐受手术；对伴有明显临床症状的前列腺患者，应评估是否可先行心脏手术或同期心脏手术。

麻醉重点在于维护心功能。主要采取以下措施：维持正常心率，不宜过快、过慢；维持正常的体循环阻力，避免过高、过低；优化容量负荷。此类患者麻醉应完善各项监测，小心应对，力求平稳，避免血压剧烈波动和严重心律失常的发生。

术中由于出血导致的低血压时，必须及时处理，应在补充容量的同时，使用缩血管药如去氧肾上腺素、去甲肾上腺素等维持血压，相对禁忌使用多巴胺、肾上腺素等升高血压（增加左室室壁张力，增加心率，增加心肌耗氧）。使用小剂量的β受体阻滞剂可减轻患者心绞痛的症状，降低心肌耗氧。有人认为小剂量的硝酸酯类可能有益于患者。着重要注意的是合并主动脉瓣狭窄的患者一旦出现心搏骤停，复苏极难成功。

主动脉瓣关闭不全时，因部分血液反流回左室，左室前向射血减少，心排量降低。由于冠状动脉灌注压低，患者可伴有心绞痛症状，对伴有明显临床症状的前列腺患者，应评估是否可先行心脏手术或同期心脏手术。麻醉原则是维护相对较快的心率，避免增加体循环阻力，减轻心肌抑制。

术中低血压时，可使用多巴胺、肾上腺素等升高血压，相对禁忌使用缩血管药如去氧肾上腺素、去甲肾上腺素等，防止患者体循环阻力上升，加重心脏负担。主动脉瓣关闭不全患者舒张压低，心搏骤停复苏成功率很低。

二尖瓣狭窄使血液通过能力受到限制，从而产生跨瓣压，其大小取决于瓣口面积、每搏输出量和心率。左房明显扩大，易产生房颤和血栓。栓子可从左房脱落至全身，最常见的是脑栓塞。临床上，常依据瓣口面积的大小判断病变的程度，正常成年人二尖瓣瓣口面积通常为 4 ～ 6 cm^2。轻度狭窄 1.5 cm^2 ≤瓣口面积＜ 2 cm^2，中度 1 cm^2 ≤瓣口面积＜ 1.5 cm^2，重度瓣口面积＜ 1 cm^2。轻中度二尖瓣狭窄患者多能耐受手术要求。术中血流动力学维护的目标是维持心排量。方法是维护窦性心律避免心动过速；恰当的容量治疗，避免过高或过低；维护内环境稳定，避免低氧和高碳酸血症。

术中出现房颤伴快速心室率，可使用电转复（25 W・S 开始）或小剂量的艾司洛尔以降低心室率至 100 次 /min 以下。对左室小，心功能差的患者可使用多巴胺 2 ～ 10 μg/kg/min，肾上腺素 0.01 ～ 0.1 μg/kg/min；对于合并肺动脉高压的患者可使用米力农 0.5 μg/kg/min。

二尖瓣关闭不全使血液在左室收缩时，部分反流至左房，降低了心脏的排血量。麻醉原则是通过维持正常或稍快的心率，维护心排血量，并注意选择对心脏抑制轻的麻醉药。需要注意的是在术前评估此类患者时，由于反流的原因超声心动图中测得 EF 值是被高估的。

术中出现低血压时，可使用阿托品、654–2 加快心率减少反流或多巴胺、肾上腺素维持循环功能，增加心肌收缩力。术中新出现的心律失常多由于内环境紊乱，低钾、低镁及代谢性酸中毒所致。改善这种状态时，应该首先补充钾、镁离子，再使用 5％碳酸氢钠纠正酸中毒。合并瓣膜病变的心脏病患者行前列腺手术麻醉要点见表 4–3。

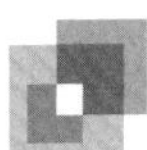

表 4-3　合并瓣膜病变的心脏病患者行前列腺手术麻醉要点

病变	心率（bpm）	节律	前负荷	外周血管阻力	心肌变力	注意
主动脉瓣狭窄	70 ～ 85	窦性	增加	不变或增加	不变或减少	心动过速、低血压
主动脉瓣关闭不全	85 ～ 100	窦性	不变或增加	不变或减少	不变	心动过缓
二尖瓣狭窄	65 ～ 80	稳定	不变或增加	不变或增加	不变	心动过速、肺血管收缩
二尖瓣关闭不全	85 ～ 95	稳定	不变	减少	不变或减少	心肌抑制

（三）高血压性心脏病

高血压是前列腺疾病患者术前最多见的并发症，总患病率为 20 % ～ 25 %，是心、脑、肾和血管疾病的一个主要危险因素。流行病学调查表明，收缩压和舒张压均与死亡率直接且持续相关。高血压性心脏病是由于血压长期升高使左室负荷逐渐加重，左心室因代偿而逐渐肥厚和扩张形成的器质性心脏病。根据各项临床检查结果，血压的升高，其诊断比较容易。超声心动图可探查各心腔大小，测量室壁厚度，对高血压性心脏病的诊断及治疗疗效监测有重要价值。高血压性心脏病的病理学特点是左室肥厚，舒张、收缩功能降低。对于有明显梗阻症状且左室小的患者应高度警惕，慎重选择手术治疗。麻醉的关键是控制血压、心率，补充适当的血容量，防止术中血压异常波动造成心、脑、肾的损伤。因为左心室心肌增厚，在维护血流动力学稳定的同时，要密切关注冠状动脉血液供应，同时，慎用缩血管药物，防止体循环阻力过高。

术中血压高者可使用地尔硫䓬、尼卡地平或乌拉地尔等；有心绞痛症状且心率快的，适用有阻滞钙通道作用的地尔硫䓬；单纯心绞痛的患者可选用硝酸酯类的药物扩展冠脉血管；心率快者，适用 β 受体阻滞剂；胺碘酮通常对室上性和室性心律失常都有效；合并肥厚梗阻时应避免使用硝酸酯类、地高辛和利尿剂。

（四）心律失常

临床上可分为快速型心律失常和缓慢型心律失常；从病理生理可分为激动起源异常、激动传导异常和两者并存。心律失常是围术期常见的并发症，对术前心律失常准确地判断、术中心律失常及时地处理、术后心律失常有效地预防，可明显提高患者的生存质量，降低风险。前列腺疾病手术患者多为老年人，常伴有高血压、冠状动脉供血不足、窦性心动过缓，维护正常心率，保证心排血量，对前列腺患者非常重要。围术期心律失常出现的原因：①药物：儿茶酚胺，吸入麻醉药；②体内环境：缺氧、二氧化碳蓄积，水电解质酸碱平衡失调；③麻醉和手术刺激：气管插管的应激反应，内脏牵拉反射，颈动脉窦反射等；④体温降低：体温低，心律失常发生率增加；⑤冠状动脉灌注不足：窦性心动过缓，窦性心律不齐等各种心律失常。

心脏传导阻滞患者，当停搏＞ 3 s或基本节律＜ 40 bpm，心动过缓已经引起临床症状，急性心梗后持续进行性Ⅱ度房室传导阻滞或完全性传导阻滞，Ⅱ度房室传导阻滞伴有临床症状和有症状的双束支传导阻滞是安装心脏起搏器指征。安装心脏起搏器后多可正常手术，而且现在使用的起搏器，备有抗干扰模式，手术中可使用电凝、电切功能。预激和室上性心动过速术中通常可有效处理。前列腺手术多是择期手术，室性心律失常危险程度Ⅰ级者，通常能够耐受手术治疗；Ⅱ、Ⅲ级者应该避免手术治疗。室性心律失常危险程度见表 4-4。

表 4-4　室性心律失常危险程度分级

临床情况	Ⅰ级	Ⅱ级	Ⅲ级
心律失常	偶发、频发、单形、多形、二联律、三联律	威胁生命的心律失常，主要是持续性室速	致命性心律失常表现为多形性室速、扭转型室速及原发性室速
症状	无或仅有心悸	中	严重
血流动力学障碍	无	中	高
预后	好	差	恶劣

1. 处理原则

连续、动态心电图监测；及时准确地诊断，找出病因，评估心律失常对患者血流动力学的影响，是否需要治疗；及时处理严重的心律失常；正确选择抗心律失常药物，对因治疗预防心律失常的复发。

2. 围术期心律失常的治疗

（1）窦性心动过速：①血压低时，可用甲氧明 10 ～ 20 mg 或去氧肾上腺素 3 ～ 5 mg 静脉注射，通过升高血压，反射性抑制心率，可能出现一过性高血压。②血压正常，可用 β 受体阻滞剂，如艾司洛尔 0.5 ～ 2 mg/kg，平均 1 mg/kg。③伴心力衰竭时可用洋地黄制剂，前提是内环境稳定，无酸中毒，严重低钾，无洋地黄使用的禁忌证。

（2）窦性心动过缓：①血压低，心率＜ 50 次 /min，多巴胺 1 mg/ 次，或阿托品 0.01 mg/kg。②血压正常，心率＞ 50 次 /min，可不处理，加强监护。③低温时不需处理，复温。

（3）房性、交界性期前收缩：①偶发者，无须处理。②频发者伴有低血压，可用甲氧明 10 ～ 20 mg 或去氧肾上腺素 3 ～ 5 mg 静脉注射。③血压正常时可用维拉帕米，静脉注射首次 5 ～ 10 mg。

（4）房性、交界性阵发性心动过速：①伴低血压用甲氧明 20 mg 静脉注射。②血压

正常可用β受体阻滞剂或普鲁卡因胺 200 mg 静脉注射，或用维拉帕米。③监测血气指标，纠正低血钾，伴心力衰竭时可用洋地黄制剂。

（5）心房纤颤：①使用短效洋地黄制剂，快速洋地黄化，使心率降至 80 ～ 90 次 /min。②电复律。③血流动力学稳定不处理。

（6）房室传导阻滞：①Ⅰ、Ⅱ度可不处理。②Ⅱ度伴血流动力学障碍或Ⅲ度者需要进行治疗：纠正酸中毒，静注阿托品或异丙肾上腺素，起搏器人工起搏。

（7）心室颤动：①迅速建立有效通气。②心脏按压。③电击除颤，胸外 300 J，胸内 20 J。④调节内环境，纠正酸中毒，高钾、低钾等电解质紊乱。5％碳酸氢钠静脉注射，低钙时补充 $CaCl_2$10 mg/kg、低镁时补充 $MgSO_4$ 或门冬氨酸钾镁。⑤药物使用，肾上腺素、利多卡因、胺碘酮等。

（8）心房扑动、室性早搏：①偶发者，继续观察，暂不处理。②期前收缩大于每分钟 6 次，或多源性室性早搏，利多卡因 50 ～ 100 mg 静脉注射，最高剂量 2 mg/kg，维持量 1 ～ 4 mg/min 静脉注射；胺碘酮也有一定效果。③同时伴有窦性心动过缓可用利多卡因加阿托品。④顽固性室性心律失常时，应注意血镁的补充；出现低血压，可用小剂量钙剂纠正。

（9）室性心动过速：①利多卡因静脉注射，再以 2 mg/min 静脉滴注，最高剂量 750 mg/h；普鲁卡因胺 200 mg 静脉滴注，滴速 50 mg/min。发生严重低血压时，可用血管收缩药处理。②β受体阻滞剂缓慢静脉注射，艾司洛尔 1 mg/kg。③伴严重血流动力学障碍，同步直流电复律。④苯妥英钠对洋地黄中毒所致室速有特效，100 ～ 250 mg 静脉注射。

（10）房室分离：根据不同病因进行相应处理：①窦性冲动形成和传导障碍。②房室传导障碍。③房室结或室性心动过速。

（五） 急性心力衰竭

伴心力衰竭的前列腺疾病患者不适合实施手术，需要先行治疗心力衰竭。前列腺疾病术中出现的急性心力衰竭常见于严重的高血压、冠心病患者，偶发生于经尿道前列腺电切术患者。治疗原则：减轻心脏负荷，包括前负荷和后负荷；增加心肌收缩力，使心排血量增大；维持心肌氧供和氧耗的平衡，氧供决定于血液的氧合情况和冠状动脉血流，氧耗主要与动脉压、心率、前负荷、心肌收缩力有关。

减轻心脏负荷。半坐位，减少回心血量，起效最快，调节方便；利尿剂，缓解体循环、肺循环充血，减少钠水潴留，首选呋塞米，剂量 0.25 ～ 0.5 mg/kg 静注，可重复给药；在血流动力学监测基础上，使用扩血管药，硝酸甘油、硝普钠 0.3 ～ 0.6 μg/kg/min 降低心脏负荷。

增加心肌收缩力。使用正性肌力药，增加心肌收缩力，增加心排量。常用的有：多巴胺、多巴酚丁胺 5 ～ 15 μg/kg/min，肾上腺素 0.05 ～ 0.1 μg/kg/min，米力农 0.5 μg/kg/min；地高辛的负荷剂量分成 3 ～ 4 次静注，每 4 ～ 6 h 1 次，维持量为 24 h 0.125 ～ 0.5 mg，需要监测血药浓度防止中毒。

充分给氧，改善氧合状态，提高血氧分压；在保证冠状动脉血流的前提下，降低心肌氧耗。使用肺动脉导管（PAC）和／或经动脉压力波形分析（FloTrac）获得较为准确的心脏容量和血流动力学数据，监测心泵功能。必要情况下，可采用心室辅助装置、主动脉球囊反搏术等机械辅助方法降低心脏工作负荷。

综上所述，前列腺增生患者采用手术治疗时，对合并心血管疾病的患者进行围手术期的有效处理，对保证手术安全，防止患者围术期意外，改善患者预后，具有重要的临床意义。

参考文献

[1] Towards risk reduction in non-cardiac surgery[J].Lancet，2011，378（9800）：1355.

[2] Priebe H J. The Controversy of Peri-operative β-blockade：What Should I Do[J]. Eur J Vasc Endovasc Surg，2014，47（2）：119-123.

[3] 庆心良，曾因明，陈伯銮．现代麻醉学[M]．3 版．北京：人民卫生出版社，2003：1297-1299.

[4] 谢荣，尹大光，刘秀文．麻醉学[M]．3 版．北京：科学出版社，1996：568-570.

[5] 卿恩铭．心血管手术麻醉学[M]．北京：人民军医出版社，2006：714-717.

[6] Fleisher L A，Fleischmann K E，Auerbach A D，et al. 2014 ACC/AHA Guideline on Perioperative Cardiovascular Evaluation and Management of Patients Undergoing Noncardiac Surgery：Executive Summary[J]. J Am Coll Cardiol，2014，64：2375-2405.

（刘亚光）

第五章　抗凝和抗血小板药物与前列腺手术围术期准备

（一）前列腺手术围术期的抗凝和抗血小板药物管理

目前非心脏手术围术期的抗血小板药物和抗凝药物管理逐渐形成规范，但关于前列腺手术围手术期的抗血小板药物和抗凝药物仍有很多争议，因为前列腺手术属于高出血风险手术，较其他手术的围术期出血风险更高，发生出血后止血难度更大。长期口服阿司匹林的患者行经尿道前列腺电切术后因创面失血而需要输血的概率达 2% ~ 7.1%，而继发出血需手术止血的概率达 3% ~ 5%。抗凝抗血小板药物对于前列腺穿刺活检术的出血则无明显影响。

前列腺手术患者多为高龄，很多患者长期服用抗凝抗血小板药物，围术期易发生凝血异常、严重出血等并发症。主要有以下因素：患者本身因素，高龄合并有高血压、糖尿病、贫血、肝病、慢性肾功能不全等；解剖及手术因素；血液循环丰富，前列腺微血管再生能力强；膀胱过度充盈；局部因素：感染、组织脱落；冲洗液的吸收；手术导致前列腺组织中的促凝血酶原激酶及尿激酶进入血液循环等。

所以，临床工作中对前列腺手术围术期的抗血小板药物和抗凝药物管理，存在很多潜在的矛盾，要根据指南灵活应用。因个体差异大，围手术期服用或停药必须具体问题具体分析，不能盲目参考目前的非心脏手术围术期抗凝抗血小板药物指南。

近年来，新的前列腺手术方法越来越普遍，包括激光、电切术、汽化术等，据报道这些方法出血更少，服用抗血小板药物或抗凝药物的患者中需要输血或出血并发症也较前降低。随着经尿道前列腺电气切术设备的更新、经验推广及手术熟练程度增长，经尿道前列腺电切术手术出血也逐渐减少。

（二）前列腺手术围术期的抗凝和抗血小板药物桥接管理

前列腺手术创伤面积虽小，但其在外科手术风险分级中属于中危手术，术中及术后出血风险属于高危，所以对于围术期的抗凝、抗血小板药物桥接管理显得尤其矛盾和复杂。

1. 冠心病患者

冠心病患者在前列腺围术期是否停用抗血小板治疗应针对患者个体化评估，应正确评价手术的紧急性、置入支架的类型、支架术后的时间、支架内血栓形成的风险（包括糖尿病、射血分数减低、肾功能减退、凝血功能亢进；弥漫性病变、重叠支架、开口或分叉病变等）及手术出血的风险，寻求其间的平衡。血栓形成风险评估见表 5-1。

表 5-1 冠脉血栓形成风险评估表

风险等级	心脏情况
低风险	PCI、裸金属支架或 CABG 后＞ 3 个月；ACS 或 MI 后＞ 6 个月；药物洗脱支架术后＞ 12 个月
中风险	PCI、裸金属支架或 CABG 后 6 h ～ 12 周；ACS 或 MI 后 6 h ～ 24 周；高风险药物洗脱支架术后＞ 12 个月
高风险	PCI、裸金属支架或 CABG、ACS 或 MI 后＜ 6 周，如有并发症＜ 3 个月；药物洗脱支架术后＜ 12 个月

注：PCI：经皮冠脉介入治疗；CABG：冠脉旁路移植术；MI：急性心肌梗死；ACS：急性冠脉综合征。

对于冠脉血栓形成风险属于中高危的患者应延迟前列腺手术至支架术后 12 个月。如必须在 12 个月内手术，则继续使用阿司匹林，停用氯吡格雷，并根据情况术前给予低分子肝素桥接。对冠脉血栓形成风险属于低危的患者，且服用抗血小板药物仅为一级心血管病预防的患者，术前 5 ～ 7 天停用即可。

2. 其他有围术期血栓栓塞风险的患者

对长期口服抗凝药物治疗拟行前列腺手术的患者应仔细权衡血栓栓塞和出血风险，对中高危血栓栓塞风险患者应暂时中断口服抗凝药物治疗并给予低分子肝素桥接抗凝治疗，但对低危血栓栓塞风险患者可以暂时中断口服抗凝药物治疗而不需要给予桥接抗凝治疗，见表 5-2。

表 5-2 围术期血栓栓塞风险危险分层

危险分层	机械性心脏瓣膜	房颤	静脉血栓栓塞症
高危	机械性二尖瓣或球笼／斜盘主动脉瓣；3 个月内的中风或短暂性脑缺血发作	$CHADS_2$ 评分＞ 5；3 个月内的中风或短暂性脑缺血发作；风湿性瓣膜性心脏病	3 个月内的 VTE；显著血栓形成倾向
中危	双叶机械性主动脉瓣伴以下一项或多项危险因素：房颤、中风或短暂性脑缺血发作、充血性心力衰竭、＞ 75 岁	$CHADS_2$ 评分 3 ～ 4	3 ～ 12 个月内的 VTE；非显著性血栓形成倾向
低危	无血栓栓塞危险因素的双叶机械性主动脉瓣	$CHADS_2$ 评分 0 ～ 2	12 个月之前的 VTE

注：$CHADS_2$ 评分：心衰、高血压、＞ 75 岁、糖尿病和中风或短暂脑卒中；VTE：静脉血栓栓塞症。

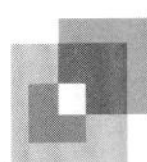

（三）常用抗凝和抗血小板药物及其在前列腺手术围术期的桥接管理

1. 常用口服抗血小板药物

主要包括以下几种：抑制血小板花生四烯酸代谢的药物，包括阿司匹林、双嘧达莫、奥扎格雷等；抑制 ADP 介导血小板活化药：噻氯匹定、氯吡格雷、替格瑞洛等。

一般来说，阿司匹林、氯吡格雷需在围术期提前 5 ～ 7 天停药。形成血栓风险低的患者可直接停用，心血管风险属于中高危患者停用抗血小板药物 24 h 后桥接低分子肝素，术前 24 h 给予最后一次低分子肝素，半量。术后 24 ～ 72 h 根据出血情况给予预防剂量低分子肝素，根据出血情况重叠口服抗血小板药物。

经尿道前列腺电切术围术期继续服用阿司匹林对术中出血的增加无明显临床意义，但阿司匹林可能会增加术后的出血量。

2. 常用抗凝药物

（1）口服抗凝血药

①双香豆素类：常用药物为华法林，该药剂量个体差异大，受多种药物和食物影响；有出血危险性（1% ～ 3 % 每年）；需频繁监测 INR（国际标准化比值）；前列腺手术为高出血风险手术，术前建议停用华法林 5 日，停华法林 36 h 后桥接低分子肝素，并于术前 12 ～ 24 h 停用低分子肝素。鉴于停药后 INR 降低的情况有一定的个体差异性，尤其是老年患者，建议在术前 1 天再次测定 INR，建议 INR ≤ 1.5，可进行手术治疗。80 % 的患者在停用华法林 5 天后，INR 会降至 1.5 以下，如急诊手术可给予维生素 K_1 拮抗。围术期血栓形成风险属于中高危的患者术后 24 h 可给予预防剂量低分子肝素，根据出血情况重叠口服华法林。血栓形成风险属于低风险患者，建议适当延迟给予抗凝药物。附 INR 异常时的处理措施，见表 5-3。

表 5-3　INR 异常时的处理措施

INR 分级	措施
3.0 ～ 4.5	停药，1 ～ 2 日后复查 INR，恢复目标值即可恢复用药
4.5 ～ 10.0	停药，肌注维生素 K_1（1.0 ～ 2.5 mg），6 ～ 12 h 后复查 INR
＞ 10.0	停药，肌注维生素 K_1（5 mg），6 ～ 12 h 后复查 INR，高危患者输血浆
发生严重出血（无论 INR）	停药，肌注维生素 K_1（5 mg），输血浆

②直接凝血酶抑制剂：达比加群酯，目前批准用于预防非瓣膜性房颤患者的卒中和全身性栓塞，该型口服抗凝药物因半衰期短，不需要围术期桥接，只需于术前 24 ～ 48 h 停药。患者并发肾功能不全时，达比加群酯半衰期延长，所以停药时间要根据患者肾功能灵活掌握。术后 24 h 根据出血情况恢复用药。

③ Xa 因子抑制剂：常见药物有利伐沙班、阿哌沙班等，目前临床批准用于非瓣膜性房颤，腿部肺部静脉血栓的预防。该型口服抗凝药物也因半衰期短，不需要围术期桥接，

只需于术前 12 ～ 24 h 停药，术后 24 h 根据出血情况恢复用药。

（2）注射用抗凝血药

①普通肝素：用于防治血栓形成或栓塞性疾病；各种原因引起的弥漫性血管内凝血；也用于体外的抗凝处理。术中及术后，必要时可给予小剂量持续泵入，其半衰期短，发现有严重手术部位出血，随时停止给药。但给药同时需检测活化凝血时间（Activated Coagulation Time，ACT），且不良反应较多，带来诸多不便，目前较少用于围术期抗凝药物的桥接。

②低分子肝素：由普通肝素分离得到，主要与抗凝血酶、Xa 因子结合，对Ⅱa 因子作用低。对血小板聚集功能影响小于普通肝素，使用后很少发生出血并发症。因其半衰期较长，不必检测凝血指标，很少引起不良反应。可以有效地预防外科手术后静脉血栓栓塞的发生。是目前临床外科围术期进行抗凝桥接的主要用药。一般给药剂量为 1 mg/kg，每 12 h 一次皮下注射，前列腺手术术前 12 ～ 24 h 停药，术后 24 ～ 72 h 根据患者血栓形成风险及出血风险酌情给予桥接，如出血风险较高的患者可给予半量。

常见抗凝抗血小板药物的特异性拮抗见表 5–4。

表 5–4　常见抗凝抗血小板药物的特异性拮抗

阿司匹林、氯吡格雷等	输血小板
华法林	维生素 K_1
肝素，低分子肝素	鱼精蛋白
达比加群酯等直接凝血酶抑制剂	凝血酶原复合物
利伐沙班等 Xa 抑制剂	没有特异性拮抗

参考文献

[1] Rassweiler J，Teber D，Kuntz R，et al. Complications of transurethral resection of the prostate（TURP）–incidence，management，and prevention[J]. Eur Urol，2006，50（5）：969–979.

[2] Llau J V，Lopez–Forte C，Sapena L，et al. Perioperative management of antiplatelet agents in noncardiac surgery[J]. Eur J Anaesthesiol，2009，26（3）：181–187.

[3] Kristensen S D，Knuuti J，Saraste A，et al. 2014 ESC/ESA Guidelines on non–cardiac surgery：cardiovascular assessment and management：The Joint Task Force on non–cardiac surgery：cardiovascular assessment and management of the European Society of Cardiology（ESC）and the European Society of Anaesthesiology（ESA）[J]. Eur Heart J，2014，35（35）：2383–2431.

[4] Kehmeier E S，Schulze V T. Cardiovascular assessment and management prior to non–cardiac surgery. Comment on the new 2014 ESC/ESA guidelines. Herz，2015，40（8）：1043–1047.

（徐　敏）

第二篇　前列腺增生症

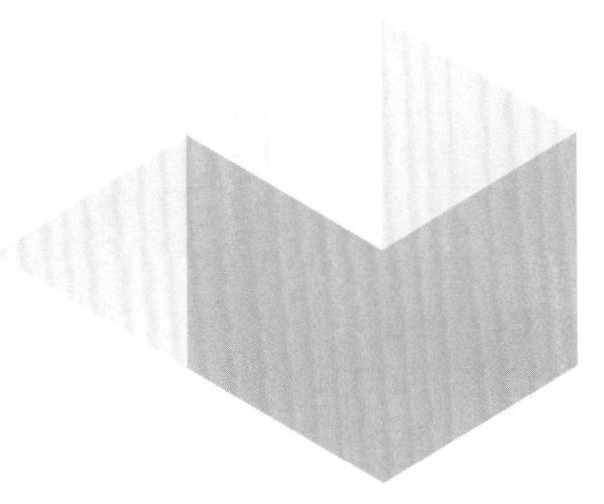

第六章　良性前列腺增生症的流行病学及发病机制

组织学上良性前列腺增生（Benign Prostatic Hyperplasia，BPH）的发病率随年龄的增长而增加，最初通常发生在40岁以后，到60岁时大于50%，80岁时高达83%。与组织学表现相类似，随着年龄的增长，排尿困难等症状也随之增加。大约有50%组织学诊断BPH的男性有中度到重度下尿路症状（Lower Urinary Tract Symptoms，LUTS）。有研究表明似乎亚洲人较美洲人更易于产生中－重度BPH相关症状。

前列腺增生是男性老年人的常见病，近年来，国内对前列腺增生进行了大量的研究和调查工作。1936年，国内首次报告良性前列腺增生发病情况，根据41岁尸检结果发现中国人良性前列腺增生与欧美相比相差7倍，当时认为中国良性前列腺增生发病率要低于欧美人群。但是，关于中国前列腺增生的患病情况，由于资料的来源不同，选择的人群、地区、时间、调查的方法及标准不完全一致，前列腺增生患病率差别很大。夏同礼等总结1989—1992年尸检报告前列腺增生患病率为30.5%，显微镜下前列腺增生61～70岁发生率为50%，71～80岁为57.1%，81～90岁为83.3%。1995年，顾方六等报道北京城乡良性前列腺增生60～69岁组农村居民占28.2%，城镇居民占42.4%；1995年，徐伟刚等报道上海市区40岁以上男性前列腺增生患病率为53.9%，其中41～50岁为13.8%，51～60岁为37.6%，61～70岁为57.5%，71～80岁为66.6%，81～90岁为81.3%；本次调查年龄每增高5岁，患病率上升约5个百分点。1999年，对全国30个省市自治区187所医院调查95 749例泌尿外科住院患者，其中良性前列腺增生15 459例（16.1%），调查结果显示良性前列腺增生有明显上升趋势。

2000年，一项对中国6个城市3361例≥60岁的常住城乡老年人进行了横断面的流行病学调查发现，前列腺增生总患病率为43.68%，按年龄分组60岁、65岁、70岁、75岁、80岁，85岁者的患病率分别为34.48%，40.27%、46.77%、51.44%、57.32%和60.19%，随年龄的增加，良性前列腺增生患病率逐步增加。同时，调查中发现，城乡老年人既往诊断前列腺增生患病率远低于实际患病率，这提示我们，前列腺增生对老年人的危害远没受到足够重视。随着国内人民生活水平的提高和人口的进一步老化，前列腺增生的病例数将会继续增加，因此应进一步加强前列腺增生的防治工作。

BPH的确切病因及发病机制至今仍未完全阐明，比较公认的是年龄的增长和有功能睾丸的存在是其发病的主要因素。国内学者调查了26名清朝太监老人，发现21人的前列腺已经完全不能触及或明显萎缩。但BPH发生的具体机制尚不明确，可能是由于上皮和间质细胞增殖和细胞凋亡的平衡性破坏引起。相关因素：雄激素及其与雌激素的相互作用、前列腺间质－腺上皮细胞的相互作用、生长因子、炎症细胞、神经递质及遗传因素等。

（一）激素对前列腺细胞增殖和凋亡的调控

1. 雄激素和雌激素对 BPH 的影响

大量的实验研究显示 BPH 与雄激素部分缺乏有某种关系。男性血浆内睾酮的含量随着年龄的增长而下降，但 BPH 的患病率却随年龄的增加而增高，老年人前列腺的双氢睾酮含量并不随年龄的增加而减少，由此可见双氢睾酮与 BPH 的发生、发展有密切关系。临床中已运用 5α 还原酶抑制剂（保列治）治疗 BPH，它可使增生的前列腺体积缩小而缓解膀胱出口梗阻的症状。实验中发现，雌激素加少量的雄激素可导致前列腺增生，并且其作用比单独应用雄激素更明显，表明雌激素在 BPH 发病机制中与雄激素有协同作用。在 BPH 的发病过程中，高龄、雄激素（雄激素部分缺乏）、雌激素（雌激素含量相对增多）、双氢睾酮、前列腺上皮和间质细胞等因素间的关系尚未明了，有待进一步研究。

（1）雄激素

Griffiths 等认为雄激素有抑制前列腺细胞凋亡的作用。王小峰等研究也表明雄激素可能通过促进 Bcl-2 的表达，从而抑制前列腺细胞凋亡。而 Kyprianou 研究发现，大鼠去势术后，其腹侧前列腺组织发生萎缩，大量腺上皮细胞凋亡。而当重新给予外源性雄激素后，其腹侧前列腺组织又迅速增生。进一步证实了前列腺的生长发育与雄激素密切相关，雄激素是刺激前列腺细胞增殖的主要作用，其抑制前列腺细胞凋亡的作用是次要的。

雄激素是通过其受体发挥作用的，因此雄激素受体（Androgen Receptor，AR）在 BPH 的发生、发展中占有重要地位。AR 在腺上皮和间质中均有表达，但在 BPH 的腺上皮组织中 AR 的表达明显高于间质，并且表达部位主要位于腺上皮的细胞核上。另有研究提示，AR 亚型的表达有带性差异，AR 在前列腺增生组织中的分布特点为周围带高于移行带，提示周围带对雄激素有较强依赖性。前列腺增生中间质 AR 呈现强染色与间质中含有丰富的 5α 还原酶有关，而腺上皮中的 AR 可能与腺上皮能利用间质产生的双氢睾酮（Dihydrotestosterone，DHT）有关。该研究还表明，年龄越大，腺上皮 AR 染色强度越高。由此可见老年男性前列腺中这种 AR 的维持保证了前列腺的雄激素依赖性生长，即使此时患者血睾酮（Testosterone，T）水平有所下降，尽管已明确间质是雄激素调控前列腺发育的靶部位，但间质细胞在发育成熟后的前列腺中是否起到相同的作用却不是很明确。

雄激素可间接引起生长因子的增加，引起前列腺的增生，这些生长因子有纤维母细胞生长因子（Fibroblast Growth Factors，FGFs）及其亚型、转化生长因子（Transfer Growth Factor，TGF）等。

雄激素还可加强上皮－间质之间的相互作用。雄激素的直接作用部位在间质，但可通过生长因子间接影响邻近上皮细胞的增殖与分化，并且生长因子也能影响雄激素受体的表达。

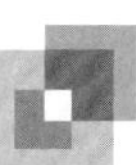

（2）雌激素

BPH 的发生显然与雄激素有关，但为什么在老年人雄激素水平下降的情况下，前列腺反而增生，至今仍没有合理的解释。过去认为雄激素是前列腺生长的必需条件，雌激素是协同雄激素的作用。近年来一些研究表明，雌激素也可以不依赖雄激素而直接影响前列腺间质平滑肌生长转化。动物实验证实雌激素能刺激前列腺间质平滑肌生长。Tayeb 的研究表明，男性体内 30％的雌激素直接来自睾丸 Stertoli 细胞，70％则由肾上腺和睾丸所产生的雄激素经芳香酶作用转化而来。老年男性睾丸功能减退导致血浆中睾酮水平下降，而雄激素向雌激素的转变却在增加，雌激素水平随年龄增加基本保持不变，由此出现了血浆中雌／雄激素比例增加，并指出雌激素才是 BPH 的主要致病因素。

雌激素水平相对升高时，雌激素受体的强阳性表达率亦随年龄增长而增加。雌激素在 BPH 发生、发展过程中的作用机制目前尚未完全明确，但目前研究已表明，在前列腺细胞水平上，它有直接及间接作用。动物实验证实，雄性胎儿小鼠血雌激素的浓度人为上调 50％可导致成年小鼠前列腺增大，而此时前列腺组织的雄激素受体水平增加了 6 倍，说明雌激素可以通过增加前列腺对雄激素的敏感性来调控雄激素的作用。由于性激素结合蛋白（Sex Hormone Binding Globulin，SHBG）是雌激素和雄激素共同的结合位点，两者之间存在竞争性抑制效应。所以，当雄激素水平高时就会抑制雌激素与 SHBG 的结合，从而影响其生物学效应，使基质细胞不会过度增殖，反之就会出现基质细胞过度增殖。雌激素对前列腺的作用还可能通过下列两种途径：①雌激素可以刺激垂体释放催乳素（Prolactin，PRL）直接作用于前列腺，使其增殖；②雌激素可诱发产生及增加前列腺雄激素受体，加强雄激素的作用。

Royuela 等对正常前列腺和良性增生前列腺组织进行免疫组织化学检查，发现在正常前列腺中，雌激素受体 A（Estrogen Receptor A，ER−A）在上皮细胞中不表达，而 ER-B 在基质成分中不表达，但在前列腺增生的上皮成分中两者的表达均增加，表明在 BPH 的病理过程中，雌激素主要通过上皮成分而起作用。

吴荃等的体外实验表明，雌二醇能够上调 BPH 上皮细胞中 TGF−β1 的表达和分泌，促进间质细胞的增殖，雌二醇还能促进 BPH 上皮细胞对平滑肌细胞特异蛋白（Smoothelin 和 SM-MHC）表达。

张琚等研究表明，ER 和 TGF−β1 主要在前列腺平滑肌细胞中表达，且在研究中也证明前列腺素 E2 和 TGF−β1 均能促进前列腺平滑肌细胞的表型，因此推测前列腺素 E2 作用于平滑肌细胞的受体并刺激 TGF−β1 的表达增加，TGF−β1 通过自分泌的方式促进平滑肌细胞的表型。

2. 睾丸内非雄激素类物质

除了上述类固醇类激素对前列腺的生长有重要作用外，睾丸还产生其他影响前列腺生长的非雄激素前列腺生长刺激因子。

3. 5α – 还原酶（5 Alpha—Reductase）

人类 5α 还原酶是位于雄激素靶细胞和非靶细胞核膜上的催化还原酶，由两个基因编码，分为 5α 还原酶 Ⅰ 型和Ⅱ型。正常前列腺的间质细胞和上皮细胞均可产生Ⅱ型 5α 还原酶，而增生的前列腺和前列腺肿瘤仅由间质细胞合成Ⅱ型 5α 还原酶。前列腺中的 DHT 合成酶主要由Ⅱ型 5α 还原酶完成。

前列腺间质细胞是表达Ⅱ型 5α 还原酶最主要的细胞，其产生的 DHT 主要通过旁分泌作用于上皮细胞，促进其增殖；5α 还原酶可抑制前列腺细胞的凋亡、增加 VEGF、促进增生组织血管的形成、增加一氧化氮合成酶（Nitricoxide Synthase，NOS）的活性，促进间质增生。

4. 其他激素

孕激素可能对维持前列腺的重量有一定作用，但是否在 BPH 的发生中起作用尚待进一步研究。泌乳素是垂体分泌的一种多肽激素，在老年人血浆中含量较恒定，雌激素可以诱发其分泌增加。小剂量的睾酮加泌乳素能使大鼠前列腺明显增长；同样剂量的睾酮不加泌乳素对大鼠前列腺则无明显影响。睾酮与泌乳素对大鼠前列腺存在着协同刺激生长作用，其机制尚未完全阐明。胰岛素对人的前列腺生长也有影响，患严重糖尿病时，前列腺等副生殖器官可出现类去睾的变化，其作用机制尚待进一步研究。

（二）生长因子对前列腺细胞增殖和凋亡的调控

生长因子是许多刺激／抑制细胞分裂和分化的小肽类分子。细胞通过其膜表面特定生长因子的受体及与其耦联的穿膜和胞内信号传导系统对其产生反应。生长因子和甾体类激素之间的相互作用，可能改变了细胞增殖和凋亡之间的平衡，从而导致了 BPH 的发生。肽类生长因子可分为刺激生长类因子和抑制生长类因子两大类。

在众多生长因子中，TGF-β 具有抑制细胞增殖，促进细胞凋亡的作用。TGF-β 存在三种不同异构体（TGF-β1-3），都有力地抑制上皮细胞生长和迁移，刺激间质（基质）细胞增殖和迁移。诱导成纤维母细胞转化为成纤维细胞及诱导细胞外基质成分如胶原、纤维连接蛋白、糖蛋白、骨桥蛋白、骨连接素、弹性蛋白等。

细胞生长因子与前列腺间质及上皮细胞相互作用：国内外许多研究发现，通过各种生长因子介导的间质－上皮细胞相互作用在前列腺分化中起着十分重要的作用。类固醇激素不能对前列腺组织直接发挥作用，而生长因子能直接调控前列腺细胞的生长。前列腺间质和上皮细胞都能合成及分泌某些生长因子，通过这些生长因子以旁分泌的形式相互影响与调节着上皮和间质细胞的分化与生长。这些生长因子又都受雄激素、雌激素及其他分泌因子的调控。雄激素与生长因子还可以刺激细胞外间质某些成分的合成与降解，从而调节细胞对激素的反应及细胞信号传导，构成间质－上皮细胞相互作用的网络机制。

（三）基因对前列腺细胞增殖和凋亡的调控

在 BPH 的研究中发现，CyclinD1、CDK2、CDK4 在 BPH 组织中的表达明显高于正常前列腺组织，且 CDK2 和 CDK4 的表达与增殖细胞核抗原（Proliferating Cell

Nuclear Antigen，PCNA）指数密切相关，提示 CDK2 和 CDK4 的高表达在 BPH 发生发展过程中起着重要作用。杨金瑞等研究表明 p16 在 BPH 组织中表达明显低于正常前列腺组织，提示 p16 的低表达可能也与 BPH 的发生有关。p27 在 BPH 组织中呈低表达，提示 p27 表达下降与 BPH 密切相关。

（四）炎症在前列腺增生发病中的作用

前列腺炎与 BPH 之间的关系成为研究热点。Kralner 和 Marberger 概括了炎症对前列增生的影响，即主要由慢性活化的 T 细胞和巨噬细胞组成的慢性炎症浸润，与 BPH 结节有关。这些浸润细胞形成 IL–2 和干扰素（Interferon，IFN）–γ，后二者支持 BPH 中的肌纤维细胞生长。T 细胞浸润区域促炎症细胞因子如 IL–6、IL–8 和 IL–15 增加。周围细胞成为靶细胞被杀死，留下的空腔被一种特殊的 Th0 / Th3 型免疫反应产物肌纤维细胞结节取代。

（五）BPH 的内因和外因学说

1997 年，美国西北大学泌尿外科的李钟等提出了 BPH 的内因和外因学说。内因包括上皮细胞对间质细胞的影响及间质细胞对上皮细胞的影响；外因包括睾丸因素（雄激素、雌激素、非雄激素类物质）、其他体内因素（非睾丸因素、神经递质及刺激因子、淋巴细胞、巨噬细胞）、环境因素（饮食、微生物、免疫反应）、遗传因素（先天性疾病、基因改变）等。

参考文献

[1] Berry S J，Coffey D S，Walsh P C，et al. The development of human benign prostatic hyperplasia with age[J]. J Urol，1984，132（3）：474–479.

[2] Gu F L，Xia T L，Kong X T. Preliminary study of the frequency of benign prostatic hyperplasia and prostatic cancer in China[J]. Urology，1994，44（5）：688–691.

[3] Bushman W. Etiology，epidemiology，and natural history of benign prostatic hyperplasia[J]. Urol Clin North Am，2009，36（4）：403–415.

[4] Homma Y，Kawabe K，Tsukamoto T，et al. Epidemiologic survey of lower urinary tract symptoms in Asia and Australia using the international prostate symptom score[J]. Int J Urol，1997，4（1）：40–46.

[5] Wu C P，Gu F L. The prostate in eunuchs[J]. Prog Clin Biol Res，1991，370：249–255.

[6] Griffiths K，Eaton C L. The pathogenesis of BPH：role of hormones[J]. Prog Clin Biol Res，1994，386：33–41.

[7] 王小峰，叶海云，姜辉，等 . 雄激素对良性前列腺增生组织中 Bcl–2 mRNA 表达的影响 [J]. 中华外科杂志，2000，38（3）：198–200.

[8] Kyprianou N, Isaacs J T. Activation of programmed cell death in the rat ventral prostate after castration[J]. Endocrinology, 1988, 122 (2) : 552-562.

[9] Xia S J, Hao G Y, Tang X D. Androgen receptor isoforms in human and rat prostate[J]. Asian J Androl, 2000, 2 (4) : 307-10.

[10] Xia S J, Tang X D, Ma Q Z. Androgen receptor isoforms in human prostatic cancer tissue and LNCaP cell line[J]. Asian J Androl, 2001, 3 (3) : 223-225.

[11] Sciarra F, Toscano V. Role of estrogens in human benign prostatic hyperplasia[J]. Arch Androl, 2000, 44 (3) : 213-220.

[12] Carballido R J A, Rodriguez V J M, del LSJE. Benign prostatic hyperplasia and evidence based medicine: its approach in clinical practice[J]. Med Clin (Barc) , 2000, 114 Suppl 2: 96-104.

[13] Rhodes L, Ding V D, Kemp R K, et al. Estradiol causes a dose-dependent stimulation of prostate growth in castrated beagle dogs[J]. Prostate, 2000, 44 (1) : 8-18.

[14] Tayeb M T, Clark C, Murray G I, et al. Length and somatic mosaicism of CAG and GGN repeats in the androgen receptor gene and the risk of prostate cancer in men with benign prostatic hyperplasia[J]. Ann Saudi Med, 2004, 24 (1) : 21-26.

[15] 顾方六．现代前列腺病学[M]. 北京：人民军医出版社，2002：49-56.

[16] Royuela M, de Miguel M P, Bethencourt F R, et al. Estrogen receptors alpha and beta in the normal,hyperplastic and carcinomatous human prostate[J]. J Endocrinol,2001,168(3): 447-454.

[17] 吴荃，肖向茜，刘树业，等．雌二醇通过调节上皮细胞系的旁分泌促进前列腺间质细胞增殖和分化[J]. 中国病理生理杂志，2007，23（7）：1382-1387.

[18] 张琚，陈林锋，祝韶军，等．性激素受体及相关生长因子在前列腺基质细胞中的表达[J]. 临床泌尿外科杂志，2002，17：417-419.

[19] Steers W D. 5 alpha-reductase activity in the prostate[J]. Urology, 2001, 58 (6 Suppl 1): 17-24, discussion 24.

[20] Hong J H, Song C, Shin Y, et al. Estrogen induction of smooth muscle differentiation of human prostatic stromal cells is mediated by transforming growth factor-beta[J]. J Urol, 2004, 171 (5) : 1965-1969.

[21] Huang X, Lee C. Regulation of stromal proliferation, growth arrest, differentiation and apoptosis in benign prostatic hyperplasia by TGF-beta[J]. Front Biosci, 2003, 8: s740-749.

[22] 谢庆祥，汪鸿，林福地．细胞周期调控因子在前列腺增生组织中的表达及其与生长因子、细胞增殖之间的关系[J]. 中华实验外科，2001，18（1）：91.

[23] 杨金瑞，黄循，杨竹林．良性前列增生和前列腺癌细胞增殖与凋亡失调及 p16 表达[J]. 中华外科杂志，2000，38（7）：547.

[24] Kramer G, Marberger M. Could inflammation be a key component in the progression of benign prostatic hyperplasia[J]. Curr Opin Urol, 2006, 16 (1) : 25-29.

[25] Steiner G E, Stix U, Handisurya A, et al. Cytokine expression pattern in benign prostatic hyperplasia infiltrating T cells and impact of lymphocytic infiltration on cytokine mRNA profile in prostatic tissue[J]. Lab Invest, 2003, 83 (8) : 1131-1146.

（万　奔）

第七章　良性前列腺增生症病理学

良性前列腺增生（Benign Prostatic Hyperplasia，BPH）是引起中老年男性排尿障碍原因中最为常见的一种良性疾病。主要表现为组织学上的前列腺间质和腺体成分的增生、解剖学上的前列腺增大、下尿路症状为主的临床症状及尿动力学上的膀胱出口梗阻。前列腺腺体和间质成分的增生引起前列腺呈结节状增大，并导致前列腺重量增加，大约20 g 被认为是正常成人前列腺重量的标准，Moore 在研究中提出结节状增生这一更为准确的术语。已经肯定前列腺结节状增生仅发生在有完整睾丸的男性中，并且是一种雄激素依赖性的病变。

在尸体解剖时，结节状增生的前列腺平均重量为（33±16）g，手术获得的标本平均重量为 100 g，但在罕见的情况下，其重量可超过 800 g。大体检查，不同大小的结节呈灰白到黄色，切面上呈突出的颗粒状表现。

McNeal 将前列腺分为外周带、中央带、移行带和尿道周围腺体区。所有前列腺增生结节发生于移行带和尿道周围腺体区。在病变早期，完整腺体的横切面上清楚地显示结节状增生开始于腺体的内带，即尿道周围部，特别是射精管进入尿道的部位，这一区域也称为尿道周围或移行带。这说明该部位的前列腺对激素刺激的反应不同于外带。在多数情况下，结节聚集在尿道的两侧，形成所谓的侧叶增生。有的病变为位于膀胱颈部的中线背部结节，突入膀胱腔。由于不断长大，前列腺的周围部受到推挤和压迫。大约有 5 % 的局灶性结节状增生发生在前列腺周围带。大体病理学，良性（结节性）前列腺增生表面呈多分叶状，结节大小不一，可见小灶状梗死，基底细胞和透明细胞筛状增生经常是伴随良性增生偶然发现的，非典型性腺瘤性增生常无特异性大体特征。

组织病理学主要表现为良性前列腺增生、基底细胞增生、透明细胞筛状增生、硬化性腺病、非典型腺瘤性增生等。显微镜下，良性前列腺增生最早期的改变是围绕尿道周围区小的窦状间隙间质增生，而导管周围和小叶内区的增生则不明显。这种间质增生（在导管周围可呈同心圆性或偏心性排列）比正常间质具有较多的平滑肌，但较少的弹性组织，随后腺体成分增生，形成由不同比例的平滑肌和腺体两种成分组成的结节。腺体扩张甚至形成囊腔，并且常含有一种糖蛋白的浓缩分泌物（淀粉小体），有时伴有钙化。上皮从扁平状到柱状，有时位于同一腺体的两侧。细胞质淡染，核规则位于中心。核仁不明显。乳头状的折叠常见。紧贴发育好的基底膜上是一层连续的基底细胞层。在间质和导管周围，常见小团的淋巴细胞聚集（图 7-1 ～图 7-6）。这些细胞可能是增生的结果，而不是增生的原因；不能仅因为这些淋巴细胞的出现而诊断为慢性前列腺炎。基底细胞增生一般

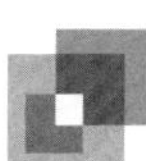

为偶然发现，常见病变与典型的良性前列腺增生同时存在，形成边界清楚的、小的实性基底细胞巢或腺样结构，增生的腺体含有均匀一致的基底细胞增生（图 7–4），这些细胞可能阻塞腺腔，腺体周围有栅栏状排列的细胞核，富于细胞的成纤维细胞性间质。

透明细胞筛状增生几乎总是伴有良性增生，特征是扩张的腺泡排列成筛状结构，细胞呈立方形到柱状，细胞核小而深染、核仁不明显，胞质透明，基底细胞层完整。

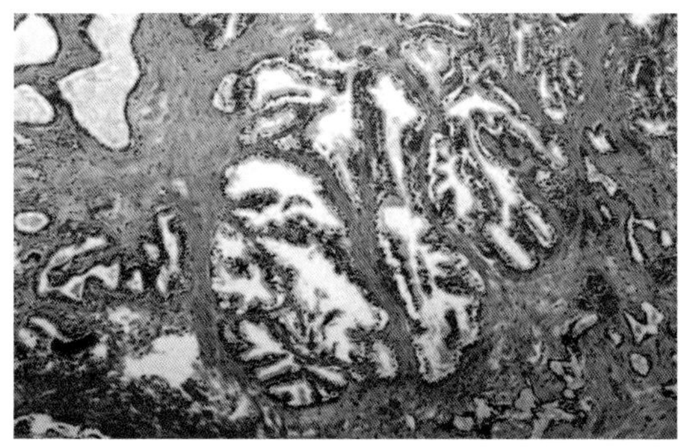

图 7–1　良性结节性前列腺增生的病理学变化

窦性间隙质增生

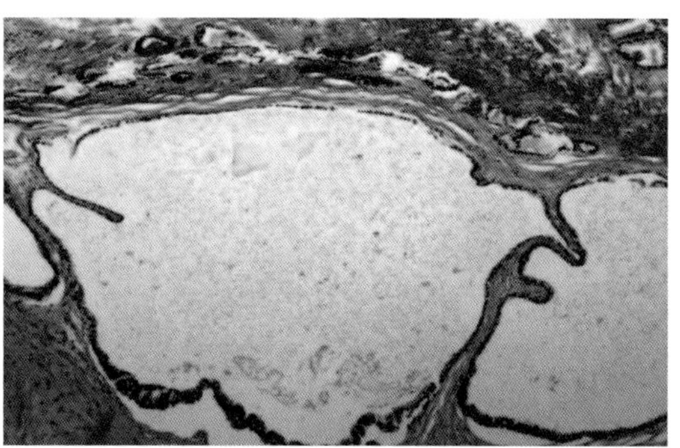

图 7–2　良性结节性前列腺增生的病理学变化

囊腔形成

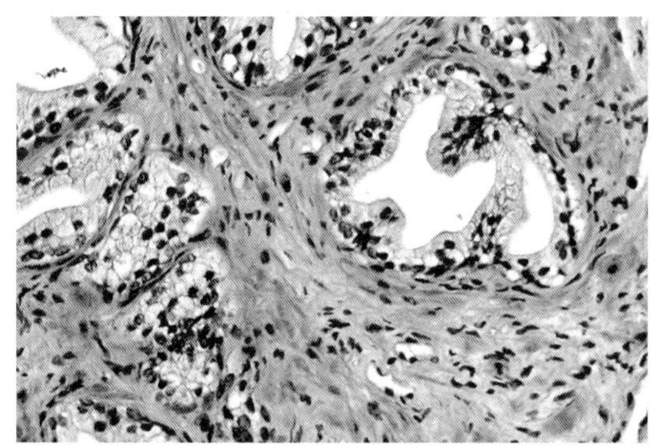

图 7–3　良性结节性前列腺增生的病理学变化

腺上皮改变

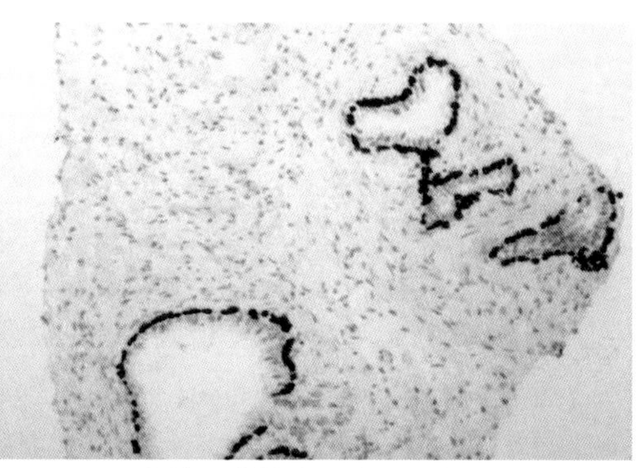

图 7–4　良性结节性前列腺增生的病理学变化

基质细胞层连续

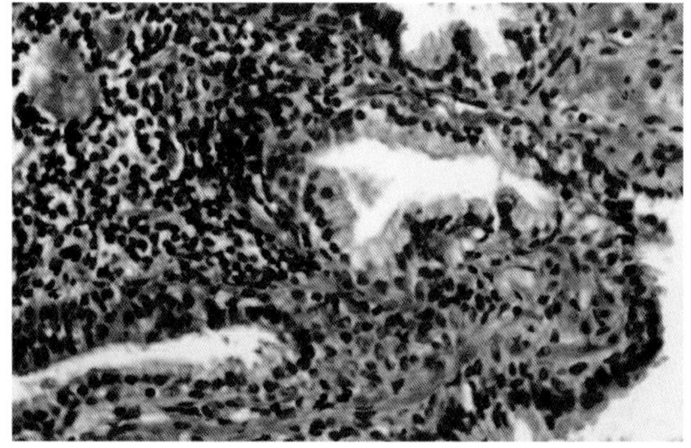

图 7–5　良性结节性前列腺增生的病理学变化

间质淋巴细胞聚集

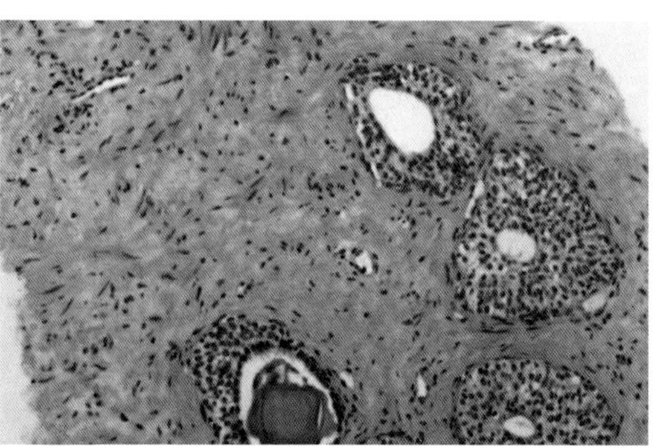

图 7–6　良性结节性前列腺增生的病理学变化

导管周围淋巴细胞聚集

硬化性腺病（Sclerosing Adenosis，SA）仅约占 TURP 病例的 2%，为分叶状或局灶性浸润的腺体增生。腺体可为圆形，或受压成角或呈裂隙样表现，腺体有双层细胞及增厚的基底膜，细胞含有中到大的细胞核，核染色质细腻，典型病变核仁不明显，间质成分含有肥胖的梭形细胞，细胞杂乱或成束状排列。基底细胞及间质的梭形细胞有肌上皮分化，α- 平滑肌肌动蛋白（α-SMA）、S-100 蛋白及细胞角蛋白阳性，这可区别于非典型腺瘤性增生。

非典型腺瘤性增生（Atypical Adenomatous Hyperplasia，AAH）也称为腺病。通常只在显微镜下才能发现。低倍镜下所见类似于分化好的腺癌，其特征是复杂而紊乱的成团的腺体伴有膨胀的边缘，但没有明显的核仁或其他核的异常。经常出现淀粉样小体（在腺癌中非常少见）。该病变累及移行带，常常伴有精阜黏液腺体的增生。尚不清楚该病变是分化好的癌的前期病变，还是仅仅为一种组织学与癌相似的病变。AAH 的病理诊断标准为：①低倍镜下为旺炽小腺泡增生，大多境界清楚，少数显示浸润现象，无清楚的小叶结构。②增生的小管与较大的增生腺体和（或）导管直接相连。③腺体呈圆形、卵圆形或长形，可见到腺体背靠背现象；腺管上皮细胞核在基底膜上方不成单排，而距基底膜不同距离，相邻腺管的纵轴方向不突然改变而倾向一致。④细胞学：AAH 腺体胞质明亮或灰蓝色（双嗜色性），后者可疑为癌。核倾向一致，圆形，多不见或隐约可见核仁，核仁大者（25 μm）极罕见。⑤管腔内分泌物：有时出现淡嗜伊红性分泌物，个别出现晶状体，罕见管腔内黏液。⑥ AAH 可无基底细胞分化，但至少一部分腺泡可见到基底细胞（CK34βE12 阳性）。AAH 的肿瘤性质及其与低级别腺癌的关系是热点研究领域。在明显非典型性腺瘤性增生背景中，不应该根据少数几个恶性表现的细胞做出癌的诊断。当 AAH 与前列腺癌之间难以区分时，常规上应保守处理。

结节状增生的常规治疗方法是外科手术切除。其中经尿道切除和耻骨上前列腺切除术最为常用。增生部分经手术摘除后，受挤压的周围腺体仍保留着，故术后直肠指诊及影像学检查仍可以探及前列腺腺体，这些腺体由于间质的生长可扩展到前列腺尿道周围并且可能成为增生复发的来源。鉴于此，前列腺结节状增生患者行 TURP 后进行第二次手术的概率明显高于开腹前列腺切除术者。术后多年的残留前列腺也可发生腺癌。

参考文献

[1] Moore R A. Benign hypertrophy of the prostate[J]. A morphological study. J Urol，1943，50：680-710.

[2] Jacobsen S J，Jacobson D J，Girman C J，et al. Natural history of prostatism：risk factors for acute urinary retention[J]. J Urol，1997，158（2）：481-487.

[3] Theyer G，Kramer G，Assmann I，et al. Phenotypic characterization of infiltrating leukocytes in benign prostatic hyperplasia[J]. Lab Invest，1992，66（1）：96-107.

[4] Bonkhoff H，Remberger K. Benign microglandular prostate lesions. Diagnostic criteria na differential diagnosis[J]. Pathology，1998，19（1）：1-11.

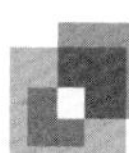

[5] Bostwick D G, Srigley J, Grignon D, et al. Atypical adenomatous hyperplasia of the prostate: Morphological criteria for its distinction from well-differentiated carcinoma[J]. Hum Pathol, 1993, 24 (8) : 819-832.

[6] 邓仲端．前列腺不典型性腺瘤样增生和前列腺上皮内瘤的诊断和鉴别诊断[J]. 中华病理学杂志, 2001, 30 (6) : 410-413.

（陈 东 武 迎）

第八章 良性前列腺增生症的诊断和鉴别诊断

良性前列腺增生（Benign Prostatic Hyperplasia，BPH）是病理组织学名词，有临床表现的则称良性前列腺增生症，仍惯称 BPH。临床上 BPH 常见的表现是良性前列腺增大（Benign Prostatic Enlargement，BPE）、排尿异常及尿动力学可显示的良性前列腺梗阻（Benign Prostatic Obstruction，BPO），但这三者的临床表现可不一致，既可单独存在也可交叉重叠，即有前列腺增大而下尿路症状和尿路梗阻不明显，也可有下尿路症状而前列腺增大或尿路梗阻不明显。因而老年男性有排尿异常不一定是前列腺增大引起尿路梗阻所致；另一方面，有排尿异常临床表现的，还要同时重视膀胱逼尿肌在老龄时功能受损的相关性，后者与前列腺增生有同等重要意义。

BPH 的诊断目的与要求是：①确诊 BPH 存在，为治疗选择提供依据；②有无因 BPH 引起病理生理改变的并发症，如结石、梗阻或肾功能不全等；③估计膀胱逼尿肌功能；④了解一般健康情况，有无老年性并发症，如高血压、冠心病、糖尿病、慢性支气管炎、房颤、脑梗死等；⑤由于患者都是老年人，诊断检查方法或手段，务求无创或微创；⑥在诊断过程中要消除患者对诊断检查和治疗的紧张或恐惧心理。诊断良性前列腺增生，首先通过病史询问、体格检查和血常规、尿常规等基本检查后，再根据病情做建议性和选择性检查以进一步确诊 BPH 和确定排尿异常、增生、梗阻三者的关系。

现在一般将BPH的各种症状统称为下尿路症状(LUTS),但LUTS并非BPH所特有。老年男性不同的下尿路疾病可表现为相同的或相似的症状。对于具有这类症状的患者首先考虑为 BPH，同时也是对患者进行初评和诊断试验的聚焦点。绝大部分 BPH 所致的 LUTS 症状患者可通过病史、体检和尿液分析等初始措施获得诊断。对那些经过初评后仍不能明确诊断的患者应考虑采用深入的诊断方法以获得确诊，并且这些检查还可能对我们更恰当地判断患者以后的治疗反应有帮助。通过参考 AUA、EAU 和我国的前列腺增生诊断指南，总结了下面的一些共同建议。

以下尿路症状为主诉就诊的 50 岁以上男性患者，首先应该考虑 BPH 的可能。为明确诊断，需作以下临床评估。

（一）初始评估

1. 病史询问（Medical History）

（1）下尿路症状的特点、持续时间及其伴随症状。

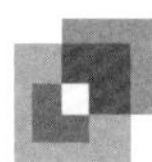

（2）手术史、外伤史，尤其是盆腔手术或外伤史。

（3）既往史和性传播疾病、糖尿病、神经系统疾病。

（4）药物史，可了解患者目前或近期是否服用了影响膀胱出口功能的药物。

（5）患者的一般状况。

（6）国际前列腺症状评分（I-PSS）（表 8-1）：

I-PSS 评分标准是目前国际公认的判断 BPH 患者症状严重程度的最佳手段。I-PSS 评分是 BPH 患者下尿路症状严重程度的主观反映，它与最大尿流率、残余尿量及前列腺体积无明显相关性。

I-PSS 评分患者分类如下：（总分 0 ～ 35 分）

轻度症状　0 ～ 7 分

中度症状　8 ～ 19 分

重度症状　20 ～ 35 分

（7）生活质量评分（QOL）：QOL 评分（0 ～ 6 分）是了解患者对其目前下尿路症状水平伴随其一生的主观感受，其主要关心的是 BPH 患者受下尿路症状困扰的程度及是否能够忍受，因此又叫困扰评分（表 8-2）。

以上两种评分尽管不能完全概括下尿路症状对 BPH 患者生活质量的影响，但是它们提供了医生与患者之间交流的平台，能够使医生很好地了解患者的疾病状态。

表 8-1　国际前列腺症状（I-PSS）评分表

在最近 1 个月内，您是否有以下症状？	无	在五次中					症状评分
		少于一次	少于半数	大约半数	多于半数	几乎每次	
1. 是否经常有尿不尽感？	0	1	2	3	4	5	
2. 两次排尿间隔是否经常小于两小时？	0	1	2	3	4	5	
3. 是否曾经有间断性排尿？	0	1	2	3	4	5	
4. 是否有排尿不能等待现象？	0	1	2	3	4	5	
5. 是否有尿线变细现象？	0	1	2	3	4	5	
6. 是否需要用力及使劲才能开始排尿？	0	1	2	3	4	5	
7. 从入睡到早起一般需要起来排尿几次？	没有	1 次	2 次	3 次	4 次	5 次	
	0	1	2	3	4	5	
					症状总评分 =		

表 8-2 生活质量指数（QOL）评分表

	高兴	满意	大致满意	还可以	不太满意	苦恼	很糟
如果在您今后的生活中始终伴有现在的排尿症状，您认为如何?	0	1	2	3	4	5	6
生活质量评分（QOL）=							

2. 体格检查（Physical Examination）

（1）外生殖器检查：除外尿道外口狭窄或畸形所致的排尿障碍。

（2）直肠指诊（Digital Rectal Examination）：有下尿路症状患者行直肠指诊非常重要，需在膀胱排空后进行。直肠指诊可以了解是否存在前列腺癌，国外学者临床研究证实，直肠指诊怀疑有异常的患者最后确诊为前列腺癌的有 26% ～ 34 %。而且其阳性率随着年龄的增加呈上升趋势。

直肠指诊可以了解前列腺的大小、形态、质地、有无结节及压痛、中央沟是否变浅或消失，以及肛门括约肌张力情况。直肠指诊对前列腺体积的判断不够精确，目前经腹超声或经直肠超声检查可以更精确描述前列腺的形态和体积。

（3）局部神经系统检查，包括运动和感觉神经系统。

3. 尿常规（Urinalysis）

尿常规可以确定有下尿路症状患者是否有血尿、蛋白尿、脓尿及尿糖等。

4. 血清 PSA

前列腺癌、BPH、前列腺炎都可能使血清 PSA 升高。因此，血清 PSA 不是前列腺癌特有的。另外，泌尿系感染、前列腺穿刺、急性尿潴留、留置导尿、直肠指诊及前列腺按摩也可以影响血清 PSA 值。

血清 PSA 与年龄和种族有密切关系。一般 40 岁以后血清 PSA 会升高，不同种族的人群 PSA 水平也不相同。血清 PSA 值和前列腺体积相关，但血清 PSA 与 BPH 的相关性为 0.30 ng/mL，与前列腺癌为 3.5 ng/mL。血清 PSA 升高可以作为前列腺癌穿刺活检的指征。一般临床将 PSA ≥ 4 ng/mL 作为分界点。血清 PSA 作为一项危险因素可以预测 BPH 的临床进展，从而指导治疗方法的选择。

5. 超声检查（Ultrasonography）

超声检查可以了解前列腺形态、大小、有无异常回声、突入膀胱的程度，以及残余尿量。经直肠超声（Transrectal Ultrasonography，TRUS）还可以精确测定前列腺体积（计算公式为 0.52× 前后径 × 左右径 × 上下径）。另外，经腹部超声检查可以了解泌尿系统（肾、输尿管）有无积水、扩张，结石或占位性病变。

6. 尿流率检查（Uroflowmetry）

尿流率有两项主要指标（参数）：最大尿流率（Q_{max}）和平均尿流率（Average Flow Rate，Qave），其中最大尿流率更为重要。但是最大尿流率减低不能区分梗阻和逼尿肌收缩力减低，必要时行尿动力学等检查。最大尿流率存在个体差异和容量依赖性，

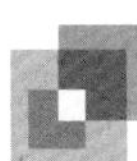

因此尿量在 150 ～ 200 mL 时进行检查较为准确，必要时可重复检查。

（二）根据初始评估的结果，部分患者可选择进一步检查

1. 排尿日记（Voiding Charts）

如以夜尿为主的下尿路症状患者排尿日记很有价值，记录 24 h 排尿日记有助于鉴别夜间多尿和饮水过量（表 8–3）。

表 8–3　BPH 患者排尿日记

姓名__________年龄__________　　　　______年______月______日

排尿时间（钟点）	实际排完时间（分钟）	尿量（mL）	伴随尿急、尿痛、血尿症状	尿失禁时间	饮水量（mL）包括餐饮
0（24）					
1					
2					
3					
4					
5					
6					
7					
8					
9					
10					
11					
12					
13					
14					
15					
16					
17					
18					
19					
20					
21					
22					
23					

2. 血肌酐（Creatinine）

由于 BPH 导致的膀胱出口梗阻可以引起肾功能损伤、血肌酐升高。MTOPS 的研究数据认为如果排空正常的情况下可以不必检测血肌酐，因为由于 BPH 所致的肾功能损伤在达到血肌酐升高时已经有许多其他的变化，如肾积水、输尿管扩张反流等，而这些可以通过超声检查及静脉肾盂造影检查得到明确的结果。仅在已经发生上述病变，怀疑肾功能不全时建议选择此检查。

3. 静脉尿路造影（Intravenous Urography）检查

如果有下尿路症状患者同时伴有反复泌尿系感染、镜下或肉眼血尿，怀疑肾积水或者输尿管扩张反流、泌尿系结石，应行静脉尿路造影检查。应该注意，当患者对造影剂过敏或者肾功能不全时禁止行静脉尿路造影检查。

4. 尿道造影（Urethrogram）

怀疑尿道狭窄时建议此项检查。

5. 尿动力学检查（Urodynamics）

对引起膀胱出口梗阻的原因有疑问或需要对膀胱功能进行评估时建议行此项检查，结合其他相关检查排除外神经系统病变或糖尿病所致神经源性膀胱的可能。

6. 尿道膀胱镜（Urethral Cystoscope）检查

怀疑 BPH 患者合并尿道狭窄、膀胱内占位性病变时建议行此项检查。通过尿道膀胱镜检查可了解以下情况：①前列腺增大所致的尿道或膀胱颈梗阻特点；②膀胱颈后唇抬高所致的梗阻；③膀胱小梁及憩室的形成；④膀胱结石；⑤残余尿量测定；⑥膀胱肿瘤；⑦尿道狭窄的部位和程度。

（三）不推荐检查项目

计算机断层扫描（Computed Tomography，CT）和磁共振成像（Magnetic Resonance Imaging，MRI）由于检查费用高，一般情况下不建议该项检查。

（四）BPH 患者初始评估小结

1. 推荐检查项目

①病史及 I-PSS、QOL 评分；②体格检查（直肠指诊）；③尿常规；④血清 PSA；⑤超声检查（包括残余尿量测定）；⑥尿流率。

2. 可选择性检查项目

①排尿日记；②尿动力学检查；③静脉尿路造影；④尿道造影；⑤尿道膀胱镜检查。

3. 不推荐检查项目

①计算机断层扫描；②磁共振成像。

（五）良性前列腺增生的鉴别诊断

1. 膀胱颈挛缩

发病年龄较轻，40 ～ 50 岁常见。LUTS 的梗阻症状比较明显，早期排尿迟缓，尿

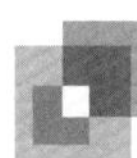

线无力，后期出现尿潴留，DRE 或 B 超前列腺体积不大，膀胱镜检查可见到膀胱颈后唇抬高成呈环状隆起。

2. 前列腺癌

发病年龄偏大，前列腺癌发生于前列腺的外周带，因 LUTS 就诊时，多数已有转移灶（骨或肺），血清 PSA 明显增高，DRE 前列腺坚硬呈结节状。

3. 膀胱癌

膀胱癌是泌尿系统中最常见的肿瘤，早期表现为无痛性血尿，若肿瘤较大且位于膀胱颈或大量血尿的血块、脱落的肿瘤组织阻塞尿道内口可引起排尿困难或尿潴留；若肿瘤位于膀胱三角区并有浸润者也可如 BPH 所表现的 LUTS。

4. 膀胱结石

BPH 病例有排尿突然中断、显微镜下血尿及尿痛明显者，要考虑并发膀胱结石的可能，BPH 伴有的膀胱结石是继发性结石，系因膀胱出口梗阻所造成，其并发率可达 10％以上。因而，男性老年因膀胱结石前来就诊者，应做直肠指诊、B 超等无创性检查，以除外 BPH 继发膀胱结石的可能。

5. 神经源性膀胱功能障碍

临床表现与 BPH 的 LUTS 相似，有的排尿梗阻症状明显，并有尿潴留、尿石症、肾积水或肾功能不全。神经源性膀胱功能障碍多有明显的神经损伤的病史和体征，往往同时存在下肢感觉和／或运动障碍并伴有肛门括约肌松弛和反射消失。而逼尿肌／尿道括约肌协同失调主要见于脊髓病变或损伤患者。本症系因逼尿肌反射性收缩时，尿道与尿道周围的骨骼肌不协调，而反射性增强收缩，以致尿的存储和排出受到影响。患者排尿困难症状明显，残余尿量多，早期出现无症状性肾积水。DRE 或 B 超检查前列腺体积不大，常有肛括约肌松弛和神经系统体征。尿动力学检查可辅助诊断，但仍难与非神经源性逼尿肌膀胱颈协同失调、非神经源性尿道内括约肌痉挛综合征和逼尿肌内括约肌协同失调等区别。

6. 膀胱过度活动症（Overactive Bladder，OAB）

OAB 是一种以尿急症状为特征的症候群，常伴有尿频和夜尿症状，可伴或不伴有急迫性尿失禁；尿动力学上可表现为逼尿肌过度活动（Detrusor Instability，or Detrusor Overactivity），也可为其他形式的尿道－膀胱功能障碍。OAB 无明确的病因，不包括由急性尿路感染或其他形式的膀胱尿道局部病变所致的症状。OAB 与 LUTS 的鉴别点在于 OAB 仅包含有储尿期症状，而 LUTS 既包括储尿期症状，也包括排尿期症状，如排尿困难等。

7. 尿道狭窄

有尿道损伤史、尿道炎史、尿道内药物灌注或尿道内器械治疗史。

参考文献

[1] AUA guideline on management of benign prostatic hyperplasia (2010) .

[2] EAU Guidelines on Non Neurogenic Male LUTS (2015) .

[3] Kaplan S A, Olsson C A, Te A E. The American Urological Association symptom score in the evaluation of men with lower urinary tract symptoms: at 2 years of follow-up does it work[J]. J Urol, 1996, 155 (6) : 1971-1974.

[4] Resnick M, Ackerman R, Bosch J, et al. Fifth International Consultation on BPH. In: Chatelain C, Denis L, Foo S, Khoury S, McConnell J (eds) . Benign Prostatic Hyperplasia[J]. Plymbridge Distributions, 2000, p169-188.

[5] Roehrborn C G. Accurate determination of prostate size via digital rectal examination and transrectal ultrasound[J]. Urology, 1998, 51: 19-22.

[6] Vesely S, Knutson T, Damber J E, et al. Relationship between age, prostate volume, prostate-specific antigen, symptom score and uroflowmetry in men with lower urinary tract symptoms[J]. Scand J Urol Nephrol, 2003, 37 (4) : 322-328.

[7] Punglia R S, D' Amico A V, Catalona W J, et al. Effect of verification bias on screening for prostate cancer by measurement of prostate-specific antigen[J]. N Engl J Med, 2003, 349 (4) : 335-342.

[8] Roehrborn C G,McConnell J D,Saltzman B,et al. Storage(irritative)and voiding(obstructive) symptoms as predictors of benign prostatic hyperplasia progression and related outcomes[J]. Eur Urol, 2002, 42 (1) : 1-6.

[9] 那彦群，叶章群，孙颖浩，等. 中国泌尿外科疾病诊断治疗指南[M]. 北京：人民卫生出版社，2014：252-256.

[10] Thomas A W, Abrams P. Lower urinary tract symptoms, benign prostatic obstruction and the overactive bladder[J]. BJU Int, 2000, 85 (Suppl 3) : 57-68.

[11] McConnell J D, Roehrborn C G, Bautista O M, et al. Medical Therapy of Prostatic Symptoms (MTOPS) Research Group. The long-term effect of doxazosin, finasteride, and combination therapy on the clinical progression of benign prostatic hyperplasia[J]. N Engl J Med, 2003, 349 (25) : 2387-2398.

[12] Bhargava S, Canda A E, Chapple C R. A rational approach to benign prostatic hyperplasia evaluation: recent advances[J]. Curr Opin Urol, 2004, 14 (1) : 1-6.

[13] McNicholas T A, Speakman M J, Kirby R S. Evaluation and Nonsurgical Management of Benign Prostatic Hyperplasia[M]. In Wein AJ (ed) : Campbell-Walsh Urology, ed 11.Philadelphia, USA: Elsevier, 2016: 2464-2503.

（林云华）

第九章　良性前列腺增生症的药物治疗及新进展

良性前列腺增生症（BPH）是老年男性常见病，严重影响患者生活质量，其发病率随年龄增长而逐年上升。目前，BPH 主要治疗手段有等待观察、药物治疗、手术和微创治疗。其中，BPH 的药物治疗是一种采用最广泛的治疗方法。BPH 的症状和并发症的出现与以下三个方面的因素有关：①逼尿肌病变；②前列腺、前列腺包膜及膀胱颈部的平滑肌收缩张力增加引起的动力性梗阻；③前列腺体积增大引起的静力性梗阻。药物治疗可改善前列腺动力及静力性梗阻，能够有效控制病情、缓解症状、改善预后，短期目标是缓解患者的下尿路症状（LUTS），长期目标是延缓疾病的临床进展，是轻、中度 BPH 患者的首选治疗方式。药物根据其作用机制的不同可分为以下四类，即 α- 受体阻滞剂、5α- 还原酶抑制剂、植物制剂与毒蕈碱（M）受体阻滞剂。

（一）α - 受体阻滞剂

BPH 其主要症状为排尿困难，除增生腺体对膀胱颈、后尿道的机械性梗阻外，前列腺部位及膀胱颈平滑肌张力增高亦是主要原因之一，并且基础研究已发现膀胱颈与前列腺基质中有大量的 α- 肾上腺素能受体。应用 α- 受体阻滞剂的原理是基于在当受体受到阻断时，该部位松弛、压力下降，从而使排尿更加通畅。欧洲泌尿外科（EAU）指南建议将 α1- 受体阻滞剂作为非神经源性伴有下尿路症状 BHP 患者治疗的一线药物。与安慰剂相比，各种 α1- 受体阻滞剂起效快，能显著改善患者的症状，使症状评分平均改善 30 % ～ 40 %（IPSS 评分减少 4 ～ 5 分）、最大尿流率提高 16 % ～ 25 %。α1- 受体阻滞剂防止症状进展，推迟了 BPH 患者发生急性尿潴留（AUR）和外科手术的时间，但未减少这些事件发生的风险。此类药物不影响血清前列腺特异抗原(PSA)水平，可连续使用，但应用 α1 受体阻滞剂 1 个月无明显症状改善则不应继续使用。

α1 受体阻滞剂不良反应及不足：常见不良反应包括头晕、头痛、乏力、困倦、体位性低血压、异常射精等。体位性低血压更容易发生在老年、合并心血管疾病或同时服用血管活性药物的患者中。不足之处：①不能改变前列腺体积；②不能阻止自然病程的发展。

当前，用于治疗 BPH 相关的 α 受体阻滞剂类药物共分为三代，药物的选择性和特异性越来越强。最早用于 BPH 治疗的是酚苄明，是一种非选择性受体阻滞剂，能够同时阻断 α1 和 α2 受体，所以它会导致严重的心血管不良反应。哌唑嗪是一种短效选择性 α 受体阻滞剂，当前主要用于高血压的治疗，较少用于 BPH。第二代是选择性的 α1 受体阻滞剂包括多沙唑嗪、阿夫唑嗪、特拉唑嗪，这些药物均选择性作用于α1受体，与此前药物相比，不良反应明显减少。第三代高选择性的α1受体阻滞剂包括坦索罗辛和萘哌地尔，选择性作用于α1A/α1D受体，心血管和中枢神经系统不良反应较第二代药物更少。多中心、随机分组、双盲、安慰剂对照的研究已经对长效的α受体阻滞剂特拉唑嗪、多沙唑嗪和坦索罗辛，以及阿夫噻嗪进行了安全性及有效性的评价。α受体阻滞剂的症状缓解作用显著优于安慰剂，但不同α受体阻滞剂之间的效果并无显著差异，选择性α1受体阻滞剂与非选择性α受体阻滞剂相比，心血管的不良反应发生率显降低。

1. 特拉唑嗪

特拉唑嗪是一种选择性α1受体阻滞剂，能降低外周血管阻力，对收缩压和舒张压都有降低作用；具有松弛膀胱和前列腺平滑肌的作用，可缓解良性前列腺增大而引起的排尿困难症状，如尿频、尿急、尿线变细、排尿困难、夜尿增多、排尿不尽感等。

该药临床应用较多，首剂1 mg，睡前服，以后一日1次，每次2 mg，每晚睡前服用。服药后1 h，血药浓度达到高峰，其血浆蛋白结合率为90% ～ 94 %，血浆半衰期为12 h。药物主要经肝脏代谢，60 % 随粪便排出，40 % 随尿液排出，本品的药代动力学参数与肾功能无关，食物对生物利用度无影响。

不良反应有头痛、头晕、无力、心悸、恶心、体位性低血压等。这些反应通常轻微，继续治疗可自行消失，必要时可减量。

2. 多沙唑嗪

多沙唑嗪是一种长效特异性α1受体阻滞剂。通过选择性阻断前列腺平滑肌基质，被膜和膀胱颈的α- 肾上腺素受体，本品能改善有症状的前列腺增生患者的尿动力学和临床症状。

口服，每日1次，睡前服药。初始剂量为半片（1 mg），如无不良反应，第2天起每日1片（2 mg）。根据患者的临床反应，可于第2周末（即第3周初）再增加剂量，最大可至2片（4 mg）。

在服药2～3 h后血药浓度达到高峰；经肝脏代谢后，大部分代谢产物随粪便排出，一小部分通过尿液排出体外。药物半衰期约为22 h。

最常见的不良反应为头晕、头痛、乏力、虚弱、体位性头晕、眩晕、水肿、嗜睡、恶心和鼻炎。罕有体位性晕厥，极个别有尿失禁报道。

3. 阿夫唑嗪

虽然阿夫唑嗪并没有表现出更高的受体选择性，但是它却有更高的器官选择性。组织学研究显示，阿夫唑嗪对前列腺的选择性要高于对血管的选择性，并且经动物实验证实。其化学结构使其通过血脑屏障的能力降低，所以中枢神经系统不良反应较少。

口服阿夫唑嗪每次1片（2.5 mg），最初服用量应早晚各1片，最多可增至每天10 mg。阿夫唑嗪10 mg缓释制剂能够持续作用24 h，而且无须逐渐加量，随餐服用能够增加其生物利用度。缓释阿夫唑嗪可以每天单次给药而不需要剂量调整。

常见不良反应：胃肠紊乱（恶心、胃痛、腹泻），昏厥现象（眩晕、头昏眼花或昏厥），头痛。

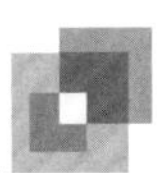

4. 坦索罗辛

坦索罗辛是选择性 α1A 肾上腺素能受体阻滞剂，对于前列腺的选择性更高，而心血管不良反应更少，其主要作用机理是选择性地阻断前列腺中的 α1A 肾上腺素受体，松弛前列腺平滑肌，从而改善良性前列腺增生症所致的排尿困难等症状。

药理研究提示，坦索罗辛与前列腺内 α1 受体的亲和力是血管的 10 ～ 12 倍。坦索罗辛每日给药一次、通常为 0.4 mg 餐后一个半小时口服。该药半衰期为（14.9±3.9）h，连续口服，血药浓度可在第 4 天达到稳定状态。药物通过肝脏代谢，其血浆蛋白结合率约为 99 %，消除半衰期为（8.12±3.84）h。坦索罗辛代谢产物的 70% ～ 75 % 随尿液排出，25 % ～ 30 % 经肠道随粪便排出。

不良反应：精神神经系统：偶见头晕、蹒跚感等症状；循环系统：偶见血压下降、心率加快等；过敏反应：偶尔可出现皮疹，出现这种症状时应停止服药；消化系统：偶见恶心、呕吐、胃部不适、腹痛、食欲不振等；肝功能：偶见谷草转氨酶（AST）、谷丙转氨酶（ALT）、乳酸脱氢酶（LDH）升高。

（二）5α－还原酶抑制剂

5α－还原酶抑制剂可以与还原型辅酶 NADP 结合阻断睾酮还原为双氢睾酮（DHT），降低血清及前列腺组织内 DHT 含量，促进前列腺上皮细胞凋亡，抑制前列腺增生，使前列腺体积缩小，从而缓解膀胱流出道梗阻的静力性因素，减轻下尿路症状。但不影响包括卵泡激素、促黄体激素、皮质激素、雌二醇、催乳素和甲状腺素等其他激素的水平，也不抑制肾上腺素的生成。5α－还原酶有两类同工酶：Ⅰ型 5α－还原酶主要分布在前列腺以外的组织中，例如皮肤或肝脏；Ⅱ型 5α－还原酶主要分布在前列腺组织内起作用。

国际上常用的 5α－还原酶抑制剂有度他雄胺及非那雄胺，国内还使用爱普列特。度他雄胺（Dutasteride）是Ⅰ型及Ⅱ型 5α－还原酶的竞争性抑制剂，能降低血浆及前列腺内的 DHT 水平。非那雄胺（Finasteride）是选择性Ⅱ型 5α－还原酶抑制剂，能降低血浆中的 DHT 水平而不影响睾酮水平。

1. 度他雄胺

度他雄胺是第 2 代 5α－还原酶抑制剂，是目前唯一的一种同时抑制Ⅰ型和Ⅱ型 5α－还原酶的药物。度他雄胺抑制睾酮转化成二氢睾酮。它与 5α－还原酶组成稳定的结合体，体内和体外试验显示结合体的离解非常慢，而且度他雄胺对雄激素受体没有亲和力。

用于中、重度症状的良性前列腺增生症患者，降低急性尿潴留和手术的风险。推荐剂量为每次一粒（0.5 mg），每日一次，口服。胶囊应整粒吞服，不可咀嚼或打开，因为内容物对口咽黏膜有刺激作用。胶囊可与食物一起服用，也可不与食物一起服用。尽管在治疗早期可观察到症状改善，但达到治疗效果需要 6 个月。

临床研究表明，度他雄胺能长久改善 BPH 症状，改善患者的生活质量。长期服用引起的不良反应轻微而短暂且发生率低。随着治疗的进行，不良反应会逐渐减少，这些不良反应大多与生殖系统有关。不良反应包括性欲变化下降、射精障碍、乳腺疾病（包括乳房增大和／或触痛）、免疫系统疾病；过敏反应包括皮疹、瘙痒、荨麻疹、局部水肿和血管性水肿。

2. 非那雄胺

目前临床上应用较广泛的非那雄胺是选择性Ⅱ型5α-还原酶抑制剂，能降低血浆中的DHT水平而不影响睾酮水平，对正常性生活及性欲影响较小。通过阻止双氢睾酮的生成，从而使前列腺组织内双氢睾酮达到去睾水平，而不降低血清睾酮。该药口服5 mg，1日1次，治疗3个月以后，前列腺缩小，可以改善症状，相关研究表明服用非那雄胺可以使急性尿潴留、前列腺出血、BPH相关的手术干预危险率下降。非那雄胺治疗BPH，主要是通过缩小前列腺的体积而发挥疗效，对小体积前列腺的治疗效果不好。另外，非那雄胺使前列腺体积缩小是有一定限度的，现有资料证实，该药物使前列腺体积平均缩小约1/4。多数学者认为前列腺体积大于40～50 mL者，最适合于应用非那雄胺治疗。

非那雄胺的不良反应：性欲减退、射精量减少、勃起功能障碍和乳房肿大。同时需要注意服用非那雄胺的BPH患者血清PSA可明显下降，对此类患者，应将PSA值加倍后进行评估，对于可疑者应行其他检查。

3. 爱普列特

爱普列特化学名为依立雄胺，爱普列特（Epristeride）是一种非竞争性5α-还原酶抑制剂，能与5α-还原酶及NAPDH形成三元复合物，从而使5α-还原酶无法游离及循环使用，使DHT生成减少。口服，每次1片（5 mg），每日早晚各一次，饭前饭后均可。

不良反应有恶心、食欲减退、腹胀、腹泻、口干、头昏、失眠、全身乏力、皮疹、性欲下降、勃起功能障碍、射精量下降、耳鸣、耳塞、髋部痛等，其发生率约为6.63％。本品Ⅳ期临床研究中，实验室检查异常发生率为2.49％，包括肝功能异常（氨基转移酶升高、总胆红素升高）、肾功能异常（尿素氮升高、肌酐升高）、血常规异常（血红蛋白降低、白细胞降低、血小板降低），其中肾功能与血常规异常与本品的关系尚未确定。

（三）M受体阻滞剂

BPH患者在储尿期经常出现尿频、尿急、夜尿症状，M受体阻滞剂通过阻断膀胱毒蕈碱（M）受体（主要是M2和M3亚型），缓解逼尿肌过度收缩，降低膀胱敏感性，增加膀胱储尿量，缓解尿急症状及改善尿频、尿痛、尿失禁。常用的药物有托特罗定、索利那新、奥西布宁等。

1. 托特罗定

本品用于缓解膀胱过度活动所致的尿频、尿急和紧迫性尿失禁症状，为竞争性M胆碱受体阻滞剂。动物试验结果提示本品对膀胱的选择性高于唾液腺，但尚未得到临床的证实。口服本品后经肝脏代谢成为起主要药理作用的活性代谢产物5-羟甲基衍生物，其抗胆碱活性与本品相近。两者对M胆碱受体具有高选择性，对其他神经递质的受体和潜在的细胞靶点（如钙通道）的作用或亲和力很弱。

初始的推荐剂量为一次1片（2 mg），一日2次。根据患者的反应和耐受程度，剂

量可下调到一次半片，一日 2 次。对于肝功能不全或正在服用 CYP3A4 抑制剂的患者，推荐剂量是一次半片，一日 2 次。

本品口服后可迅速地吸收，吸收率大于 77 %。食物的摄入，年龄和性别的差别不需调整剂量。口服本品 2 mg 后，2.5 h 左右达到峰值血药浓度。

本品的不良反应一般可以耐受，停药后即可消失。本品可引起轻、中度抗胆碱能作用，如口干、消化不良和泪液减少。常见自主神经系统：口干；胃肠系统：消化不良、便秘、腹痛、胀气、呕吐；全身性：头痛；眼：眼干燥症；皮肤：皮肤干燥；精神：思睡、神经质；中枢神经系统：感觉异常。不很常见（1 %）自主神经系统：调节失调；全身性：胸痛。少见全身性：过敏反应；泌尿系统：尿闭；中枢神经系统：精神错乱。

2. 索利那新

索利那新是竞争性毒蕈碱 M 受体阻滞剂，对膀胱的选择性高于唾液腺。毒蕈碱 M3 受体在一些主要由胆碱能介导的功能中起着重要作用，包括收缩膀胱平滑肌和刺激唾液分泌。索利那新通过阻滞膀胱平滑肌的毒蕈碱 M3 受体来抑制逼尿肌的过度活动，从而缓解膀胱过度活动症伴随的急迫性尿失禁，尿急和尿频症状。适用于膀胱过度活动症患者伴有的尿失禁和／或尿频、尿急症状的治疗。

本品的推荐剂量为每日一次，每次一片（5 mg），必要时可增至每日一次，每次两片（10 mg）。本品必须整片用水送服，餐前或餐后均可服用。口服本品后，索利那新最大血浆浓度在 3 ～ 8 h 后达到，索利那新在肝脏中广泛代谢，主要代谢酶是细胞色素 P4503A4。

本品可能引起轻、中度的抗胆碱不良反应，其发生频率与剂量有关。报告最常见的不良反应是口干。5 mg 每日 1 次的发生率为 11 %，10 mg 每日 1 次的发生率为 22 %。尿潴留、严重胃肠道疾病、重症肌无力或狭角性青光眼的患者，禁止服用。

3. 奥西布宁

为抗毒蕈碱药。作用类似阿托品。它还对平滑肌具有直接作用。其肌肉松弛作用很强，可使膀胱容量增至最大，使逼尿肌压力降至最小。膀胱过度活跃、尿频、尿急、神经源性尿失禁、自发性逼尿肌不稳定和夜遗尿。适用于膀胱过度活跃、尿频、尿急、神经源性尿失禁、自发性逼尿肌不稳定和夜遗尿。

口服常用量为 5 mg，每天 2 ～ 3 次，必要时可加至 5 mg，每天 4 次。老年人开始给予 2.5 ～ 3 mg，每天 2 次；如必要且耐受，可加至 5 mg，每天 2 次。口服该品后 1 h 内可达血药峰值。进行广泛的首过代谢，生物利用度仅及 6 %，t1/2 为 2 ～ 3 h，其活性代谢物为脱乙基奥昔布丁。该品可进入乳汁，可透过血 - 脑脊液屏障。

不良反应：口干、皮肤潮红、少汗、胃肠动力低下、便秘、胃 - 食管反流、排尿困难。应用 2 mg 以上可有中毒反应，包括心率过快、兴奋、躁动、抽搐、幻觉、神志不清等。

（四）植物药制剂

植物药制剂包含花粉类制剂与植物提取物两大类，植物制剂治疗 BPH 的机制和疗效至今不明，其作用机理可能是：①干扰腺体的前列腺素合成和代谢，产生抗炎效应。

②降低性激素结合蛋白浓度。③对增生细胞有直接细胞毒作用。④减少 5α- 还原酶活性，减少 DHT 生成。一般认为它能减少前列腺的充血，从而改善临床症状，由于它没有不良反应或不良反应轻微，易为老年患者接受，但因缺乏符合循证医学的研究的临床应用，仍有争议。植物类药物有黄酮哌酯、舍尼通、伯泌松、通尿灵等。

1. 黄酮哌酯

黄酮哌酯具有抑制腺苷酸环化酶、磷酸二酯酶的作用及拮抗钙离子作用，并有弱的抗毒蕈碱作用，对泌尿生殖系统的平滑肌具有选择性解痉作用，因而能直接解除泌尿生殖系统平滑肌的痉挛，使肌肉松弛，消除尿频、尿急、尿失禁及尿道膀胱平滑肌痉挛引起的下腹部疼痛。

本品适用于下尿路感染、下尿路梗阻、尿道综合征引起的尿频、尿急、尿痛、排尿困难及尿失禁等症状。一次 0.2 g（1 片），一日 3 ～ 4 次。本品脂溶性较高，口服吸收很快，一次口服 0.2 g，2 h 左右血药浓度即达高峰，其主要经尿排泄。

不良反应有胃部不适、恶心、呕吐、口渴、嗜睡、视力模糊、心悸及皮疹等。

2. 舍尼通

主要成分为水溶性花粉提取物 P5，脂溶性花粉提取物 EA10。具有抗性激素和抑制前列腺细胞增殖作用，因能抑制内源性炎症介质合成而抗前列腺炎，并能有效收缩膀胱平滑肌、舒张尿道平滑肌，从而改善排尿症状。同时，舍尼通能阻断双氢睾酮与其受体结合，抑制前列腺增生，但不会降低双氢睾酮等雄激素水平。用于治疗良性前列腺增生，慢性、非细菌性前列腺炎。

每片含花粉提取物 P5　70 mg，花粉提取物 EA10　4 mg。一次 1 片，一日二次，疗程 3 ～ 6 个月。本品含乳糖成分。患有下列罕见遗传性疾病的患者不得服用本品；半乳糖不耐症、总乳糖酶缺乏症或葡萄糖 - 半乳糖吸收不良症。

3. 伯泌松

伯泌松为塞润榈固醇脂提取物。通过抑制 I 型和 II 型 5α- 还原酶的活性，进而抑制 DHT 的代谢，它具有抗雄激素特性，选择性地作用于前列腺，不影响下丘脑垂体轴，亦可通过抑制磷脂酶 A2，使前列腺素合成减少。适用于无并发症的前列腺增生引起的梗阻性和刺激性症状。进餐时用少量水吞服，每次 160 mg，2 次 / 日。不良反应有恶心、腹痛、头痛、腰背痛、高血压。

4. 通尿灵

为非洲臀果木提取物，药理作用为抑制成纤维细胞的增生，因而抑制前列腺中纤维组织的增生，同时能抑制膀胱壁纤维化，改善膀胱壁弹性，对膀胱功能具有保护作用，还具有抗水肿作用。用于良性前列腺增生引起的排尿障碍。每日早、晚饭前各服 1 粒（胶囊 50 mg/ 粒）。注意用药期间需进行前列腺常规检查。本药不能替代必要的外科手术。

（五）联合用药

1. α - 受体阻滞剂联合 5 α - 还原酶抑制剂

目前已有多项关于 α- 受体阻滞剂与 5α- 还原酶抑制剂联合治疗的前瞻性随机对照

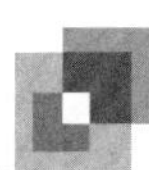

研究，证实了联合治疗在降低前列腺增生临床进展风险方面优于任何一种单独药物治疗，在下尿路症状及最大尿流率的改善方面有更好的疗效，而且与α- 受体阻滞剂相比，联合治疗可以降低患者急性尿潴留或 BPH 需要接受手术治疗的风险。在缩小前列腺体积方面，联合治疗与 5α- 还原酶抑制剂效果相似，有研究显示这种联合治疗更适用于前列腺体积较大的患者。

2. α－受体阻滞剂联合 M 受体阻滞剂

M 受体阻滞剂能显著改善储尿期症状，α- 受体阻滞剂对排尿期症状疗效确切，理论上来讲二者联合使用可更好地改善 LUTS。以储尿期症状为主的中重度 LUTS 患者可以联合α- 受体阻滞剂和 M 受体阻滞剂进行治疗。既改善排尿期症状，又缓解储尿期症状，从而提高治疗效果。

治疗时可以先用 α- 受体阻滞剂，如果储尿期症状改善不明显，再加用 M 受体阻滞剂，或者同时应用α- 受体阻滞剂和 M 受体阻滞剂。联合治疗时应持续监测患者残余尿量，防止尿潴留的发生。

α- 受体阻滞剂治疗 BPH 患者 LUTS 症状 4 ～ 6 周时，如果储尿期症状改善不明显，加用 M 受体阻滞剂能够显著改善尿急、尿频、夜尿等症状，α- 受体阻滞剂与 M 受体阻滞剂联合治疗时，可能出现两类药物各自的不良反应，但是不会导致有临床意义的残余尿量增加。有研究显示，α- 受体阻滞剂与 M 受体阻滞剂联合治疗的疗效明显优于 α- 受体阻滞剂单独应用。但是，对于有急性尿潴留史、残余尿量＞ 200 mL 的 BPH 患者，M 受体阻滞剂应谨慎联合使用。

（张进生）

第十章 良性前列腺增生的手术治疗

第一节 开放性手术

（一）耻骨上经膀胱前列腺切除术

美国 Belfield 和英国人 Mcgill 早在 1887 年和 1888 年就描述了前列腺开放性手术：耻骨上前列腺切除术（Suprapubic Transvesical Prostatectomy）。后来，澳大利亚 Harris 提出缝合膀胱颈止血，使耻骨上前列腺切除术得到更广泛的开展。Pilcher 在 1914 年又提出用水囊压迫止血，使手术时间缩短，术中及术后出血减少，术后并发症也减少，使得此术式在各个层次的医院都得到普遍开展。

随着时间推移，科学的进步，手术方式的不断改进，手术器械的不断增加，特别是微创理念的深入人心，以及科研方法的提高（如对各种术式术后患者进行长期、大量有关疗效、风险、微创、经济、预后、安全及患者获益最大化的原则，进行综合评估），如何针对不同个体，选择合理的手术方式成为临床外科医师的共识。

1. 手术适应证

①前列腺增生症患者有明显的排尿梗阻症状，残余尿量多于 100 mL，或反复出现尿潴留。②前列腺体积大，通常直径大于 6 cm，尤其是中叶肥大，突入膀胱。③前列腺体积大，有梗阻症状，反复尿路感染，甚至引起急性肾盂肾炎或前列腺炎。④前列腺体积大，有梗阻症状，反复血尿，甚至大量出血症状，膀胱镜检显示：膀胱内有明显的小梁增生，嵴状突起，较大迂曲扩张的粗大走行静脉，或蔓状静脉丛。⑤前列腺增生，出现并发症，如多发、体积比较大的膀胱结石，尤其是合并尿道狭窄的情况。⑥合并体积比较大的膀胱憩室。⑦合并腹股沟斜疝。⑧合并单侧或双侧上尿路积水，出现泌尿系统形态，结构功能改变，需要同时手术者。⑨合并膀胱恶性肿瘤，同时选择膀胱开放切除术。⑩前列腺肥大合并外伤者。⑪前列腺肥大，合并巨大精囊囊肿或输精管扩张情况。⑫其他。

2. 术前准备

①完善各项必要的实验室检查（三大常规，出凝血时间，生化全套，传染病检测

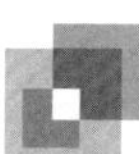

等）。②完善各项辅助检查（如 B 超，CT，MRI，超声心动图等检查）。③全面综合评估心、脑、肺、肾及全身各脏器功能。④全面治疗患者已有的基础疾病，如高血压、冠心病、糖尿病、肾功能不全等，使患者进行手术时风险降低。⑤完善各项特殊检查，如肿瘤标志物筛查，是否需要加做膀胱镜、输尿管镜、精囊镜检查及尿流动力学检查等。⑥术前尽量排除前列腺癌情况。⑦术前尽量停用一切抗凝药物，如并发症较重如频发房颤者，有时应换用短效抗凝药物等。⑧有部分患者，术前有心脏起搏器或其他植入医疗器械者，应请相关科室会诊，协助治疗。⑨完善各种皮试，术前灌肠，备血及血浆，如遇特殊情况下需要备血小板或凝血因子。⑩与家属及患者充分沟通，术前、术中、术后可能的并发症，风险及预后等。

3. 手术步骤

仰卧体位，臀部垫高约 10 cm，脐至耻骨联合的下腹部正中切口，根据患者高、矮，胖、瘦，有无下腹手术史，有无其他需合并处理疾病如肿瘤、结石、憩室、疝等决定切口长度。通常为 6 ～ 12 cm，保持膀胱 80 % 充盈状态，依次切开皮肤、皮下组织、腹直肌腱膜，钝性分离腹直肌，正中或偏一侧均可，电凝每一个出血点，甚至是小的渗血，尽量使手术野“干净”，用盐水纱布向头侧轻推覆于膀胱上之脂肪组织，暴露膀胱前壁，备切开表面有可见之静脉先电凝止血或圆针 4 号丝线缝扎，在此过程中，不要过度向近侧分离，以免损伤腹膜进入腹腔，也不要过度向远侧分离，易损伤前列腺表面静脉丛，用两把 Allis 钳交替钳夹膀胱，用 20 号注射器抽吸膀胱内尿液少量，证实欲切开组织为膀胱后用止血钳戳开膀胱，从戳口处交替钳夹膀胱全层。使用剪刀或电刀锐性扩大创口（而不是钝性撕开）将手指伸入膀胱，向前探及尿道，向后触及膀胱底部，以确保膀胱切口不要过大与过小，过大则创伤大，出血多，且不利暴露牵拉，过小影响视野，易造成术中钝性撕裂伤，尤其避免完全撕开环形膀胱颈造成缝合困难，减少术后后尿道狭窄，冲洗液外渗，伤口感染等。切开膀胱后，若切缘有活动性出血，给予止血，若只是渗血，不用反复灼凝，深拉钩牵开膀胱后，探查膀胱内结构，如黏膜情况，有无小梁增生及增生程度，前列腺表面有无迂曲扩张血管，有无结石、肿瘤、憩室，双侧输尿管口位置，喷尿情况，前列腺增生程度，挤压尿道情况，与双侧输尿管口远近等，以决定手术步骤。单纯切除前列腺或／和行膀胱部分切除术，憩室切除或取石等，行腺体摘除有两种方法：①指裂法，将手指伸入尿道内稍用力“上挑”，即可在前列腺两侧叶或侧叶与中叶找到“缝隙”，沿“缝隙”处紧贴包膜用食指环形“剥离”；②开口法，对于一些前列腺中叶较大且突入膀胱内体积较多者，用电刀在前列腺表面近尿道内口处环形电切 1 ～ 3 cm 至前列腺包膜，再紧贴包膜剜出增生腺体。有些患者，因为曾经有过前列腺炎症、盆腔外伤、反复尿道感染、经直肠注射治疗，曾经行过泌尿道手术、盆腔放射治疗等，腺体与前列腺包膜有不同程度粘连，处理办法有三：①用拇指与食指“掐断”粘连带；②直视下用组织剪间断组织；③前列腺腺体有时位置深时，暴露困难，此时双手互相配合，左手引导，右手持剪剪断，即所谓“盲剪”。千万不要用力撕拉而断之。在分离尿道后部腺体时，手指应保持一弧度紧贴包膜，勿垂直指向直肠，前列腺剜除后，立即用温热盐水（温度在 40 ～ 60 ℃）纱布填塞压迫前列腺窝 3 ～ 5 min，用吸引器头抵压纱布，再次充分暴露创口。用 Allis 钳压颈口，5 点、7 点处夹住颈口创缘，移除压迫之纱布，充分暴露前列腺窝，用电刀电凝较明显活动性出血点。有些小动脉出血可以用可吸收缝线缝扎止血，如膀胱颈后唇抬高，或有一些纤维条索样结构，应修剪，或做楔形切除，有撕裂、错开的膀胱黏膜应对齐缝合，根据情况在 5 点、7 点处用 1–0 号肠线或可吸收缝线缝合。若创面出血不多，可直接荷包缝合缩窄颈口，从尿道内插入 F22–24 二腔或三腔气囊导尿管。荷包口大小要适宜，保持荷包口与导尿管间距在 0.5 cm 或容纳“小指尖”通过，气囊注水 20 ～ 50 mL，稍加牵拉尿管，使之保持一定张力，用一盐水纱布，在尿道外口系住尿管，同时观察前列腺窝出血情况，若仍有出血，可再次用力牵拉或重新再次打开止血。根据每一个患者的具体情况，可以选择尿道内插入三腔尿管不做造瘘，进行持续膀胱冲洗，或尿道内插入双腔尿管加膀胱造瘘。在确认无明显或大量出、渗血后缝合切口各层。耻骨后间隙放置 F22 硅胶多孔引流管。缝合完毕后，在台上用盐水冲洗管道，确保没有血块堵塞。术后持续膀胱冲洗颜色较淡，术后 6 ～ 12 h 放松尿道外口牵拉的纱布，6 ～ 9 天拔尿管或造瘘管。

4. 术后处理

①保持尿管引流通畅，术后应立即用生理盐水持续冲洗膀胱，冲洗速度根据冲洗液的颜色而定，待出血减少后可停止冲洗，冲洗过程中尽量避免血块堵塞导尿管。②术后冲洗过程中或拔除尿管，有尿频、尿急、尿痛、尿失禁现象，需对症处理。③腹膜外耻骨后引流常规放置 24 ～ 36 h，有些有尿外渗者，可延长置管时间，有些甚至长达 1 周。④术后密切观察有无心、脑、肺、肾等并发症，如症状一旦出现，及时处理。⑤避免置尿管时间长导致急性附睾炎发生，术后选用合适的抗生素进行抗感染治疗。⑥有时出血较明显患者，应加快冲洗，牵拉尿管制动，止血，及时输注悬红、血浆等。⑦排尿困难，前列腺开放切除术后一旦拔除尿管，大约有 80 % 能自行排尿，或经过短期（一周左右）恢复，能够顺利排尿，但也有一部分患者，拔管后依然排尿不畅，需要进一步处理或再次手术。这往往与颈口缝合过紧、尿管狭窄、巨大中叶腺体或憩室合并切除后或做膀胱颈口成型、神经性因素、膀胱逼尿肌乏力等因素有关。⑧前列腺开放手术，切口相关并发症：如尿外渗，切口裂开，切口感染，窦道，尿瘘，一旦出现往往需要局部加全身综合治疗。⑨其他：如直肠损伤，下肢静脉血栓形成，输尿管损伤，术后水、电解质失衡等。一般来说，发生概率不大，但应该尽量克服。⑩性功能障碍。

（二）前列腺的其他开放手术方式

近年来，微创手术一直成为医患双方越来越认可和推崇的一种方式，耻骨后前列腺切除术及经会阴前列腺切除术，这两种术式由于创伤较大，已逐渐退出舞台。

（侯　铸）

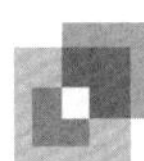

第二节　经尿道前列腺电切术

视频 10–1　经尿道前列腺增生电切术

前列腺增生症（BPH）是一种临床进展性疾病，部分患者最终需要外科治疗来解除下尿路症状及其对生活质量所致的影响和并发症。经尿道前列腺切除术（TURP）在泌尿外科学中具有重要的地位，被认为是前列腺增生症手术治疗的金标准。

（一）适应证

具有中重度 LUTS 合并明显影响生活质量的 BPH 患者可选择手术治疗，特别是药物治疗效果不佳或不耐受药物治疗的患者。

当出现 BPH 相关的并发症时，应当采取手术治疗：①反复尿潴留或充溢性尿失禁；②反复血尿，药物治疗无效；③膀胱结石；④继发上尿路积水；⑤合并疝、严重的痔疮或脱肛等；⑥ BPH 患者合并膀胱大憩室，腹股沟疝、严重的痔疮或脱肛，临床判断不解除下尿路梗阻难以达到治疗效果者，应当考虑外科治疗。

残余尿量的测定对 BPH 所致下尿路梗阻程度具有一定的参考价值，但因其重复测量的不稳定性、个体间的差异，以及不能鉴别下尿路梗阻和膀胱收缩无力等因素，目前认为不能确定可以作为手术指征的残余尿量上限。但如果残余尿明显增多以致充溢性尿失禁的 BPH 患者应当考虑外科治疗。

泌尿外科医生选择何种治疗方式应当尊重患者的意愿。外科治疗方式的选择应当综合考虑医生个人经验、患者的意见、前列腺的大小及患者的伴发疾病和全身状况。

（二）禁忌证

①严重的心肺功能障碍，不能耐受麻醉者；②严重的血液系统障碍，不能纠正的出血性疾病；③急性泌尿系感染；④严重肝肾功能异常者。

（三）术前准备

① BPH 患者多为高龄，合并心脑肺疾病多，术前需做充分了解及妥善治疗。②抗凝的患者可在术前 12 h 停用抗凝药。③有肾功能不全者，应引流膀胱，待肾功能好转后手术。④糖尿病患者术前控制好血糖。⑤术前患者常合并泌尿系感染，导尿可以改善上述情况，但长期留置又可引起感染。可口服抗生素控制感染，尽量在术前两日拔除导尿管，以免术后出现尿道热。⑥手术开始前需接受单次剂量的抗生素。⑦手术麻醉可选择全身麻醉或硬膜外麻醉。过去选择硬膜外麻醉较多，主要考虑到便于术中早期发现稀释性低钠血症（TUR 综合征）。近来随着技术的进步，等离子电切等新技术的应用，多使用生理盐水作为冲洗液。这大大减少了 TUR 综合征的发生。故现在全身麻醉也被广泛采用。

（四）手术步骤及技巧

1. 置入电切镜

患者取截石位，首先观察患者的尿道外口，如有狭窄，需先行尿道扩张，一般扩张至 24 ～ 26 号尿道探子。电切镜的置入可采用先入镜鞘或者直视进镜。先入镜鞘时，先于镜鞘内置入闭孔器，按照尿道的弯曲度直接进入膀胱。而对于中叶增生明显的患者，通常采用直视下进镜，可于进镜时观察尿道，并利于通过被增生腺体挤压的前列腺尿道。

2. 膀胱及前列腺的观察

置入电切镜后，膀胱内充水至 200 ～ 300 mL。首先触诊下腹部耻骨上区，了解其张力，以便手术结束时对比，确定有无液体外渗及程度。观察膀胱有无病变，是否合并膀胱憩室；如有，可将膀胱镜伸入憩室颈口进行观察。同时了解两侧输尿管口的位置及其与增生腺体的关系。有时患者中叶增生明显，遮挡膀胱三角区及输尿管口，更要小心。观察前列腺时，可将电切环伸到尽头，以便估计前列腺的长度。

3. 耻骨上膀胱穿刺

是否行耻骨上穿刺造瘘要根据患者前列腺的大小及术者的习惯而定。穿刺造瘘利于冲洗液的回流，节约了手术时间，但为患者带来新的创伤，而且膀胱低压，充盈不佳时，不利于膀胱颈部腺体的切除。笔者的方法是，对于 BPH 导致上尿路积水，需要术后监测残余尿量者，给予膀胱穿刺造瘘，其余患者不行造瘘。

4. 切除组织

把电切镜的尖端刚好放在精阜之下，估计两侧叶的大小，观察黏膜有无异常表现，后者提示肿瘤的可能。在膀胱颈部要估计有无前列腺中叶增生及凸入膀胱程度。要明确两侧输尿管口的位置，避免在电切时将其损伤。对于手术切除组织的顺序，各个医生有不同的方法。但三叶增生，往往先切除中叶。将电切镜放在中叶之上，按长条形电切腺体组织。为使组织切片大些，有时可连镜鞘一起移动。但切除组织不宜过厚，以免组织不易冲出。由于前列腺为球形，电切时，可遵循浅 - 深 - 浅的原则，使组织切片呈“小舟”状（图 10–1）。每一区域开始时可深切，临近前列腺包膜时，切除需要逐渐变浅，以免损伤包膜。经尿道前列腺切除术中的主要标志是精阜，不可将其切除。电切前列腺

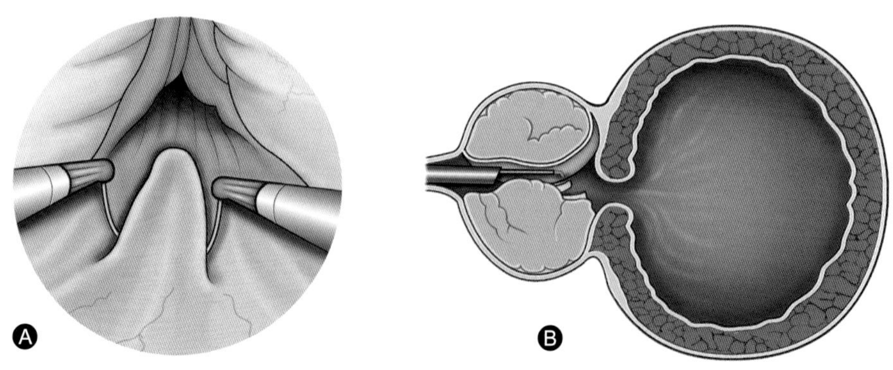

图 10–1　切除前列腺中叶组织示意图

近尖部时，用电切环应于突出的精阜近端停止。切除中叶直至见到膀胱颈口的纤维时即可停止，可使膀胱颈和前列腺窝平坦地过渡到膀胱三角区。切忌在膀胱颈远端过度切除，破坏膀胱颈。

将中叶增生的腺体切除之后，接着进行两侧叶的切除。侧叶的切除既可以由近端向远端依镜野进行切除，逐渐至精阜近端。也可以先于一点切出一条标志沟直至精阜水平，再以此为标记切除其余腺体（图 10–2）。切出标志沟的目的是指引切除的长度，并将侧沟深切到包膜标志切除深度。标志沟从紧连膀胱颈处开始，环状纤维在此处终止，而腺组织在此处开始。其余的侧叶腺体可参照标志沟的长度和深度进行切除。比如，右侧叶的切除可以从膀胱颈部 11 点的部位先电切标志沟，显露膀胱颈部环状肌纹，然后加深标志沟至包膜，从膀胱颈至精阜水平。再逆时针依次切除腺体至包膜，延续至切除的中叶。不同的组织有不同的形态，如增生的前列腺组织呈粗糙的白色细颗粒状，但切至前列腺外科包膜时可见到环行的质韧纤维组织。

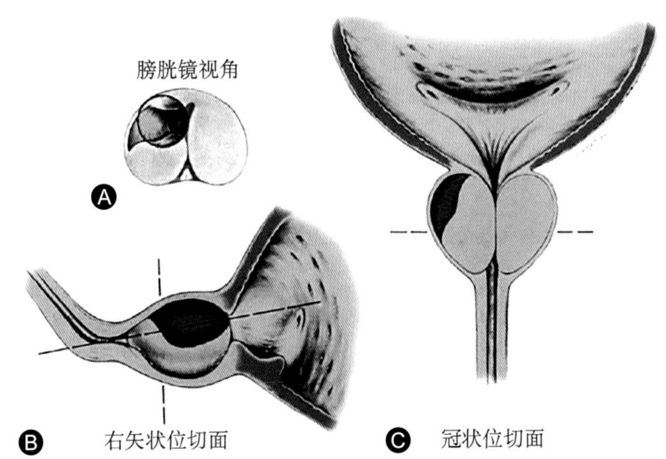

图 10–2　切除前列腺侧叶时，先切出一条标志沟，再以此为标记切除其余腺体

也可以在切出标志沟后，再沿包膜逆时针方向加深标志沟至 7 点处，最后切除少有血运的侧叶，使侧叶电切如同前列腺中叶一样，可在短时间内切除大量的前列腺组织，减少出血并提高手术速度。开始电切残留侧叶之前，要确认电切环置于腺体组织之上，然后先行全深度电切，连续切除腺体直到见到环状纤维。切除一侧叶后，应将较大出血点电凝止血，保持视野清晰后再切除另一叶。左侧叶由膀胱颈部 1 点处切出标志沟达精阜水平，加深标志沟直到包膜。然后顺时针加深标志沟直到 5 点处，再以长而深的条片电切侧叶的实体。切除两侧叶后，可翻转电切镜切除 11 点至 1 点之间的腺体组织，此处腺体不宜切除过多，以免伤及静脉窦造成严重出血。

手术的最后部分是修整前列腺尖部，可先将电切镜退至精阜远端，使已经切除的边缘完全显露。然后将电切镜置于精阜近端并避免移动，通过旋转电切镜逐渐切除两侧叶的尖端组织。前列腺尖部组织切除的多少取决于医师的经验。要避免组织被切开而没有切断的情况发生，以免术后出现组织活瓣影响排尿，也不要过度切除精阜远端导致括约肌障碍，引起暂时或永久性尿失禁。电切完成后从精阜远端观察，可看到其全貌呈开放的环形。

5. 止血

辨别出血点及有效止血是 TURP 过程中的重要技巧。出血多来自动脉及静脉窦，需分别处理。出血不仅在切除部位，电切环的锐利边缘也可能划伤黏膜导致出血。动脉出血可呈脉冲式或持续性，可见到喷出的血流。此时需将电切镜的电切环压迫出血动脉的断端、其基底或其营养动脉所在处。电凝止血时须精确操作，找到精准的出血位置。有时同一区域单只动脉在切除过程中反复出血，不必切一次凝一次， 可切除该区域至包膜后再电凝止血。止血的原则是步步为营，切除一个区域后，需将这一区域彻底止血后再切除其他区域。静脉窦的出血往往为暗红色，呈持续性，在保持膀胱冲洗时不易发现，而当膀胱排空后，再次进镜时，视野变红。这种情况下，往往越电凝止血，创面越大，出血越多。建议尽快结束手术，置入导尿管气囊压迫止血。特别要指出的是，手术临近结束时，应重点检查膀胱颈部一周。有时，膀胱颈部的腺体切除后，黏膜内翻，导致出血的小动脉向膀胱内喷血，方向与电切镜平行，不易被发现，应引起重视。

6. 排空腺体组织

排空时，应首先用电切镜看到组织片堆集的位置，并将电切镜尖端放在组织片堆上，拔出电切镜的手术镜，将 Ellik 冲洗器连接到鞘部，冲洗膀胱，将前列腺组织尽量冲出。一次冲洗完成后，需再次检查膀胱及前列腺的情况，反复冲洗出全部前列腺组织，对出血的小静脉进行止血。

7. 测试尿流

当 TURP 手术基本完成时，应以冲洗液充满膀胱，然后由尿道拔出电切镜鞘，观察排尿情况。当膀胱在耻骨上被加压时，如尿流良好，往往证明电切已充分。再次触诊下腹部张力情况，确认有无液体外渗。

8. 插入三腔气囊导尿管

手术结束后，插入三腔气囊导尿管引流，通常采用 20F，尿道口狭窄施行过尿道外口切开术者可用 18F，注意勿将导尿管插到膀胱颈的下方，形成假道。导尿管气囊注水 15 ～ 30 mL，然后持续膀胱冲洗。

（五）术后并发症的处理

经尿道前列腺切除术的术后并发症可分成早期并发症和晚期并发症两大类。早期并发症有出血、经尿道电切综合征（稀释性低钠血症）、尿路感染等。晚期并发症包括尿失禁、尿道狭窄、逆行射精等，术后各种并发症的发生率：尿失禁 1 % ～ 2.2 %，逆行射精 65 % ～ 70 %，膀胱颈挛缩约 4 %，尿道狭窄约 3.8 %。

1. 早期并发症

（1）出血

最常见的并发症，术中和术后应根据患者的失血量、血压和血红蛋白的改变，适量

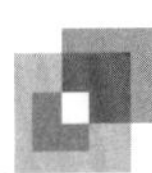

补充循环血量，纠正低钠血症，防治休克的发生。术后出血严重时可导致大量血凝块形成，被迫二次手术。需要输血的概率为 2% ～ 5%。所以术后要保持膀胱冲洗的通畅，注意观察冲洗液的颜色，如颜色偏红，可加大冲洗流量，或增加气囊体积并牵拉导尿管。术后迟发性出血多发生在术后 1 个月内，多于手术创面焦痂脱落有关，因此术中创面应尽量切除平整。术后一旦出现迟发出血，应行三腔导尿管持续膀胱冲洗，多无须再次手术。

（2）经尿道前列腺电切综合征

TURP 手术所特有，发生率约 2%，危险因素有术中出血多、手术时间长和前列腺体积大等。因电切过程中不断进行冲洗，冲洗液就会源源不断地吸收入血。如果过多的水吸收入组织细胞，引起低钠血症和水中毒，机体可能发生脑水肿、肺水肿和心力衰竭。因此，必须严格控制手术时间和冲洗液量，手术尽量在 1 h 内完成，最多不宜超过 1.5 h，防止 TUR 综合征的发生。术中、术后需检查耻骨上部位的张力，一旦确认有液体外渗，可行耻骨上穿刺并留置烟卷引流。出现低钠血症时，可表现为头痛、恶心、精神差、心率快及血压下降，应及时检查血钠浓度，术后应加强监测水与电解质平衡，当明确低钠血症后，应输注高渗盐水及时补钠并利尿治疗。随着等离子双极电切的应用，冲洗液选择生理盐水，大大减少了 TUR 综合征的发生。

（3）感染

对术前原有尿路感染者，应及时给予有效抗生素，待感染控制后，再行手术，否则术中易引起菌血症和败血症。术后亦应使用广谱抗生素控制感染。

2. 晚期并发症

（1）排尿不畅甚至出现尿潴留

最常见原因为手术中增生腺体切除不全，特别是精阜近端的组织切除不够或形成活瓣所致。另外前列腺增生症患者长期梗阻，膀胱功能受损也是其原因。解决方法是了解梗阻原因，必要时再次手术治疗。

（2）附睾炎

因手术前后长期留置尿管导致逆行感染，处理方法是如术前有泌尿系感染，应加强抗感染治疗后再行手术，术后应用抗生素。

（3）尿失禁

如术中将切除范围超过精阜过多，可损伤尿道外括约肌，发生术后尿失禁，所以术中切除以精阜作为标志，有时两侧叶的前列腺组织超过精阜，可以少量切除，将前列腺尖部切除平滑即可。

（4）尿道狭窄

多由于舟状窝损伤导致尿道狭窄，须定期行尿道扩张或尿道外口切开。

（5）性功能障碍

由于电切术后可能引起尿道内括约肌关闭不全，导致逆行射精，即精液不排出体外而进入膀胱，通常无须治疗。

（6）膀胱颈挛缩

术后膀胱颈部瘢痕形成导致膀胱颈挛缩。故对于小前列腺，应考虑行经尿道前列腺切开术或激光前列腺剜除术，尽可能保留膀胱颈部组织，以免膀胱颈挛缩。

（六）术后随访

进行 TURP 术后，1 个月时应进行一次随访，了解患者的总体恢复情况及术后早期可能出现的并发症。术后 3 个月时就可基本评价手术效果，随访内容包括 IPSS 评分、尿流率检查及残余尿测定，必要时进行尿细菌学测定、直肠指诊及 PSA 测定。此后的随访依患者病情决定。

（纪志刚）

第三节　等离子切除术

视频 10-2　经尿道等离子前列腺电切术

前列腺增生症是引起老年男性下尿路症状最为常见的一种良性疾病，具有临床进展性。部分患者经保守治疗，效果不佳，疾病进展最终需要手术治疗。等离子切除技术的出现使经尿道前列腺等离子电切术成为治疗前列腺增生症的新方法。电流通过工作电极与回路电极产生回路而释放射频能量，射频能量将导体介质（生理盐水）转化为围绕电极的高聚焦等离子体区，等离子体区是由高电离颗粒构成。这些高速运动的离子具有足够的能量将靶组织有机分子键打碎，使大分子物质崩解成小分子物质产生汽化效应，并形成均匀凝固层，也使深层小动脉、小静脉和毛细血管迅速闭合而起到有效的止血作用。因此等离子电切术具有与经尿道前列腺电切术相同的疗效，而且降低了 TUR 综合征及闭孔神经反射的风险，术后创面凝固坏死脱落的程度减轻。

（一）技术特点

经尿道前列腺等离子电切术的手术方法与经尿道前列腺电切术类似；冲洗液为 0.9％氯化钠溶液，电流通过工作电极与回路电极产生回路，无须贴负极片，降低了 TUR 综合征及闭孔神经反射的风险。与 TURP 比较，术中、术后出血少，降低输血率和缩短术后导尿和住院时间，远期并发症与 TURP 相似。

（二）手术适应证

（1）具有中 - 重度 LUTS 并已明显影响生活质量的 BPH 患者可选择手术，尤其是药物治疗效果不佳或拒绝接受药物治疗的患者。

（2）反复尿潴留（至少在一次拔管后不能排尿或两次尿潴留）。

（3）反复血尿，药物治疗无效。

（4）反复泌尿系感染。

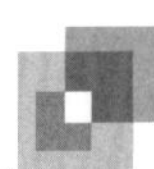

（5）膀胱结石。

（6）继发上尿路积水（伴或不伴肾功能损伤）。

（7）BPH 患者合并腹股沟疝、严重的痔疮或脱肛，临床判断不解除下尿路梗阻难以达到治疗效果者，应当考虑手术治疗。

（三）手术禁忌证

（1）合并严重心脑血管疾病、肺部疾病、出血性疾病及肝、肾功能异常不能耐受手术者。

（2）严重的尿路感染及糖尿病未能很好控制者。

（3）复杂尿道狭窄，不能经尿道扩张或内镜尿道切开入镜者。

（4）脊柱、关节先天畸形，影响手术操作。

（5）神经源性膀胱。

（四）术前准备

（1）术前检查了解心、肺、肝、肾、凝血功能等。

（2）慢性尿潴留致肾功能不全时，应留置导尿改善肾功能接近正常后再手术。

（3）合并泌尿系感染患者，术前应抗感染治疗。

（4）查血清 PSA、前列腺超声等，不除外前列腺癌患者应先行前列腺穿刺明确诊断。

（5）尿流率检查。

（6）如有以下情况者应行尿流动力学检查：尿量≤ 150 mL，残余尿量＞ 300 mL，怀疑神经源性膀胱，双侧肾积水，既往有盆腔或尿道手术史。

（7）合并重要脏器系统疾病患者应得到控制后再手术。

（五）术中技巧

（1）检查仪器、设备，安装电切环，并检查电切环是否伸缩自如，是否能完全回缩到镜鞘内。

（2）冲洗液为 0.9％氯化钠溶液，悬挂高于手术台 60 cm；可循环 Olympus 电切镜及电切环，电切参数 280 ～ 320 W，电凝参数 120 W。

（3）冲洗方法：

①连续循环冲洗

使用可连续循环冲洗鞘，可以使得冲洗液在手术中连续不断循环。由于流出道一般都小于流入道，膀胱处于充盈状态，膀胱压高于静脉压，在切开静脉窦时容易导致冲洗液入血，因此术中应注意膀胱充盈情况，避免膀胱过度充盈。

②耻骨上穿刺低压冲洗

于耻骨上 3 cm 处行膀胱穿刺造瘘，放置造瘘管，保持术中持续低压冲洗，减少冲洗液的吸收并且手术视野更清晰。

③高压冲洗

冲洗液高于膀胱 80 cm，术者根据视野清晰度及膀胱充盈情况，间断放出冲洗液，此方法操作较麻烦并且也容易导致膀胱压过高。

（4）等离子双极电切前列腺与单极 TURP 基本手法相同，手术方式类似。

①置入电切镜

一般先用插好闭孔器的镜鞘盲插，前端圆钝，损伤较小；也可以插入观察镜直视下置入电切镜。若发现尿道狭窄，轻度狭窄可用镜体轻轻转动进行扩张，较重狭窄时须用尿道探子将尿道扩张，避免暴力进镜，以免造成尿道穿孔或形成假道。观察膀胱内有无结石、憩室、肿瘤等病变，确认输尿管口位置及与膀胱颈口距离，明确精阜位置、前列腺各叶增生程度、前列腺尿道长度。

②建立标志沟切除中叶

不同术者习惯不一样，有人主张先从前列腺 6 点开始切割，有人主张先从 12 点或 1 点开始。笔者建议先在 5 ～ 7 点切至精阜近侧，这样可以形成一个通道，使切除的组织块容易冲洗进入膀胱，而且可以作为两侧叶切除的参照。注意不要损伤膀胱三角区和膀胱后壁，保留膀胱颈环状纤维。对于中叶重度增生、突入膀胱者，可先于一侧侧叶与中叶交界处切出一条标志沟，起于膀胱颈止于精阜近端，显露膀胱颈环状纤维，标志沟与三角区在同一平面，切除邻近的侧叶与中叶组织，同样方法切出另一侧标志沟，即可从中叶顶部或侧面逐层切除中叶。对于突入膀胱内的腺体，可采用电切环将腺体钩住切除。

③切除前列腺两侧叶

一般先切一侧，从膀胱颈近侧的前列腺腺体开始切除，直至显露膀胱颈的环状纤维，并保证环状纤维不被切断。然后比照标志沟向远侧逐层切除侧叶腺体，切除时平行于标志沟做弧形切割，逐步显露前列腺包膜。当增生的前列腺体积较大时，随着侧叶前列腺腺体被逐层切除，深层腺体会塌陷下来，此时需要参照已经显露的前列腺包膜，继续切除。当一侧腺体切除后，准备切除另一侧腺体前，应将已切除的部分彻底止血，然后再切除另一侧腺体。

④切除腹侧腺体及前列腺尖部

腹侧腺体增生组织较少，可少切。因深处分布有较多静脉丛，故切割时应薄层切除，以免损伤静脉丛。最后切除前列腺尖部精阜旁增生组织，此处操作容易损伤尿道外括约肌，应反复确认精阜及外括约肌位置，可退镜至精阜远端尿道球部，观察外括约肌位置及两侧叶超过精阜的程度。一般腺体在 6 点处不超过精阜，两侧叶增生可超过精阜。切除突出精阜外的侧叶时，确认切除的组织为增生的前列腺组织，不能用强电流反复凝固止血，以免损伤尿道外括约肌，造成永久性尿失禁。精阜部尿道成光滑圆形即可，不必追求彻底切除。检查前列腺窝及尖部创面是否平滑，如有明显突出或悬垂组织应修平。

⑤止血

止血是非常重要的基本技术。切割完成一部分，充分止血后再切割另一部分。切割平面保持平整容易发现出血点；如果不易发现出血点，可能是被隆起的组织遮挡，将其切除后即可发现。当有较大的动脉出血时，出血直接喷向镜头，可将镜鞘后撤，发现出血点。如果看不清出血点，可在估计出血位置的周围止血。有时动脉出血喷到前列腺窝

对面反射后形成反方向的血流，此时需要在对侧寻找出血点。静脉窦出血不易止血时，应尽快结束手术，使用气囊尿管牵拉压迫止血。

⑥冲洗切除组织

用冲洗器反复冲洗，将膀胱内的前列腺组织及血块冲出，残余组织可用电切环钩出。再检查前列腺窝及膀胱颈有无出血，可放慢冲洗液速度便于观察。耻骨上造瘘者可留置造瘘管，尿道留置 F20 或 F22 的尿管，依据切除组织的多少向尿管气囊内注入相应体积的水。未行耻骨上造瘘者，尿道应留置三腔尿管，以便膀胱冲洗。

（六）术后并发症的处理

1. 出血

根据出血的发生时间可分为术后早期出血和晚期出血：术后早期出血多发生在术后数小时内；晚期出血可发生在术后 1 ～ 4 周。

（1）出血原因

早期出血是由于术中止血不彻底，术后膀胱痉挛，血块堵塞尿管导致前列腺窝过度充盈等原因造成。晚期出血主要原因是由于创面焦痂脱落。

（2）处理方法

早期出血患者如果血流动力学稳定，可以适当牵拉尿管压迫止血、加快冲洗速度、适当输血，静脉性出血常可得到控制；如果出血较多造成膀胱填塞甚至失血性休克，则应及时输血并手术止血。晚期出血如果出血量不大，可以卧床休息，多饮水，保持大便通畅，避免饮酒、骑自行车等；如果出血量大，可留置三腔导尿管行膀胱冲洗；如果有大量血块造成膀胱填塞，须先清除膀胱内血块，留置到导尿管膀胱冲洗；如持续出血应手术止血。

2. 膀胱痉挛

膀胱痉挛是前列腺术后常见的早期并发症之一，发作时患者有强烈排尿感觉，下腹部阵发性痉挛性疼痛，有尿液从尿道外口溢出，增加患者痛苦。反复膀胱痉挛可导致继发性出血，影响患者恢复。

（1）膀胱痉挛原因

膀胱颈部组织切除过多过深；留置尿管压迫刺激膀胱三角区或者过度牵拉尿管压迫膀胱颈部引起膀胱频繁收缩；冲洗液温度过低刺激膀胱平滑肌也可引起膀胱痉挛；术后血块堵塞尿管，冲洗不畅，造成膀胱充盈刺激膀胱痉挛收缩，痉挛可加重出血，二者相互促进。

（2）处理方法

术中对膀胱颈部组织切除时勿过深，电凝勿过多；术后温盐水冲洗可降低膀胱痉挛发生率；保持冲洗通畅，如膀胱内有残存血块，尽量冲洗出血块，如果血块过大无法冲出，可先保持尿管通畅，待血块溶解后再行冲洗。可使用抗胆碱能药物缓解症状。

3. 尿失禁

经尿道前列腺切除术后尿失禁通常是由于膀胱逼尿肌或者尿道括约肌功能障碍引起，可分为急迫性尿失禁和真性尿失禁。

（1）尿失禁原因

急迫性尿失禁是由于长期膀胱出口梗阻导致逼尿肌功能改变造成的。真性尿失禁发生率低，主要原因为术中尿道外括约肌损伤。

（2）处理方法

急迫性尿失禁可通过行为训练或口服抗胆碱能药物减轻症状。术中处理精阜周围前列腺尖部腺体时注意保护好括约肌。括约肌部分损伤患者可能恢复控尿功能，不能恢复者可选择人工括约肌治疗。

4. 排尿困难

（1）排尿困难原因

经尿道前列腺等离子电切术后排尿困难常见原因为神经源性膀胱或尿道狭窄。尿道狭窄常发生于术后1个月，可发生于尿道的各个部位，最常见于尿道外口及膀胱出口处。尿道外口狭窄原因包括尿道外口较小，镜鞘过粗而长时间压迫缺血；捆扎牵引尿管的纱条长时间压迫尿道外口至局部缺血、坏死、溃烂、瘢痕愈合形成狭窄。膀胱出口狭窄常见于术后膀胱颈挛缩，多由于膀胱颈部切割过深，内括约肌环状纤维组织切除过多。

（2）处理方法

术前怀疑有神经源性膀胱患者应先行尿流动力学检查，术后发现膀胱逼尿肌不能收缩者需长期保留导尿或膀胱造瘘。术中如发现尿道外口狭窄，可选用较细的镜鞘或作尿道外口腹侧切开。术中进镜动作轻柔，切忌使用暴力，如进镜困难，可先行尿道扩张或直视下放入电切镜。尿道外口或前尿道狭窄的治疗主要采用定期尿道扩张。膀胱出口狭窄可采用尿道镜下冷刀切开挛缩的膀胱颈，如瘢痕组织较多，可再次等离子切除。

5. 下肢深静脉血栓形成

（1）深静脉血栓形成原因

患者多为老年男性，血管条件差，麻醉后下肢肌肉松弛，术中截石位受压，术后卧床等均是造成下肢深静脉血栓形成的原因。栓子脱落引起肺栓塞，是深静脉血栓形成最严重的并发症，可引起患者猝死。

（2）处理方法

深静脉血栓形成的处理重在预防和及时发现。术中、术后使用抗血栓压力带，截石位时托架不卡于腘窝，而将小腿托平即可；术后卧床期间可辅助下肢按摩护理措施；停止膀胱冲洗后，鼓励患者早期下床活动。

（七）术后随访

经尿道前列腺等离子双极电切术后1个月内仍有出血，而且尿道狭窄也常发生于这个时期。因此术后第一次随访应在术后1个月时，了解患者有无血尿、泌尿系感染、排尿困难等情况。之后每6～12个月定期随访，随访内容包括IPSS、直肠指诊、PSA、尿流率及残余尿测定等。

（刘 丹 陈 山）

第四节　光选择性前列腺激光汽化术

视频 10–3　180W 绿光 PVP

绿激光波长 532 nm，组织凝固深度约 1 mm，用于汽化前列腺，又称光选择性前列腺汽化术（Photoselective Vaporization of the Prostate，PVP）。绿激光应用于临床治疗 BPH 已有 10 余年的历史，其有效性、安全性及优越性均已得到证明。我国自 2003 年起逐步开展绿激光的临床应用，也取得了许多研究成果，使得光选择性前列腺汽化术（PVP）成为学者们关注的热点。相比 TURP，PVP 具有以下优势：（1）能量能被氧合血红蛋白高选择性吸收，使前列腺组织迅速汽化，不需要组织粉碎器，从而避免了在膀胱内粉碎组织对膀胱壁的损伤；（2）汽化前列腺时，创面的血管能被瞬间封闭，术中几乎没有出血，使得手术视野保持清晰，保证手术安全，所以即使长期接受抗凝治疗的患者也行绿激光手术；（3）手术中使用生理盐水作为冲洗液，对患者的内环境的影响很小，几乎无类似 TUR 综合征的并发症发生；（4）组织热损伤深度浅（0.8 mm），术后留置尿管时间短，术后尿路感染、尿道狭窄等发生率低。既往研究者认为 PVP 仅适合中小体积 BPH 患者，但是根据笔者单位 2003 年至今的临床经验以及 2015 版 EAU 指南中的内容来看，只要术前准备充分、手术操作技巧熟练，PVP 同样适用于大体积前列腺（80 mL 以上）的治疗，且其并发症发生率明显低于 TURP，而且无论近期疗效还是远期疗效都与 TURP 相当。

（一）手术适应证

1. 绝对适应证

BPH 合并以下并发症时，建议手术治疗：①反复尿潴留（至少在一次拔管后不能排尿或两次尿潴留）；②反复血尿，5α 还原酶抑制剂治疗无效；③反复泌尿系感染；④膀胱结石；⑤继发性上尿路积水（伴或不伴肾功能损伤）。

2. 相对适应证

①重度 BPH 的下尿路症状已明显影响患者生活质量时可选择外科治疗，尤其是药物治疗效果不佳或拒绝接受药物治疗的患者，可以考虑外科治疗；② BPH 患者合并膀胱大憩室，腹股沟疝、严重的痔疮或脱肛，临床判断不解除下尿路梗阻难以达到治疗效果者，应当考虑外科治疗；③残余尿明显增多以致充溢性尿失禁的 BPH 患者应当考虑外科治疗。

（二）手术禁忌证

1. 绝对禁忌证

①全身性疾病：合并严重心、脑血管疾病、肺部疾病、出血性疾病及肝、肾功能异常不能耐受手术；②严重的尿路感染及糖尿病未能很好控制；③不能除外前列腺癌的情况下应该先明确诊断；④脊柱、关节畸形影响手术操作；⑤严重尿道狭窄，不能经尿道扩张后进镜者，需先处理尿道狭窄；⑥神经源性膀胱同时无明确膀胱出口梗阻者。

2. 相对禁忌证

①合并膀胱肿瘤者，如果预期总体手术时间可以接受，则可以考虑同时手术治疗，否则应该先处理膀胱肿瘤；②前列腺大小已经不作为绝对手术禁忌，但是对于初学者建议前列腺体积 80 mL 以上者慎重选择；③口服抗凝药物且无法停药者可不作为绝对手术禁忌，但是初学者应慎重对待；④确诊为前列腺癌且发生尿潴留而无法拔除尿管者，如身体条件许可，患者手术意愿强烈，在充分告知的前提下，可慎重选择；⑤如存在泌尿系感染，在感染得到有效控制后可以考虑手术；⑥前列腺穿刺活检除外前列腺癌的患者，穿刺 4 ～ 6 周后可考虑手术；⑦因尿潴留致上尿路积水、肌酐升高患者，在留置尿管通畅引流直至积水状态、肌酐水平再无明显改善之前不建议手术。

（三）术前准备

1. 术前检查

①常规检查：血、尿、便常规，肝肾功、凝血、免疫、心电图、胸片、IPSS 评分和 QOL 评分；②术前必做检查：PSA、尿培养、尿流率、膀胱镜、泌尿系超声；③可选检查：心脏超声、肺功能、尿动力学检查、前列腺 MRI+DWI。

2. 术前准备

①合并有心肺疾病的患者术前需行心肺功能检查，评估心肺功能，必要时需在术前改善心肺功能；②术前口服非那雄胺，5 mg/ 日，服用时间与前列腺体积大小正相关，一般术前服药 5 ～ 7 天；③术前如存在泌尿系感染，需积极控制感染；④糖尿病、高血压患者术前需控制血糖、血压；⑤疑有神经源性膀胱患者术前需行尿流动力学检查明确膀胱功能状态；⑥疑有前列腺癌可能的患者需进一步排除前列腺癌；⑦如术前存在尿道狭窄需要先行尿道扩张，确保激光镜可以通过狭窄部位；⑧术前一晚通便灌肠，术晨清洁灌肠；⑨术晨禁食水；⑩手术当日可以用少量水口服降压药物，但停服降糖药物；⑪留置尿管患者手术开始前，拔除尿管之后，用 0.1 % 碘伏盐水 100 mL 行尿道冲洗。

（四）手术操作方法

1. 麻醉

（1）硬膜外麻醉

笔者单位于 2003 年率先在国内引进 80 W 绿激光手术系统之初，依照国外文献报道经验，采用骶麻开展手术，实际操作中发现麻醉效果并不理想。

在绿激光应用于临床初期的国外报道中，均明确指出绿激光不要求将腺体彻底汽化，手术以打通尿道、改善排尿为目的，必要时可以重复手术，同时有部分报道指出该手术可以在门诊完成，而国内受到经济水平及传统文化背景的影响，患者均希望手术彻底，故而直接导致手术时间长、骶麻效果在手术后期不满意等，患者因术区疼痛而导致血压升高、心率加快，继而引起手术创面渗血量增加等。笔者单位于 2004 年开始采用硬膜外麻醉，均取得良好效果。

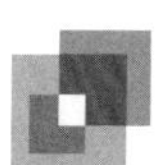

（2）全麻

不作为常规采用，仅适用于部分因心脑血管疾病长期口服抗凝药物并且无法停药的患者，建议可以采用全麻（喉罩）。

2. 手术

（1）手术操作在电视监视下进行。进镜后常规观察膀胱、膀胱颈部、前列腺、输尿管开口，确定精阜、尿道括约肌位置。

（2）置入光纤，以光纤彩色标记及红色瞄准光斑为指引，用慢速稳定“油漆刷”或“扫除”动作开始汽化。

（3）汽化顺序 1：手术具体操作可先由前列腺中叶与侧叶之间开始汽化出一通道直至精阜，充分汽化至可见环形纤维并与膀胱三角区基本相平，深度达前列腺外科包膜，然后再汽化中叶及两侧叶（图 10–3）。

（4）汽化顺序 2：也可以先自中叶表面开始汽化，将激光镜与光纤在一定幅度内同步在腺体表面用慢速稳定“油漆刷”或“扫除”动作汽化，将后尿道逐步扩大，方向为自膀胱颈向精阜，充分汽化直至可见环形纤维并与膀胱三角区基本相平，深度达前列腺外科包膜（图 10–4）。

（5）汽化顺序 3：对于中叶增生不明显的患者，可以自一侧叶开始汽化，直至见到外科包膜后再汽化另一侧叶。

（6）汽化顺序 4（图 10–5）：也可以由尿道开始，旋转光纤进行汽化，逐渐扩大尿道腔，

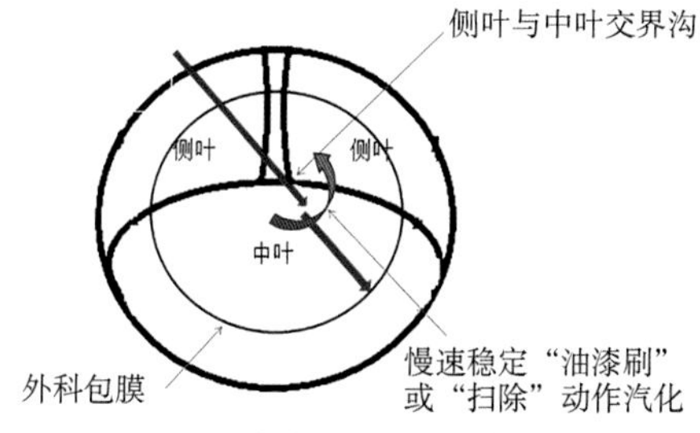

图 10–3　汽化顺序 1 示意图

汽化由中叶与侧叶交界沟开始，逐渐深入，直至外科包膜

10–4　汽化顺序 2 示意图

自中叶表面开始汽化，先完成中叶的汽化，随后再进行侧叶的汽化

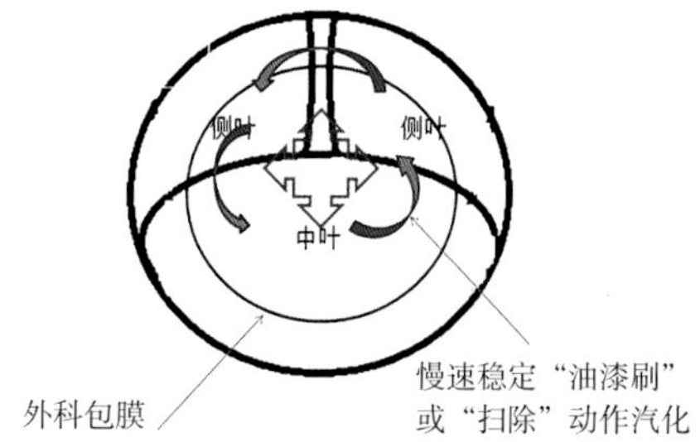

图 10–5　汽化顺序 4 示意图

汽化由尿道开始，旋转汽化，逐渐扩大尿道腔，直至外科包膜

类似“落石如水泛涟漪”，直至可见外科包膜。

（7）无论采用何种顺序，在汽化过程中必须要按照一定的顺序进行。对于以侧叶增生为主而中叶不明显的前列腺，也可以分侧叶进行汽化（图 10–6 ～图 10–9）。

（8）手术结束时要求膀胱颈口与膀胱三角大致平齐，前列腺部尿道宽敞，尽可能汽化至前列腺包膜（图 10–10），尖部汽化形成圆形通道（图 10–11，图 10–12）。

（9）手术结束前利用激光镜镜鞘的虹吸作用将膀胱内的组织碎屑随水流冲出。

（10）手术结束常规留置 F20 三腔气囊导尿管，气囊常规注水 20 mL，对于较大的前列腺可以增加气囊体积至 25 ～ 30 mL，持续膀胱冲洗。

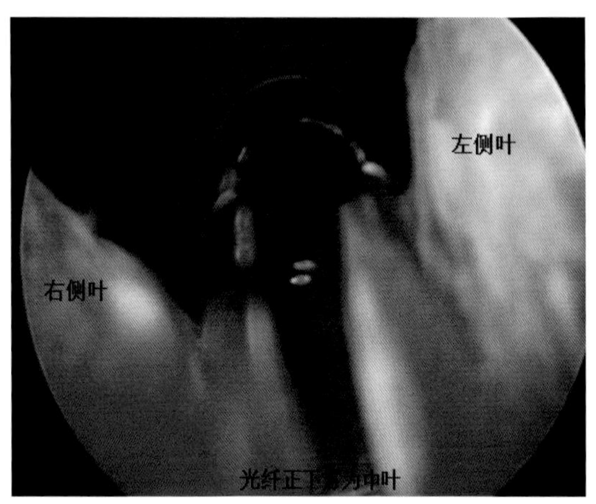

图 10–6　自前列腺侧叶开始汽化

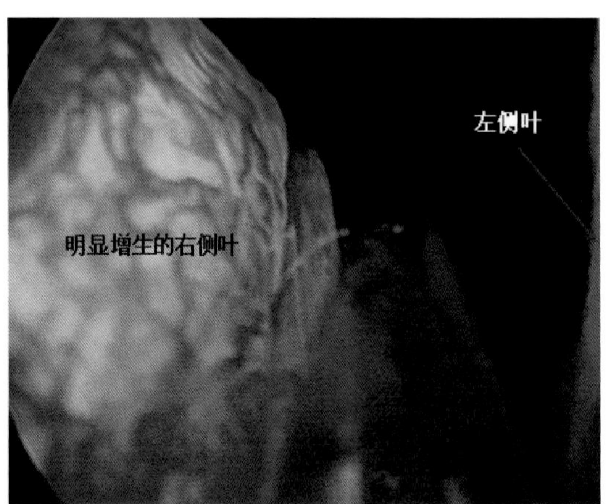

图 10–7　自前列腺左侧叶开始汽化
该患者以两侧叶增生为主，中叶无明显增生

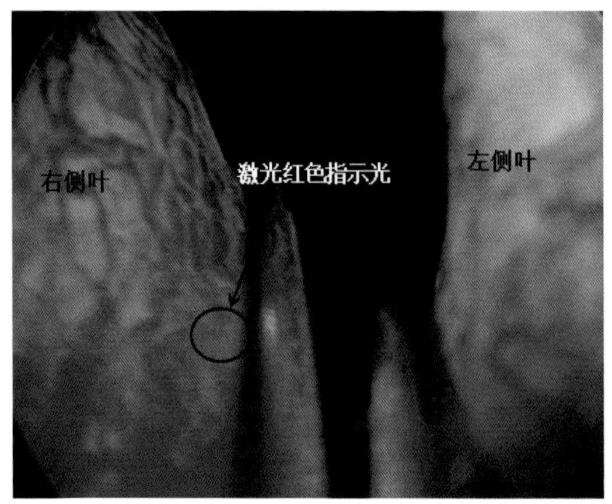

图 10–8　自前列腺右侧叶开始汽化
该患者以两侧叶增生为主，中叶无明显增生

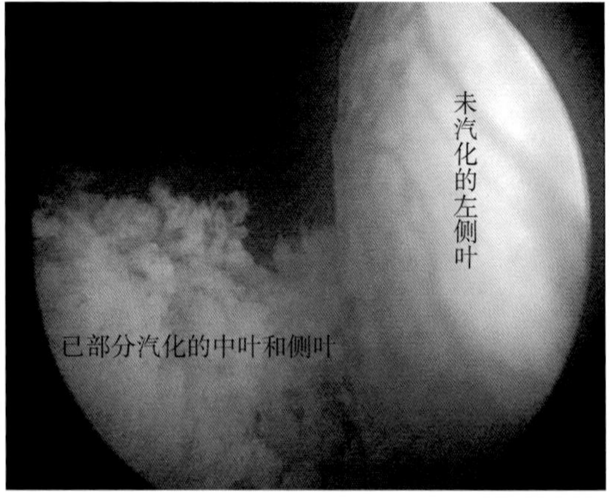

图 10–9　按照一定的顺序进行汽化，可见未汽化的侧叶

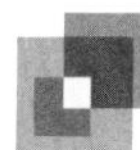

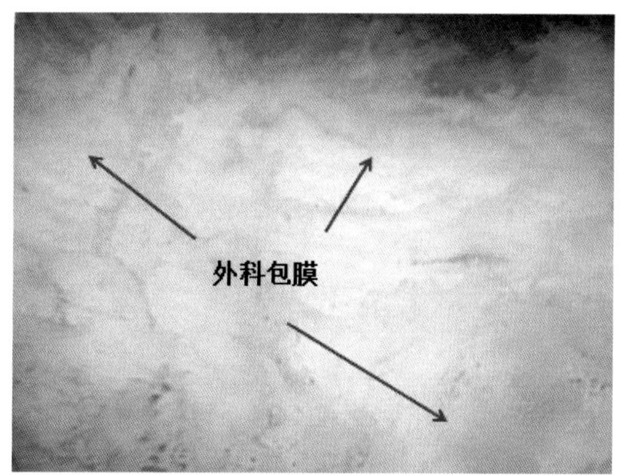

图 10-10 外科包膜，光滑的环形纤维

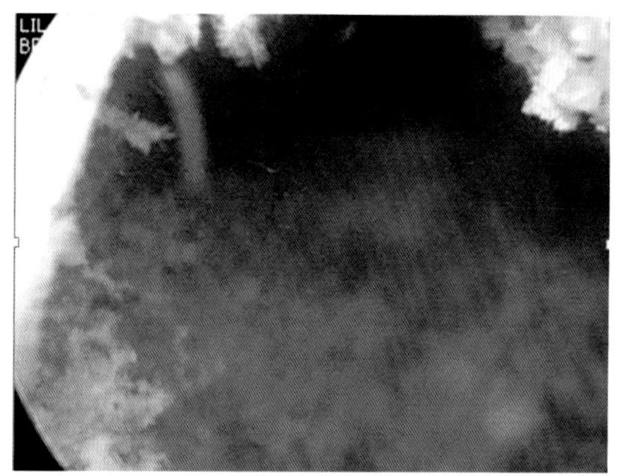

图 10-11 手术结束时可见后尿道呈宽敞的“隧道”样

前列腺部尿道

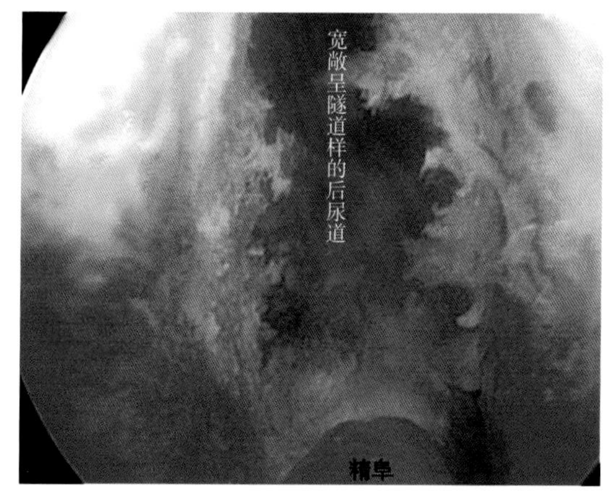

图 10-12 手术结束时可见后尿道呈宽敞的“隧道”样

前列腺尖部

3. 手术操作注意事项

（1）汽化顺序的选择

对于从何处开始汽化，除了与术者习惯、技术熟练程度有关之外，还与前列腺大小、中叶突出程度有关。对于中叶较大的前列腺，笔者建议先从中叶与侧叶交界沟处开始汽化，首先打通一个从膀胱颈口至精阜水平的通道，以使镜体操作更加灵活，灌注水流更为通畅。无论选择何种顺序，都必须严格按照一定的顺序进行汽化，尤其是前列腺体积巨大，术前估计无法一次完全切除前列腺的患者，术前更需要对手术汽化切除的顺序做出设计。笔者建议对于中叶明显增生的患者首先汽化切除中叶，因为往往中叶对患者排尿通畅程度的影响最明显。

(2)为减少术中渗血，保持视野清晰，建议从一个平面逐步汽化，不要同时汽化多个面，这种情况类似于从中心开始“剥洋葱”，需要逐层的、整片的“剥除”（图 10-13）。

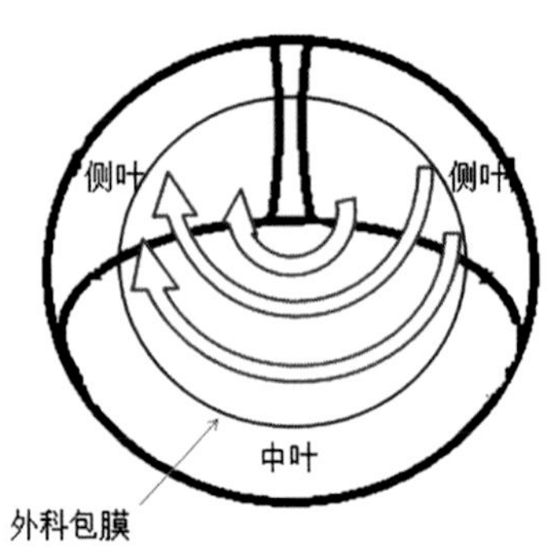

图 10-13　汽化顺序示意图

图中红色空心箭头所示为逐层汽化前列腺组织，手术过程中应保证汽化在同一平面进行，类似于从中心开始“剥洋葱”，需要逐层的、整片的“剥除”

（3）使用侧发光光纤时，激光束汽化前列腺组织时应该掌握激光束“扫过”组织的速度，过慢可能局部汽化过深导致出血，过快会因遇到前列腺血管断端未完全封闭而出血。同时还要注意侧出光纤距离前列腺组织约 0.5 mm，即侧出光纤直径的 1/3。

（4）出血时可以从膀胱颈部向精阜方向边退激光镜边寻找出血点，必要时可加快冲洗速度后止血，此时可由助手加压灌注或者升高冲洗液的高度；找到出血点后可先用镜体或者光纤管压迫出血点，助手调低激光功率至 40 W 左右进行止血，亦可适当增大光纤管与出血点之间的距离（1 ～ 2 mm）进行止血，此时需要注意距离不可过大，否则激光能量大部分会被血红蛋白吸收而降低止血的功效。

（5）在手术时应该主要以高功率的汽化方式为主，尽量避免应用低功率凝固，这一点对于预防尿道狭窄及膀胱颈挛缩至关重要。遇有少量出血时在不影响视野的前提下应该持续不断地向深部汽化，在手术结束时再修整创面、处理小的出血点。

（6）开始汽化前需仔细观察精阜位置、形态，术中时刻牢记精阜标志，时时注意观察。建议最后汽化处理前列腺尖部，此时应该以精阜为标志，高功率快速转动光纤管，避免在一处汽化时间过长，以免因热弥散效应损伤尿道括约肌致术后尿失禁。

（7）因为绿激光可被血红蛋白选择性吸收，故遇到出血时会大大降低绿激光汽化组织的效率，判断绿激光是否有效汽化的标志之一就是绿激光在有效汽化前列腺组织时会产生大量的气泡，另外有效汽化后形成的创面颜色发黄，而非有效汽化、以凝固为主要做功形成的创面颜色较白。

（8）手术终点的判定

①可见外科包膜白色环状纤维（图 10-4，图 10-10，图 10-16）；②激光镜物镜端置于精阜部位时可见宽敞如漏斗的前列腺部尿道（图 10-12）；③手术结束前可将膀胱内液体完全放出，使其处于低压状态，并保持 1 ～ 2 min，然后再次灌水并同时进行观察，此时往往可见膀胱高压状态下未发现的出血点；④经过上述操作后还可见坍塌并重新挤向尿道的残留腺体（图 10-14，图 10-15），此时需要继续汽化切除。

（9）手术结束之前需要将膀胱内的前列腺组织碎屑完全冲出，以防术后堵塞尿管。

（10）术后常规留置三腔尿管，并持续膀胱冲洗。

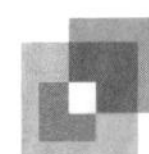

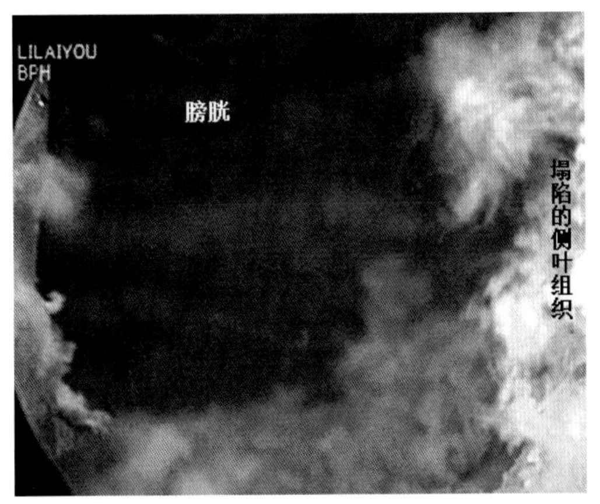

图 10–14　手术结束前将膀胱内液体完全放出，使膀胱处于低压状态，并保持 1 ～ 2 min，然后再次灌水，此时可见塌陷重新向尿道突出的侧叶前列腺组织（一）

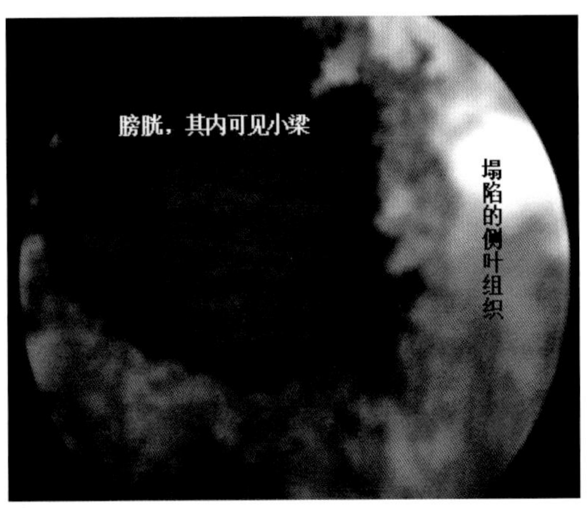

图 10–15　手术结束前将膀胱内液体完全放出，使膀胱处于低压状态，并保持 1 ～ 2 min，然后再次灌水，此时可见塌陷重新向尿道突出的侧叶前列腺组织（二）

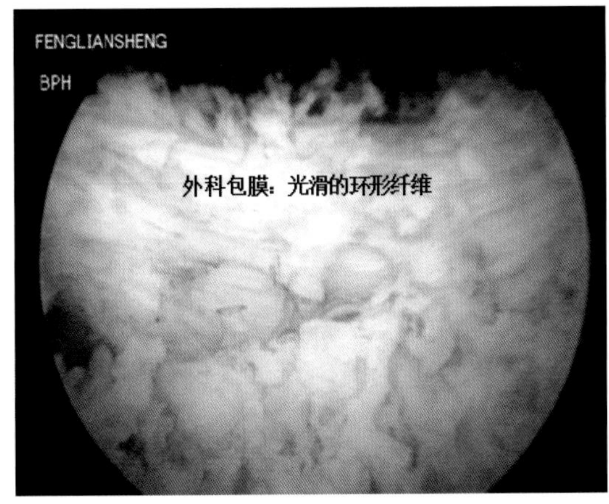

图 10–16　手术终点标志之一：可见光滑的外科包膜环形纤维

（五）直输光光纤前列腺汽化切除术

随着绿激光设备的不断发展，光纤也由最初的侧输光发展到直输与侧输并存，因其出光角度的不同，故在手术过程中操作要点、技术要求均与侧输光存在不同。

1. 手术操作要点

（1）手术开始前仔细辨认精阜、尿道括约肌的位置，在前列腺尖部位置可以先汽化出一条环形标志沟，以确保在随后的汽化过程中避免损伤括约肌。

（2）手术开始时首先在 4 ～ 5 点（相当于中叶与右侧叶交界沟）与 7 ～ 8 点钟（相当于中叶与左侧叶交界沟）位置自膀胱颈部向精阜方向先汽化出一条沟，深达外科包膜（图 10–17）。这一点对于中叶增生程度较严重的患者尤为重要，因为一旦成功的汽化形成沟状通道，可以明显改善冲洗液的水循环速度，保证以后汽化过程中视野的清晰，并可增加以后的手术过程中镜体的活动更加方便。

（3）上述两点位置的沟状通道形成后，可以采取分叶汽化切除，对于中叶较明显的患者此时可以考虑从中叶表面开始逐步向包膜进行汽化切除，此过程中一定注意保持汽化工作面的平整，逐步到达外科包膜。这一步汽化的方向总体上仍然为自膀胱颈向精阜方向，但是具体操作过程中既可以横向移动光纤进行汽化，也可以上下移动光纤，前者类似于“剥洋葱”（图 10–18），后者类似于“切土豆片”（图 10–19）。

（4）中叶汽化完成后，开始依次汽化侧叶，此时的方向依然是自膀胱颈部向精阜方向逐渐汽化，光纤依然可以沿腺体组织表面平行移动（图 10–20）或者与腺体表面呈垂直方向移动（图 10–21）。笔者单位经常将两种方式结合使用，这样既可以保证汽化工作面的平整，同时还可以块状切除部分腺体留送病理。

（5）前列腺尖部的汽化使用直输光光纤较为困难，此时应该特别小心、仔细和谨慎，强调精确定位，避免因定位不准确而损伤括约肌。

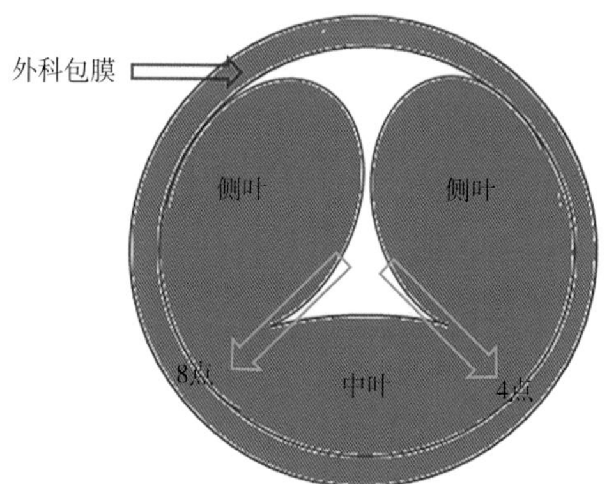

图 10–17　直输光前列腺汽化切除术示意一：4 ～ 5 点与 7 ～ 8 点位置先汽化形成沟

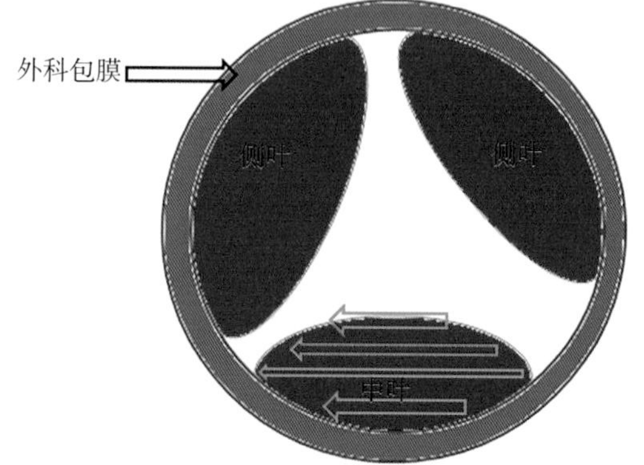

图 10–18　直输光前列腺汽化切除术示意二：横向移动光纤，逐步向外科包膜汽化中叶，类似“剥洋葱”

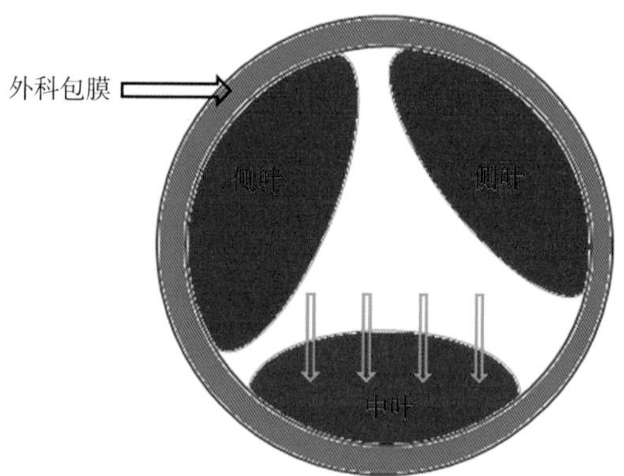

图 10–19　直输光前列腺汽化切除术示意二：上下移动光纤，逐步向外科包膜汽化中叶，类似“切土豆片”

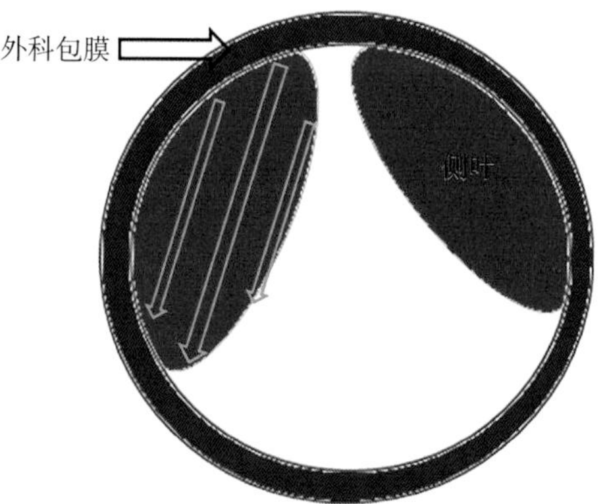

图 10–20　直输光前列腺汽化切除术示意三：光纤平行于侧叶腺体表面移动逐层汽化

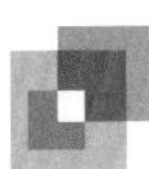

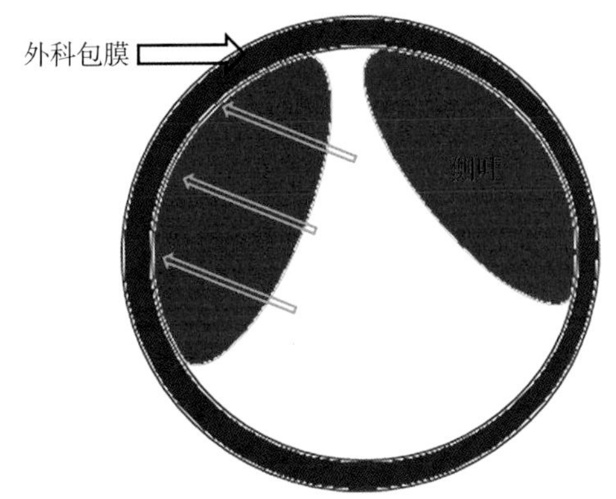

图 10–21　直输光前列腺汽化切除术示意三：光纤垂直于侧叶腺体表面移动逐层汽化

2. 术中注意事项

（1）因绿激光不被水吸收，因此使用直输光光纤进行汽化时，特别是汽化膀胱颈部时，应该特别留意双侧输尿管开口的位置，避免被激光灼伤。笔者的经验是将光纤头端置于 4 点或 8 点位置、距离膀胱颈部约 0.5 cm 处，然后微微下压激光镜，使光纤与腺体组织直接接触，光纤头端不能水平朝向膀胱腔或膀胱颈部，而是轻度朝向斜下方也就是腺体，然后在汽化的同时将光纤和激光镜同步向精阜方向缓慢后撤，到达精阜后再次进镜至汽化开始的位置，然后重复上述过程。看见外科包膜后如果膀胱颈部 4 点及 8 点位置仍然有较多腺体残留，此时可以将光纤头端置于可以清晰看见外科包膜处，调整光纤角度，使其平行于沟状通道而不再轻微下压，在清晰的视野中仔细汽化膀胱颈部残留的腺体。

（2）使用直输光光纤进行手术，手术过程中因激光照射角度的关系，常常需要不断调整激光镜的角度以期保证汽化工作面的平整，难度和操作复杂程度较大，建议在熟练应用侧输光光纤的基础上再行开展。同时在调整激光镜的过程中动作一定要轻柔、角度不可过大，否则容易导致尿道括约肌的机械性损伤。

（3）直输光光纤手术中遇到出血时，止血往往较侧输光光纤难度大，这主要与下述因素有关：①激光出射角度大多平行于汽化工作面，出血时较难封闭出血点深部血管；②直输光光纤的汽化工作面较难达到侧输光光纤的平整程度，大多数情况下工作面不光滑、类似于核桃的表面，是激光从不同位置和不同角度汽化形成的，并不平整，这也增加了止血的难度；③因为激光出射角度的关系，有时可以清晰地看到出血点，但是激光无法照射到。上述几个因素都增加了直输光光纤手术中止血的难度，因此遇到出血时更要保持冷静，加大冲洗速度，在视野保证清晰的前提下进行止血，一定要避免在视野不清的情况下盲目止血，这种操作可能带来严重的后果。

（4）直输光光纤处理前列腺尖部较为困难，而该部位的操作又是整个手术过程中精准程度要求最高的，此时一定注意精准定位，确保激光照射范围不超出预期范围方可进行汽化。

（5）直输光光纤手术过程中因激光出射角度的关系，某些情况下光纤与腺体组织的接触不可避免，这种情况下有可能会导致光纤头部附近的水循环不佳，光纤头端降温不均匀而造成光纤头端石英帽爆裂，因此出于延长光纤寿命的考虑，尽量避免光纤黏附腺体组织，一旦发现应该去除。

（6）直输光光纤亦可行逆向的前列腺剜除，其手术操作方法与钬激光剜除基本相同，只是在手术结束时将倒挂在膀胱颈部的腺体汽化切除即可，不再使用组织粉碎器。

（六）并发症

1. 术中并发症

（1）出血

由于绿激光的特性，除了汽化作用，激光束将在留下的组织上产生一个很薄的凝固带，凝固带的扩展被限制在 1 ～ 2 mm 内，光凝的效果产生了止血的作用，因此在临床实际应用过程中，PVP 出血较少，输血率或血红蛋白下降值均明显低于 TURP，Ruszat 等进行了 80 W 绿激光前列腺汽化术（269 例）和 TURP（127 例）的临床对照研究，两组出血率分别为 3％ 和 11％，绿激光组无 1 例输血，而 TURP 输血率为 5.5％，甚至多篇文献报道 PVP 手术几乎不出血。

即使如此，PVP 仍存在出血的可能，遇到此类情况通常都是需要在清晰的视野中找到出血点予以止血。笔者认为预防出血的重点在于激光束汽化前列腺组织时应该掌握激光束“扫过”组织的速度，过慢可能造成局部汽化过深导致出血，过快会因遇到前列腺血管断端未完全封闭而出血；少量出血时可以从膀胱颈部向精阜方向边退激光镜边寻找出血点；大量出血时，必须加快冲洗速度后止血；找到出血点后可先用镜体或者光纤管压迫出血点，助手调低激光功率至 40 W 左右进行止血，亦可适当增大光纤管与出血点之间的距离（1 ～ 2 mm）进行止血；还有一种常见的创面渗血的情况，多数是由于创面不够平整所致，因此在手术过程中需要随时保持创面平整。

但是某些情况下，仍会出现无法控制的出血，如果经上述处理视野仍然不能恢复清晰，出血仍然无停止，切不可勉强继续，应该果断改为开腹手术。

（2）前列腺包膜穿孔

从理论上讲，绿激光仅被血红蛋白选择性吸收，激光能量仅局限于前列腺组织的表层，因此 PVP 术应该可以避免穿孔的发生，近期的研究也显示 PVP 术中无包膜穿孔的发生，但也有研究报道显示，一组 396 例的 PVP 长期随访观察研究中报告其发生率为 0.4％。尽管如此，PVP 的穿孔发生率仍明显低于 TURP。

笔者单位自开展此项技术至今仅发生过包膜穿孔 1 例，借鉴 TURP 的经验，发现穿孔后尽快结束手术，留置尿管，保持尿管引流通畅，术后预防膀胱痉挛的发生，适当延长尿管留置时间，密切观察患者体温，预防感染，该患者如期出院、术后 3 个月复查膀胱镜未见明显异常。

（3）输尿管开口损伤

此种情况较为少见。多发生于前列腺中叶体积大、向膀胱内明显突出的患者，这一

类患者往往在术前行膀胱镜检查时可以发现中叶遮挡输尿管口。为避免这一情况的出现，手术中应该注意保持创面的平整、汽化时沿着同一平面逐渐向外科包膜的方向进行汽化、保持术野的清晰，在汽化一部分腺体组织后及时观察输尿管开口的位置。对于部分膀胱内小梁小房明显的患者，输尿管开口有时难以辨认，可以用光纤对可能的输尿管开口逆行插入 1 ～ 2 cm 用以明确。如果可疑输尿管口损伤，可在手术结束时留置双 J 管 4 ～ 6 周。一般而言，只要提高警惕就可以避免。

（4）膀胱黏膜损伤

此种情况多发生于中叶体积巨大、呈球状向膀胱内突出的患者。多出现于中叶大部分已经被汽化，仅剩自膀胱颈部向膀胱腔内突出的片状中叶组织时，如果不将此片状组织彻底汽化，则会在尿道内口形成一个类似单向活瓣的结构，术后依然可能出现排尿不畅，甚至尿潴留。一般程度较轻，无须特殊处理，但是可能在术后增加膀胱痉挛的发生。预防的重点在于提高术者手术技巧，强调精准的汽化，此时不建议自残留组织的边缘开始汽化，而是明确膀胱颈后唇的部位之后，自膀胱颈后唇与残留组织边缘之间开始汽化，将这部分腺体组织汽化切割成小块，最后用水冲出即可。

2. 术后并发症

（1）出血

大量研究显示，在术后出血方面，PVP 也较 TURP 有明显优势，Capitán C 等报道了 120 W 绿激光与 TURP 的比较研究，结果显示术后 1 个月出现血尿的发生率为 0，而 TURP 则为 10 %，而 Okamura K 的一项 3918 例的对比研究显示，术后 3 个月因血凝块导致急性尿潴留的发生率为 2.5 %，TURP 为 1.7 %，无统计学差异。笔者研究显示，术后出现继发性出血的发生率为 2.1 %。

目前认为术后出血，尤其是远期继发性出血，大多数是因为前列腺创面未愈合，创面焦痂脱落所致。因此，为减少术后出现血尿的发生，笔者认为术后 3 个月内应避免辛辣刺激饮食、忌酒，因其可以导致血管扩张、血液流动加速，增加继发性出血的风险；避免骑车，尽量避免长途颠簸，因其可能导致前列腺部位的创面互相挤压、摩擦而导致继发性出血；保持大便通畅，因腹压增加时，腹压会向下通过膀胱传导至前列腺表面，易导致前列腺创面表面的焦痂大片状不规则脱落而导致继发性出血。如出现出血，轻度者可予口服抗生素并嘱多饮水，一般自行消失，如出血较多，可予留置三腔导尿管行持续膀胱冲洗并给予抗生素及止血药物。极个别患者膀胱内形成血凝块导致急性膀胱填塞者，需要再次入院在膀胱镜下行血块清除，清除后留置三腔尿管 3 ～ 5 天。

（2）尿失禁

尿失禁的发生与尿道固有的括约肌损伤造成的尿道括约肌功能不足、膀胱逼尿肌不稳定和膀胱出口梗阻等因素有关，同时还与术者对解剖标志不熟悉、热辐射导致尿道外括约肌损伤、膀胱顺应性下降有关。但有些尿失禁并不是损伤外括约肌所致，气囊导尿管在前列腺窝内长时间压迫，可使外括约肌收缩力受到永久性损害。Sarica 等报道了 240 例的研究显示，术后尿失禁的发生率为 3.3 %，Te 等的同类型研究则为 6.5 %。笔者单位术后 1 个月出现急迫性尿失禁发生率为 2.3 %，未发生压力性尿失禁。

为减少术后尿失禁的发生，应充分认识到男性的控尿由内括约肌和外括约肌实现；经尿道前列腺手术时，尿道内括约肌完全破坏，仅保留尿道外括约肌。男性尿道外括约肌可长达 2.54 cm，近端起自精阜，远端位于球部尿道之前。因此前列腺尖部与外括约肌解剖位置紧密，若术中出血较多、术者解剖结构认识不清晰极易损伤外括约肌；开始汽化前需仔细观察精阜位置、形态，术中时刻牢记精阜标志，时时注意观察。建议最后汽化处理前列腺尖部，此时应该以精阜为标志，高功率快速转动光纤管，避免在一处汽化时间过长，以免因热弥散效应损伤尿道括约肌。

（3）膀胱颈挛缩

PVP 术后间隔几月症状又复发，特别是在短期内梗阻症状又出现，可能是因膀胱颈挛缩所致。膀胱镜检查可做出诊断，一般为在镜下见膀胱颈口瘢痕形成，并明显缩窄，有时仅见一细孔与膀胱相通，有时可完全闭锁。其发生的主要原因为术中凝固面积过大、过深，膀胱颈环形纤维变性坏死，形成瘢痕，产生颈口挛缩；操作不熟练及时间长；膀胱颈部及三角区的损伤穿孔，术后组织纤维化修复、愈合引起狭窄；术后留置尿管时间、气囊注水过多、牵引过度等。

笔者认为可能与膀胱颈增生的纤维组织汽化不彻底、止血时膀胱颈过度炭化有关。单点的局部持续照射将会因为热弥散效应而作用于深层组织，同时由于局部又没有足够的能量使组织汽化，最终导致深部组织蛋白变性，这种条件下将不会如前述的在局部组织表面形成 1 ～ 2 mm 厚的光凝层，也就是说会在局部的深部组织形成较为明显的瘢痕，而膀胱颈挛缩发生往往就是与局部瘢痕形成过于明显相关。国外报道的 PVP 后膀胱颈挛缩的发生率在 0 ～ 8 %，Okamura K 研究显示，术后膀胱颈挛缩的发生率为 0.4 %，而 Bachmann 的研究则显示膀胱颈挛缩的发生率高达 7.8 %，笔者单位统计数据则为 0.4 %。各单位在膀胱颈挛缩发生率方面结果大相径庭，这显示膀胱颈挛缩的发生与术者技术及术中的判断有着直接联系。为减少术后膀胱颈挛缩的发生，笔者认为术中应尽量将膀胱颈后唇汽化平整，使后尿道与三角区处于同一平面，彻底消除膀胱出口处的门槛，以利于黏膜生长覆盖创面；膀胱颈部止血时应做到精准、快速，避免大面积、长时间烧灼，主要以高功率的汽化方式为主，尽量避免应用低功率凝固。遇有少量出血时在不影响视野的前提下应该持续不断地向深部汽化，在手术结束时再修正创面、处理小的出血点。另外术后留置尿管不牵拉、尽早拔除、留置尿管期间预防感染等。

（4）尿道狭窄

尿道狭窄常在术后 3 ～ 4 周出现，临床表现为尿线变细或排尿困难，术后尿道狭窄常发生在尿道前列腺尖部和尿道外口。原因主要与激光镜鞘较粗，进镜时动作粗暴、硬行插入，致尿道外口撕裂，术后出现瘢痕收缩，术中尿道润滑不够，镜鞘反复拉动导致尿道口黏膜损伤，术后留置尿管时间过长、尿道炎症及局部瘢痕体质等因素有关。据报道 TURP 尿道狭窄发生率为 2.2 % ～ 9.8 %，一项国外的单中心最大规模的报道包含了 500 例患者，随访 3 年患者达 26.2 %，尿道狭窄的发生率为 3.6 %。

笔者单位作为国内首家开展此项技术的单位，已积累了 2000 例以上的手术经验和资料，尿道狭窄发生率仅为 1.3 %。笔者认为适当应用润滑剂；轻柔操作尿道内器械；直

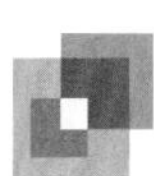

视下进镜，进镜时沿一个方向转动镜鞘缓慢进镜；手术过程中不断在镜鞘表面涂抹润滑剂以减少镜鞘与尿道黏膜的摩擦；留置尿管不牵拉，尽早拔除，留置尿管期间预防感染等措施对预防术后尿道狭窄的发生也有帮助。

（5）感染

因经尿道手术非清洁手术切口，易引起感染，因此 PVP 的感染发生率与其他类型经尿道手术无明显差别，Okamura 的研究显示，PVP 感染发生率为 5 %，与 TURP、TURis、HoLAP、HoLEP 感染发生率无明显差异。笔者单位的感染发生率仅为 1.4 %。降低术后感染发生的关键在于术前感染的有效控制、严格的术中无菌操作、有效的术后护理，尤其是对于术前一直留置尿管的患者在手术开始前，拔除尿管之后应用碘伏盐水冲洗尿道可以明显降低这一部分患者术后感染的发生概率。

（七）术后处理

（1）术后需要密切观察患者的生命体征。

（2）抗生素的应用因留置尿管、术后患者抵抗力下降，有引起尿路感染危险，常规应用二代头孢类抗生素至拔除尿管。

（3）对于术中出血较多的患者，可在术后即刻复查血常规、电解质，如有明显的红细胞比容降低、电解质降低，可酌情应用呋塞米。

（4）术后第一天常规复查血常规、肝肾功能及电解质，根据化验结果，及时调整治疗方案。

（5）尿管及膀胱冲洗的处理在术后尤为重要。①术后必须保持尿管及冲洗通畅。偶可见导尿管堵塞，多发生于以下情形：手术创面渗血，形成的小的血凝块堵塞尿管；绿激光手术后，膀胱残留的碎组织块堵塞尿管，因此在手术结束前常规反复冲洗组织碎屑；引流袋液体过满等情况。应及时用 20 mL 注射器抽取 10 ～ 15 mL 生理盐水低压反复冲洗抽出血凝块，也可以反复轻柔挤压导尿管，必要时更换导尿管。②密切观察冲洗液的颜色，根据尿液颜色调节速度，色深则快，色浅则慢。通常在术后 24 ～ 48 h，当流出液清亮或仅含有少量陈旧性褐色液体时，冲洗即可停止。③术后第一天常规三腔导尿管气囊放水 5 mL，减少尿管气囊对膀胱颈及膀胱三角区的刺激，降低膀胱痉挛的发生概率。④如果无明显血尿，可在术后第三天拔除导尿管，对于前列腺体积较大或者术中疑有前列腺包膜穿孔的患者，需适当延长留置尿管的时间。⑤拔管前常规间断夹闭尿管以锻炼膀胱功能，但是每次夹闭后放出的尿量不应大于 200 mL。

（刘苹龙　赵豫波）

第五节　前列腺增生的钬激光治疗

视频 10–4　观察输尿管口位置

（一）背景

1993 年 Kabalin 首次使用钬激光行犬的前列腺切除术获得成功，于同年底完成了第 1 例人的经尿道钬激光前列腺切除术。自 1994 年起，钬激光前列腺切除术被应用于临床实践中。1996 年，Gilling 等首次报道了使用 Hol：YAG 激光行前列腺切除术（Holmium Laser Resection of Prostate，HoLRP）和 Hol：YAG 激光行前列腺汽化术（Holmium Laser Ablation of Prostate，HoLAP）治疗良性前列腺增生。随着前列腺手术的组织粉碎器的发展，1998 年 Gilling 等又提出了 Hol：YAG 激光的前列腺剜除术（Holmium Laser Enucleation of Prostate，HoLEP），并逐步发展日趋成熟，钬激光前列腺剜除术是近年良性前列腺增生手术领域新的热点，具有出血少、尿管留置时间短、住院时间短、腺体去除彻底等优点，所以 HoLEP 有望取代 TURP 从而成为前列腺增生手术治疗的金标准。但也因其有着初学者不易止血、寻找包膜困难等因素，现阶段 HoLEP 和 TURP，以及其他多种前列腺剜除或汽化术式并驾齐驱共同发展，相信随着 HoLEP 技术和机器配套设备的不断完善，HoLEP 会以其完美的前列腺解剖切除被大家所认可，成为前列腺增生手术的新标准。

（二）钬激光原理

钬激光也是唯一一种同时被美国泌尿学会（AUA）指南及欧洲泌尿学会（EAU）指南同时推荐为证据等级一级的剜除前列腺的激光。

HO：YAG 激光（钬激光）：其原理是通过激发连接于钇－铝－石榴石（YAG）晶体上的稀有元素钬（Ho）产生波长为 2100 nm 的脉冲激光及其瞬间释放的强大能量，达到组织切割与凝固作用，同时由于其能量的水吸收特征，故能量主要为表浅组织吸收并达到较高温度而汽化组织，但热损伤深度仅为 0.2 ～ 0.4 mm。钬激光为固体激光，按照激发方式分类，钬激光属于脉冲波，适用于软组织汽化、切割、剜除和碎石等。

20 世纪 90 年代，钬激光开始应用于临床，包括骨科、普外科、泌尿外科、神经外科、整形科和口腔科等。由于其广泛的应用前景，在当时亦被称作激光中的“瑞士军刀”。钬激光所产生的峰值能量可导致组织的汽化、前列腺组织的精确和有效的切除，具有切除彻底的特点，适合于各种体积的前列腺增生患者。

（三）工作特点

钬激光的水吸收系数大，其能量可以很好地被水吸收，从而对软组织产生良好的汽化和切割能力。由于钬激光的能量大部分都被水吸收，其能量 95% 被周围 5 mm 的水介质吸收，且脉冲时间（250 ～ 350 μs）远远小于组织的热传导时间（1 ms），对周围组织产生的热损伤很小；且脉冲波热损伤最小，术后恢复快。其穿透深度为 0.2 ～ 0.4 mm，

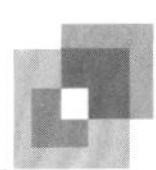

深部及周围组织几乎无损伤，适于外科精准手术治疗。钬激光为高能脉冲式激光，具有确切的凝固止血作用；其方向性好，光纤传导性，能够方便的配合内镜微创手术。综上所述，钬激光应用范围广，具有切割精准、凝固特性良好、能量较容易被介质吸收及穿透性弱的优点，是一种安全、有效的激光，现已经成为泌尿外科受欢迎的手术激光之一。

（四）适应证

HoLEP 与 TURP 的适应证相同，或者更广泛。包括具有中－重度 LUTS 并已明显影响生活质量时可选择手术及微创治疗，尤其是药物治疗效果不佳或拒绝接受药物治疗的患者。

当 BPH 导致以下并发症时，建议采用手术和微创治疗：①反复尿潴留（至少在一次拔管后不能排尿或两次尿潴留）；②反复血尿，药物治疗无效；③反复泌尿系感染；④膀胱结石；⑤继发性上尿路积水（伴或不伴肾功能损伤）。

BPH 患者合并腹股沟疝、严重的痔疮或脱肛，临床判断不解除下尿路梗阻难以达到治疗效果者，应当考虑手术和微创治疗。另外，原则上 HoLEP 适用于任何体积的前列腺增生患者，预计重量超过 80 g 的大体积前列腺患者 HoLEP 更具优势。AUA 前列腺增生指南指出大于 100 g 的前列腺更适合经尿道剜除术，同时 EUA 指南指出 HoLEP 和开放前列腺切除是治疗大于 80 g 前列腺的首选治疗方式。

TURP 术后再手术发生率为 5 % ～ 17.7 %，而 HoLEP 术后再手术率为 0 ～ 1.4 %。HoLEP 更适合需要二次手术的 BPH 患者。

对于同时合并膀胱结石或膀胱肿瘤的 BPH 患者，可以先行钬激光膀胱结石碎石或钬激光膀胱肿瘤整块切除术后，同时行 HoLEP 手术。与 TURP 相比，HoLEP 更适合于高危患者，如高龄、巨大前列腺、合并严重心脑血管疾病、呼吸系统疾病、应用抗凝治疗及贫血等患者。

（五）禁忌证

HoLEP 的禁忌证与 TURP 相同。对于存在严重心脑血管疾病、严重呼吸系统疾病、严重糖尿病、肝肾功能显著异常及全身出血性疾病等，在未得到有效治疗、病情尚未稳定时。服用如阿司匹林等抗凝药物的患者，建议停用药物一周后手术。

（六）术前准备

术前对患者全身情况包括心脑血管、呼吸、内分泌及神经系统情况进行全面而细致的检查，评估患者对麻醉和手术的耐受性。针对存在泌尿系感染的患者，术前常规留置尿液细菌培养，术前给予抗炎药物治疗。术前备皮、术前一天口服缓泻剂或术前晚灌肠。对于较大体积前列腺的患者备血 400 ～ 800 mL。

设备：首先要配备激光剜除镜，包括外鞘 F24 ～ 26、内鞘 22.5 ～ 24、闭孔器、12° ～ 25° 光学镜（视管）及激光手件（含光纤导入管）。激光能量平台：功率在 60 W 以上的钬激光，目前进口的激光器有科医人、LISA 钬激光，国产品牌有爱科凯能、瑞科恩等钬激光能量平台。光纤使用 550 μm 钬激光光纤。手术最后需有组织粉碎器（Morcellator）将组织粉碎取出：科医人公司有标配的前列腺剜除手术的组织粉碎器、另外 Wolf、Storz 公司也有组织粉碎器、国产品牌有好克公司的大白鲨—组织刨削粉碎系统（组织粉碎器）。组织粉碎器需要通过组织粉碎镜（也称肾镜）放入膀胱，需要注意组织粉碎镜最好和激光剜除镜共用一个外鞘，这样可以避免不同镜身多次进出尿道而引起不必要的术野出血，从而影响手术操作。

（七）手术步骤和术中技巧

（1）麻醉

一般采用椎管内麻醉，对于前列腺较大、预计手术时间较长的高龄患者，建议采用全麻，并于术前备血 400 ～ 800 mL。采用截石位。

（2）经尿道置入激光剜除镜，观察前列腺大小、形态等，注意双侧输尿管口与膀胱颈部的关系，避免术中损伤输尿管口。例行膀胱镜检查，排除合并的膀胱病变，如结石、肿瘤等。如合并膀胱结石或肿瘤，首先处理膀胱结石或肿瘤后，同期再行 HoLEP。

（3）标准的钬激光前列腺剜除术分三叶切除前列腺各部的腺体，在 2008 年的 BJU 杂志上由新西兰的 Peter Gilling 教授发表了图谱类文章，已经作了详尽的阐述。首先，于膀胱颈部 5 点和 7 点处作两条沟，延伸至精阜近端两侧，深达前列腺包膜，前列腺外科包膜层面色白或粉白色、光滑、较致密，该层面可见血管纹理。在精阜近端切割前列腺组织，可以将前列腺中叶抬起，将在激光功率的作用下，沿包膜将前列腺中叶推至膀胱颈部，离断尿道黏膜切下中叶推入膀胱。其次，找到精阜侧方右叶前列腺的边缘，在包膜层次逐步向膀胱颈部的侧方推进，精阜侧逐步离断 7 点、9 点、11 点尿道黏膜直至 12 点处，同时分离出该处的前列腺包膜面。第三，作膀胱颈部 12 点处沟槽深达前列腺包膜，止点在精阜的正上方，这样游离前列腺的右侧叶直至膀胱颈部黏膜，并沿着颈部弧形切断黏膜，将右侧叶推入膀胱。同理，可以将前列腺左侧叶切下并推入膀胱，因为中叶和右侧叶已经切除，所以左侧叶相对更容易游离。

如果前列腺以左、右叶增生为主，中叶基本不存在，这样的前列腺腺体切除可以分为两叶法切除，首先作 6 点的沟槽，从膀胱颈部开始向精阜延伸，在精阜的前方拐向一侧的前列腺腺体边缘即可，此后游离方法同左、右两叶的切除方法。如果术者熟练掌握了钬激光前列腺剜除术，亦可行前列腺的整叶剜除法，在 12 点处横过前列腺两侧叶，或者是左右两侧叶的剜除在 12 点处汇合，同时沿腺体包膜面向膀胱颈部游离，并在颈部离断黏膜，将腺体整个推入膀胱。整叶切除前列腺增生腺体时，如遇腺体较大可能会推入膀胱困难，这时还需将腺体分割、分块推入膀胱。

（4）改良的 HoLEP 前列腺三叶切除法

HoLEP 自开展推广以来，已经经历了十数年，该术式以其解剖性的切除前列腺组织，为广大泌尿科医生所接受和青睐，但没有被广为开展肯定有其局限的一面。究其原因，笔者将其归纳为三个主要原因。其一，手术所需的激光器、激光镜和粉碎镜需要重新购置，且价格较为昂贵。其二，前列腺手术本身的多样性，可以选择的术式很多，都能达到手

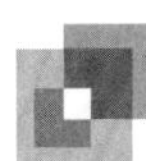

术的目的解除排尿梗阻，而变换手术方式需要一个重新学习的过程。其三，HoLEP 手术的技术入门有一定的难度。有鉴于此，笔者对 HoLEP 的技术要点作了一些改良，降低手术的难度，便于手术操作和入门学习。

技巧一：寻找前列腺的外科包膜层面：首先于精阜近端两侧，通过钬激光爆破性切割分离，可以分别寻找两侧的前列腺外科包膜层面，其自然切面色白或粉白色、光滑、较致密，该层面可见血管纹理（图 10–22 ～图 10–24）。如果上述操作没有找到前列腺的解剖层面，可以在切开精阜两端黏膜至一定的深度时，向前列腺两侧叶方向作划船的动作，直接推剥前列腺组织，犹如开放手术时的食指直接抠剥的动作。在中度以上的前列腺增生手术中这个动作经常可以帮助找到外科包膜。

技巧二：处理前列腺尖部的扇面坑道剜除法，找到上述前列腺两侧叶的包膜后，在精阜近端前方切割前列腺组织，直至将两侧的外科包膜层面相连。依照这个包膜层面在前列腺 3 点、6 点、9 点于腺体和包膜间作坑道式扇面逆向推进。向两侧叶的外上方及膀胱颈部尽量分离，游离的腺体类似悬空状。这时再做 5 点、7 点深沟与深方层面汇合（图 10–25），可以轻松切除前列腺中叶（图 10–26，图 10–27）。

技巧三：上述的操作已经会将前列腺的左右叶尖部分离至 8 点、9 点或 3 点、4 点方位，这时在剜除 9 点到 12 点右叶腺体之前（或是在 3 点到 12 点剜除左叶腺体之前）提前离断该区域 8 点、9 点、10 点、11 点、12 点（或者是 4 点、3 点、2 点、1 点、12 点）处尿道黏膜，可以深达该处的前列腺组织，这个操作可以在分离两侧叶时避免牵拉远端尿道黏膜，同时也更加容易游离该处腺体。于精阜侧方 4 点、8 点向外上方剜、切配合处理前列腺尖部，注意辨别尿道外括约肌。对于前列腺尖部的处理和尿道外括约肌的保留，笔者采取以精阜两旁前列腺的轮廓及精阜上方 12 点处为顶点，作类似于椭圆的尿道斜向截面，将该截面近端的前列腺组织完整剜除，将该截面远端的尿道括约肌确切保留。

技巧四：分割左右侧叶，在半弧形离断 9 点到 12 点黏膜及 3 点到 12 点黏膜并在精阜上方汇合向膀胱颈部延伸形成“倒 Y”形沟槽将左右叶完全分离。

至此前列腺左右侧叶完整分割，利用分离出的正确前列腺包膜层面，分别于精阜侧方 5 点、7 点向外上方旋转剜切前列腺侧叶组织，于膀胱颈 12 点处突破，将两侧叶分别推入膀胱（图 10–28，图 10–29）。

（5）前列腺组织的粉碎并取出

在粉碎切下的前列腺组织之前用钬激光将创面充分止血（图 10–30），再充盈膀胱，这时也可采用两路进水的方式以保障膀胱的充分充盈，置入前列腺组织粉碎器（Morcellator）直视下将剜除下来的前列腺组织彻底粉碎并全部吸出（图 10–31，图 10–32），粉碎时注意辨认膀胱黏膜，避免膀胱黏膜损伤，甚至膀胱穿孔。

（6）检查膀胱内无残留前列腺组织，创面彻底止血，留置 F20 ～ F22 三腔尿管，气囊内注水 30 ～ 40 mL，适当牵拉尿管压迫止血，并予以膀胱持续冲洗。

（八）术后处理

术后持续膀胱冲洗，保持膀胱冲洗通畅。术后 24 ～ 48 h 停止膀胱冲洗，视膀胱冲洗液的清亮程度可以缩短膀胱冲洗时间。术后 3 ～ 5 天或可更早地拔除尿管，仅留置 1 天尿管。鼓励患者术后早期下床活动，针对便秘患者术后予以润便药物或药物灌肠。

（九）并发症的处理

1. 出血与止血

HoLEP 术后出血较 TURP 少，术后第一天大部分患者冲洗液淡粉色，即可停止膀胱冲洗。关键在于术中出血的处理。在前列腺剜除时术中，钬激光功率维持在 2 ～ 4.5 J、20 ～ 50 Hz、60 ～ 100 W。同时，可以调整钬激光光纤尖端的能量光斑和出血点的距离来调节止血效果。如果未调整，钬激光功率 0.5 ～ 1 J、30 ～ 40 Hz、15 ～ 20 W 即可。如果是脉宽可调的二代钬激光可以采用长脉宽或低能高频长脉宽的模式止血效果更佳。止血时钬激光光纤由远及近缓慢接近出血点，点对点的止血，瞄准时可以开启指示光，直至到达满意止血效果。

2. 前列腺组织粉碎问题

有时前列腺组织较为坚韧，或在不断粉碎时残余组织呈“球”状，不易被粉碎器咬住，可以利用激光器将腺体组织击打成不规则状，再行粉碎。如遇组织粉碎器效率过低或粉碎器故障时，可考虑更换器械，改用前列腺电切镜，将组织切成小块后，利用冲洗器取出。此时，也可考虑二次粉碎，但会给患者带来再次操作的不适，这些情况在术前谈话时有所交代有利于医患沟通。

3. 膀胱损伤或穿孔

使用前列腺组织粉碎器之前，切记钬激光充分止血确保视野清晰，良好的止血效果是保证前列腺组织粉碎顺利完成的关键环节。另外，组织粉碎时需要另开一路进水通路，两路进水保证膀胱处于充盈状态，在直视下进行组织粉碎。仔细辨认前列腺组织和膀胱黏膜，前列腺组织粉碎时，由于剜除下来的前列腺组织游离活动，呈现左右摇摆的状态，而膀胱黏膜误进入粉碎器时，膀胱黏膜固定不会呈现摇摆状态。如膀胱黏膜损伤未穿孔，可在充分止血后留置尿管。如遇严重的膀胱损伤至膀胱穿孔，视膀胱穿孔状况需要停止手术，留置尿管，如组织粉碎未完成，可考虑二期组织粉碎。如膀胱损伤严重，需中转开放手术，修补膀胱并探查腹腔。

4. 尿失禁

文献报道 HoLEP 术后尿失禁发生率较 TURP 略高，术后主要表现为急迫性尿失禁和压力性尿失禁的混合性尿失禁。尿失禁多为剜除过程中对于前列腺尖部尿道及尿道黏膜过多使用机械力而非锐性离断，导致括约肌裂伤及尿道黏膜特别是 12 点处黏膜保留过少，也有尖部切割时钬激光产生的高功率热损伤所致，术后多为压力性尿失禁，文献报道其发生率为 3% ～ 10%。另一个原因为 HoLEP 手术完整剜除增生的前列腺组织，术后膀胱颈及尿道前列腺部尚未回缩，有效尿道阻力降低。术后尿失禁，随着尖部黏膜的愈合，多可于 3 个月内自行缓解，可辅以盆底肌训练及口服 M 受体阻滞剂加快其恢复。本临床中心处理前列腺尖部主要采用扇面坑道剜除法并提前离断前列腺尖部尿道腹侧半边的黏膜，在保留有效黏膜的同时降低了手术操作对外括约肌的牵拉。术中仔细寻找尖

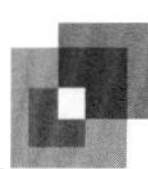

部腺体与尿道括约肌表面外科包膜间的层次，并于此处锐性离断尿道黏膜。另外，有些术者在 HoLEP 术中建议尽量多保留尖部 12 点周围尿道黏膜，有益于术后尿控。本中心术后随访尿失禁发生率低，患者控尿满意度较高。

最后，对于近阶段的 HoLEP 初学者中，大多有良好的 TURP 手术基础，当出现层面无法辨认、出血、粉碎器故障时，可以及时更换器械，改行 TURP 手术。有腔内手术基础的泌尿外科医师自学 HoLEP 技术，30 例左右的手术实践经验可使 HoLEP 技术显著提高并有效降低学习曲线相关的并发症，HoLEP 早期阶段应选择 60 mL 左右的中小体积前列腺开展手术。

（十）与 TURP 之间的比较

与 TURP 相比，接受 HoLEP 手术的患者留置尿管时间短、住院时间短、手术失血量少及输血率低，对于中小体积的前列腺 HoLEP 手术时间与 TURP 相比无优势。HoLEP 与等离子 TURP 术中均用生理盐水膀胱灌注，TURP 综合征发生率低。从远期效果看，HoLEP 手术前列腺腺体剜除更彻底，再手术率较 TURP 低，文献报道 TURP 术后再手术发生率为 5％～17.7％，而 HoLEP 术后再手术率为 0～1.4％。术后压力性尿失禁发生率，HoLEP 略高，所以，对于初学者术中注意手术技巧，降低尿失禁发生率尤为重要。文献报道 HoLEP 可以用于治疗手术期间服用抗凝药物的患者，术后出血相关并发症的发生率并未因为服用抗凝药物而受到影响。所以，HoLEP 更适合于高危患者，如高龄、巨大前列腺、合并严重心脑血管、呼吸系统疾病、应用抗凝治疗及贫血等的患者。

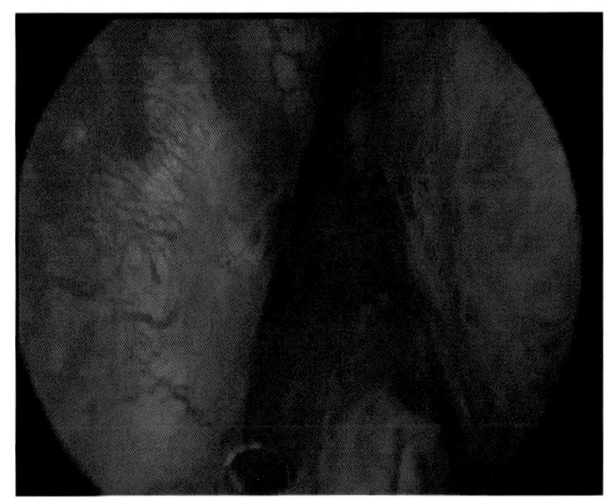

图 10-22　精阜近端侧方，寻找前列腺外科包膜（一）

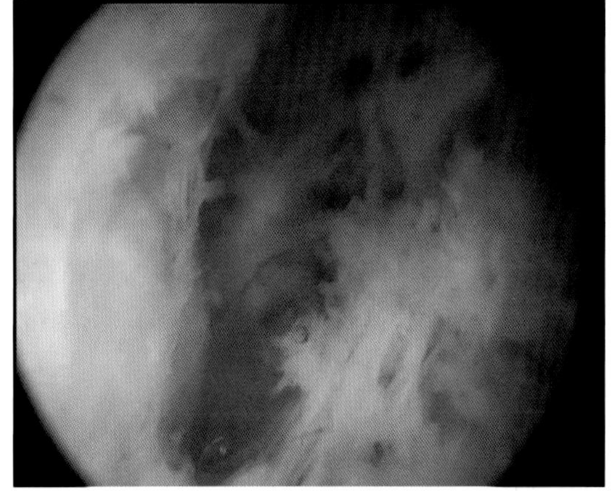

图 10-23　精阜近端侧方，寻找前列腺外科包膜（二）

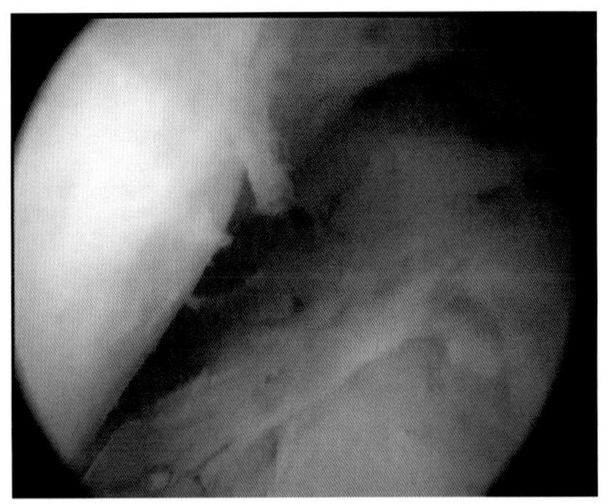

图10-24　精阜近端侧方，寻找前列腺外科包膜（三）

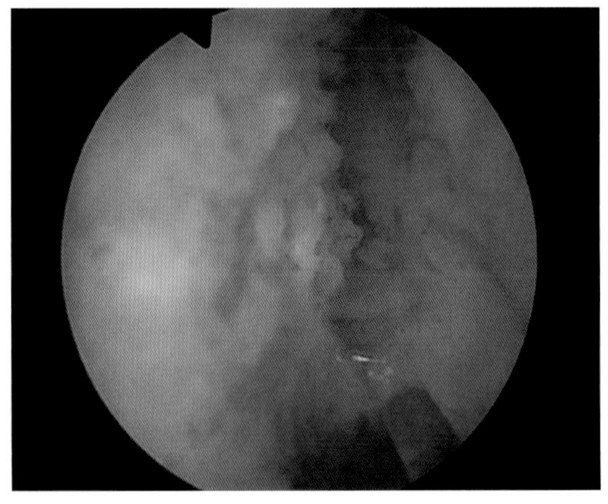

图 10-25　膀胱颈 5 点处至精阜水平切开深达外科包膜层面

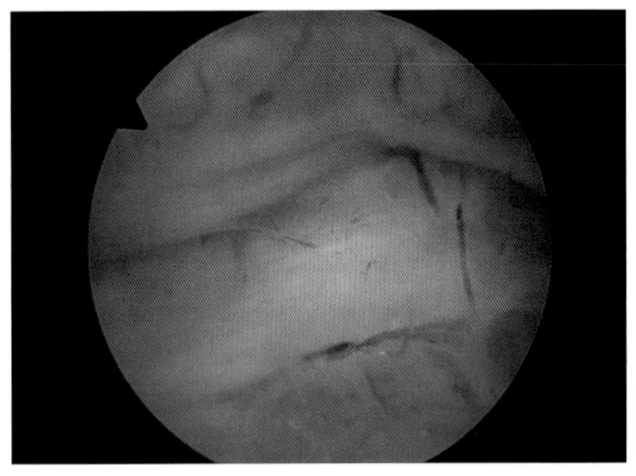

图 10-26　剜除中叶（一）

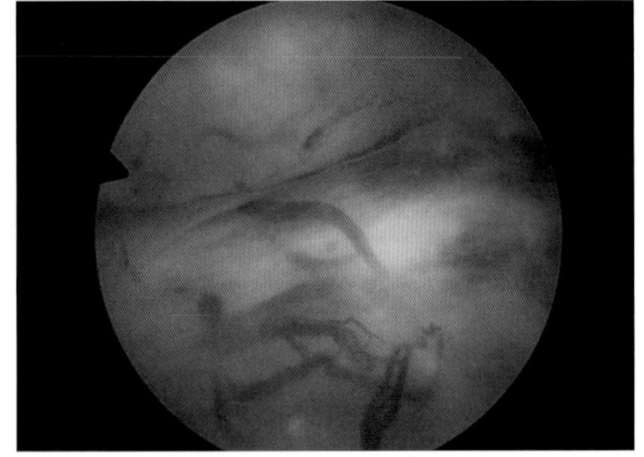

图 10-27　剜除中叶（二）

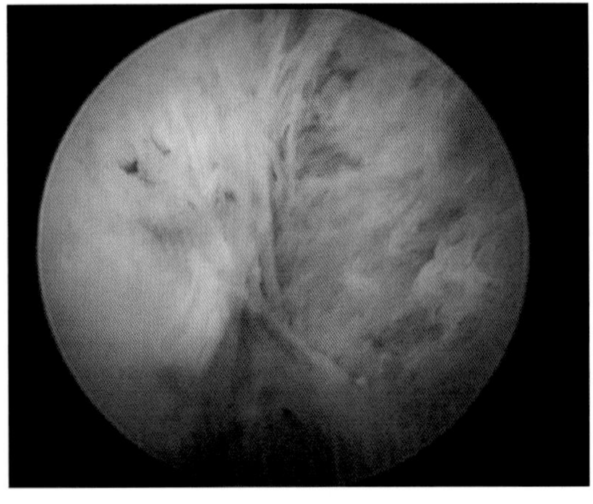

图 10-28　剜除前列腺左侧叶

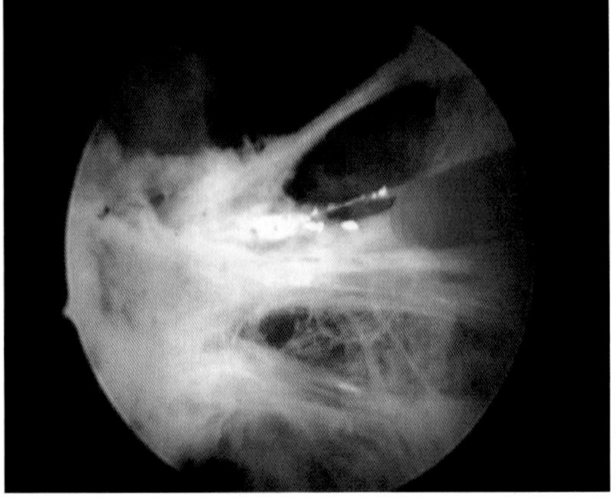

图 10-29　将左侧叶推入膀胱

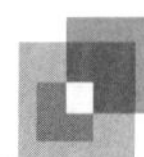

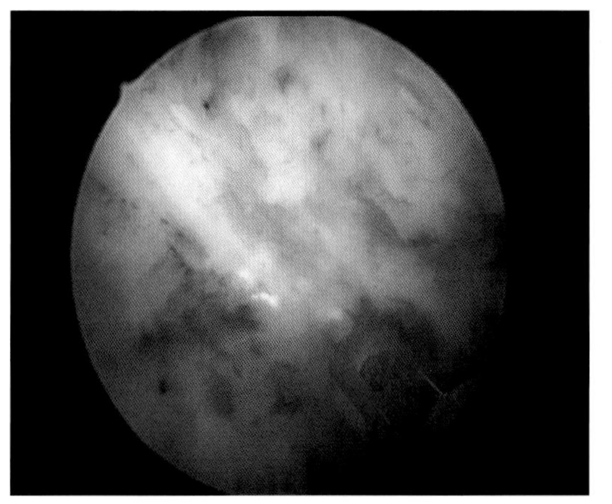

图 10-30　组织粉碎前止血

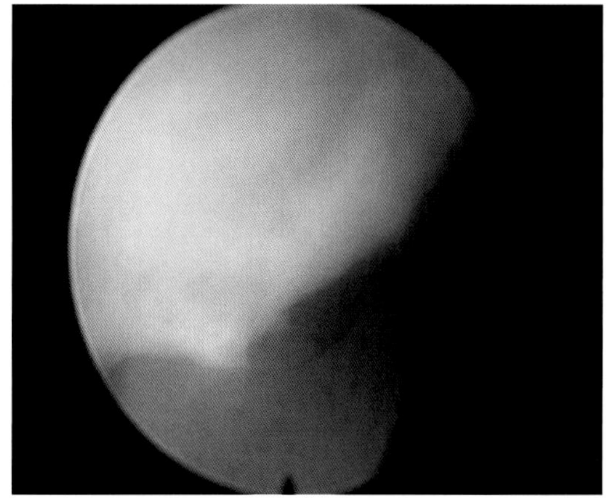

图 10-31　前列腺组织粉碎（一）

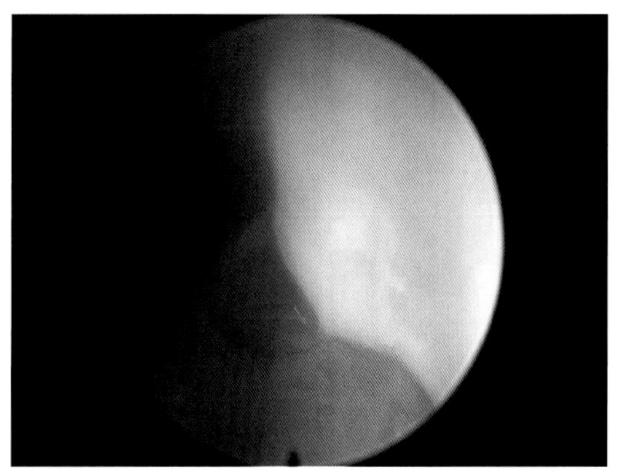

图 10-32　前列腺组织粉碎（二）

（肖春雷　郝一昌）

第六节　经尿道铥激光前列腺切除术

视频 10-5　经尿道铥激光前列腺增生切除术

良性前列腺增生是老年男性常见病，是引起老年男性下尿路症状的最主要原因，经尿道前列腺电切术作为公认的 BPH 外科治疗的“金标准”已有 80 余年历史。从 1992 年铥激光第一次用于治疗 BPH 开始，前列腺激光治疗不断挑战着 TURP 的“霸主”地位，美国 2000 年至 2008 年 TURP 手术率下降了 46 %，美国佛罗里达州住院和门诊手术数据库资料显示，使用激光前列腺切除术在 2001 年至 2009 年增长了 400 %，所占比例达经尿道前列腺切除术的 50 %。

目前用于治疗 BPH 的激光主要有绿激光、钬激光、半导体激光、铥激光。2 μm 激光是近年来应用于临床治疗 BPH 的一种新型激光，其物理特性与钬激光相似，优点在于其工作模式是连续波，具有高效汽化、精确切割、良好止血和局限热损失等性能，在 BPH 的外科治疗中越来越受欢迎。

2 μm 激光又称铥激光（Thulium Laser），波长 1.75 ～ 2.22 nm，与水的最大吸收波长相近，是唯一能被水完全吸收的激光，故其精细程度和止血效果与钬激光相似，穿透深度在 1 mm 左右。2003 年，最大功率为 50 W 的第一代铥激光研制成功，工作介质是铥元素晶体。Fried 等的动物实验研究发现，功率为 50 W 的铥激光汽化效率约为 0.45 g/min。汽化切割的效率低和波长不稳定是这代激光系统的主要缺点。2007 年通过添加钇 - 铝 - 石榴石微量元素将波长稳定在 2.013 μm 的第二代铥激光研制成功，并将最大功率提升至 70 W，从而进一步提高手术汽化效率。2009 年，铥激光系统进行了两次改进，最大功率由 70 W 提升至 120 W 及 200 W。120 W 激光系统切除效率更高，缩短了手术时间，而在切除组织时出血率、组织穿透深度及凝固层厚度均无明显差别。

铥激光具有以下优点：(1) 切割高效精确。能被组织中水分子高效吸收，对于组织造成的热损伤范围很小（热凝固区 500 ～ 2000 μm），有利于减少术后瘢痕的形成和勃起功能的保护，避免严重的组织水肿、坏死、继发炎症感染等不良反应。(2) 应用范围较广。组织中无处不在的水分子为铥激光提供恒定的作用介质，水分子的高效吸收，温度迅速升至沸点，进而汽化。(3) 安全性高。以生理盐水为冲洗液，避免机体低渗，减少了经尿道电切综合征（TURS）的发生。非常适合于 BPH 外科治疗的应用。

（一）手术适应证和禁忌证

1. 绝对适应证

- 膀胱输尿管逆流伴上尿路扩张和进行性肾损害；
- 大量残余尿或充溢性尿失禁；
- 残余尿伴反复发作尿路感染；
- 反复发作、严重的肉眼血尿。

2. 相对适应证

- 急性尿潴留，特别是反复出现；
- 最大尿流率减小；
- 残余尿增加；
- 明显的临床症状。

3. 手术禁忌证

- 不能耐受麻醉者；
- 尿道狭窄；
- 真性尿失禁。

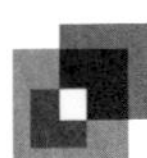

（二）术前准备

（1）实验室检查

- 完善血尿常规、血生化、凝血功能及传染病筛查。
- 中段尿培养、药敏试验。若尿培养有细菌存在，应该选择敏感抗生素治疗。若尿培养阴性，手术前也应选用广谱抗生素预防感染。
- 前列腺特异性抗原检测。

（2）胸片、心电图，必要时超声心动图，评估心肺功能。

（3）影像学检查泌尿系超声：经腹部或经直肠超声检查，初步确定前列腺大小形态。

（4）尿流动力学检查，明确手术指征及预后判断。

（三）手术器械

德国 LISA Laser 公司的 RevoLix 2 μm 激光手术系统和 Wolf 激光专用连续冲洗切除镜。

（四）手术步骤

患者腰麻联合硬膜外麻醉后取截石位（图 10–33，图 10–34）。

采用德国 LISA Laser 公司的 RevoLix 2 μm 激光手术系统，激光功率 70 W，光纤采用直径 550 μm RigiFibTm 裸光纤，经尿道插入 Wolf 激光专用连续冲洗切除镜（24.5 F，30°），以生理盐水连续冲洗，手术在电视监视下进行。观察确定双侧输尿管口、前列腺部尿道及精阜的形态与位置及膀胱内有无结石和肿瘤等情况（图 10–35）。自膀胱颈部开始分别沿 5 点、7 点向远端汽化切开至精阜两侧，深度达前列腺包膜层。在汽化切开过程中可前后移动并左右轻摆光纤，以加宽切开的汽化沟并增加组织的汽化量。采用相同方式沿截石位 12 点至精阜近侧水平建立第 3 条汽化沟（图 10–36 ～图 10–38）。

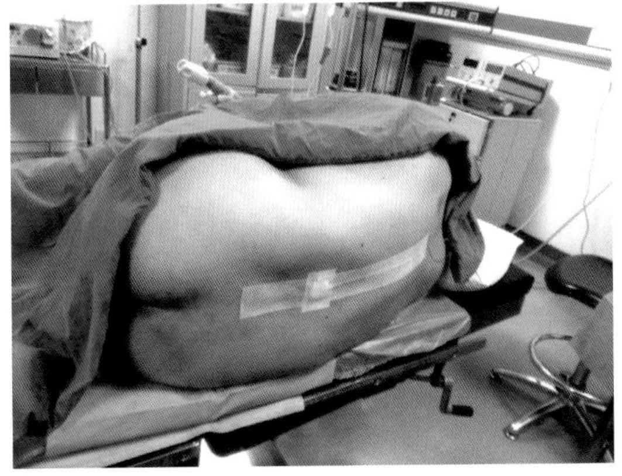

图 10–33 采用腰麻联合硬膜外麻醉

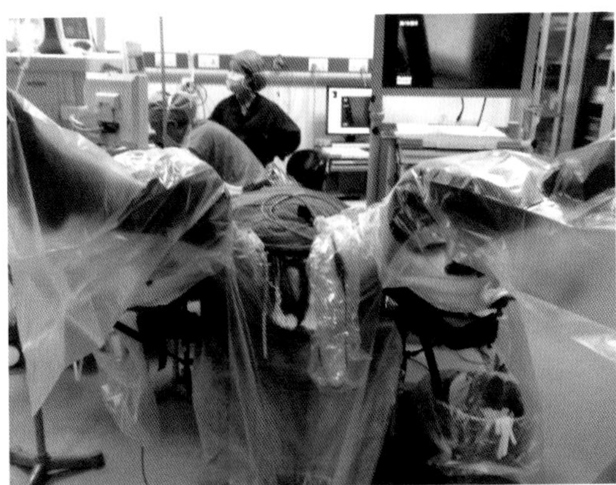

图 10–34 患者手术体位

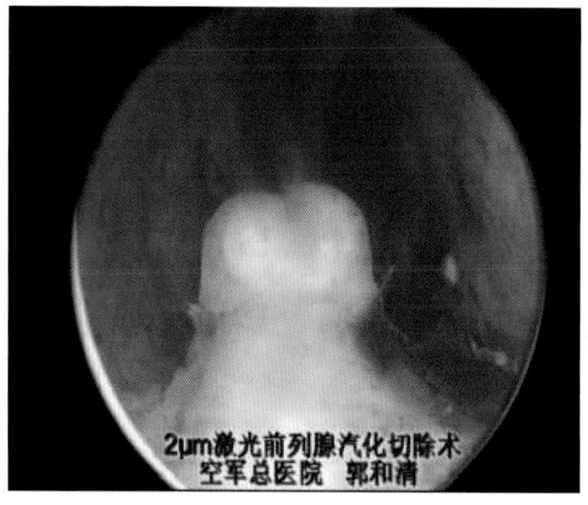

图 10-35 术中观察精阜位置和形态

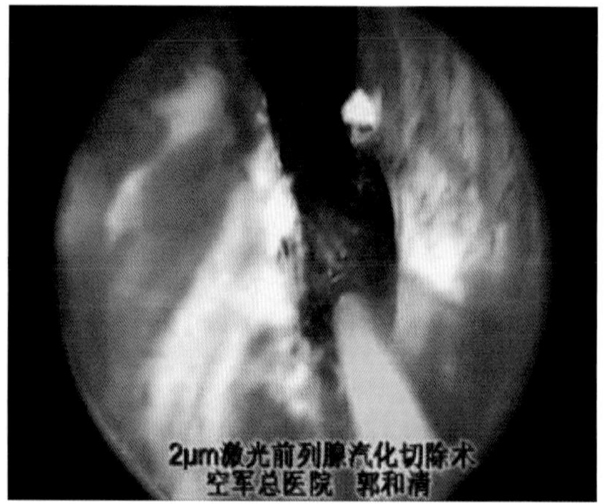

图 10-36 膀胱颈部 5 点方向切开

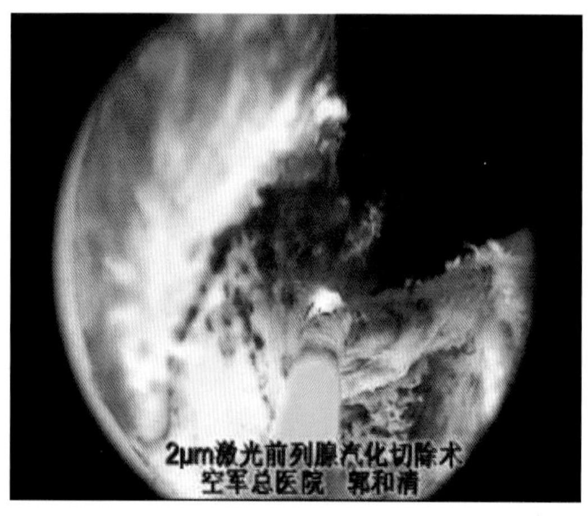

图 10-37 膀胱颈部 7 点方向切开

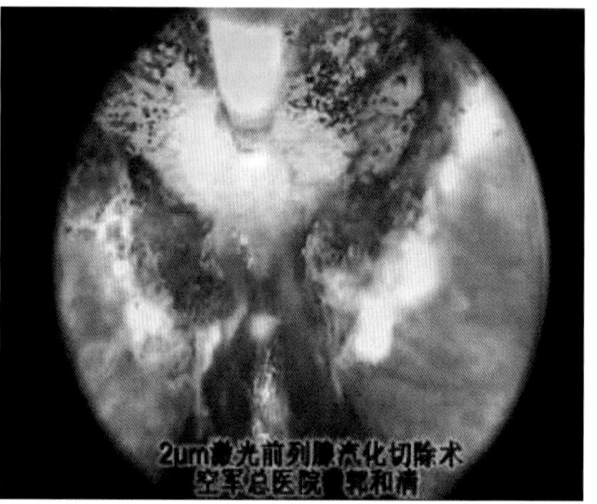

图 10-38 膀胱颈部 12 点方向切开

经过上述步骤，增生的前列腺腺体被分割为 3 个基本分区。根据前列腺腺体增生大小不同，再将每个腺体基本分区进一步分割成 1 ～ 3 个次级分区，深至前列腺包膜，以便于切除。分割侧叶时，在精阜一侧沿前列腺包膜将尖部组织剜除，以使腺体分割边界清楚，避免汽化切除过程中对尿道外括约肌的损伤。块状切除腺体组织时，按照先中叶后侧叶的顺序进行，在每个分区内逐块横行汽化切除前列腺组织，直至精阜近端，全部切割组织块的最大横径保持在 1.5 cm 以下（图 10-39 ～图 10-42）。

最后，精细切割或汽化前列腺尖部组织。经操作镜鞘冲洗出组织碎块后，收集切除组织并称重后送病理检查。观察确认前列腺部尿道无活动性出血、膀胱内无残留组织块后，留置 3 腔气囊尿管，结束手术（图 10-43）。

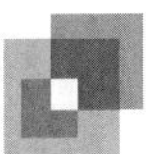

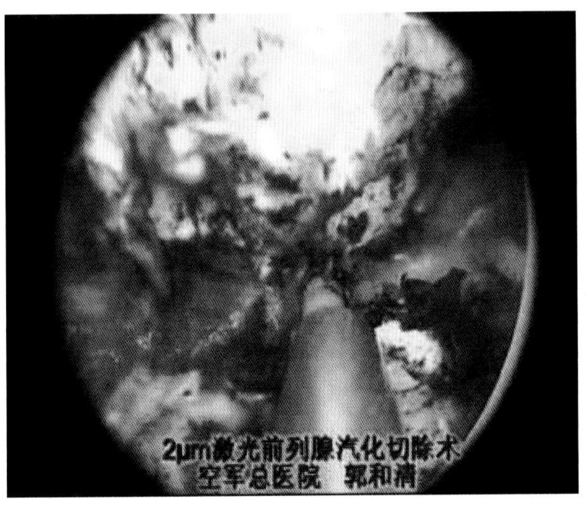

图 10-39　前列腺中叶切割

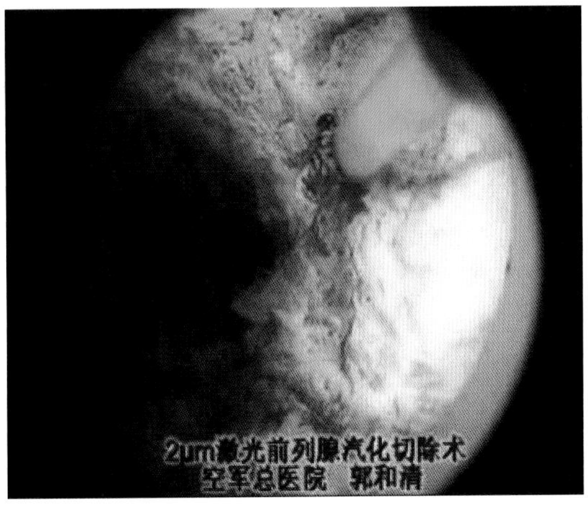

图 10-40　前列腺左侧叶切割

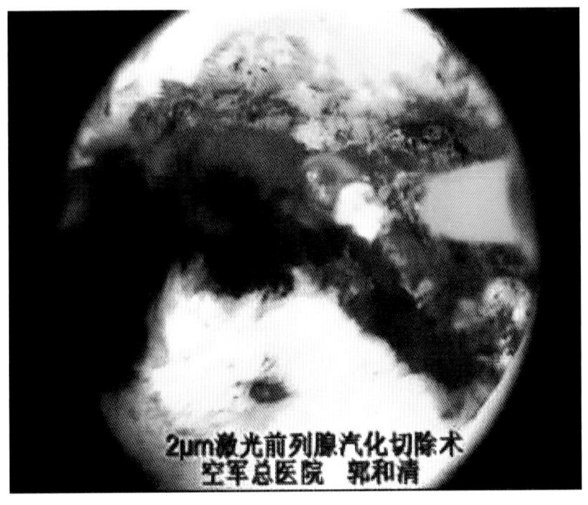

图 10-41　前列腺前基质切割

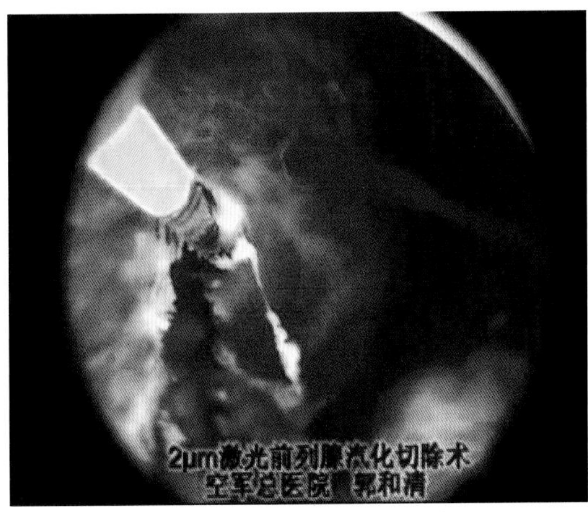

图 10-42　前列腺右侧叶切割

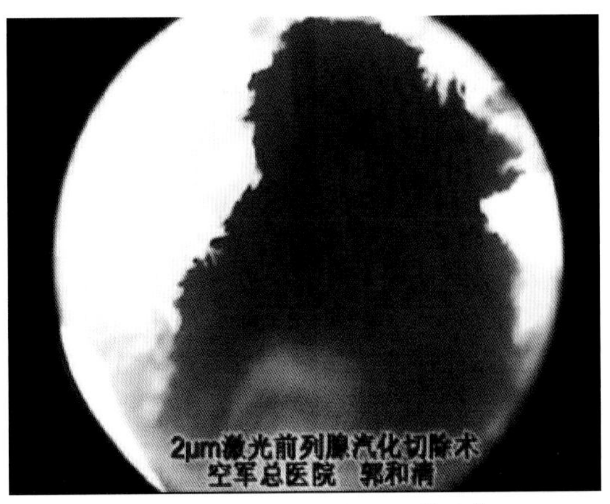

图 10-43　切割完成后尿道改变

（五）术后处理

（1）预防性应用抗生素及对症支持治疗。
（2）根据患者尿液颜色变化给予持续或间断膀胱冲洗。
（3）保留导尿 5 ～ 7 天。
（4）观察患者去除导尿管后自行排尿情况。
（5）门诊定期复查。

（六）术中注意事项

（1）明确解剖结构，避免损伤尿道括约肌导致真性尿失禁。
（2）避免直肠损伤。

（七）术后并发症及处理

（1）血尿：一般术后 2 天左右自行停止。如出血量较大可行导尿管球囊牵引加压止血。

（2）术后短暂性尿失禁：患者长期前列腺增生尿道出口梗阻可导致尿道括约肌功能下降，术后出现短暂性尿失禁，患者加强盆底肌收缩练习后均可恢复。

（郭和清　李　迪）

第七节　机器人辅助腹腔镜前列腺增生摘除术

良性前列腺增生是老年男性常见病，是引起老年男性下尿路症状的最主要原因，经尿道前列腺电切术被认为是 BPH 外科治疗的“金标准”。而各种激光技术的出现，让前列腺增生的治疗更加的微创化。技术的进步是传统的开刀治疗前列腺增生逐步淡出视野。然而随着腹腔镜和机器人辅助腹腔镜的发展，是否能够给这一传统技术带来重生的机会，仍然需要研究，笔者科室近年来对与机器人辅助腹腔镜治疗前列腺增生进行一些初步的探索。

较之传统技术，机器人辅助腹腔镜技术治疗前列腺增生有以下几个优势：①创伤小，恢复快。②微观视野好，止血、缝合更加精细。③特有的 3D 视野和灵活的机械臂，使前列腺窝的缝合更加容易。④术后冲洗时间更短。但机器人辅助腹腔镜也存在一些缺点：①相对化费昂贵。②同目前前列腺增生治疗金标准——内镜技术相比较，恢复较慢。③技术相对复杂，学习曲线长。④硬件要求高，难以普及。

（一）术前注意事项

术前评估应包括残余尿量测定，尿常规和尿培养，前列腺特异性抗原，IPSS 症状评

分，尿流动力学检查。尿潴留患者应留置导尿等处理。考虑感染者，需要予以应用抗生素。经直肠超声测量前列腺大小，尤其是内外腺体积。对于前列腺癌可疑病例，需要行前列腺穿刺活检排除之。控制血糖、血压。

由于麻醉选择为全麻，术前需要行心动超声、血常规、生化和凝血等检查。术前停用抗凝药物，并术前常规备血。

（二）手术适应证

具有中重度 LUTS 合并明显影响生活质量的 BPH 患者可选择手术治疗，特别是药物治疗效果不佳或不耐受药物治疗的患者。

当出现 BPH 相关的并发症时，应当采取手术治疗：

（1）反复尿潴留或充溢性尿失禁；

（2）反复血尿，药物治疗无效；

（3）膀胱结石；

（4）继发上尿路积水；

（5）合并疝、严重的痔疮或脱肛等；

（6）BPH 患者合并膀胱大憩室，腹股沟疝、严重的痔疮或脱肛，临床判断不解除下尿路梗阻难以达到治疗效果者，应当考虑外科治疗；

（7）反复残余尿量的测定大于 50 mL 尤其是残余尿明显增多以致充溢性尿失禁的患者应当考虑外科治疗。

（三）手术禁忌证

（1）严重的心肺功能障碍，不能耐受麻醉者；

（2）严重的血液系统障碍，不能纠正的出血性疾病；

（3）急性泌尿系感染；

（4）严重肝肾功能异常者。

（四）手术步骤

1. 体位和术前准备

全麻成功后，先取平卧位，常规消毒铺巾，留置 F18 号导尿管，10 mL 生理盐水充盈气囊。

建立气腹。先以脐部刺小口，垂直皮肤方向置入气腹针。当内芯弹入并有明显突破感时，表示气腹针进入腹腔。接气腹后，此时气腹压应当小于 10 mmHg，持续进入二氧化碳气体，保持气腹压力在 15 mmHg。

观察镜套管可根据患者身高放置在脐部或者脐部上下，纵行切开一小口，插入 12 mm 套管，作为观察镜通道。观察镜左右两侧下外 8 ～ 10 cm 处，分别置入 2 号和 1 号操作臂。如需要三臂，可置于 2 号操作臂外下 8 ～ 10 cm 处，辅助通道置于 1 号臂和观察通道之间内上 8 cm 处。如不需要三臂，可在 1 号臂、2 号臂和观察通道之间内上

8 cm 处分别置入 2 个辅助通道。

当建立操作通道后，改平卧位为 30° 头低脚高的 Trendelenburg 体位。机器人以脐正中线为轴向患者分开的两腿间移动，对接观察镜和操作臂。1 号臂放置单极弯钳，2 号臂放置双极钳，3 号臂放置抓钳。

2. 手术操作步骤

（1）进入耻骨后间隙，显露前列腺：高位切断脐正中韧带处腹膜，离断两侧旁正中韧带，沿腹壁和腹膜间疏松组织进入耻骨后间隙。腹膜切口向两侧扩大，直至内环处。前列腺表面附着较多脂肪结缔组织，予以剔除清晰显示膀胱前壁和前列腺（图 10–44）。

（2）打开膀胱前壁，并将膀胱切缘缝合悬吊在侧腹壁上。同时，将尿管退至尿道内口处（图 10–45）。

（3）显露膀胱腔后，仔细辨认双侧输尿管位置，放置术中损伤可能。沿膀胱颈部后唇处打开做弧形切开，锐钝结合分离进入外科包膜下，进行环形游离，类似开放手术中手指的作用，第三臂将腺体从前列腺窝中提出，同时以电凝处理外科包膜上的出血点。助手的吸引器深入，协助钝性分离和吸取出血（图 10–46）。

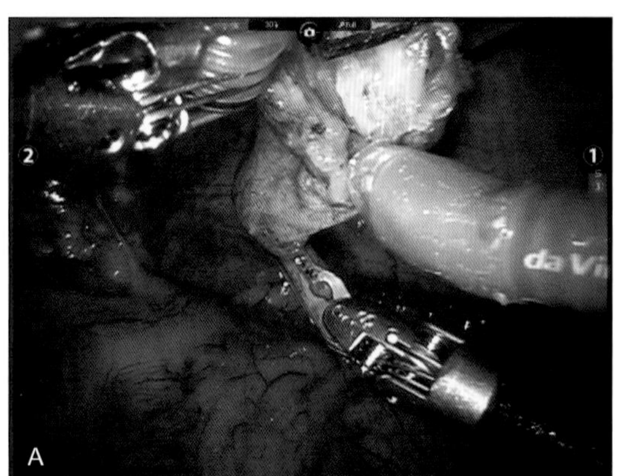

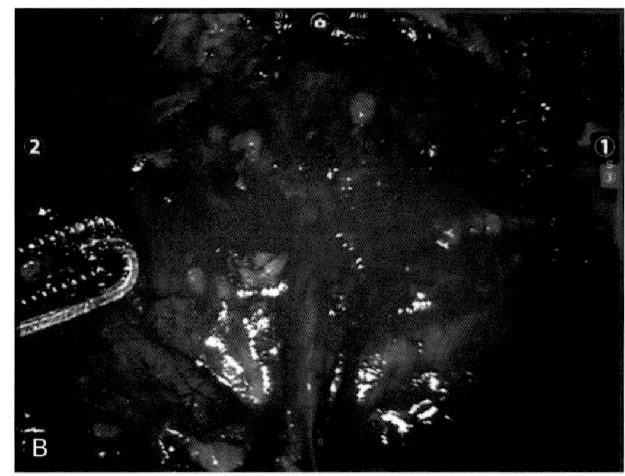

图 10–44　高位切开脐正中韧带，显露膀胱前壁和前列腺

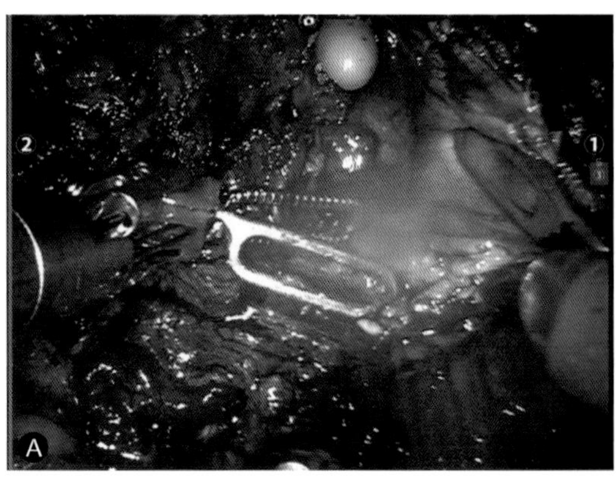

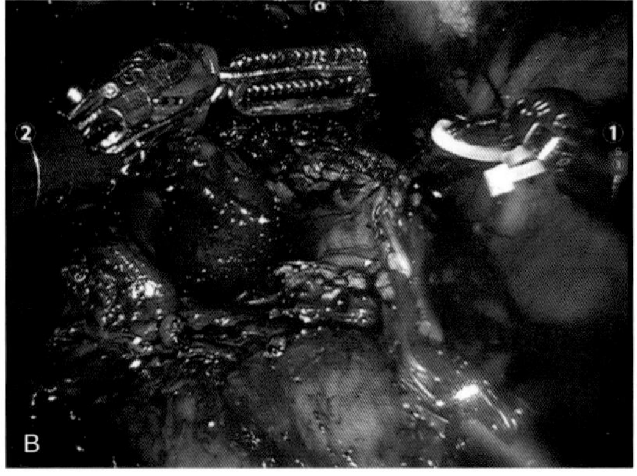

图 10–45　膀胱前壁切开暴露膀胱腔

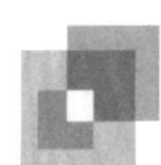

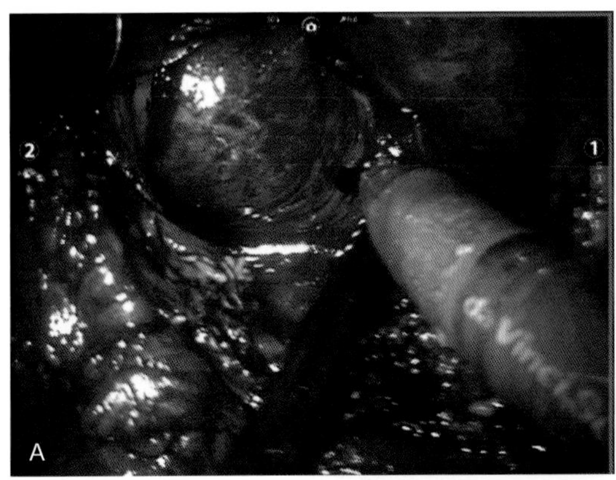

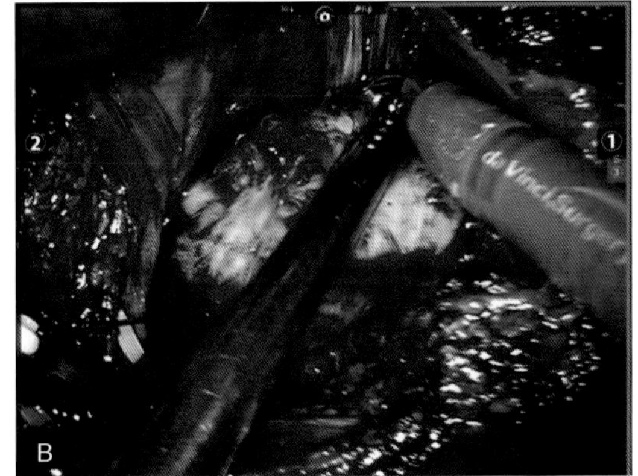

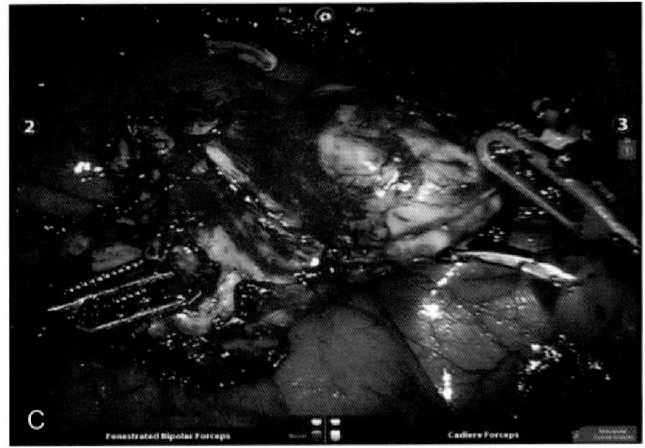

图 10–46　增生腺体的剜除

（4）将标本置于标本袋内另置于他处。仔细检查前列腺窝，进一步以电凝处理出血点，检查辨认双侧输尿管开口情况。尿管深入膀胱内，用 0 号倒刺线环形缝合前列腺窝创缘，尤其注意 5 点、7 点的缝合。如前列腺窝创缘欠光整，需要对内口进行成型。注意缝合过程当中对双侧输尿管开口的保护（图 10–47）。

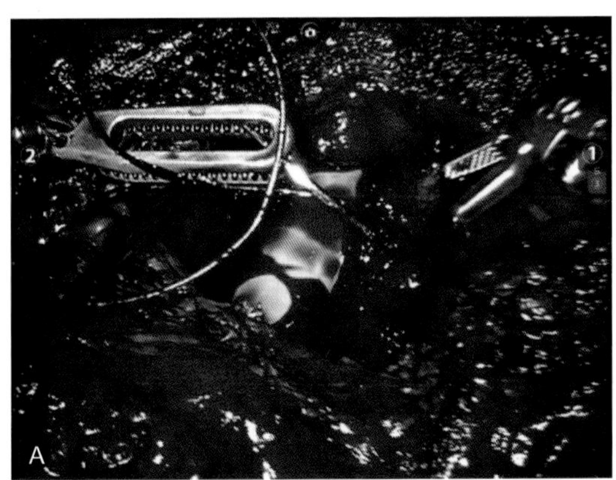

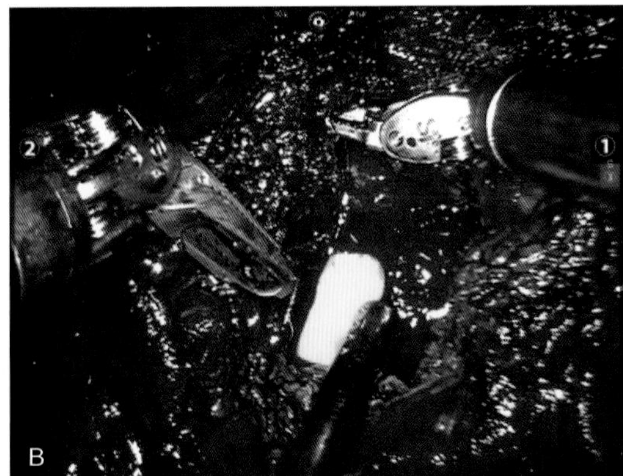

图 10–47　前列腺窝缝合止血

（5）剪除膀胱前壁切缘的牵引线，以 0 号倒刺线缝合膀胱前壁，缝合时保留一大小约 0.5 cm 小口，同时将引流管自辅助操作通道内引入，作为膀胱造瘘管，观察无明显尿外渗，置入标本袋，完整取出标本，卸除机械臂，逐层缝合伤口。同时留置盆腔引流管（图 10–48）。

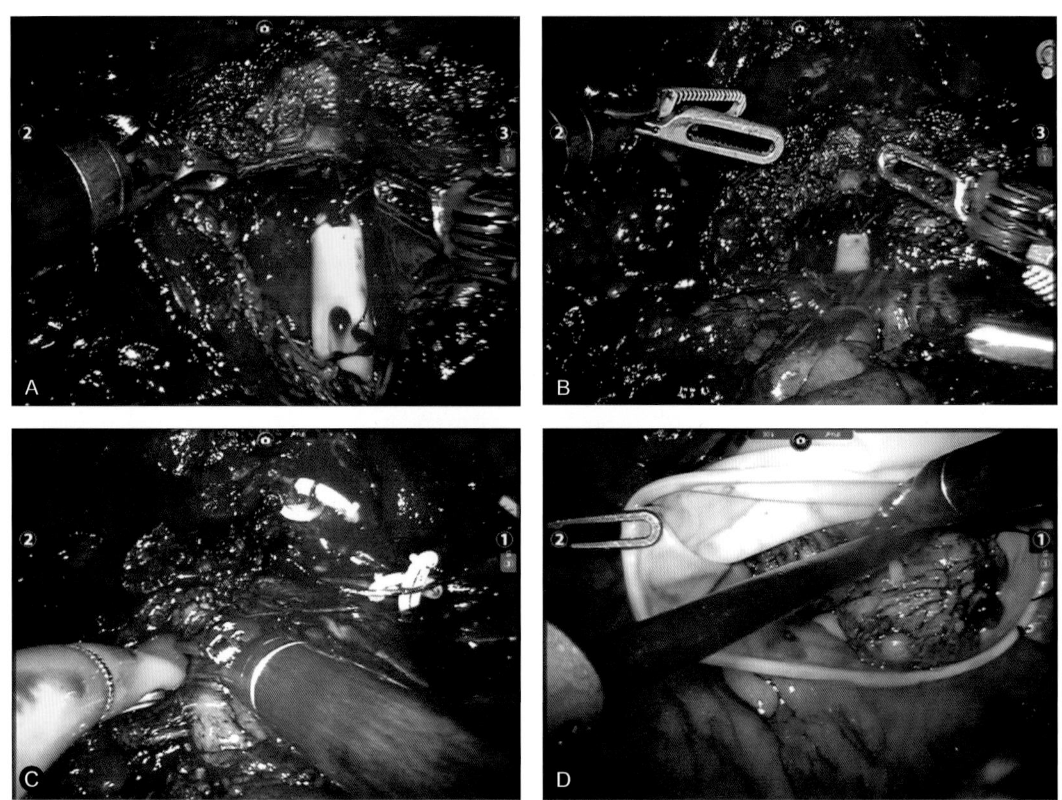

图 10–48　膀胱前壁缝合及引流管放置

（五）术后处理

1. 饮食与体位

一般在术后肛门排气或肠鸣音恢复后即可进食，同时可给予静脉营养支持。患者术后麻醉清醒，生命体征稳定，则取头高脚低仰卧位，以利渗出液的引流。

2. 预防感染

术后需给予预防性的抗感染药物，根据手术是否顺利、手术时间长短及患者的自身情况决定，一般 3 ～ 5 天。

3. 预防下肢深静脉血栓形成

鼓励患者术后早期主动或被动活动，必要时患者可穿下肢加压服，以预防此类并发

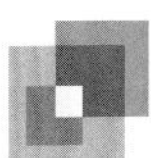

症的发生。

4. 引流管的拔除

术后持续引流，待引流液基本消失可拔除。术后若有持续的吻合口漏尿则应待漏口愈合后或者窦道形成后再拔管。

5. 导尿管留置时间

一般根据手术中膀胱颈是否损伤及膀胱缝合而定，若膀胱颈完整且膀胱前壁满意，可早期拔管。若手术后出现了吻合口瘘，则需待瘘口闭合后再拔管。

（韩毅力　姜永光）

参考文献

[1] Wasson J H, Reda D J, Bruskewitz R C, et al.A comparison of transurethral surgery with watchful waiting for moderate symptoms of benign prostatic hyperplasia. The Veterans Affairs Cooperative Study Group on Transurethral Resection of the Prostate[J]. N Engl J Med, 1995, 332 (2) : 75–79.

[2] Yang Q, Peters T J, Donovan J L, et al. Transurethral incision compared with transurethral resection of the prostate for bladder outlet obstruction: a systematic review and meta–analysis of randomized controlled trials[J]. J Urol, 2001, 165 (5) : 1526–1532.

[3] Tubaro A, Carter S, Hind A, et al. A prospective study of the safety and efficacy of suprapubic transvesical prostatectomy in patients with benign prostatic hyperplasia[J]. J Urol, 2001, 166 (1) : 172–176.

[4] 张心湜，潘柏年，叶敏．经尿道前列腺切除术 [M]// 吴阶平．吴阶平泌尿外科学．济南：山东科学技术出版社，2004：1209.

[5] Serretta V, Morgia G, Fondacaro L, et al. Open prostatectomy for benign prostatic enlargement in southern Europe in the late 1990s: a contemporary series of 1800 interventions[J]. Urology, 2002, 60 (4) : 623–627.

[6] Te A E, Malloy T R, Stein B S, et al. Photoselective vaporization of the prostate for the treatment of benign prostatic hyperplasia: 12–month results from the first united states multicenter prospective trial[J]. J Urol, 2004, 172: 1404–1408.

[7] 刘萃龙，欧阳昀，郭建军，等．选择性激光前列腺汽化术疗效及安全性分析 [J]. 中国临床医生，2013，41（11）：51–53.

[8] 赵豫波，刘萃龙，于春杰，等．抗凝替代治疗在经尿道前列腺绿激光汽化术中的应用价值分析 [J]. 中国全科医学，2014，17（11）：1317–1319.

[9] 赵豫波，刘萃龙，于春杰，等．抗凝条件下经尿道前列腺绿激光汽化术 55 例 [J]. 中国临床医生，2013，41（4）：45–47.

[10] 欧阳昀，刘萃龙，关维民．术前口服非那雄胺对绿激光前列腺汽化术汽化效率的影响 [J]. 中国激

光医学杂志，2012，21（3）：160-164.

[11] Chung D E, Te A E. New techniques for laser prostatectomy: an update[J]. Ther Adv Urol, 2009, 1 (2) : 85-97.

[12] Okamura K, Nojiri Y, Seki N, et al. Perioperative management of transurethral surgery for benign prostatic hyperplasia: A nationwide survey in Japan[J]. Int J Urol, 2011, 18(4): 304-310.

[13] Ruszat R, Seitz M, Wyler S F, et al. Green light laser vaporization of the prostate: single-center experience and long-term results after 500 procedures[J]. Eur Urol, 2008, 54 (4) : 893-901.

[14] Sandhu J S, Ng C, Vanderbrink B A, et al. High-power potassium-titanyl-phosphate photoselective laser vaporization of prostate for treatment of benign prostatic hyperplasia in men with large prostates[J]. Urology, 2004, 64 (6) : 1155-1159.

[15] Rajbabu K, Chandrasekara S, Barber NJ, et al. Photoselective vaporization of the prostate with the potassium-titanyl-phosphate laser in men with prostates of >100 ml[J]. BJU Int, 2007, 100 (3) : 593-598.

[16] Ruszat R, Wyler S F, Seitz M, et al. Comparison of potassium-titanyl-phosphate laser vaporization of the prostate and transurethral resection of the prostate: update of a prospective non-randomized two-centre study[J]. BJU Int, 2008, 102 (10) : 1432-1438.

[17] 鹿尔驯，关维民．前列腺激光外科进展[J]．中华泌尿外科杂志，2005，26（1）：68-70.

[18] Bouchier-Hayes D M, Van Appledorn S V, Bugeja P, et al. A randomized trial of photoselective vaporization of the prostate using the 80-W potassium-titanyl-phosphate laser vs transurethral prostatectomy, with 1 year follow-up[J]. BJU Int 2010, 105 (7) : 964-969.

[19] Lee R, Gonzalez R R, Te A E. The evolution of photoselective vaporization prostatectomy (PVP) : advancing the surgical treatment of benign prostatic hyperplasia[J]. World J Urol, 2006, 24 (4) : 405-409.

[20] Bachmann A, Schurch L, Ruszat R, et al. Photoselective vaporization (PVP) versus transurethral resection of prostate (TURP) : a prospective bi-center study of perioperative morbidity and early functional outcome[J]. Eur Urol, 2005, 48 (6) : 965-972.

[21] Bouchier-Hayes D M, Anderson P, Van Appledorn S, et al. KTP laser versus transurethral resection of prostate: early results of a randomized trial[J]. J Endourol, 2006, 20 (8) : 580-585.

[22] Horasanli K, Silay M S, Altay B, et al. Photoselective potassium titanyl phosphate (KTP) laser vaporization versus transurethral resection of the prostate for prostate larger than 70 ml: a short-term prospective randomized trial[J]. Urology, 2008, 71 (2) : 247-251.

[23] Capitán C, Blázquez C, Martin M D, et al. GreenLight HPS 120-W laser vaporization

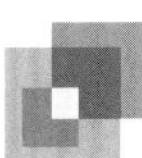

versus transurethral resection of the prostate for the treatment of lower urinary tract symptoms due to benign prostatic hyperplasia：a randomized clinical trial with 2-year follow-up[J]. Eur Urol，2011，60（4）：734-739.

[24] 吴阶平．吴阶平泌尿外科学 [M]. 济南：山东科学技术出版社，2006：1216-1223.

[25] Sarica K，Alkan E，Lüleci H，et al. Photoselective vaporization of the enlarged prostate with KTP laser：long-term results in 240 patients[J]. J Endourol，2005，19（10）：1199-1202.

[26] Kim H S，Cho M C，Ku J H，et al.The efficacy and safety of photoselective vaporization of the prostate with a potassium-titanyl-phosphate laser for symptomatic benign prostatic hyperplasia according to prostate size：2-year surgical outcomes[J]. Korean J Urol，2010，51（5）：330-336.

[27] Bowen J W，Whelan J P，Hopkins R B，et al. Photoselective vaporization of the prostate for the treatment of benign prostatic hyperplasia[J]. Ont Health Technol Assess Ser，2013，13（2）：1-34.

[28] 刘萃龙，赵豫波．绿激光在泌尿外科的临床应用 [J]. 中国临床医生，2013，41（11）：1-3.

[29] 赵豫波，刘萃龙．PVP 治疗前列腺增生症应关注的问题 [J]. 中国临床医生，2013，41（11）：9-11.

[30] 刘萃龙，欧阳昀，关维民，等．160 W 绿激光治疗前列腺增生症临床研究 [J]. 中国激光医学杂志，2012，21（3）：155-159.

[31] 刘萃龙，周茂军．绿激光在泌尿外科中的应用 [J]. 转化医学杂志，2013，2（1）：56-58.

[32] 刘萃龙，欧阳昀，郭建军，等．选择性绿激光前列腺汽化术治疗良性前列腺增生症疗效观察 [J]. 中华外科杂志，2013，51（2）：115-118.

[33] 刘萃龙，欧阳昀，鹿尔驯，等．根据前列腺体积估算选择性绿激光前列腺汽化术中能量消耗的可行性研究 [J]. 中华外科杂志，2010，48（10）：758-760.

[34] 刘萃龙，高雪松，郭建军，等．绿激光能量消耗与汽化切除前列腺组织相关性研究 [J]. 中国误诊学杂志，2009，9（13）：3093-3094.

[35] Kabalin J N. Holmium：YAG laser prostatectomy canine feasibility study[J]. Lasers Surg Med，1996，18（3）：221-224.

[36] Gilling P J，Cass C B，Cresswell M D，et al. Holmium laser resection of the prostate：preliminary results of a new method for the treatment of benign prostatic hyperplasia[J]. Urology，1996，47（1）：48-51.

[37] Gilling P J，Kennett K，Das A K，et al. Holmium laser enucleation of the prostate（HoLEP）combined with transurethral tissue morcellation：an update on the early clinical experience[J]. J Endourol，1998，12（5）：457-459.

[38] van Rij S，Gilling P J. In 2013，holmium laser enucleation of the prostate（HoLEP）may be the new ‘gold standard’[J]. Curr Urol Rep，2012，13（6）：427-432.

[39] Vincent M V V，Gilling P J. HoLEP has come of age[J]. World J Urol，2015，33（4）：487-493.

[40] Gratzke C, Bachmann A, Descazeaud A, et al. EAU Guidelines on the Assessment of Non–neurogenic Male Lower Urinary Tract Symptoms including Benign Prostatic Obstruction[J]. Eur Urol, 2015, 67 (6) : 1099–1109.

[41] 那彦群，叶章群，孙颖浩．中国泌尿外科疾病诊断治疗指南[M]. 2014.

[42] Holmium: YAG surgical lasers[J]. Health Devices, 1995, 24 (3) : 92–122.

[43] 孙颖浩，杨波．钬激光在泌尿外科中的应用[J]. 中华泌尿外科杂志，2005，26（1）：62–64.

[44] Gilling P. Holmium laser enucleation of the prostate (HoLEP) [J]. BJU Int, 2008, 101 (1): 131–142.

[45] 刘可，肖春雷，马潞林．钬激光前列腺剜除术治疗良性前列腺增生的自学学习曲线[J]. 中国微创外科杂志，2016，16（1）：31–34.

[46] Herrmann T R, Bach T, Imkamp F, et al.Thulium laser enucleation of the prostate (ThuLEP) T: tansurethral anatomical prostatectomy with laser support. Introduction of a novel technique for the treatment of benign prostatic obstruction[J]. World J Urol, 2010, 28 (1) : 45–51.

[47] Fried N M,Murray K E. High–power thulium fiber laser ablation of urinary tissues at 1.94 microm[J]. J Endourol, 2005, 19 (1) : 25–31.

[48] Fried N M. High–power laser vaporization of the canine prostate using a 110 W Thulium fiber laser at 1.91 microm[J]. Lasers Surg Med, 2005, 36 (1) : 52–56.

[49] Bach T, Herrmann T R, Ganzer R, et al.RevoLix vaporesection of the prostate: initial results of 54 patients with a 1–year follow–up[J]. World J Urol, 2007, 25 (3) : 257–262.

[50] 孙邕，罗光恒，孙兆林．2 μm 激光治疗良性前列腺增生研究进展[J]. 中华腔镜泌尿外科杂志，2010，4（1）：155–158.

[51] 杨秀书，罗光恒，孙兆林，等．120 W 与 70 W 2 μm 激光治疗大体积良性前列腺增生的对比研究[J]. 中华泌尿外科杂志，2011，32（5）：356.

[52] Netsch C, Bach T, Herrmann T R, et al.Thulium: YAG VapoEnucleation of the prostate in large glands: a prospective comparison using 70–and 120–W 2 μm lasers[J]. Asian J Androl, 2012, 14 (2) : 325–329.

[53] Bach T, Huck N, Wezel F, et al.70 vs 120 W thulium: yttrium–aluminium–garnet 2 microm continuous–wave laser for the treatment of benign prostatic hyperplasia: a systematic ex–vivo evaluation[J]. BJU Int, 2010, 106 (3) : 368–372.

[54] Netsch C Y, Bach T, Pohlmann L, et al.Comparison of 120–200 W 2 μm Thulium: Yttrium–Aluminum–Garnet Vapoenucleation of the Prostate[J]. J Endourol, 2012, 26 (3) : 224–229.

[55] 叶敏．电汽化手术[M]// 吴阶平．吴阶平泌尿外科学．济南：山东科学技术出版社，2004：1228.

[56] 杨勇，孙东翀，张旭，等．经尿道 2 μm 激光分割式汽化切除术治疗良性前列腺增生[J]. 中华泌

尿外科杂志，2009，30（11）：753–756.

[57] 郭和清，周高标，刘红明，等．经尿道 2 μm 激光前列腺剜除术治疗良性前列腺增生的疗效分析 [J]. 中华泌尿外科杂志，2011，32（6）：411–414.

[58] 郭和清，刘红明，周高标，等．经尿道 2 μm 激光前列腺剜除术与经尿道前列腺电切术治疗 BPH 的多中心比较研究 [J]. 临床泌尿外科杂志，2012，27（12）：927–930.

第十一章　良性前列腺增生症的其他微创外科治疗

开放前列腺摘除手术及经尿道前列腺切除术是BPH外科治疗中最常用的术式，其中经尿道前列腺切除术（TURP）更是被学界推崇为手术治疗BPH的金标准。得益于腔内技术的进步、手术器械及材料科学的发展，微创治疗逐渐融入BPH治疗中，微创治疗的方法与技术也在不断地补充与改进，成为治疗BPH的重要补充。本章将对BPH的其他外科治疗进行简要的介绍。

BPH的其他微创外科治疗包括经尿道微波治疗（Transurethral Microwave Thermotherapy，TUMT）、经尿道针刺消融治疗（Transurethral Needle Ablation，TUNA）、高强度聚焦超声治疗（High-Intensity Focused Ultrasound，HIFU）、前列腺栓塞术(Percutaneous Prostatic Artery Embolization，PAE)及尿道内支架(Stent)治疗及经尿道前列腺球囊扩张术（Transurethral Balloon Dilatation of Prostate，TUDP）。

（一）经尿道微波治疗

微波是为频率300 MHz～300 GHz范围内的电磁波。微波作用于生物体，使体内组织极性分子吸收微波能量后处于一种激动状态，进行快速的往返运动，与相邻分子不断摩擦而将微波能转化为热能，对组织起凝固作用，即微波的生物热效应。人体中主要的极性分子是水分子。医学中使用的微波频率为434 MHz、950 MHz和2450 Hz。各种微波治疗设备均依据微波的生物热效应，即使组织温度超过45 ℃进而发生凝固性坏死。

微波热疗最早于1982年Yerushalmi报道用于晚期前列腺癌的治疗，1985年，他们尝试使用微波热疗治疗高危BPH，取得了初步疗效。1987年，Linder等报道并推广了微波热疗在BPH治疗中的经验。此后国内外许多学者报道了微波热治在BPH治疗中的应用，并指出微波治疗在降低患者IPSS评分及提高最大尿流率方面的治疗效果值得肯定。

微波热疗的加热途径包括经尿道、经直肠及经体外照射三种。经尿道微波热疗是将微波发热探头插入尿道内，使微波辐射置于前列腺中央位置，是微波热疗治疗BPH的主要途径。TUMT被认为可部分缓解BPH患者的尿流率和LUTS。

TUMT适用于药物治疗无效（或不愿意长期服药）而又不愿意接受手术的患者，以及伴反复尿潴留而又不能接受外科手术的高危患者。

由于微波在尿道局部的穿透深度为6～7 mm，行TUMT治疗时，仅需要采用尿道

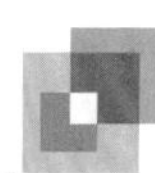

的表面麻醉即可，治疗时应注意温度的控制，主要是两个方面：一方面要避免尿道黏膜的热损伤，另一方面要使前列腺深部温度高于前列腺细胞发生毒性反应的阈值（45℃）。术中应检测局部温度变化，一般使尿道温度维持于 42 ～ 47 ℃（小于 55℃）使尿道黏膜的温度较增生腺体温度低。这样，既能增加患者的耐受性，并且能最大限度地保持尿道的完整性。

微波热疗的并发症包括术后血尿、尿路刺激症状、尿路感染及急性尿潴留等，少数的患者会出现性功能障碍。微波热疗的短期效果尚可，但 5 年的再治疗率高达 84.4 %；其中药物再治疗率达 46.7 %，手术再治疗率为 37.7 %，因此在临床选择时应慎重。

（二）经尿道针刺消融术

射频（Radiofrequency）是指频率范围 150 Hz ～ 1 MHz 的电磁波，射频消融（Radiofrequency Ablation，RFA）是通过插入的电极将射频能量输送到组织内，使电极周围的组织中的离子激发、振荡摩擦产热而直接毁损病灶。

在 BPH 的治疗中，穿刺进针的途径包括经尿道、经直肠和经前列腺三种途径，其中已经尿道针刺消融术最为常用。国内外研究指出 TUNA 治疗后可以引起实验动物前列腺和人体前列腺组织坏死和空洞缺损，病理检查可见前列腺组织有坏死区。此外，TUNA 治疗后前列腺腺体传入神经纤维和 α 受体受到破坏，对膀胱出口梗阻（Bladder Outlet Obstruction，BOO）的改善有一定作用。

TUNA 治疗 BPH 尚无统一标准。目前认为 TUNA 适用于 PV ＜ 75 mL，不能接受外科治疗的高危患者，对一般患者不推荐作为一线疗法。治疗预后与穿刺位置，作用平面有关，充足的穿刺点，准确的消融定位和适当的治疗温度（＞ 60 ℃）是良好疗效的前提。报道指出术后 LUTS 改善 50 % ～ 60 %，最大尿流率平均增加 40 % ～ 70 %，TUNA 治疗的并发症包括：①尿潴留，可能与治疗后组织水肿压迫有关（13.3 % ～ 41.6 %）；②血尿，可能与尿道针刺有关；③尿路刺激症状（40%），一般 1 周内出现，4 周后则会消失；④尿路感染且经常发生；⑤尿道狭窄（＜ 1.5%）；⑥逆行性射精；⑦勃起功能障碍。此外，相关报道指出 3 年需要接受 TURP 的患者约 20 %。TUNA 治疗 BPH 的远期疗效仍需进一步的观察和研究。

（三）高强度聚焦超声治疗

高强度聚焦超声是一种超声微创外科热疗技术，其基本原理是利用聚焦探头在特定的距离发射高强度聚焦超声波作用在病灶区域并产生热凝固坏死，达到无创性切除靶组织的目的。HIFU 治疗前列腺增生通过组织的坏死、脱落、吸收而使梗阻及尿频症状明显缓解，表现为尿流率的增加和残余尿的减少，治疗平稳，安全有效。HIFU 治疗前列腺增生，超声波可从几个方向进入，即所谓的不同路径，包括有经腹部路径、经直肠路径和经会阴路径，经会阴路径是临床上最为常用的路径。

HIFU 的适应证包括：Q_{max} ＜ 10 mL/s，IPSS ＜ 12 分，每次排尿量（VV）＜ 85 mL，伴有明显 LUTS 者；前列腺体积较大，突入膀胱＞ 20 mm，高龄，一般情况较差，伴有心脑肺疾病及糖尿病等无法接受外科手术治疗的患者。

禁忌证：前列腺内有钙化灶，神经源性膀胱，急性泌尿系感染未控制，前列腺超声显示较差及患者无法配合者。

HIFU 治疗后的不良反应有：皮肤损伤、尿路刺激征、治疗区疼痛、肛门不适及其他一些少见的不良反应，但多无须特殊处理。可能出现的并发症包括急性尿潴留、导尿管留置时间过长、血尿、直肠壁损伤及逆行射精、血精等。

HIFU 的优势在于：创伤小，无须开刀、手术过程无出血，对周围组织无损伤；无须麻醉，避免麻醉风险；可反复治疗；方法简单、安全，定位准确，治疗时间短，甚至可以门诊进行。

HIFU 治疗前列腺增生远期疗效存在反弹的问题，研究指出治疗前列腺体积较大且明显突入膀胱、膀胱颈挛缩及神经源性膀胱的患者远期疗效欠佳，因此，伴有上述症状的 BPH 患者不宜首选 HIFU 治疗。此外，HIFU 治疗的长期随访研究尚缺乏报道，因此仍需要进一步研究明确是否存在远期并发症。

（四）前列腺栓塞术

前列腺动脉栓塞术是通过栓塞双侧前列腺动脉从而阻断前列腺的大部分血供，使部分前列腺组织缺血坏死，前列腺体积缩小，临床症状缓解，达到治疗前列腺良性增生的技术。该技术最初用于治疗难以控制的前列腺出血，后来发现这种治疗手段同时能够改善 BPH 引起的 LUTS。

PAE 的适应证及禁忌证目前尚无循证医学证据或专家共识。一般认为，年龄＞ 40 岁的男性患者，前列腺体积大于 30 cm^3，诊断为前列腺良性增生并合并严重下尿路症状，药物治疗 6 个月效果不明显，国际前列腺症状评分（International Prostate Symptom Score，IPSS）＞ 18 分，生活质量评分（QOL）＞ 3 分，或有急性尿路梗阻症状药物治疗无效者。此外，还应包括拒绝手术治疗的患者及体弱或合并严重内科疾病不能耐受外科手术者。术前已经超声或 PSA 检测证实的恶性肿瘤，大的膀胱憩室，大的膀胱结石，慢性肾衰竭，CTA 证实的髂内动脉或前列腺动脉的过度迂曲、硬化，活动的尿路感染，凝血功能异常，逼尿肌功能障碍、神经源性膀胱。此外，还应包括碘过敏者，心、肝功能严重障碍者，血管畸形者。前列腺动静脉瘘也可以作为一个相对禁忌证。

作为一项新兴的治疗技术，国内外均已有临床应用的报道，其临床成功率值得肯定，但是，目前仍缺乏大宗的临床试验及随访证据。在并发症方面包括导丝导管断裂、血管穿孔，内膜撕裂，腹膜后血肿等操作相关的并发症，严重的栓塞并发症包括误栓导致非靶器官缺血，最常见的为膀胱缺血，保守治疗无效情况下需行外科手术切除坏死的膀胱壁。轻度的并发症包括尿道感染、血尿、大便带血、血精、中轻度疼痛、暂时性闭尿、排尿困难、龟头炎等，还包括一些不良反应，如尿道烧灼感、肛门烧灼感、热感等。

（五）尿道内支架

前列腺支架是通过内镜放置于前列腺部尿道的金属（或聚亚氨酯）装置。前列腺支

架治疗BPH有手术时间短、出血少、恢复快、局麻、可长期放置及其可重复性。自1980年，国外学者首次使用螺旋支架治疗BPH以来。前列腺支架在材料方面经历了不锈钢、镍钛合金、可吸收生物降解材料、西罗莫司聚丙交酯－乙交酯支架的演变，在支架形状上经历了从最初的螺旋形支架到目前的网状支架的转变。

前列腺支架治疗BPH的适应证尚无统一标准。目前国内外学者认为前列腺支架可用于任何有LUTS的BPH，尤其适用于无法耐受手术、麻醉及不愿手术或不宜手术的患者。

禁忌证方面，有下列情况者应慎重选择：①单纯中叶增生或以中叶增生为主时，支架不易支撑到突入膀胱的组织，而且支架容易向远端尿道移位。②前列腺尿道长度小于2 cm时支架不易固定于尿道内，亦不宜采用本技术。③合并尿道狭窄或膀胱颈挛缩时应首先治疗尿道狭窄和膀胱颈挛缩。④泌尿系统急性感染时应待感染控制后再行支架置入治疗。⑤合并膀胱结石的患者应在支架置入治疗前或置入治疗同时治疗膀胱结石。⑥合并膀胱肿瘤的患者。⑦尿道留置尿管者应在耻骨上膀胱造瘘1～2周后再行支架治疗。⑧糖尿病或有出血性疾病患者。

前列腺支架的置入的方法包括：①膀胱小切口前列腺支架置入术主要适用于合并膀胱结石、估计不能通过膀胱镜经尿道取出者。②膀胱镜直视下前列腺支架置入术，优点在于可以在膀胱镜下观察尿道及膀胱内情况，并可同时发现下尿路存在的病变并给予相应处理，且直视下放置支架能够避免影像学监视下支架置入的误差，增加成功率及临床可操作性；缺点在于膀胱镜直视下只能观察到支架后端，会增加支架突入膀胱的可能，同时可能伴发膀胱镜的并发症，无法判断术后血尿是尿道损伤或是支架置入引起。③B超联合膀胱镜前列腺支架置入术，优点在于超声监视下可直接观测支架前端位置，膀胱镜直视观察支架后端，位置确切；缺点为操作相对较复杂，要求超声检测与术者之间配合进行，且膀胱镜操作存在一定的并发症。④B超引导下前列腺支架置入术，优点为B超引导下可以动态观察支架置入情况，及时了解支架位置，不需特殊体位，不需膀胱镜或其他手术设备；且根据超声检测可以客观判断支架置入后影响疗效的因素，及时对治疗方案做出修改，缺点在于无法直接观察前列腺部尿道长度，亦不能在直视下放置支架。

前列腺支架置入术治疗BPH术后近期有效率80.0％～93.3％前列腺支架置入术的并发症包括血尿、急迫性尿失禁，支架移位、钙化，支架闭塞、感染、慢性疼痛等。应当指出的是，前列腺支架置入并不能从根本上阻止前列腺腺体的继续增生，而且，异物置入对尿道黏膜的刺激还有可能会引起尿道黏膜的过度增生，这必然会对前列腺支架置入术的长期疗效造成影响。报道指出，前列腺支架置入术后6个月、12个月、24个月、36个月的总有效率为85％～87％、73％～77％、62％～64％、50％～76％。因此，在实际的临床使用中，不推荐作为一线选择，仅适用于伴反复尿潴留又不能接受外科手术的高危患者，作为改善严重下尿路梗阻的一种替代疗法。

（六）经尿道前列腺球囊扩张术

经尿道前列腺球囊扩张术最早由国外学者报道可以作为缓解BPH膀胱出口梗阻症状

的一线治疗方法，尤其适用于合并心血管疾病的老年患者。但经一段时间的临床使用和长期随访后发现其疗效并不理想，尤其在BOO复发，以及患者症状及尿动力学评价方面均不甚理想。因此，这项技术已不在BPH的推荐范围之内。

作为一项微创治疗技术，TUDP具有适应证广、创伤小、操作简单、操作风险小、住院时间短、患者花费低等诸多优势。国内学者对TUDP治疗中使用的复合球囊及扩张方式进行了持续的探索，取得了较好的临床效果，并自行改良设计了新型四腔高压气囊前列腺扩张导管。动物研究进一步指出复合球囊TUDP术通过有效扩张前列腺部尿道和膜部尿道改善排尿症状，同时对尿道外括约肌不造成明显功能损伤。其机理可能是充分而适当的扩张使前列腺部尿道黏膜脱落、炎性渗出、黏膜下前列腺组织大范围的出血、坏死，尿道明显变宽，但对尿道外括约肌并无功能性损伤，并使前列腺组织炎性浸润、平滑肌纤维变性及胶原含量减少使其无法回缩，而周围组织填塞入裂开的前列腺包膜使腺体无法复位而保持宽广的尿道间隙，上述综合作用使尿道明显变宽，增加了尿流通畅性。

由于其操作简单、创伤较小，有学者认为这一术式在基层医疗单位具有一定推广价值，但是，TUDP治疗后的症状复发及腺体的继续增生应引起注意。

参考文献

[1] 夏术阶，薛松．良性前列腺增生症的微创治疗进展[J]. 现代泌尿外科杂志，2012，17（2）：109–114.

[2] Thalmann G N, Graber S F, Bitton A, et al. Transurethral thermotherapy for benign prostatic hyperplasia significantly decreases infravesical obstruction: results in 134 patients after 1 year[J]. J Urol, 1999, 162（2）：387–393.

[3] Wagrell L, Schelin S, Nordling J, et al. Three–year follow–up of feedback microwave thermotherapy versus TURP for clinical BPH: a prospective randomized multicenter study[J]. Urology, 2004, 64（4）：698–702.

[4] Francisca E A, d' Ancona F C, Meuleman E J, et al. Sexual function following high energy microwave thermotherapy: results of a randomized controlled study comparing transurethral microwave thermotherapy to transurethral prostatic resection[J]. J Urol, 1999, 161（2）：486–490.

[5] 邵强，吕文成，张玉海．经尿道针刺前列腺消融术治疗前列腺增生症[J]. 中华泌尿外科杂志，1996，17（8）：494.

[6] 孟书礼，李炎唐，邱建宏，等．经尿道微波针组织间消融术治疗前列腺增生症[J]. 中华泌尿外科杂志，1996，17（8）：491.

[7] 王少华，王建业，张力青，等．经尿道前列腺组织内消融治疗良性前列腺增生症（附36例报告）[J]. 中华泌尿外科杂志，1996，17（9）：548.

[8] Chapple C R, Issa M M, Woo H. Transurethral needle ablation（TUNA）. A critical review of radiofrequency thermal therapy in the management of benign prostatic

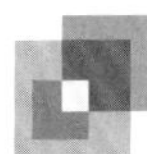

hyperplasia [J]. Eur Urol , 1999, 35：119-128.

[9] Taher A.Erectile dysfunction after transurethral resection of the prostate：incidence and risk factors[J]. World J Urol, 2004, 22：457-460.

[10] Boyle P, Robertson C, Vaughan E D, et al. A meta-analysis of trials of transurethral needle ablation for treating symptomatic benign prostatic hyperplasia[J]. BJU Int, 2004, 94（1）：83-88.

[11] 林世寅，李瑞英．现代肿瘤热疗学原理、方法与临床 [M]. 北京：学苑出版社，1997：134.

[12] Bihrle R, Foster R S, Sanghvi N T, et al. High intensity focused ultrasound for the treatment of benign prostatic hyperplasia：early United States clinical experience[J]. J Urol, 1994, 151：1271-1275.

[13] Madersbacher S, Schatzl G, Djavan B, et al. Long-Term Outcome of Transrectal High-Intensity Focused Ultrasound Therapy for Benign Prostatic Hyperplasia[J]. Eur Urol, 2000, 37（6）：687-694.

[14] A Pereira J, Bilhim T, Duarte M, et al. Patient selection and counseling before prostatic arterial embolization[J]. Tech Vasc Interv Radiol, 2012, 15（4）：270-275.

[15] Camara-Lopes G, Mattedi R, Antunes A A, et al. The histology of prostate tissue following prostatic artery embolization for the treatment of benign prostatic hyperplasia[J]. Int Braz J Urol, 2013, 39（2）：222-227.

[16] Pisco J M, Rio Tinto H, Campos Pinheiro L, et al. Embolisation of prostatic arteries as treatment of moderate to severe lower urinary symptoms（LUTS）secondary to benign hyperplasia：results of short-and mid-term follow-up[J]. Eur Radiol, 2013, 23（9）：2561-2572.

[17] 高元安，张瑞，曾妍，等．动脉栓塞治疗前列腺增生临床疗效评价 [J]. 介入放射学杂志，2010, 19（1）：20-22.

[18] 邓健，韩耕宇，许卫国，等．前列腺动脉介入栓塞治疗前列腺增生症的临床评价 [J]. 现代泌尿外科杂志，2013, 18（1）：60-62.

[19] Masood S, Djaladat H, Kouriefs C, et al. The 12-year outcome analysis of an endourethral wallstent for treating benign prostatic hyperplasia[J]. BJU international, 2004, 94（9）：1271-1274.

[20] Anjum M I, Chari R, Shetty A, et al. Long-term clinical results and quality of life after insertion of a self-expanding flexible endourethral prosthesis[J]. Br J Urol, 1997, 80（6）：885-888.

[21] 那彦群，郝金瑞，刘重禄．形状记忆合金网状支架治疗前列腺增生症 [J]. 中华泌尿外科杂志，1995, 16（6）：354-356.

[22] 陈光利，梁熙虹，孙福玉．国产内支架治疗前列腺增生 [J]. 中国医学影像技术，2003, 19（2）：213-215.

[23] 王晓峰，朱积川，侯树坤，等．网状尿道支架治疗前列腺增生症合并慢性尿潴留 [J]. 中华外科杂

志，1996，34（2）：107–109.

[24] 周芳，李桂英，李胜双．镍钛记忆合金螺旋导管治疗前列腺增生的体会[J]．临床泌尿外科杂志，1995，10（6）：343–343.

[25] 王国民，张永康．记忆型合金支架治疗前列腺增生症15例临床观察[J]．临床泌尿外科杂志，1996，11（5）：286–288.

[26] van Dijk M M，Mochtar C A，Wijkstra H，et al. The bell–shaped nitinol prostatic stent in the treatment of lower urinary tract symptoms：experience in 108 patients[J]. European urology，2006，49（2）：353–359.

[27] 范郁会，赵留存，雷延年．网状尿道支架治疗前列腺增生症急性尿潴留远期疗效[J]．临床泌尿外科杂志，2001，16（7）：299–300.

[28] 崔军，宋永胜，郭恩忠，等．镍钛记忆合金网状支架治疗前列腺增生症远期疗效观察[J]．临床泌尿外科杂志，2003，18（8）：470–472.

[29] Daughtry J D，Rodan B A，Bean W J. Balloon dilation of prostatic urethra[J]. Urology，1990，36（3）：203–209.

[30] Dowd J B，Smith J J 3rd. Balloon dilatation of the prostate[J]. Urol Clin North Am，1990，17（3）：671–677.

[31] Reddy P K. Role of balloon dilation in the treatment of benign prostatic hyperplasia[J]. Prostate Suppl，1990，3：39–48.

[32] 姜汉胜，赵洪波，李海峰，等．复合高压水囊系列导管经尿道扩裂术治疗前列腺增生症（附62例报告）[J]．中国男科学杂志，2003，17（4）：256–258.

[33] 张勇，张志超，田龙，等．复合球囊前列腺扩张术治疗前列腺增生的实验研究[J]．现代泌尿外科杂志，2009，14（3）：218–221.

（魏德超）

第三篇　前列腺癌

第十二章　前列腺癌的流行病学和病因学

前列腺癌为男性生殖系统常见的恶性肿瘤，目前被公认为是男性人群所面临的最重要的医学难题之一，在两性人群中，前列腺癌是排名第四的恶性肿瘤，而在男性中是排名第二的恶性肿瘤。据估计，截止到 2012 年，全球范围内诊断前列腺癌的患者已达到 110 万人，占男性恶性肿瘤 15 %，死亡人数则达到 30 余万。在美国，前列腺癌是排名第二位的恶性肿瘤，据统计，2015 年美国前列腺癌的新发病例为 220 800 人，占男性恶性肿瘤的 26 %，死亡人则数达到 27 540 人。约七分之一的男性一生当中都会被诊断患有前列腺癌。随着全球范围内人口数量的增长，预计截止到 2030 年全球前列腺癌新发病人数将达到 17 万，死亡人数将达到近 50 万人。

（一）前列腺癌发生的危险因素

1. 年龄和种族

前列腺癌发病风险和年龄呈正相关，在老年人中前列腺癌发病率较高，55 岁以上的患者前列腺癌发病风险是 55 岁以下的 17 倍或更高。据美国癌症协会统计，美国 70 % 以上的前列腺癌患者年龄大于 65 岁，年龄小于 40 岁发病的少见。研究显示：40 岁以下的男性发生前列腺癌的概率约为 0.01 %，年龄大于 50 岁后发病率迅速上升，发病率和死亡率会呈指数增长，前列腺癌诊断的平均年龄接近 66 岁，40 ～ 59 岁的概率为 2.58 %（1/39），60 ～ 79 岁的概率达 14.76 %（1/7）。从 2007 年至 2011 年，接近 0.6 % 的前列腺癌病例的诊断年龄为 35 ～ 44 岁，9.7 % 是 45 ～ 54 岁，32.7 % 是 55 ～ 64 岁，36.3 % 是 65 ～ 74 岁，16.8 % 是 75 ～ 84 岁，3.8 % 是 85 岁以上。国内也呈现高年龄组发病率高的分布，1997—1999 年上海 75 岁以上前列腺癌患者占总数的 51.2 %。

除了年龄，不同地区、种族的前列腺癌发病率的差异也很大，前列腺癌发病率有着明显的地域性和种族差异。加勒比海及斯堪的纳维亚地区最高，中国、日本和苏联国家最低，前列腺癌的发病率及死亡率由高至低依次为黑人、白人、黄种人，在所有种群中前列腺癌发病率约为 147.8/10 万，非洲裔美国人的前列腺癌发病率全球最高（223/10 万），非洲裔美国人前列腺癌的发病率高于白种人（139.9/10 万）60 %，甚至更高，比中国上海居民（2.97/10 万）高出几十倍。从 2007 年到 2011 年，非洲裔美国人的死亡率高于白种人 2.4 倍。前列腺癌全球发病率的变化根据检测手段、治疗方式、生活方式和基因因素差异很大（表 12–1）。

表 12-1 2014 年美国 SEER 的发病率和死亡年龄

Race/Ethnicity	Incidence Rates per 100,000 persons	U. S. Mortality Rates per 100 000 person
All Races	147.8	22.3
White	139.9	20.6
White Hispanic	120.3	19.1
White Non-Hispanic	143.3	20.7
Hispanic	121.8	18.5
Black	223.9	48.9
Asian/ Pacific Islander	79.3	10
American Indian	71.5	16.8

*Adapted from Howlader et al., 2014

2. 遗传因素

前列腺癌具有家族聚集的风险，前列腺癌家族史是前列腺癌的高危因素，前列腺癌发病风险和前列腺癌家族史密切相关，如果一级男性亲属（父亲、儿子、兄弟）患有前列腺癌，其患有前列腺癌的风险增加 2 ~ 3 倍，患病风险是随着一级患病亲属数量的增加而增加的，并且当患病亲属个数增加或亲属患病年龄降低时，本人的发病危险随之增加，如果有两个或更多的亲属患有前列腺癌，其患癌的风险可能达到 5 倍以上，前列腺癌阳性家族史的患者比那些无家族史患者的确诊年龄大约早 7 年。

真正遗传性前列腺癌是指 3 个或 3 个以上亲属患病或至少 2 个为早期发病（55 岁以前），约占全部前列腺癌患者的 9 %，遗传因素的作用在年轻患者中体现更为明显，有研究显示，6 % 的前列腺癌患者有阳性家族史，而发病年龄＜ 70 岁的患者中 9.1 % 有阳性家族史。前列腺癌家族聚集性的原因包括基因易感性、暴露于共同的环境因素或仅由发病率高偶然引起。遗传流行病学研究发现单卵双生子的前列腺癌患病率明显高于双卵双生子，提示遗传因素在发病中占有重要地位。1996 年对前列腺癌高危家族基因组的研究首次将前列腺癌可疑位点定位于 1 号染色体长臂，称为 HPC1 基因座，位于 HPC1 基因座的 RNASEL 基因在部分连锁家族中出现种系突变，导致其基因产物核糖核酸分解酶表达的异常，使前列腺细胞凋亡失控 30 % ~ 40 %，有遗传倾向的前列腺癌是由于此基因突变造成的，但是 RNASEL 基因的突变仅占遗传性前列腺癌的一小部分，前列腺癌发生过程中复杂的基因作用机制目前仍不十分清楚；2012 年研究发现，HOXB13 基因是前列腺癌的易感基因，HOXB13 基因位于人类 17 号染色体 17q21-22 区域，携带 HOXB13 基因（G84E 或 rs138213197）遗传变异的个体罹患前列腺癌的风险比正常人高出 10 ~ 20 倍。重要基因的多态性是导致前列腺癌基因易感性的另一个原因，包括雄激素受体（AR）、维生素 D 受体、细胞色素 P450 和 2 型 5α 还原酶的编码基因等。以 AR 基因为例，其第 1 个外显子包含编码转录激活域的两个多态性三核苷酸重复序列（CAG、

GGC），较短的 CAG 重复长度会导致 AR 的转录活性升高，增加前列腺癌的患病危险。

全基因组关联研究（Genome Wide Association Studies，GWAS）作为目前复杂性疾病遗传易感性最有效的研究设计，通过高通量的基因分型平台，在基因组范围内根据连锁不平衡原理同时选择几十万甚至上百万个标签位点（tagging SNP，tSNP）进行检测，前列腺癌是最早开展 GWAS，也是 GWAS 应用最广泛、成果最显著的一类肿瘤。自从 2007 年开始，目前在世界的不同人群中 GWAS 研究已经揭示了超过 77 个易感位点与前列腺癌的发生有关。我国也组织了多中心大样本量的 GWAS 研究，在 4484 例前列腺癌患者和 8934 例健康对照中筛选出 9q31.2 和 19q13.4 两个基因变异与前列腺癌相关，这是在中国汉族人群中开展的首次前列腺癌 GWAS 研究，将加深我们对中国人群前列腺癌遗传学的理解，为进一步在功能学方面开展研究提供了依据，也将进一步为早期诊断和有效治疗中国人前列腺癌提供有价值的依据。

3. 饮食因素

西方的饮食习惯，尤其是红色肉类、富含脂肪食物和乳制品的过多消耗，这些成分可能形成有利于前列腺癌发病的内分泌环境，也许是造成前列腺癌高发的重要原因之一。一项涵盖多种族饮食因素的研究显示：在白种人、亚裔美国人、非洲裔美国人中，脂肪的摄入和前列腺癌的发生风险呈正相关。在许多研究中，更多的脂肪摄入，尤其是红色肉制品和乳制品是直接和前列腺癌发病相关的，消耗红色肉制品和乳制品越多的人群，其前列腺癌的发病风险越高，甚至高达正常人群的 12 倍；在老年男性中，更多全脂牛奶的消耗和前列腺癌的发生及较差的预后也密切相关。研究发现，其中主要因素是来源于红色肉类中的饱和脂肪酸，脂肪酸过氧化过程中可产生具有致癌损伤的过氧化物，参与脂肪酸过氧化的 α- 甲基酰基辅酶 A 消旋酶（AMACR）在前列腺癌组织中过度表达，但不存在于正常前列腺组织中。因为牛肉和牛奶制品是日常支链脂肪酸的主要来源，前列腺癌中 AMACR 的上调可能有助于解释中西方饮食差异和前列腺癌的相关性。此外，动物脂肪也可能通过影响体内激素水平、在高温烹调加工过程中产生致癌物等途径促使前列腺癌的发生。

4. 肥胖

肥胖可以用体重指数（BMI）来进行评估。BMI= 体重（kg）/ 身高（m）^{2}，体重指数大于或等于 25 可以定义为肥胖。体重指数受到遗传、总热量摄入、基础代谢、运动量等多种因素影响，最近的研究发现肥胖和进展性的前列腺癌相关。美国癌症学会发现超重的男性发生前列腺癌的危险性比理想体 10％以内者增加 30％，在肥胖人群中前列腺癌的发病风险可达正常人群的 2 倍。但也有部分学者认为人的身高、体重等因素与前列腺癌无关。

5. 性行为和性传播疾病

研究显示前列腺癌的发生风险和性行为发生的频率（多于 2 ～ 3 次 / 周）、首次遗精年龄、手淫、婚次、子女数及性传播疾病史（例如淋病和梅毒）等呈正相关，前列腺炎病史也和前列腺癌具有正相关性。但是另一方面的一些研究并没有显示出性活动频率、性伴侣数、初婚年龄、淋病和梅毒病史和前列腺癌发病相关。此问题尚需要更多的流行病学研究来证明。

6. 职业

在许多研究中，职业因素是和前列腺癌发生风险高度相关的。一项 Meta 分析研究了农业及农药和前列腺癌的相互关系，这项研究是基于 3978 例确诊的前列腺癌病例和 7393 例对照开展的，数据显示相对于对照组来说，农民罹患前列腺癌患病风险较对照组高出四倍以上。另外一项研究则是关于前列腺癌和不同的农业化合物之间的相互关系，包括农药、醋酸、砷化合物、多环芳香、汽油和柴油发动机排放、mono 核芳烃、润滑油油脂、烷烃≥ 18 个碳和溶剂等，结果显示相对无暴露农民人群，暴露于上述农药的农民其发生前列腺癌的风险高达 2 倍以上，而且对于暴露于柴油发动机排放物的农民来说，其发生前列腺癌的风险高达 6 倍以上。

7. 吸烟

吸烟在前列腺癌的病因学中的作用尚不十分明确，到目前为止，吸烟尚未被作为前列腺癌的致病因素。Meta 分析显示大量吸烟增加了前列腺癌患病的风险，目前及过去的吸烟者有较高的前列腺癌发生风险，但是统计具有明显相关性的只有少数一些病例，而且，吸烟是和前列腺癌的死亡率相关的，相比非吸烟者来说，吸烟者死于前列腺癌的风险高达 14 %。由于类固醇激素的水平和持续暴露于致癌物，例如香烟中包含的多环芳烃的因素的影响，吸烟可能会通过一些不同的机制来刺激更多激素依赖癌症的发生。

8. 重金属

镉是烟草及碱性电池中所含有的一种重金属，从事焊接及电镀工艺的工人可接触到大量的镉。有研究显示镉接触与前列腺癌的发生有弱相关性，原因可能是镉与锌的相互作用，而锌在前列腺组织中的含量很高，是多种细胞内代谢途径所必需的。

9. 维生素

有报道维生素与 A 及维生素 D 与前列腺癌发病之间可能存在一定的关系。维生素 A 缺乏症在几多种动物模型上证明与肿瘤的生长有关，而替补疗法能抑制实验性动物前列腺癌。维生素 D 则可诱发前列腺癌细胞的分化，并减缓其生长，维生素 D 转化产物 1，25– 二羟维生素 D3（骨化三醇）降低，而骨化三醇在体内、体外实验中，均被证明具有抗增殖、促分化、免疫抑制及诱导人前列腺细胞凋亡的作用。老年男性罹患前列腺癌的风险增加，则可能是由于老年人肠道吸收维生素 D 减少，高钙摄入进一步降低了体内维生素 D 的水平有关。

10. 输精管结扎术

某些研究显示输精管结扎术可使罹患前列腺癌的风险增加 1.2 ～ 2 倍，特别是对小于 35 岁的年轻男性而言。但这个发现目前存在争议，原因之一是没有可以解释的生物学基础，其次是研究方法有较大缺陷。因此认为，即使输精管结扎术与前列腺癌的发生有关，其危险性也是很低的。

11. 男性秃顶

雄激素与前列腺癌的发生有关，也与男性秃顶的发生有关，一项前瞻性临床研究中调查 421 名 25 ～ 75 岁美国男性公民，用年龄校正流行病学统计分析后发现，男性秃顶

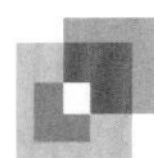

可增加相对危险 1.5 倍，是临床前列腺癌的独立危险因子。

12. 激素和其他危险因素

雄激素在前列腺的发育和前列腺癌的进展过程中起关键作用。前列腺是雄激素依赖性器官，正常前列腺上皮的生长必须有睾酮的存在，早期前列腺癌已经证明是内分泌激素依赖性的。在动物实验中，雄激素和双氢睾酮能够诱发前列腺癌，同时研究证明年轻的美国男性黑人血清睾酮水平较同龄白人高约 15％，美国男性睾酮代谢酶水平与同龄的日本人有显著差别，这或许是造成这些人群前列腺癌发病率不同的原因。然而流行病学研究并未肯定雄激素浓度在前列腺癌患者与对照人群之间的差异有统计学意义，这可能是由于雄激素的致病作用是在肿瘤形成前数十年间所产生的，同时目前的研究忽略了复杂的激素网络的相互作用。

胰岛素和胰岛素样生长因子（IGF）也是前列腺癌发病的相关因素。我国的流行病学资料显示，按胰岛素浓度均分为四组，浓度最高组患前列腺癌的危险为最低组的 2.6 倍。IGF-1 为多肽生长因子，参与调节肿瘤细胞的增殖、分化和凋亡，研究显示与 IGF-1 浓度高的人群患前列腺癌的相对危险为 IGF-1 浓度最低的人群的 4.3 倍。

近年来，慢性炎症和前列腺癌的相关性成为关注热点。有前列腺炎病史的男性前列腺癌发病危险增高，并且遗传流行病学研究提示的前列腺癌高危基因是炎症反应的调控基因。

（二）保护性因子

1. 食物

许多植物能够产生某些有雌激素活性的物质，其中包括异黄酮、黄酮、木脂素，这些多酚类雌激素前体物质具有弱雌激素活性，因而可能影响激素依赖性肿瘤，如乳腺癌及前列腺癌。流行病学研究同样提示了许多有前景的预防前列腺癌的食物，如大豆和番茄。食用大豆被认为是亚洲国家前列腺癌发病率低的原因之一就是其富含燕麦蛋白，它是异黄酮的主要来源，动物实验中证实能够缩小肿瘤体积并减少 PSA 的分泌。植物雌激素物质降低前列腺癌发病率的机理，目前尚未完全明确，可能与以下原因有关：①它们能抑制 5α 还原酶；②刺激性激素结合球蛋白（Sex Hormone Binding Globulin，SHBG）合成；③抑制芳香化酶；④抑制酪氨酸蛋白激酶；⑤抑制 DNA 拓扑异构酶Ⅱ；⑥抑制肿瘤新生血管生成；⑦抑制微小肿瘤，促进凋亡。番茄中富含一种抗氧化剂－番茄红素，番茄红素（Lycopene）是类胡萝卜素的一种，在番茄中含量很高。许多研究报道番茄红素能降低前列腺发病率，摄入大量番茄红素的人群相对于较小者罹患前列腺癌的风险减少 16％。番茄红素降低前列腺癌发病率的机理目前并不十分明确，可能包括：①它能在前列腺炎症过程中保护老化的前列腺上皮细胞不被氧化；②它能阻止胰岛素样生长因子介入的细胞增殖。

一些研究也已经显示了蔬菜和水果的摄入有助于降低前列腺癌的发生风险。2014 年的一项研究就证实了这一点，而且西红柿及西红柿酱和前列腺癌的发生风险呈负相关；一些研究也证实在鱼类和谷物中的硒元素也和前列腺癌的发生呈负相关。

2. 茶叶

亚洲人前列腺癌发病率比欧美人低还可能与亚洲人茶叶消耗量大有关，尤其是绿茶。绿茶中含有黄酮醇，又称儿茶酸（Catechin），其中抑制癌细胞作用最强的是表没食子儿茶酸盐（Epigallocatechin-3-Gallate，EGCG）和表没食子儿茶精（Epigallocatechin），体外试验中儿茶酸对LNCaP、PC-3、Du-145 三系前列腺癌细胞均有影响，采用EGCG对人前列腺癌细胞的裸鼠注射，可使肿瘤体积缩小。

3. 维生素 E

维生素E是一种脂溶性抗氧化剂，自然界中α-生育酚分布广泛，存在于棉籽、莴苣、大麻子油中。维生素E能阻止细胞膜磷脂的氧化和过氧化反应，使动物上皮肿瘤发生率下降，因此能降低前列腺癌发病率，研究显示50 IU/日剂量的维生素E能降低吸烟者前列腺癌发病率。

4. 微量元素硒

许多研究证明微量元素硒能降低前列腺癌发病率。血硒水平与许多肿瘤有关，特别是与胃肠道肿瘤和前列腺癌关系尤为明显。在低PSA水平（＜4 μg/dL）及低血硒水平（＜123.2 ng/mL）时，按照200 mg/日补充硒能降低前列腺癌发病率。

5. 非甾体类药（NSAIDs）

许多流行病学研究证明非甾体类药如阿司匹林、布洛芬等能降低前列腺癌发病率。其机理可能为：① NSAIDs能抑制环氧化酶（Cox），减少前列腺素（PG）生成。而Cox-2在许多肿瘤组织中表达明显增强，具有抗凋亡作用，PG能促进肿瘤新生血管和体积增加；② NSAIDs能上调15-脂加氧酶-1（15-LOX-1）的表达，催化亚油酸生成13-S羟基亚油酸（13-S-HODE）增多，诱导前列腺癌细胞凋亡。

6. 糖尿病

研究人员发现糖尿病患者前列腺癌的发病率较低，一项关于不同人种的前瞻性研究显示糖尿病可以降低前列腺癌发病率20％，更多的研究也支持2型糖尿病和前列腺癌的发生呈负相关，并适用于全部人种。

7. 运动

睾酮在前列腺癌的发生过程中起着一定的作用，体育运动能降低睾酮水平和前列腺癌的发生呈负相关。相关研究对职业的体力活动进行了分析，发现从事轻体力劳动对前列腺癌有保护作用，健康的生活方式，如：适度的锻炼，可以减少前列腺癌的危险性。

（三）发病率和死亡率的趋势

自从1990年开始使用PSA作为前列腺癌筛查手段，前列腺癌的检出率在世界范围内已经有了明显的增长，前列腺癌的患病人数已经增加了25倍之多。但是前列腺癌发病的地区分布并不均衡，在发达国家前列腺癌占肿瘤新发病例的19％，而在发展中国家仅占5.3％。基于2015年Ferlay等人的数据，截至2012年，全世界前列腺癌发病率最高的是新西兰/澳大利亚和北美（111.6/10万和97.2/10万），其次是北欧和西欧，在一些发展相对落后的国家，如加勒比地区，非洲南部和南美洲，其前列腺癌的发病率

也是比较高的（分别为 79.8/10 万、61.8/10 万和 60.1/10 万），但在亚洲人口中发病率相对较低，据估计亚洲东部为 10.5/10 万，亚洲中南部中有 4.5/10 万。前列腺癌在印度也是非常普遍的，但是在一些城市发病率却非常低，例如加尔各答为 6.9/10 万，孟买为 5.3/10 万，而那格浦尔则仅有 3.0/10 万。在巴基斯坦男性恶性肿瘤中前列腺癌也是非常普遍的。1998—2002 年，前列腺癌年龄标准化发病率在卡拉奇（巴基斯坦）为 10.1/10 万，这几乎接近于亚洲 - 太平洋地区的 9.9/10 万，但明显低于全世界的 32.8/10 万。一些研究报告显示，生活在美国的亚洲人相比普通的生活在自己国家的亚洲人有更高的前列腺癌发病率，但在美国亚裔的发病率还是低于美国白人。中国上海、中国台湾和新加坡 3 个亚洲发达地区的肿瘤发病率资料显示，近 20 年时间，3 个地区前列腺癌的发病率分别增加了 3.3、8.5 和 4.8 倍。目前，新加坡和中国台湾地区的前列腺癌发病率均在 15/10 万以上，位列男性常见肿瘤的前 6 位。

相比发病率来说，世界范围内的死亡率的变化接近于 10 倍 [（3 ～ 30）/10 万]。在黑色人种中死亡率通常较高，如加勒比地区和撒哈拉以南的非洲 [29/10 万和（19 ～ 24）/10 万]，而在亚洲中南部是非常低的（2.9/10 万），居于中间的是大洋洲，美洲。表 12-2 显示了 2001—2011 年所有种族新增病例和死亡人数。

虽然美国和中国的前列腺癌发病率差异显著（高达 78 倍），但是前列腺癌死亡率的差别小得多（16 倍）。死亡率和发病率的比值是反映肿瘤致死性的指标，虽然美国前列腺癌的发病率和死亡率都位居前列，但死亡率和发病率的比值低于亚洲国家且逐渐降低。

表 12-2　2001—2011 全美所有种族新增病例和死亡人数

年份	新增病例 -SEER 9	新增病例 -SEER 13	美国死亡人数
2001	185.0	180.0	29.5
2002	182.2	177.8	28.7
2003	169.6	165.3	27.2
2004	165.8	165.3	26.2
2005	156.7	153.9	25.4
2006	171.8	164.3	24.2
2007	174.6	167.5	24.2
2008	157.5	152.8	23.0
2009	154.4	149.4	22.1
2010	146.7	141.7	21.8
2011	139.9	135.4	20.8

（四）生存率

当前列腺患者就诊时肿瘤已经扩散至全身多个器官，称之为转移性前列腺癌。疾病发展到这个阶段无法治愈，死亡率很高。在这个阶段的平均生存期接近 3 年，但在某些情况下可能会更长。晚期前列腺癌的症状包括骨痛、脊髓压缩、疲劳、抑郁、梗阻、消瘦、便秘和贫血，骨转移是前列腺癌晚期患者的最常见症状。在这最后的阶段，应努力通过姑息治疗维持生活质量，通过姑息办法缓解这些晚期患者身体、精神、社会和心理方面的痛苦。

前列腺癌患者如果在早期阶段诊断和治疗可以有很好的存活率，诊断技术的进步和治疗手段的丰富使前列腺癌患者的生存率大大提高了。局限性前列腺癌的 5 年存活率几乎达到 100 %，转移性前列腺癌为 28 %（美国癌症协会，2015 年），而在印度局限性前列腺癌 5 年存活率仅为 49 %，局部侵犯和淋巴结转移患者则为 24 %，这可能取决于是否得到早期诊断以及治疗。

（五）中国前列腺癌的发病趋势

中国是前列腺癌发病及死亡较低的国家之一，但我国前列腺癌的发病率在近年来呈现持续快速增长趋势。2008 年，全国肿瘤登记地区男性前列腺癌的初发病率为 11.00/10 万，世界人口年龄标化发病率（简称世标率）6.73/ 十万，居中国男性恶性肿瘤发病率第 7 位，占中国男性恶性肿瘤发病构成的 3.33 %，城市男性前列腺癌发病占全部男性癌症发病构成的 3.92 %，也显著高于农村的 1.10 %。1998 年中国男性前列腺癌粗发病率为 3.52/10 万，至 2008 年发病率增加比例为 212.5 %，达到 11.00/10 万，10 年间的年均增长比例为 12.07 %。前列腺癌占中国男性恶性肿瘤发病构成的比例也呈逐年增高的趋势，由 1998 年的 1.45 % 增加 129.7 %，达 2008 年的 3.33 %。

前列腺癌在城市男性中发病率为农村男性的 3.5 ～ 6.5 倍。十年间，中国城市男性前列腺癌初发病率增加幅度为 8.53/10 万（由 4.48/10 万增至 13.01/10 万），远高于农村男性的 2.53/10 万（由 1.02/10 万增至 3.55/10 万）。但城市男性前列腺癌发病年均增加率低于农村男性，分别为 11.25 % 和 13.28 %。我国各地区前列腺癌发病率的分布也存在不平衡现象，通常表现为城市发病率高于农村。在 41 个肿瘤登记地区中，年龄调整发病率最高的是上海市（11.80/10 万），其次为广州市（11.18/10 万）、杭州市（8.81/10 万）和北京市（8.29/10 万）；阳城县（0.00/10 万）、淮安（0.52/10 万）及泰兴（0.68/10 万）等地区前列腺癌的发病率最低。以北京、上海及广州三大城市为例，2008 年的前列腺癌粗发病率分别达到 17.10/10 万、29.02/10 万及 15.67/10 万，居北京市及上海市男性恶性肿瘤发病率的第 5 位，居广州市男性恶性肿瘤发病率的第 7 位。在这 3 个城市中，我国 0 ～ 74 岁男性前列腺癌发病累积率分别为 1.02 %、1.32 % 及 1.03 %，占男性恶性肿瘤发病构成的比例分别为 5.64 %、7.04 % 及 4.35 %；男性前列腺癌发病率均呈逐年增长趋势，至 2008 年，均已超过男性膀胱癌的发病率，居男性泌尿生殖系肿瘤发病率第 1 位。前列腺癌正成为严重影响我国男性健康的泌尿系恶性肿瘤，应引起充分重视。

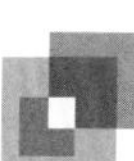

参考文献

[1] 张卫平，戴继舫．前列腺癌PSA筛查：基于流行病学的证据[J]．公共卫生与预防医学，2014，25(6)：74-76.

[2] 杨培谦．前列腺癌流行病学概述[J]．中国医刊，2010，45（10）：11-13.

[3] 叶定伟．前列腺癌的流行病学和中国的发病趋势[J]．中华外科杂志，2006，44（6）：362-364.

[4] 周利群．前列腺癌的病因、诊断与治疗进展[J]．继续医学教育，2006，20（8）：85-91.

[5] 吴琪俊，徐剑锋，施榕．前列腺癌易感基因及遗传流行病学研究进展[J]．上海交通大学学报（医学版），2011，31（5）：672-675.

[6] 范天勇，魏强．前列腺癌病因及肿瘤标志物的研究[J]．华西医学，2003，18（1）：27-29.

[7] 林乾．对前列腺癌遗传学病因的探究[J]．国外医学情报，2003，24（5）：18-19.

[8] 韩苏军，张思维，陈万青，等．中国前列腺癌发病现状和流行趋势分析[J]．临床肿瘤学杂志，2013，18（4）：330-334.

[9] 杨诚，王共先．前列腺癌流行病学新进展[J]．国外医学．泌尿系统分册，2005，25（2）：160-163.

[10] 鲁德生，周志耀．前列腺癌病因学研究进展[J]．国外医学．泌尿系统分册，2001，21（3）：99-101.

[11] 施侣元，仇成轩．前列腺癌流行病学研究进展[J]．中国热带医学，2001，1（2）：145-148.

[12] 顾方六．良性前列腺增生症和前列腺癌的流行病学[J]．新医学，2000，31（9）：521.

[13] 仇成轩，施侣元．IGFs系统与前列腺癌关系的分子流行病学研究进展[J]．中国公共卫生，2000，16（7）：73-74.

[14] 倪雪峰．美国Ⅳ期前列腺癌近期流行病学趋势：监测、流行病学和最终结果项目的数据分析[J]．泌尿外科杂志（电子版），2010，2（2）：51.

[15] Chodak G. Prostate cancer：epidemiology，screening，and biomarkers[J]. Rev Urol，2006，8 Suppl 2：S3-8.

[16] Ramis R，Diggle P，Cambra K，et al. Prostate cancer and industrial pollution Risk around putative focus in a multi-source scenario[J]. Environ Int，2011，37（3）：577-585.

[17] Key T J. Diet，insulin-like growth factor-1 and cancer risk[J]. Proc Nutr Soc，2011，3：1-4.

[18] Erdem O，Eken A，Akay C，et al. Association of GPX1 polymorphism，GPX activity and prostate cancer risk[J]. Hum Exp Toxicol，2012，31（1）：24-31.

[19] Cetin K，Beebe-Dimmer J L，Fryzek J P，et al. Recent time trends in the epidemiology of stage IV prostate cancer in the United States：analysis of data from the Surveillance；Epidemiology；and End Results Program[J]. Urology，2010，75（6）：1396-1404.

[20] Williams H，Powell I J. Epidemiology；pathology，and genetics of prostate cancer among African Americans compared with other ethnicities[J]. Methods Mol Biol，2009，472：439-453.

[21] Baade P D，Youlden D R，Krnjacki L J. International epidemiology of prostate cancer：

geographical distribution and secular trends[J]. Mol Nutr Food Res, 2009, 53 (2) : 171-184.

[22] Ndong J R, Blanchet P, Multigner L. Pesticides and prostate cancer: epidemiological data[J]. Bull Cancer, 2009, 96 (2) : 171-180.

[23] Crawford E D. Understanding the epidemiology, natural history, and key pathways involved in prostate cancer[J]. Urology, 2009, 73 (5 Suppl) : S4-10.

[24] Wang C Y. Perspectives on the epidemiology of prostate cancer[J]. Can J Urol, 2009, 16 (4) : 4712-4713.

[25] Bantis A, Vasiliou O. Prostate cancer incidence, mortality, total and free prostate specific antigen[J]. Hell J Nucl Med, 2009, 12 (2) : 106-109.

[26] Haas G P, Delongchamps N, Brawley O W, et al. The worldwide epidemiology of prostate cancer: perspectives from autopsy studies[J]. Can J Urol, 2008, 15 (1) : 3866-3871.

[27] Oderda M, Mondino P, Zitella A, et al. Update on epidemiology and risk factors of prostate cancer[J]. Urologia, 2008, 75 (3) : 143-148.

[28] Multigner L, Ndong J R, Oliva A, et al. Environmental pollutants and prostate cancer: epidemiological data[J]. Gynecol Obstet Fertil, 2008, 36 (9) : 848-856.

[29] Chamie K, Williams S B, Hu J C. Population-Based Assessment of Determining Treatments for Prostate Cancer[J]. JAMA Oncol, 2015, 1 (1) : 60-67.

[30] Powell I J. Epidemiology and pathophysiology of prostate cancer in African-American men[J]. J Urol, 2007, 177 (2) : 444-449.

[31] Chokkalingam A P, Stanczyk F Z, Reichardt J K, et al. Molecular epidemiology of prostate cancer: hormone-related genetic loci[J]. Front Biosci, 2007, 12: 3436-3460.

[32] Buschemeyer W C 3rd, Freedland S J. Obesity and prostate cancer: epidemiology and clinical implications[J]. Eur Urol, 2007, 52 (2) : 331-343.

[33] Delongchamps N B, Singh A, Haas G P. Epidemiology of prostate cancer in Africa: another step in the understanding of the disease[J]. Curr Probl Cancer, 2007, 31 (3) : 226-236.

[34] Lawrence M D, Ormsby R J, Blyth B J, et al. Lack of High-Dose Radiation Mediated Prostate Cancer Promotion and Low-Dose Radiation Adaptive Response in the TRAMP Mouse Model[J]. Radiat Res, 2013, 180 (4) : 376-388.

[35] Sheets N C, Hendrix L H, Allen I M, et al. Trends in the use of postprostatectomy therapies for patients with prostate cancer: a surveillance; epidemiology; and end results Medicare analysis[J]. Cancer, 2013, 119 (18) : 3295-3301.

[36] Weinmann S, Van Den Eeden S K, Haque R, et al. Immunohistochemical expression of ERG in the molecular epidemiology of fatal prostate cancer study[J]. Prostate, 2013, 73 (13) : 1371-1377.

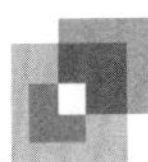

[37] Zeegers M P, Nekeman D, Khan H S, et al. Prostate cancer susceptibility genes on 8p21–23 in a Dutch population[J]. Prostate Cancer Prostatic Dis, 2013, 16 (3) : 248–253.

[38] Punnen S, Cooperberg M R. The epidemiology of high–risk prostate cancer[J]. Curr Opin Urol, 2013, 23 (4) : 331–336.

[39] Eeles R, Goh C, Castro E, et al. The genetic epidemiology of prostate cancer and its clinical implications[J]. Nat Rev Urol, 2014, 11 (1) : 18–31.

[40] Baade P D, Youlden D R, Cramb S M, et al. Epidemiology of prostate cancer in the Asia–Pacific region[J]. Prostate Int, 2013, 1 (2) : 47–58.

[41] Menezes J D, Cappellari P F, Capelari M M, et al. Mandibular metastasis of adenocarcinoma from prostate cancer: case report according to epidemiology and current therapeutical trends of the advanced prostate cancer[J]. J Appl Oral Sci, 2013, 21 (5) : 490–495.

[42] Holmberg L, Van Hemelrijck M. The biology and natural history of prostate cancer: a short introduction[J]. Recent Results Cancer Res, 2014, 202: 1–7.

[43] Bashir M N. Epidemiology of Prostate Cancer[J]. Asian Pac J Cancer Prev, 2015, 16(13): 5137–5141.

[44] Brawley O W. Prostate cancer epidemiology in the United States[J]. World J Urol, 2012, 30 (2) : 195–200.

[45] Wagner S E, Bauer S E, Bayakly A R, et al. Prostate cancer incidence and tumor severity in Georgia: descriptive epidemiology; racial disparity; and geographic trends[J]. Cancer Causes Control, 2013, 24 (1) : 153–166.

[46] Chang E T, Boffetta P, Adami H O, et al. A critical review of the epidemiology of Agent Orange/TCDD and prostate cancer[J]. Eur J Epidemiol, 2014, 29 (10) : 667–723.

[47] Hirst C J, Cabrera C, Kirby M. Epidemiology of castration resistant prostate cancer: A longitudinal analysis using a UK primary care database[J]. Cancer Epidemiol, 2012, 36(6): e349–353.

[48] Penson D F, Rossignol M, Sartor A O, et al. Prostate Cancer: Epidemiology and Health–related Quality of Life[J]. Urology, 2008, 72 (6 Suppl) : S3–S11.

[49] Brawley O W. Trends in prostate cancer in the United States[J]. J Natl Cancer Inst Monogr, 2012, 2012 (45) : 152–156.

[50] Leongamornlert D, Mahmud N, Tymrakiewicz M, et al. Germline BRCA1 mutations increase prostate cancer risk[J]. Br J Cancer, 2012, 106 (10) : 1697–1701.

[51] Crawford E D, Miller G J, Labrie F, et al. Prostate cancer pathology; screening; and epidemiology[J]. Rev Urol, 2001, 3 Suppl 2: S2–S10.

[52] Grivas N, Hastazeris K, Kafarakis V, et al. Prostate cancer epidemiology in a rural area of North Western Greece[J]. Asian Pac J Cancer Prev, 2012, 13 (3) : 999–1002.

[53] Arcangeli S, Pinzi V, Arcangeli G. Epidemiology of prostate cancer and treatment remarks[J]. World J Radiol, 2012, 4 (6) : 241-246.

[54] Wilt T J.Prostate cancer: epidemiology and screening[J]. Rev Urol, 2003, 5 Suppl 6: S3-9.

[55] Sheets N C, Hendrix L H, Allen I M, et al.Trends in the use of postprostatectomy therapies for patients with prostate cancer: A Surveillance; Epidemiology; and End Results Medicare analysis[J]. Cancer, 2013, 119 (18) : 3295-301.

[56] Wagner S E, Bauer S E, Bayakly A R, et al. Prostate cancer incidence and tumor severity in Georgia: descriptive epidemiology, racial disparity, and geographic trends[J]. Cancer Causes Control, 2013, 24 (1) : 153-166.

[57] Hirst C J, Cabrera C, Kirby M. Epidemiology of castration resistant prostate cancer: a longitudinal analysis using a UK primary care database[J]. Cancer Epidemiol,2012,36(6): e349-353.

[58] Schwartz G G.Vitamin D, Sunlight, and the Epidemiology of Prostate Cancer[J]. Anticancer Agents Med Chem, 2013, 13 (1) : 45-57.

[59] Martin F L. Epigenetic influences in the aetiology of cancers arising from breast and prostate: a hypothesized transgenerational evolution in chromatin accessibility[J]. ISRN Oncol, 2013, 2013: 624794.

[60] Spanjol J, Maricić A, Cicvarić T, et al. Epidemiology of prostate cancer in the mediterranean population of Croatia—a thirty-three year retrospective study[J]. Coll Antropol, 2007, 31 (1) : 235-239.

[61] Chodak G. Prostate cancer: epidemiology, screening; and biomarkers[J]. Rev Urol, 2006, 8 Suppl 2: S3-8.

[62] Damber J E. Prostate cancer: epidemiology and risk factors[J]. Curr Opin Urol, 1998, 8 (5) : 375-380.

[63] Wang M, Takahashi A, Liu F, et al. Large-scale association analysis in Asians identifies new susceptibility loci for prostate cancer[J]. Nat Commun, 2015, 6: 8469.

（李明川　张　娇）

第十三章　前列腺癌的病理学

前列腺癌可以分为两种主要类型：①周围导管和腺泡腺癌（Adenocarcinoma of Peripheral Duct and Acini）；②大导管癌（Carcinoma of Large Duct）。目前认为绝大多数前列腺癌属于第一大类，而且多数有关前列腺癌分级、分期、预后和治疗的研究，均指这一类型。两种主要类型的肿瘤可能共存。

（一）周围导管和腺泡的腺癌

多数前列腺癌来源于前列腺后叶。多数起源于周围带，包括后叶、侧叶或前叶，除非在疾病的后期，很少累及尿道周围区。大体检查，可以看到灰白色或略带黄色、边界不清的质硬区域。通过开展早期检测使得较小肿瘤的确诊在不断增加。近年由于原发肿瘤较小，所以在因阳性活检而实行前列腺根治术的标本中，大体或镜下可能未能发现残留癌的情况逐渐增多。显微镜下，前列腺癌的表现形式多种多样，有 4 种主要的细胞结构形态：中等大小腺体、小腺体、弥漫性单个细胞浸润和筛状型（图 13-1 ～图 13-4）。由中等大小腺体组成的癌在低倍镜检查时，显示紧密排列的腺体、不规则外形、光滑的内表面及稀少的间质。由小腺体组成的肿瘤在低倍镜下表现为膨胀的结节，单个的腺体为规则圆形的小腺体。这两种结构形态（特别是后者）均伴有细胞学异常，表现为核大、外形不规则、深染及最为重要的是明显的核仁（直径＞ 1 μm）。这些核仁镜界清楚并且常常为多个。核分裂象也有意义，但在由中等大小或小腺体组成的分化好的肿瘤中非常罕见。弥漫细胞浸润型的形态有些类似于乳腺浸润性小叶癌。筛状型则非常类似于乳腺癌同一种类型的形态学改变。除了以上 4 种类型，此外另有一种生长类型称为肾小球样型，以出现腔内球样肿瘤细胞簇为特征。以上几种类型常常可以同时或先后联合出现。

世界卫生组织（WHO）于 2016 年出版的《泌尿系统及男性生殖器官肿瘤分类》中将前列腺腺泡腺癌定义为以下几种组织学亚型：

（1）萎缩型前列腺癌

在大的良性腺体之间可见个别小的萎缩性腺体浸润，肿瘤细胞明显异型，胞质少，核增大、巨大的核仁，有时邻近出现普通类型的癌。

（2）假增生性前列腺癌

在结构上类似于良性前列腺腺体，包括乳头状内折、出芽和淀粉小体。诊断该病变为恶性的特征是核增大、巨核仁、核分裂象、腔内类结晶体，基底细胞缺如，有时邻近出现前列腺上皮内瘤（Prostatic Intraepithelial Neoplasia，PIN）。

（3）微囊型

约 11％的前列腺根治标本中可以找到腺体呈微囊性扩张改变的腺泡腺癌，腺体呈囊性扩张和球形膨胀，伴有扁平的腔上皮，核仁明显。与良性囊性萎缩类似，腺体的大小是普通腺泡腺癌的 10 倍，并且呈现特征性的圆形的轮廓。腺腔内常见类晶体和嗜酸性分泌物。Gleason 分级为 3 级。AMACR 几乎都是阳性，同时缺乏基底细胞标记的表达。

（4）泡沫状腺体型

丰富的泡沫状胞质及小而深染核，密集排列的小腺体及浸润性生长是其特点。肿瘤性腺腔内常见深粉染的分泌物，常与典型前列腺癌并存。

（5）黏液型（胶样型）

罕见。细胞外黏液达到 25％以上才能诊断。单纯黏液癌罕见，属于高度侵袭性肿瘤，对放疗及激素治疗效果不佳。镜下除一般黏液癌特点外，有 3 种表现方式，即腺腔的扩张、筛状癌伴管腔扩张及瘤细胞埋于黏液湖中。但是应注意的是如果仅见黏液湖，未见肯定瘤细胞，不能轻易否定黏液癌。胶原小结的出现提示黏液癌的可能性，黏液癌一般无印戒细胞。免疫组化癌细胞 PSA 及 PAP 阳性，CEA 阴性，可与直肠、膀胱及 Cowper 腺癌鉴别。

（6）印戒细胞样型

印戒细胞样含细胞内空泡的癌称为印戒细胞样型癌。印戒细胞样型与印戒细胞的不同之处在于其虽然具有胞内空泡，但是缺乏细胞内黏液成分。约占腺泡癌的 2.5％，多为晚期癌，预后差。肿瘤中至少 25％～50％以上成分由印戒细胞组成，才能诊断。显示 PSA、AMACR 及 PAP 阳性表达的特征也可以与前列腺转移性胃肠道印戒细胞癌进行鉴别。

（7）多形性巨细胞癌

非常少见，预后差。目前仅有不足 10 例报道，在所有病例中均可发现伴有经典的 Gleason 评分 9 分的腺泡腺癌，大约 50％的病例巨细胞 PSA 表达阳性。其镜下缺乏梭形细胞成分，而以巨细胞、怪异细胞和间变细胞为突出特点，并可见多形性细胞核及病理性核分裂象。此种瘤型需与肉瘤样癌鉴别，后者亦可出现在多形性分化的区域，但肿瘤细胞成分并不是单一巨细胞，此外需要与转移癌、伴有破骨细胞或滋养叶细胞的肿瘤等鉴别。

（8）肉瘤样型

由恶性上皮成分和间叶成分（包括骨、软骨、骨骼肌、平滑肌、脂肪、血管等）构成。此型恶性程度高，5 年生存率小于 40％。

（二）大导管癌

前列腺癌的另一个主要类型起源于大的导管，这种大导管正常出现在尿道周围部。膀胱镜检查时常显示一个息肉样的绒毛或浸润性尿道成分。显微镜下主要分为筛状型、乳头状型和实性型。

除了常见组织学类型外，新版分类提出一个新的导管腺癌组织学类型，即前列腺

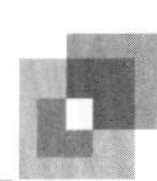

上皮内瘤变样的导管腺癌，该型导管腺癌的腺体多排列拥挤，常伴囊性扩张并内衬扁平的细胞。所有腺体均无基底细胞的存在。目前仍未有免疫组织化学标志物可以有效区分腺泡腺癌和导管腺癌。新版分类明确提出筛状和乳头状的导管腺癌应归入 Gleason 分级 4 级；与腺泡腺癌类似，存在粉刺样坏死的导管腺癌应归入 Gleason 5 级。而新列出的前列腺上皮内瘤变样的导管腺癌预后较好，多为 Gleason 评分 6 分（3 + 3）。

（1）高级别上皮内瘤变（HGPIN）

前列腺上皮内肿瘤是现在采用的涉及前列腺导管和腺泡病变的名称，也称导管内或导管 – 腺泡的非典型增生。依据下列改变的严重程度分为三级：细胞密集和复层化、细胞核增大、多形性和染色质形态及核仁的形态。低级别 PIN（相当于 I 级和 II 级）和高级别 PIN（相当于 III 级）。PIN 形态学变异包括结构水平的微乳头、筛状和扁平 / 萎缩结构，以及细胞水平的插入（鞋钉）和泡沫型。2016 版 WHO 组织学分类对于 HGPIN 的定义及诊断标准未有明显改动，主要类型仍为 4 种组织结构：簇状型、微乳头型、筛状型和平坦型。其他变异型包括印戒细胞型、小细胞型、黏液型、泡沫腺体型和内翻型，并新加入了伴鳞状细胞分化的上皮内瘤变。在遗传学方面，新版分类明确了 HGPIN 具有与前列腺腺癌相似的基因改变，如 8p12 – 21、8p22、12pter – p12 和 10q11.2 的杂合性缺失，染色体第 7 号、8 号、10 号、12 号和 8p24 的获得性改变，ERG 蛋白表达及 PTEN 基因的缺失等。对于孤立性 HGPIN 患者处理，新版中提出若在活检组织中只有一针查见孤立性 HGPIN，且无其他临床指征，患者在一年内无须再次进行活检，而多灶性的 HGPIN（一针以上）则建议一年内进行再次活检。

（2）导管内癌（Intraductal Carcinoma）

2016 版 WHO 组织学分类中首次明确了导管内癌为前列腺癌的一种组织学类型并单独列出，ICD–O 编码为 8500/2，定义为腺泡内和 / 或导管内上皮的肿瘤性增生，具有部分高级别 PIN 的特征，但其组织学和 / 或细胞学的异型性更高，并与高级别、高分期的前列腺腺癌的发生显著相关。导管内癌的组织学特征是前列腺腺癌的细胞局限在腺泡内或者导管内，并且可以沿着自然导管和腺泡进行播散，基底细胞层可部分保存。导管内癌最常见的结构是致密的筛状结构，其次是实性结构，或疏松的筛状结构或微乳头结构伴有核异型性明显（细胞核的体积≥正常核的 6 倍）或粉刺样坏死。导管内癌不适用于 Gleason 评分。与高级别 PIN 相比，导管内癌的基因改变与 Gleason 4 级的腺癌更为相似，表现为杂合性缺失、ERG 重排和 PTEN 表达的缺失。由于导管内癌者多伴有高级别的前列腺腺癌，并与高 Gleason 评分、高分期和较大的肿瘤体积有关，且其自身也是一个独立的预后因子，因此新版分类建议病理医师在活检报告中应报告导管内癌的存在，提示临床需要相关的处理，亦有专家提出需立即进行第二次活检以排除浸润性癌的可能。

（三）前列腺癌的 Gleason 分级系统

前列腺癌的预后与分化程度（即 Gleason 分级）密切相关。Gleason 分级系统是由 Gleason 与退役军人管理协作泌尿研究小组联合提出的组织学分级系统，优于其他分级方法。主要根据腺体的分化程度及低倍镜下观察到的肿瘤与间质的生长方式来决定的。主要肿瘤类型被分为1～5级，次要类型（如果出现）同样被分级。Gleason Ⅰ级：局限性结节，由单一圆形癌性腺泡组成，轮廓和腔面圆整，腺泡间距均匀，一般小于一个腺泡的直径。癌细胞胞质淡染，核及核仁中等大，腺腔内有少量酸性黏液。穿刺中往往因看不到肿瘤边缘，一般不诊断Ⅰ级；Gleason Ⅱ级：癌细胞形态同Ⅰ级，但腺泡间距不等，并向周围间质浸润，界限不清。Gleason Ⅲ级（图13–1，图13–2）：前列腺癌最常见的生长方式，即3A，大腺泡型；3B，小腺泡型；3C，乳头／筛状型。其形态特点是腺泡大小、形状、腺泡间距明显不同，但腺泡不融合，肿瘤边界不清。Gleason Ⅳ级（图13–3，图13–4）：腺泡融合（筛状或无腺性结构）及肿瘤边缘不整、有条索状浸润为特征。4A，由嗜碱性细胞组成，常见；4B，由透明细胞组成（肾上腺样型）；Gleason Ⅴ级：腺腔结构几乎消失，形成实性片状、条索状或单个细胞浸润（图13–5）。5A，很像乳腺粉刺癌，实性团块中心坏死；5B，弥漫性小细胞癌或间变癌，包括印戒细胞癌，偶见腺腔。Gleason计分是两种最常见的结构的总和。如果只有一种结构出现，将其乘以2得出Gleason计分，第二种结构至少必须占到肿瘤的5%。国际泌尿病理学会（ISUP）在2005年对此分级系统进行了第一次修正，又于2014年对现行的前列腺腺癌的分级系统进行讨论并达成了新的共识。2016版WHO前列腺癌Gleason分级评分系统见表13–1。

程亮等对新共识进行了解读：① Gleason评分2～5分不适用于活检标本诊断，且在其他方式切除标本中也应慎用，原因如下：重复性较差；与前列腺根治标本中的分级一致性低，往往在根治标本中可以找到分级更高的成分；Gleason 2～5分经常误导临床医师和患者认为肿瘤生长活性低，对预后判断产生偏差。②在最初版Gleason分级系统中，无论筛状腺体大小，均为Gleason 3级，而2005年的修正中将体积较大的筛状腺体列入Gleason 4级，而分化较好的小的成筛的成分仍评为Gleason 3级。在新版Gleason系统中，专家们认为无论筛状腺体的类型如何，均应归为Gleason 4级。③拥有肾小球样结构的腺体成分，无论形态如何，均应判为Gleason 4级。④黏液腺癌的分级应根据其生长方式进行判断，而不是均归为Gleason 4级。⑤ Gleason 4级除了包括筛状结构和肾小球结构外，一些分化较差的腺体和融合的腺体也应归为Gleason 4级。⑥出现粉刺样坏死即可判定Gleason 5级，即使在筛状腺体内见到坏死亦如此（图13–6）。

表13–1 2016版WHO前列腺癌Gleason分级评分系统

分级	Gleason 评分
Grade 1	≤6
Grade 2	3+4=7
Grade 3	4+3=7
Grade 4	4+4=8；3+5=8；5+3=8
Grade 5	9～10

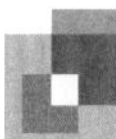

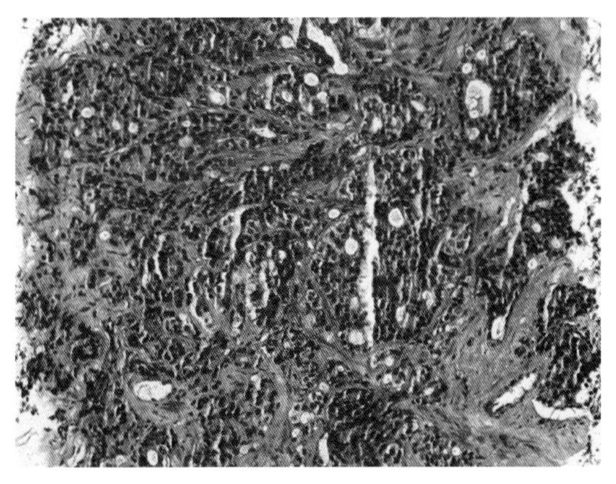

图 13-1　前列腺癌大腺泡型

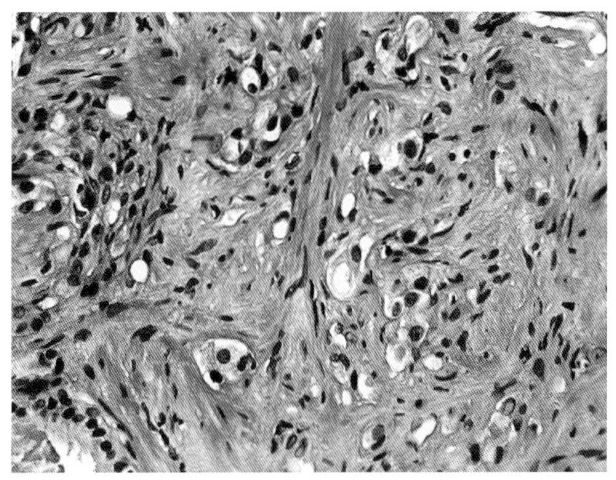

图 13-2　前列腺癌小腺泡型

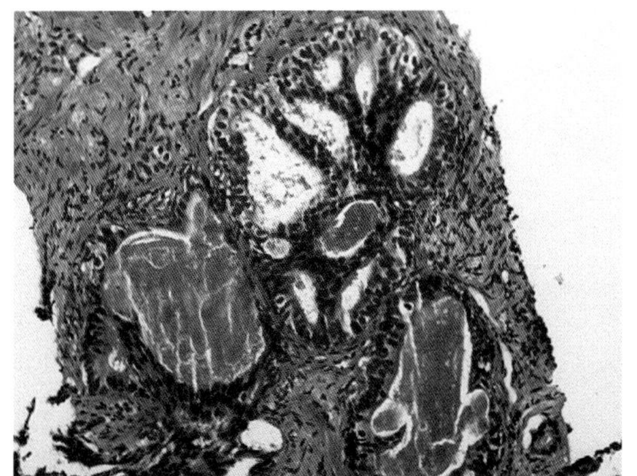

图 13-3　前列腺癌弥漫细胞浸润型

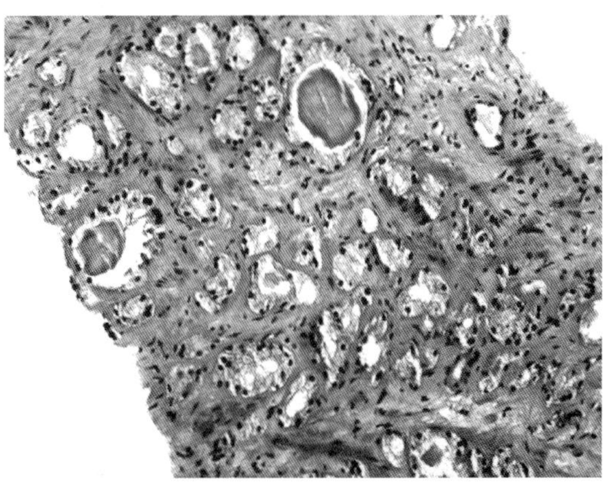

图 13-4　前列腺癌筛状型

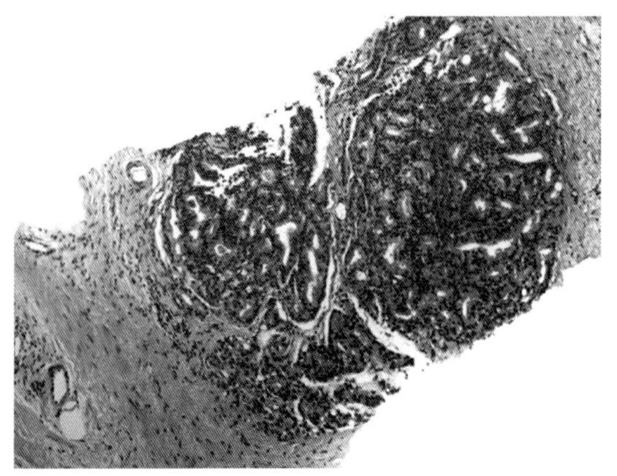

图 13-5　前列腺癌窦性团块伴坏死

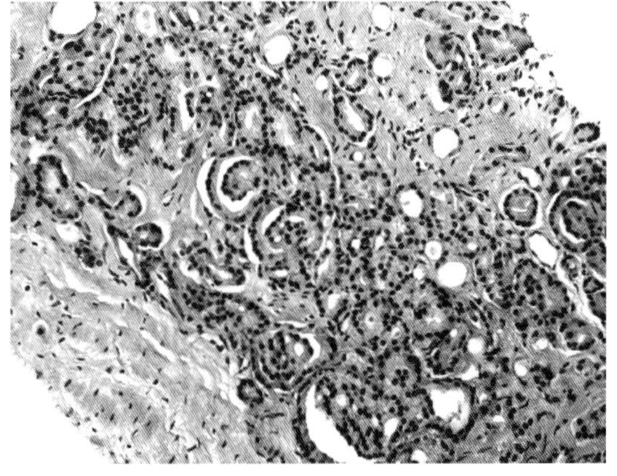

图 13-6　前列腺癌粉刺样坏死

⑦导管腺癌中的筛状和乳头状为 Gleason 4 级，而几乎全部由分离腺体组成的前列腺上皮内瘤变样导管腺癌则归入 Gleason 3 级，而同样伴有坏死者为 Gleason 5 级。⑧在高级别腺癌组织中，如果低级别成分＜ 5 % 可以被忽视。如在穿刺标本中，98 % 的成分为 Gleason 4 级，2 % 的成分为 Gleason 3 级，应最后诊断为 Gleason 8 分（4 + 4）。相反，在活检标本中，若有高级别成分存在，无论其比例多少，均应计入评分。而在根治标本中，如按之前标准评分为 Gleason 7 分（4 + 3）的组织中发现＞ 5 % 的 Gleason 5 级的成分，应最终评分为 Gleason 9 分（4 + 5）。⑨无论在活检还是根治标本中，评分为 Gleason 7 分的诊断均建议列出 Gleason 4 级成分所占的比例，因为其与患者的治疗策略有关。⑩共识建议病理医师应对前列腺穿刺标本的每一条组织分别进行评分，并最终给出一个总的评分。有关新版前列腺腺癌组织变异型 Gleason 分级评分标准见表 13–2。

表 13–2 2016 版 WHO 前列腺癌组织变异型及 Gleason 分级及评分

组织变异型	推荐 Gleason 分级及评分
腺泡腺癌	
萎缩型	Gleason 分级 3
假增生型	Gleason 分级 3
微囊型	Gleason 分级 3
泡沫状腺体型	Gleason 评分 7 分（60 %），6 分（32 %），8 ～ 10 分（8 %）
黏液（胶样）型	Gleason 评分 7 分或 8 分，依据腺体具体生长方式进行评分
印戒样型	Gleason 分级 5
多形性巨细胞型	常与 Gleason 评分 9 分的普通型腺癌混合存在
肉瘤样型（癌肉瘤）	半数病例与激素 / 放射治疗相关，Gleason 评分较高（8 分或 9 分）
导管内癌	不适用于 Gleason 评分
导管腺癌	
筛状型	Gleason 分级 4；出现粉刺样坏死归为 Gleason 5 级
乳头状型	Gleason 分级 4；出现粉刺样坏死归为 Gleason 5 级
实性型	须与其他亚型混合存在
前列腺上皮内瘤变样型	Gleason 评分 6 分（3+3）

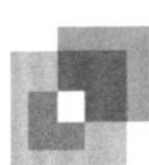

（四）其他上皮性肿瘤

（1）前列腺尿路上皮癌

原发性前列腺尿路上皮癌非常少见。大部分前列腺的尿路上皮癌是由膀胱尿路上皮癌累及前列腺的，免疫组织化学在尿路上皮癌和低分化前列腺腺癌鉴别诊断中很有价值。尿路上皮癌的预后是由病理分期决定的，膀胱癌直接侵犯前列腺为pT4a，而起源于前列腺尿道部尿路上皮癌的分期则依具体情况而定。新版认为基底细胞癌，等同于腺样囊性癌。基底细胞的标记通常表达于外围的细胞，而腔上皮细胞CK7表达阳性。基底细胞癌CK20表达阴性，且弱或不表达AMACR。鳞状上皮肿瘤仍包括鳞状细胞癌和腺鳞癌，多数来自尿道周围的前列腺导管，临床表现与典型腺泡型癌相似，PSA及PAP不高，对内分泌治疗剂放疗不敏感，预后差。形态学同一般鳞癌及腺鳞癌。其中腺鳞癌的腺癌部分PSA（+），鳞癌部分PSA可（+）或（−），但34βE12（+）。

（2）前列腺神经内分泌肿瘤

2016版WHO将前列腺癌伴神经内分泌分化分为5种类型形式：①普通腺癌伴神经内分泌分化；②腺癌伴潘氏细胞样（Paneth Cell − Like）神经内分泌分化；③类癌；④小细胞神经内分泌癌；⑤大细胞神经内分泌癌（ICD − O编码：8013/3）。其中腺癌伴潘氏细胞样神经内分泌分化和大细胞神经内分泌癌为首次提出。潘氏细胞样神经内分泌分化的显著特点是胞质内强的嗜酸性颗粒的存在，并且免疫组织化学结果显示神经内分泌标志物阳性。伴潘氏细胞样神经内分泌分化不建议作为Gleason评分的成分。大细胞神经内分泌癌表现为大的“栅栏”状排列的细胞巢，并常伴有“地图”样的坏死，核分裂象多见。前列腺单纯的大细胞神经内分泌癌十分罕见，多与小细胞癌和腺癌共同存在，免疫组织化学神经内分泌标记阳性是诊断的必要条件。前列腺小细胞神经内分泌癌的形态与肺小细胞癌类似。50％～60％的病例表现为单纯的小细胞神经内分泌癌，其余病例多与低分化的前列腺腺泡腺癌（85％的Gleason评分＞8分）并存。小细胞癌成分不适用于Gleason分级和评分。TMPRSS2 − ERG基因融合在前列腺小细胞癌中的发生率约为50％，与在普通型前列腺腺癌中的发生率相仿，不仅提示两者具有相同的克隆起源，也为确定原发灶不明的转移性小细胞癌的鉴别诊断提供了依据。

（3）前列腺间叶源性肿瘤

前列腺间叶源性肿瘤的分类包括恶性潜能不能确定的间质肿瘤、间质肉瘤、平滑肌肉瘤、横纹肌肉瘤、血管肉瘤、滑膜肉瘤、骨肉瘤、血管瘤和颗粒细胞瘤等，新加入了炎性肌纤维母细胞瘤（8825/1），并将恶性纤维组织细胞瘤更正为未分化多形性肉瘤，将孤立性纤维性肿瘤细分为孤立性纤维性肿瘤（8815/1）和恶性孤立性纤维性肿瘤（8815/3）。在鉴别骨肉瘤、软骨肉瘤和未分化肉瘤时，新版WHO强调首先要排除肉瘤样癌。在活检或经尿道电切前列腺标本中偶尔可以遇到胃肠道间质瘤的病例，要结合临床做出正确的诊断。

（4）前列腺淋巴造血系统肿瘤

原发于前列腺的淋巴瘤定义为发生在前列腺内的淋巴样组织起源的肿瘤，表现为前列腺体积的增大，而未见淋巴结和肝、脾的累及。原发于前列腺的淋巴瘤非常罕见，占所有非霍奇金淋巴瘤的 0.1 %，占全部前列腺肿瘤的 0.09 %。前列腺淋巴瘤种类包括弥漫性大 B 细胞淋巴瘤、滤泡性淋巴瘤、慢性淋巴细胞白血病 / 小淋巴细胞性淋巴瘤、套细胞淋巴瘤、黏膜相关淋巴组织结外边缘区淋巴瘤和非常罕见的鼻型结外 NK/T 细胞淋巴瘤。诊断标准及免疫组织化学均与其他部位的淋巴瘤一致。目前报道的白血病累及前列腺病例极少。

（5）其他前列腺肿瘤（Miscellaneous Prostatic Tumors）

包括副节瘤（ICD – O 编码为 8693/1）、神经母细胞瘤、生殖细胞肿瘤及透明细胞腺癌。透明细胞腺癌 PSA 阴性，而胞质 CA125 阳性及细胞核 PAX8 和 HNF1 阳性，有助于与腺泡腺癌相鉴别。

（6）前列腺继发 / 转移肿瘤

前列腺继发和转移性肿瘤并列为前列腺癌的一个分类，前列腺继发性肿瘤的定义是指前列腺外发生的肿瘤通过直接播散或者远处转移至前列腺者。

（7）精囊腺肿瘤

精囊腺上皮性肿瘤包括腺癌、鳞状细胞癌（ICD – O 编码：8070/3），混合型上皮和间质肿瘤包括囊腺瘤；间质肿瘤包括平滑肌瘤、平滑肌肉瘤、血管肉瘤、脂肪肉瘤、孤立性纤维性肿瘤、血管周细胞瘤、施万细胞瘤（9560/0）、乳腺型肌纤维母细胞瘤（8825/0）和非特指的胃肠道间质瘤（8936/1）；杂类肿瘤包括绒毛膜上皮癌、精原细胞瘤（9061/3）、高分化神经内分泌肿瘤 / 类癌（8240/3）、淋巴瘤（9680/3）和尤文肉瘤（9364/3）。精囊腺来源的肿瘤 PAX8、PAX2、高相对分子质量 CK（34βE12）和 p63 阳性，而 AMACR 和 PSA 表达阴性，有助于与继发 / 转移性肿瘤的鉴别。

参考文献

[1] 回允中，译 . 9 版 . 阿克曼外科病理学 [M]. 北京：北京大学医学出版社，2006.

[2] Montironi R，Cheng L，Lopez–Beltran A，et al.Original Gleason system versus 2005 ISUP modified Gleason system：the importance of indicating which system is used in the patient' s pathology and clinical reports[J].Eur Urol，2010，58（3）：369–373.

[3] Epstein J I，Egevad L，Amin M B，et al.The 2014 International Society of Urological Pathology（ISUP）Consensus Conference on Gleason grading of prostatic carcinoma：definition of grading patterns and proposal for a New Grading System[J].Am J Surg Pathol，2016，40（2）：244–252.

[4] 程亮，徐嘉雯，王丽莎，等 . 2016 版 WHO 前列腺肿瘤新分类解读 [J]. 中华病理学杂志，2016，45(8)：513–518.

（陈 东 武 迎）

第十四章　PSA 在前列腺癌诊断、随访中的价值及新型前列腺癌肿瘤标记物研究进展

（一）PSA 与前列腺癌诊断研究进展

1. 前列腺特异性抗原及其在前列腺癌诊断中的意义

前列腺特异性抗原（Prostate Specific Antigen，PSA）的发现是泌尿外科领域一项跨时代的重大发现。正是由于“PSA 时代”的来临，方使前列腺癌的临床早期诊断和早期治疗成为可能，在此之前临床上发现的前列腺癌，绝大多数已属晚期转移性前列腺癌，因此在很长一段时间内，前列腺癌的治疗仅仅是雄激素阻断疗法。在人类医学史上几乎没有任何一个肿瘤标记物像 PSA 一样，对肿瘤具有如此高度的敏感性和特异性。1986 年，PSA 被美国 FDA 批准为监测男性前列腺癌进展；1994 年，正式用于前列腺癌筛查诊断。目前 PSA 已广泛用于前列腺癌的筛查、诊断及治疗后随访的重要标记物。PSA 的应用使临床早、中期前列腺癌的诊断率大幅提高，并大幅降低了前列腺癌相关死亡事件。

PSA 在蛋白结构上属于单链糖蛋白，由前列腺上皮细胞产生、含有 237 个氨基酸残基，分子量约为 34 kD，在功能上属于类激肽释放酶（Kallilrein）家族的一种丝氨酸蛋白酶（Serine Protease）。PSA 存在于前列腺内质网和前列腺上皮细胞及分泌物中，无论正常前列腺组织还是病变前列腺组织内均含有 PSA，且单个细胞 PSA 含量相对恒定，PSA 可被 α1- 抗糜蛋白酶和 α2- 巨球蛋白结合而失活，通常仅有极微量的 PSA 能够进入血液循环。生理条件下，PSA 通过导管分泌到精液中，其在精液中的浓度高于在血清中浓度的 100 万倍，对精液液化过程具有重要作用。在前列腺的腺泡、导管腔与血液循环系统之间，存在着明显的组织屏障。前列腺癌患者由于肿瘤细胞的异常生长会使这一自然屏障遭受严重破坏，PSA 就会大量渗漏于血中造成血清 PSA 水平的升高。在前列腺癌患者血清中 PSA 可呈现剧烈升高，就是由于这个屏障被破坏所致。前列腺癌细胞产生 PSA 能力较正常细胞并无增强，事实上，前列腺癌细胞合成 PSA 的能力反倒呈现降低的趋势。

正常情况下被分泌入前列腺液或精液中的 PSA 主要以有活性的游离形式（Free PSA，FPSA）存在，血清中的 PSA 主要以结合形式存在，占 65 % ～ 95 %，结合型 PSA 通常与不具活性的蛋白酶结合在一起。通常以 FPSA 与结合 PSA 之和，即总 PSA（Total PSA，TPSA）代表血清总的 PSA 水平。

血清中的 PSA 绝大部分来源于前列腺，具有器官特异性，PSA 是前列腺特异性抗原，

但并非前列腺癌的特异性抗原，正常及良性前列腺增生的前列腺上皮均可分泌 PSA；某些非前列腺癌的因素也可导致血清PSA 水平的升高，如前列腺炎、下尿路感染、直肠指诊、导尿等均可在一定程度上引起血清PSA 水平的增高；PSA 的表达受雄激素影响较为显著，研究表明使用 5α 还原酶（非那雄胺或度他雄胺）超过 6 个月后，血清 PSA 水平下降可达 50％以上。此外种族、年龄、体重指数（Body Mass Index，BMI）均影响 PSA 的水平。非前列腺癌的黑人人群 PSA 平均水平高于白人人群。由于雌激素影响，肥胖人群 PSA 水平也相对较低。因此 PSA 具有前列腺组织特异性，而非前列腺癌特异性。

2.PSA 与前列腺穿刺活检

一般来说，在摒除引起血清 PSA 增高的非癌性因素后，血清 PSA 水平与罹患前列腺癌的可能性呈正相关。目前国际上一般以 TPSA 4.0 ng/mL 作为筛检前列腺癌的临界值。PSA 4～10 ng/dL 之间者称为“PSA 灰区（PSA Grey Zone）”，这是前列腺癌与非癌性 PSA 增高较为常见的重合区。对于 PSA 灰区患者，FPSA/TPSA 的比值则尤为重要，是筛检前列腺癌的重要参考指标，比值越低，代表 FPSA 在 TPSA 中所占比例越低，则罹患前列腺癌可能性越大。

目前临床上诊断前列腺癌的“金标准”依旧是前列腺穿刺活检。通用的前列腺穿刺活检的适应证为：在除外直肠指诊、导尿、前列腺局部感染性疾病等非癌性 PSA 增高的基础上，如：① PSA ≥ 10.0 ng/mL；② PSA 4～10 ng/mL，且 FPSA/TPSA ＜ 0.16；③直肠指诊或影像学检查不能排除前列腺癌患者。满足上述条件之一则需进行前列腺穿刺活检。从穿刺位点方面，前列腺穿刺活检可分为系统性前列腺穿刺活检和饱和前列腺穿刺活检；从穿刺径路方面可分为经直肠径路超声引导下前列腺穿刺活检和经会阴径路前列腺穿刺活检。目前尚缺乏国际统一公认的方案作为标准化前列腺穿刺方案。

3.PSA 衍生变量（PSA Derivatives）

临床上单纯依赖血清 PSA 作为筛检前列腺癌的指标，尚存在一定的假阴性率及假阳性率，不同个体即使在相同 PSA 水平下，罹患前列腺癌的概率却并不相同。为了更为精确地预测患者罹患前列腺癌危险性，目前从 PSA 衍生出许多相关的变量，进一步提升了 PSA 预测前列腺癌的敏感性和特异性。

（1）PSA 密度（PSA Density）

前列腺体积越大，进入血液循环的 PSA 分子数量越多。与前列腺增生症相比，由于组织屏障的破坏，前列腺癌组织可有更多的 PSA 进入血液循环。PSA 密度指血清 TPSA 与前列腺总体积的比值。因此 PSA 密度在一定程度上考虑了前列腺体积的个体差异引起的 PSA 水平的变化；目前通用的 PSA 密度临界值为 0.15 ng/mL。由于计算烦琐，经直肠前列腺体积测量时由于腺体变形而影响测量精确性，PSA 密度并未广泛使用。

（2）PSA 速率和 PSA 倍增时间

随着年龄的增加，血清 PSA 亦呈缓慢上升趋势。良性前列腺增生 PSA 上升的速率慢于前列腺癌。若 PSA 每年上升超过 0.75 ng/mL 则罹患前列腺癌的风险将显著增加。对于 PSA 位于 4～10 ng/mL 之间者，采用 0.75 ng/mL 作为 PSA 速率的临界值筛检前列腺癌的敏感性和特异性可分别达到 79％和 90％。而对于 PSA ＜4.0 ng/mL 的人群，

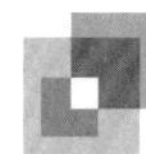

采用0.75 ng/mL作为PSA速率的临界值筛检前列腺癌的敏感性降为11％，推荐对该部分人群的PSA速率临界值为0.1～0.5 ng/mL。

PSA倍增时间（PSADT）指PSA较基线值翻倍的时间，是动态评估罹患前列腺癌风险大小及前列腺癌治疗后监测时进行随访的重要工具，在前列腺癌诊断上目前尚未有大样本报道。

（3）游离型PSA与结合型PSA

血清中PSA大部分与非活性蛋白酶抑制剂蛋白相结合，称为结合型PSA（Complexed PSA），FPSA占血清TPSA的5％～35％。非癌性因素导致的血清PSA增高中，PSA大多呈现游离型，前列腺癌组织释放的PSA中结合型居多，因此前列腺癌患者FPSA/TPSA比值低于前列腺增生症者，对于PSA灰区的患者，如其FPSA/TPSA比值较高者，可推荐动态观察，减少了不必要的穿刺活检操作。Catalona的研究对TPSA 4.0～10.0 ng/mL的人群进行前列腺穿刺活检，发现FPSA/TPSA ＞ 0.25者穿刺阳性率仅为8％，而FPSA/TPSA ＜0.25者穿刺阳性率则达到56％。

对TPSA＜4.0 ng/mL的人群应用FPSA/TPSA比值目前尚存争议。在一个针对883例TPSA 2.0～3.9 ng/mL的人群研究显示，仅有9％的患者避免了不必要的前列腺穿刺活检。而另一项针对TPSA ＜ 4.0 ng/mL的人群研究显示，选用0.27作为FPSA/TPSA临界值，敏感性可达90％，避免了18％的不必要穿刺活检。

此外，在利用FPSA/TPSA进行前列腺癌筛检的过程中，前列腺体积也是需要考虑的影响因素。前列腺体积越小，则前列腺癌筛检阳性率越高。服用5α还原酶抑制剂后可引起TPSA和FPSA的下降，但并未影响FPSA/TPSA比值。

（4）游离PSA异构体

游离PSA存在三种造型异构体：proPSA，Benign PSA（BPSA）和intact PSA（iPSA）。proPSA是一种非活性的蛋白，由17个氨基酸组成的引导序列组成。与成熟PSA相比，proPSA有额外7个氨基酸序列。在所有PSA前体蛋白中，proPSA（−2）是最稳定的，也是与前列腺癌最具相关性的PSA前体蛋白，与前列腺增生症患者相比，在前列腺癌患者中proPSA（−2）表达增高，且肿瘤特异性p2PSA显著优于FPSA/TPSA（59％ *vs*. 33％，$P < 0.0001$），表明proPSA（−2）在前列腺癌筛检中显著优于传统的PSA检测。在一项123例血清PSA 2.0～10.0 ng/mL患者的前列腺癌筛检研究中，proPSA（−2）及％ proPSA（−2）与前列腺癌高度相关，proPSA（−2）的AUC值为0.73，而FPSA/TPSA仅为0.53，表明proPSA（−2）与前列腺癌高度相关，尤其是低水平血清PSA的患者中，proPSA（−2）推荐作为前列腺癌筛检的强效肿瘤标记物。

iPSA分子结构类似于原生态PSA分子，但是不具备酶活性。iPSA并不具备肿瘤标记物的特性，但是有研究显示iPSA/FPSA比值在前列腺癌患者中较高。对于iPSA在筛检前列腺癌、评价肿瘤分级及治疗后的研究目前尚在进行。

BPSA存在与前列腺组织、血清及精液中，其在血清的含量水平与前列腺体积，尤其是移行区体积呈正相关，因此在良性前列腺增生症患者中增高明显，可作为BPH的有效标记物。临床敏感性和特异性尚有待进一步研究证实。

4. 与 PSA 有关的前列腺癌风险预测模型

单纯依赖 PSA 进行前列腺癌的筛检尚存一定的假阴性和假阳性率，增加了临床上不必要的前列腺穿刺活检及穿刺并发症概率。研究表明前列腺癌与种族、年龄、身高体重指数、proPSA 等 PSA 异构体等多因素均呈一定的相关性，因此在前期大样本研究基础上，总结出各个相关因素与前列腺癌发病率的逻辑回归关系，整合出一系列前列腺癌预测模型，以期克服单纯依赖 PSA 进行前列腺癌筛检的局限性，提高前列腺癌预测的准确性，减少临床不必要的前列腺穿刺活检。其中较为广泛认可的前列腺癌预测模型主要包括前列腺健康指数及前列腺癌风险计算公式。

（1）前列腺健康指数

血清 PSA 存在多种前体蛋白物质，经体内活化成为具有活性的 PSA 分子。其中 proPSA（−2）是一种存在于血清中，性质稳定的游离 PSA 前体蛋白，在前列腺癌患者的血清及前列腺外周区组织中，proPSA（−2）的含量均显著高于非前列腺癌患者。在对血清 PSA 2.0 ~ 10.0 ng/mL 之间的前列腺癌筛检人群研究中发现，PSA 及 %fPSA 在前列腺癌与非前列腺癌人群中差异无显著意义，而 p2PSA 则在前列腺癌患者中显著增高。ROC 曲线分析显示 proPSA（−2），FPSA/TPSA 之 AUC 分别为 0.688 和 0.567，表明 proPSA（−2）在对“PSA 灰区”人群进行前列腺癌筛检中显著优于传统的 PSA，是更具前列腺癌特异性的 PSA 异构体分子。

鉴于 proPSA（−2）、总 PSA（tPSA）、fPSA 均与前列腺癌具有较为密切的相关性，Beckman Coulter Inc. 基于上述变量的回归分析数据提出前列腺健康指数（Prostate Health Index，PHI）的概念。PHI 其实是一个数学计算公式，经过精确测算而得到的前列腺癌风险概率，其中包含 proPSA（−2），fPSA 及 tPSA 三个变量：PHI=（proPSA（−2）/fPSA）× √ tPSA。PHI 概念提出的目的在于通过几个前列腺癌的筛检指标的相关性，使罹患前列腺癌的风险概率得到更为精确的预测。

Le 在一项 2034 例前列腺癌筛检的研究中发现，PHI 拥有最佳的前列腺癌预测能力（AUC 0.77），% proPSA（−2）及 %PSA 的前列腺癌预测能力逊于 PHI，其（Areas Under Curve，AUC）值分别为 0.76 和 0.68，而 tPSA 的 AUC 仅为 0.50。而且 PHI 的肿瘤特异性达到 64.9 %，优于 % proPSA（−2）（48.6 %），%fPSA（40.5 %）和 tPSA（24.3 %）。Catalonain 进行了一项多中心，双盲病例对照研究评估 PSA 2.0 ~ 10.0 ng/mL 的患者中 PHI 的预测效果，结果显示与 %fPSA（AUC 0.648），fPSA（AUC 0.615），tPSA（AUC 0.525）及 proPSA（−2）（AUC 0.557）相比，PHI 具有最为精确的前列腺癌预测能力，并与前列腺癌病理 Gleason 评分密切相关（P=0.013）。对于 PHI ＞ 55.0 者，52 % 会经前列腺穿刺活检证实为前列腺癌，而 PHI ＜ 25.0 者，前列腺穿刺阳性概率仅为 26 %。

因此，与 proPSA（−2）相比，在 PSA ≤ 10.0 ng/mL 的人群中，PHI 能够更为精确地预测前列腺癌的有效肿瘤筛检指标，并可减少临床不必要的前列腺活检，减少病患痛苦。

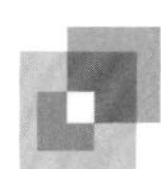

（2）前列腺癌风险计算器模型

目前有多种基于西方人群数据衍生的前列腺癌罹患风险计算器模型，其中最为广泛认可的包括 PCPT-RC（Prostate Cancer Prevention Trial Cancer Risk Calculator）和 ERSPC-RC（European Randomized Study of Screening for Prostate Cancer Derived Prostate Risk Indicator）两种计算器。创建 PCa 风险计算器之初衷是通过对 PCa 各项风险因子科学性评估，得出个体罹患 PCa 的概率值，对概率值较低的人群暂行定期随访复查，而高概率人群则进一步进行前列腺穿刺活检以筛检 PCa，与目前前列腺穿刺活检指征相比，减少了相当部分患者不必要的穿刺活检操作。ERSPC-RC 的确立是建立在欧洲 7 个国家总计 162 387 例病患资料的基础上得出的。其中 72 952 例为筛选组，对照组 89 245 例，包含的 PCa 相关因子为经直肠超声前列腺检查、PSA、前列腺体积及直肠指诊结果。PCPT-RC 包含的因子为种族（亚裔人群数据极少）、年龄、PSA、直肠指诊及既往穿刺史及家族史，验证的前列腺穿刺方案为 6 针法。两种计算器主要是基于西方社会白种人的资料数据经相关因素回归分析得出的，目前已有多篇文献对两种计算器的精确性进行验证，并得到广泛认可。目前这两种前列腺癌风险计算器模型均可在相应官方网站上免费应用。

5. 前列腺穿刺活检方案与前列腺癌筛检阳性率的相关性

前列腺癌的筛检阳性率不仅与 PSA 等指标相关，前列腺穿刺活检的方法也是影响筛检阳性率的重要因素。

（1）前列腺穿刺活检途径

1989 年 Hodge 报道经直肠径路超声引导下 6 针前列腺穿刺活检技术，使前列腺穿刺活检步入系统化、标准化的时代。经直肠径路前列腺穿刺活检是目前临床最常使用的活检径路，但往往有并发感染的可能；而且对体积较大的前列腺，其腹侧及尖部部位取材受限，往往有漏诊前列腺癌之虞。当前渐受推崇的经会阴径路前列腺穿刺活检，对前列腺组织的取材无盲区，且不受前列腺体积的影响。

（2）穿刺针数对筛检阳性率的影响

随着前列腺穿刺活检位点数目的增加，前列腺癌的筛检阳性率亦相应增加，而且更能精确地预测肿瘤 Gleason 评分情况。当穿刺位点大于 22 针后，前列腺癌的筛检阳性率便不再增加，Stewart 认为将前列腺穿刺活检位点数量增至≥ 22 针，前列腺各部位组织均有相应的活检位点，即可称之为饱和穿刺活检（Saturation Needle Biopsy Technique）。Zaytoun 采用 24 针经直肠径路前列腺饱和穿刺活检对既往阴性活检的患者进行筛检，其前列腺癌筛检阳性率达 32.7 %，优于 14 针方案（29.7 %）。北京友谊医院张峰波对 TPSA ＜ 20 μg/L 的可疑前列腺癌患者，采用经会阴径路 24 针饱和穿刺组前列腺癌筛检阳性率达到 48.53 %，标本阳性率为 8.09 %，优于 14 针穿刺组 17.24 % 和 2.83 %（P=0.0007 和 0.012），对 PSA 4 ～ 10 μg/L 和 10 ～ 20 μg/L 组的前列腺癌筛检阳性率均显著优于 14 针系统穿刺组（P=0.0007）。

目前各国的前列腺穿刺指南大多认为前列腺饱和穿刺活检最好用于二次穿刺的患者，而并未推荐其为首次前列腺穿刺活检方案。由于国情差异，国人选择二次前列腺穿刺活检存在相当程度的阻碍，因此尽可能提高首次前列腺穿刺筛检准确度是泌尿外科医生面临的重要课题。

6. 社会人群大规模 PSA 筛检前列腺癌的认识

PSA 时代的来临，前列腺癌的诊断阳性率大幅提升，减少了因前列腺癌死亡的人数，使人类对前列腺癌的认识提升到了一个新的层次。与其他器官的恶性肿瘤不同的是，相当部分的前列腺癌患者在诊断之初，由于肿瘤细胞恶性度较低，很少发展浸润、转移，临床成为“惰性前列腺癌”。随着前列腺癌筛检技术的进步，相当数量的惰性前列腺癌得以临床确诊，带来过度诊断和过度治疗之虞。

ERSPC（European Randomized Study of Screening for Prostate Cancer）进行的多中心随访 13 年的研究结果显示对人群进行大规模 PSA 前列腺癌筛检仅轻度减少了前列腺癌的死亡率。而 PLCO 的研究认为大规模人群进行 PSA 前列腺癌筛检无异于减少前列腺癌相关死亡事件。因此目前普遍认为对于年龄 55 ～ 75 岁，有下尿路症状的人群可推荐进行 PSA 检查。在年龄 55 岁以下的男性和预期寿命较短的老年男性人群，大规模进行 PSA 为主的前列腺癌筛检，对减少前列腺癌相关死亡率并无意义，在一定程度上反而会增加前列腺癌的过度诊断和过度治疗。

随着前列腺癌在中国的发病率逐年增高，如何做到早期发现及合理治疗，避免过度诊断和治疗是全国乃至全球学者面临的难题之一。只有充分认识前列腺癌的疾病本质，对低危前列腺癌准确有效地采用主动监测，对中 / 高危前列腺癌患者采用合理的临床干预措施，充分保证患者的知情权，前列腺癌的诊断和治疗才能做到合理、及时，避免过度医疗带来的危害。

（二）PSA 与前列腺癌随访研究进展

前列腺癌至今仍是美国每年致死率第二的恶性肿瘤，其常见的治疗手段，无论是非转移性前列腺癌根治性外科手术、近距离内放射粒子植入、根治性外放疗，进展期前列腺癌的雄激素阻断治疗，还是去势抵抗性前列腺癌的化疗、新型雄激素阻断剂治疗均在一定程度上改善了前列腺癌患者的生存期，然而前列腺癌的 PSA 生化复发（Biochemical Recurrence，BCR）仍是影响前列腺癌患者生存率的重要指标。

PSA 生化复发是指在根治性治疗手段实施后，血清 PSA 值再次升高，目前通常将根治性手术后 PSA ≥ 0.2 ng/mL，或根治性放疗后在 PAS 最低值基础上 PSA 值上升超过 0.2 ng/mL，或 PSA 较谷值增加 2.0 ng/mL 者称为前列腺癌的发生复发。发生复发是前列腺癌进展发生临床局部复发和远处转移的前兆。出现生化复发的患者需要进行进一步全面的全身评估，以判断是否已发生临床复发。前列腺癌的病理学特征，包括治疗前基线 PSA 水平、临床分期、Gleason 评分及 PSA 速率均是与前列腺癌预后密切相关的危险因素。因此 PSA 的随访仍是前列腺癌治疗后判断治疗效果、观察肿瘤进展及评价患者预估生存期等方面的重要参考依据。

根据中华医学会泌尿外科分会 2014 版泌尿外科疾病指南推荐，各类型的前列腺癌治疗后 PSA 随访方案推荐如下：

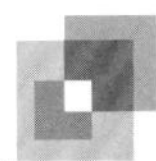

1. 根治性前列腺切术术后 PSA 随访

理想的根治性前列腺切除术 6 周后应该不能检测到 PSA。PSA 仍然升高说明体内残留的前列腺癌病灶。在根治性前列腺切除术后，因为 PSA 存在清除期，根治性前列腺切除术后第一次 PSA 检查应该在术后 6 周至 3 个月之间，血清 PSA 值低于 0.2 ng/mL 时可认为无临床或生化进展，目前认为连续两次血清 PSA 水平超过 0.2 ng/mL 提示前列腺癌生化复发。血清 PSA 值快速升高提示可能存在远处转移，而缓慢升高很可能是有局部复发。

2. 根治性外放疗后 PSA 随访

由于前列腺腺体并未被完全切除，外放疗后 PSA 水平下降较根治术后下降缓慢。放疗后 PSA 最低值是生化治愈的标志，也是一个重要的预后判断因素，一般认为在 3 ～ 5 年之内 PSA 水平最低值达到 0.5 ng/mL 者的预后较好，放疗后 10 年生存者中 80%的 PSA 水平最低值低于 1 ng/mL。不论是否同时应用了内分泌治疗，放疗后至 PSA 水平升高超过 PSA 最低值 2 ng/mL 或 2 ng/mL 以上时被认为有生化复发，这个标准对于临床复发的预测具有更高的敏感度和特异度，而且是远处转移、癌症特异性死亡率和总体生存率的良好预测指标。

3. 进展期前列腺癌雄激素阻断治疗后 PSA 随访

雄激素阻断是治疗进展期前列腺癌的标准方案。一般来说，治疗后 3 个月和 6 个月的 PSA 水平与预后相关。治疗后 3 个月和 6 个月的 PSA 水平越低，可能对治疗反应性持续时间更长。治疗初期应对患者进行有规律监测。对于无症状患者进行规律的 PSA 监控可以更早发现生化复发，如 PSA 水平升高通常早于临床症状数月。然而必须强调 PSA 水平并非一个可靠的逃逸标记物，不可以单独作为随访检查。15 % ～ 34 % 的患者发生临床进展，其 PSA 水平可正常。

经过积极的治疗后，前列腺癌患者的预期生存时间一般均较长。治疗后血清 PSA 的随访，将提供最简便、可靠的疗效证据，对于监测治疗后生化复发及肿瘤进展至关重要。依据各国前列腺癌随访指南，对不同阶段的肿瘤，一般建议每 3 ～ 6 个月进行一次 PSA 随访。出于对肿瘤状况的密切关注，有患者或医生担忧不能及时发现肿瘤进展的变化，因而倾向于人为增加 PSA 随访密度，以期更早起地发现 PSA 生化复发，改善远期生存率。Mayo Clinic 的 Nabhan 等对 832 例局限性前列腺癌患者行根治性治疗，并平均随访 6.7 年的研究表明，Gleason 评分≥ 7 是导致人为增加 PSA 的随访密度的重要相关因素，而 PSA 的随访密度与前列腺癌 PSA 生化复发的时间并不存在相关性，因此推荐前列腺癌患者的 PSA 随访应依据指南规定的间隔进行即可，对前列腺癌患者一味盲目地增加 PSA 访视的频次，并不能预测生化复发、提高远期生存率提供有益的帮助。

（三）新型前列腺癌肿瘤标记物研究进展

前列腺癌新型肿瘤标记物的研究，主要集中在 RNA 转录水平和蛋白层面的研究。由于蛋白型肿瘤标记物多具有一定的生物活性且便于检测，因此目前进入临床试验的前列腺癌肿瘤标记物多为蛋白质分子，主要包括前列腺特异性膜抗原（Prostate-Specific

Membrane Antigen，PSMA），前列腺干细胞抗原（Prostate Stem Cell Antigen，PSCA），早期前列腺癌抗原（Early Prostate Cancer Antigen，EPCA），和尿激酶纤维蛋白溶解酶原激活物（Urokinase Plasminogen Activator，uPA）等。随着分子生物技术的发展，越来越多的前列腺癌相关基因及其产物涌现出来，前列腺癌的新型肿瘤标记物正以飞快的速度发展，为将来前列腺癌的诊断提供了广阔的前景。

1. 前列腺癌抗原 3

DD3（Differential Display Code，3）基因是由 1999 年 Bussemakers 发现的一种功能为非编码 RNA 的基因，又称前列腺癌抗原 3（Prostate Cancer Antigen 3，PCA3），定位于常染色体的 9q21-22。PCA3 只表达于前列腺组织，在正常前列腺组织中低表达（＜ 5 %），而 PCa 组织中高达 95 %，因此被称为真正的 PCa 特异性标志物。这使 DD3 成为早期诊断 PCa 及监测预后的有效标志物之一。已有研究证明 PCA3 是一种独立且稳定的前列腺癌标记物，DD3/PCA3mRNA 的尿液分子诊断为前列腺癌的诊断提供了广阔的前景，同时可以减少不必要的穿刺。PCA3 联合其他前列腺癌筛检标记物，尤其是前列腺癌风险计算器或 PHI 将使前列腺癌的筛检更具敏感性和特异性。目前争论的主要集中在 PCA3 进行前列腺癌筛检时的临界值的界定。

2. 前列腺特异性膜抗原

PSMA 属于 II 型跨膜蛋白，PSMA 在正常前列腺、前列腺增生及 PCa 组织中均有表达，其中在 PCa 组织中高表达，尤其在转移癌、低分化和非雄激素依赖性 PCa 更为显著。其诊断前列腺癌的敏感性和特异性分别为 65.9 % 和 94.5 %。PSMA 表达率与 PCa 组织的分化程度有关，分化程度越低，表达率越高，并可用于前列腺癌治疗后的复查监测。虽然其确切功能尚不清楚，由于在前列腺癌中的过度表达，现已有研究针对 PSMA 的单克隆抗体进行前列腺癌的治疗。

3. 前列腺干细胞抗原

PSCA 是一种前列腺特异性的与细胞表面糖蛋白结合的糖基磷脂酰次黄嘌呤核苷酸。PSCA 的表达与前列腺癌分期、进展及转移呈密切相关。Gleason 分级越高、进展越快及雄激素非依赖化程度越高，PSCA 表达水平就越高。通过即时 RT-PCR 技术可在外周血检测到 PSCA RNA，是一种较为理想的前列腺癌肿瘤标记物。

4. 早期前列腺癌抗原

EPCA 是一种前列腺癌相关的核结构蛋白。采用 EPCA 进行前列腺癌的筛检其敏感性和特异性分别达到 92 % 和 94 %。

5. 尿激酶纤维蛋白溶解酶原激活物

uPA 参与多个阶段前列腺癌的发展，并可作为潜在的治疗靶点。研究显示外周血中 uPA 和 uPA 受体的含量与前列腺癌的肿瘤分期及骨转移密切相关。而且 uPA 还可以作为根治性前列腺切除术后的预测复发的较为满意的肿瘤标记物。

6. 融合基因 TMPRSS2：ETS

基因在染色体水平发生位置易位和重排的现象称为基因融合，在前列腺癌组织中发现了一种雄激素调节蛋白酶基因 TMPRSS2 上游区域 5′ 非翻译区和 ETS 家族的 ERG、

ETV1、ETV4、ETV5 融合的基因—TMPRSS2：ETS，其中 TMPRSS2：ERG 是出现频率最高的一种。国内戴美洁等对 32 例前列腺癌根治术切除组织的研究表明，融合基因 TMPRSS2：ERG 检测敏感度为 53.1％，中国前列腺癌患病人群中融合基因亚型 T1E4 也为出现频率最高的一种，占融合基因 TMPRSS2：ERG 的 76.5％，且联合 PCA3 进行灰区 PSA 筛检将可进一步提升筛检阳性率。

前列腺癌的发病率呈现出逐年增高的趋势，对前列腺癌肿瘤标记物的探索研究也从未停止。生物学技术的进步，越来越多的分子、基因领域的前列腺癌相关生物学特征不断被发现，然而迄今为止，仅有部分新型肿瘤标记物能够通过严格的前期实验并进入临床试验研究。理想的肿瘤标记物要求如下特点：①对特定肿瘤具有较高的敏感性和特异性，并在临床确诊前提供足够的肿瘤信息；②肿瘤标记物的浓度应可反应肿瘤进展的信息；③半衰期足够短以便重复检测其动态变化；④价格便宜且尽可能无创。因此找到完全符合上述要求的前列腺癌新型肿瘤标记物，仍需前列腺癌领域的研究者走很长的路。

参考文献

[1] Ung J O, Richie J P, Chen M H, et al.Evolution of the presentation and pathologic and biochemical outcomes after radical prostatectomy for patients with clinically localized prostate cancer diagnosed during the PSA era[J]. Urology, 2002, 60 (3) : 458-463.

[2] Qiu S D, Young C Y, Bilhartz D L, et al.In situ hybridization of prostate-specific antigen mRNA in human prostate[J]. J Urol, 1990, 144 (6) : 1550-1556.

[3] Piironen T, Nurmi M, Irjala K, et al.Measurement of circulating forms of prostate-specific antigen in whole blood immediately after venipuncture: implications for point-of-care testing[J]. Clin Chem, 2001, 47 (4) : 703-711.

[4] 张峰波，张宇，邵强等。非那雄胺在二次前列腺癌筛检中的应用 [J]. 临床和实验医学杂志，2015, 14 (20) : 1714-1716.

[5] Baillargeon J, Pollock B H, Kristal A R, et al.The association of body mass index and prostate-specific antigen in a population-based study[J]. Cancer, 2005, 103 (5) : 1092-1095.

[6] Salman J W, Schoots I G, Carlsson S V, et al. Prostate Specific Antigen as a Tumor Marker in Prostate Cancer: Biochemical and Clinical Aspects[J]. Adv Exp Med Biol, 2015, 867: 93-114.

[7] Hvid T, Lindegaard B, Winding K, et al. Effect of a 2-year home-based endurance training intervention on physiological function and PSA doubling time inprostate cancer patients[J]. Cancer Causes Control, 2016, 27 (2) : 165-171.

[8] Catalona W J, Partin A W, Slawin K M, et al.Use of the percentage of free prostate-specific antigen to enhance differentiation of prostate cancer from benign prostatic disease: a prospective multicenter clinical trial[J]. JAMA, 1998, 279 (19) : 1542-1547.

[9] Raaijmakers R, Blijenberg B G, Finlay J A, et al.Prostate cancer detection in the prostate specific antigen range of 2.0 to 3.9 ng/ml: value of percent free prostate specific antigen on tumor detection and tumor aggressiveness[J]. J Urol, 2004, 171: 2245–2249.

[10] Djavan B, Zlotta A, Remzi M, et al.Optimal predictors of prostate cancer on repeat prostate biopsy: a prospective study of 1, 051 men[J]. J Urol, 2000, 163 (4) : 1144–1148.

[11] Pecoraro V, Roli L, Plebani M, et al. Clinical utility of the (–2) proPSA and evaluation of the evidence: a systematic review[J]. Clin Chem Lab Med, 2016, 54 (7) : 1123–1132.

[12] Nurmikko P, Pettersson K, Piironen T, et al.Discrimination of prostate cancer from benign disease by plasma measurement of intact, free prostate–specific antigen lacking an internal cleavage site at Lys145–Lys146[J].Clin Chem, 2001, 47 (8) : 1415–1423.

[13] Rhodes T, Jacobson D J, McGree M E, et al. Longitudinal changes of benign prostate–specific antigen and [–2]proprostate–specific antigen in seven years in a community–based sample of men[J]. Urology, 2012, 79 (3) : 655–661.

[14] Le B V, Griffin C R, Loeb S, et al. [–2]Proenzyme prostate specific antigen is more accurate than total and free prostate specific antigen in differentiating prostate cancer from benign disease in a prospective prostate cancer screening study[J]. J Urol, 2010, 183 (4) : 1355–1359.

[15] Catalona W J, Partin A W, Sanda M G, et al. A multicenter study of [–2]pro–prostate specific antigen combined with prostate specific antigen and free prostate specific antigen for prostate cancer detection in the 2.0 to 10.0 ng/ml prostate specific antigen range[J]. J Urol, 2011, 185 (5) : 1650–1655.

[16] Loeb S, Sokoll L J, Broyles D L, et al. Prospective multicenter evaluation of the Beckman Coulter Prostate Health Index using WHO calibration[J]. J Urol, 2013, 189 (5) : 1702–1706.

[17] Guazzoni G, Nava L, Lazzeri M, et al. Prostate–specific antigen (PSA) isoform p2PSA significantly improves the prediction of prostate cancer at initial extended prostate biopsies in patients with total PSA between 2.0 and 10 ng/ml: results of a prospective study in a clinical setting[J]. Eur Urol, 2011, 60 (2) : 214–222.

[18] Lazzeri M, Briganti A, Scattoni V, et al. Serum index test %[–2]proPSA and Prostate Health Index are more accurate than prostate specific antigen and %fPSA in predicting a positive repeat prostate biopsy[J]. J Urol, 2012, 188 (4) : 1137–1143.

[19] Lazzeri M, Haese A, de la Taille A, et al. Serum isoform [–2]proPSA derivatives significantly improve prediction of prostate cancer at initial biopsy in a total PSA range of 2–10 ng/ml: a multicentric European study[J]. Eur Urol, 2013, 63 (6) : 986–994.

[20] Lazzeri M, Haese A, Abrate A, et al. Clinical performance of serum prostate–specificantigen isoform [–2]proPSA (p2PSA) and its derivatives, %p2PSA and the prostate

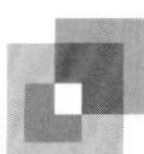

health index (PHI), in men with a family history of prostate cancer: results from a multicentre European study, the PROMEtheuS project[J]. BJU Int, 2013, 112 (3): 313–321.

[21] Hernandez D J, Han M, Humphreys E B, et al. Predicting the outcome of prostate biopsy: comparison of a novel logistic regression–based model, the prostate cancer risk calculator, and prostate–specific antigen level alone[J]. BJU Int, 2009, 103 (5): 609–614.

[22] Kaplan D J, Boorjian S A, Ruth K, et al. Evaluation of the Prostate Cancer Prevention Trial Risk calculator in a high–risk screening population[J]. BJU Int, 2010, 105 (3): 334–337.

[23] Parekh D J, Ankerst D P, Baillargeon J, et al. Assessment of 54 biomarkers for biopsy–detectable prostate cancer[J]. Cancer Epidemiol Biomarkers Prev, 2007, 16 (1): 1966–1972.

[24] Parekh D J, Ankerst D P, Higgins B A, et al. External validation of the Prostate Cancer Prevention Trial risk calculator in a screened population[J]. Urology, 2006, 68 (6): 1152–1155.

[25] Eyre S J, Ankerst D P, Wei J T, et al. Validation in a multiple urology practice cohort of the Prostate Cancer Prevention Trial calculator for predicting prostate cancer detection[J]. J Urol, 2009, 182 (6): 2653–2658.

[26] van den Bergh R C, Roobol M J, Wolters T, et al. The Prostate Cancer Prevention Trial and European Randomized Study of Screening for Prostate Cancer risk calculators indicating a positive prostate biopsy: a comparison[J]. BJU Int, 2008, 102 (9): 1068–1673.

[27] Cavadas V, Osorio L, Sabell F, et al. Prostate Cancer Prevention Trial and European Randomized Study of Screening for Prostate Cancer Risk Calculators: a performance comparison in a contemporary screened cohort[J]. Eur Urol, 2010, 58 (4): 551–558.

[28] Trottier G, Roobol M J, Lawrentschuk N, et al. Comparison of risk calculators from the Prostate Cancer Prevention Trial and the European Randomized Study of Screening for Prostate Cancer in a contemporary Canadian cohort[J]. BJU Int, 2011, 108: E237–244.

[29] 张峰波，邵强，尚东浩，等．经会阴径路与经直肠径路前列腺穿刺活检的对比性研究 [J]. 中华男科学杂志，2009，15（12）：1133–1135.

[30] 张峰波，邵强，杜源，等，经会阴前列腺 24 针饱和穿刺活检与 14 针活检在 PSA ＜ 20μg/L 患者中筛检前列腺癌的对比性研究 [J]. 中华男科学杂志，2012，18（4）：306–309.

[31] Schröder F H, Hugosson J, Roobol M J, et al. Screening and prostate cancer mortality: results of the European Randomised Study of Screening for Prostate Cancer (ERSPC) at 13 years of follow–up[J]. Lancet, 2014, 384 (9959): 2027–2035.

[32] Andriole G L, Crawford E D, Grubb R L III, et al. Prostate cancer screening in the

randomized Prostate, Lung, Colorectal and Ovarian cancer screening trial: mortality results after 13 years of follow-up[J]. J Natl Cancer Inst, 2012, 104 (2) : 125-132.

[33] Canadian Task Force on Preventive Health Care, Bell N, Connor Gorber S, et al. Recommendations on screening for prostate cancer with the prostate-specific antigen test[J]. CMAJ, 2014, 186 (16) : 1225-1234.

[34] Nabhan M, Kim S P, Shah N D, et al.The relationship of the intensity of posttreatment prostate-specificantigen surveillance and prostate cancer outcomes: results from a population-based cohort[J]. Mayo Clin Proc, 2012, 87 (6) : 540-547.

[35] Netto G J.Molecular Updates in Prostate Cancer[J]. Surg Pathol Clin, 2015, 8 (4) : 561-580.

[36] Mhawech-Fauceglia P, Zhang S, Terracciano L, et al.Prostate-specific membrane antigen (PSMA) protein expression in normal and neoplastic tissues and its sensitivity and specificity in prostate adenocarcinoma: An immunohistochemical study using mutiple tumour tissue microarray technique[J].Histopathology, 2007, 50 (4) : 472-483.

[37] Fawzy M S, Mohamed R H, Elfayoumi A R.Prostate stem cell antigen (PSCA) mRNA expression in peripheral blood in patients with benign prostatichyperplasia and/or prostate cancer[J]. Med Oncol, 2015, 32 (3) : 74.

[38] Diamandis E P. EPCA-2: a highly specific serum marker for prostate cancer[J]. Clin Biochem, 2012, 45 (7-8) : 600.

[39] Sasaki H, Klotz L H, Sugar L M, et al. A combination of desmopressin and docetaxel inhibit cell proliferation and invasion mediated by urokinase-type plasminogen activator (uPA) in human prostate cancer cells[J]. Biochem Biophys Res Commun, 2015, 464 (3) : 848-854.

[40] 戴美洁，孔凡慧，沈默，等．尿液中 PCA3 mRNA 和融合基因 TMPRSS2：ERG mRNA 的检测在前列腺癌早期临床诊断中的应用 [J]. 医学研究杂志，2011，9 (40) : 20-24.

（张峰波　邵　强）

第十五章　前列腺癌的诊断和鉴别诊断

大多数前列腺癌患者的病理诊断依赖前列腺穿刺活检。前列腺瘤早期很少有症状，所以任何直肠指诊或 PSA 升高怀疑有前列腺癌的患者，都推荐前列腺穿刺活检。尽管早期诊断的益处尚有争论，但早期诊断依赖于直肠指诊和 PSA 的联合应用得到公认。经直肠超声和系统性的穿刺活检是目前对直肠指诊和 PSA 升高怀疑有前列腺癌的最好确诊方法。

对肿瘤分期的目的是通过判断疾病程度，从而尽可能精确地评估预后和指导治疗方法。通过直肠指诊判断肿瘤局限范围，前列腺穿刺前的血清 PSA 水平及肿瘤病理分级都有助于前列腺癌的分期。MRI 和核医学显像可以判断淋巴转移情况。没有有效的影像学研究能可靠地判断是否存在前列腺周围器官局部浸润。尽管还没有被常规运用，但对于 DRE、PSA 和肿瘤分期高度怀疑有淋巴转移的病例，可以考虑微创的淋巴活检方法（腹腔镜淋巴结摘除术）。

（一）前列腺癌的症状

由于前列腺癌多起始于远离尿道的前列腺外周带，所以早期前列腺癌常无临床症状。全身症状如骨痛、肾功能减退和贫血常提示局部浸润广泛或远处转移。当肿瘤突入尿道或膀胱颈可引起梗阻症状（排尿等待、尿线无力和间歇排尿等）和下尿路刺激症状（尿频、尿急，夜尿增多等），严重者可能出现急性尿潴留、血尿、尿失禁。前列腺癌局部侵犯膀胱三角区，如侵犯双侧输尿管开口，可引起肾功能衰竭。局部侵犯射精管可引起血精和射精量的减少。在少部分患者，当肿瘤突破前列腺纤维囊侵犯支配阴茎海绵体的盆丛神经分支时，会出现勃起功能障碍。转移症状包括向躯干和四肢骨骼的转移导致的骨骼疼痛、病理性骨折、贫血、脊髓压迫导致下肢瘫痪等。肿瘤压迫髂静脉或盆腔淋巴系统会导致下肢水肿。其他少见临床表现包括肿瘤细胞沿输尿管周围淋巴扩散导致的腹膜后纤维化、异位激素分泌导致的副癌综合征和弥散性血管内凝血。尽管患者可能有排尿症状或转移症状提示前列腺癌，但目前 80%的前列腺癌患者都是依赖直肠指诊和血清 PSA 异常筛选出来的。由于 20 世纪 80 年代以后血清 PSA 检验的广泛开展，前列腺癌筛选和早期诊断已经发生显著变化。目前依赖临床症状发现的进展性肿瘤的比例在前列腺癌中逐渐下降，1986–1999 年，50 岁以上男性中，有远处转移的前列腺癌的发病率下降了 50% ～ 70%。

（二）前列腺癌的诊断

临床上大多数前列腺癌患者通过前列腺系统性穿刺活检可以获得组织病理学诊断。然而，最初可疑前列腺癌通常由前列腺直肠指诊（Digital Rectal Examination，DRE）或血清 PSA 检查后再确定是否进行前列腺活检。直肠指诊联合 PSA 检查是目前公认的早期发现前列腺癌最佳的初筛方法。

1. 直肠指诊

大多数前列腺癌起源于前列腺的外周带，DRE 对前列腺癌的早期诊断和分期都有重要价值。考虑到 DRE 可能影响 PSA 值，应在 PSA 抽血后进行 DRE。

2. 前列腺特异性抗原 PSA 检查

PSA 作为单一检测指标，与 DRE、TRUS 比较，具有更高的前列腺癌阳性诊断预测率，同时可以提高局限性前列腺癌的诊断率和增加前列腺癌根治性治疗的机会。

PSA 是激肽释放酶基因家族中的一员，是一种丝氨酸蛋白酶，其基因位于第 19 号染色体上。PSA 是目前用于前列腺癌诊断、分期、监测最重要的肿瘤标记物。血清 PSA 水平与前列腺癌的病理分期和肿瘤体积直接相关。因为 PSA 受前列腺增生和肿瘤分级的影响，而且 PSA 水平在不同期肿瘤之间有重叠，因此对于单个患者来说，PSA 不能单独用于准确判断疾病进展的程度。另外，良性前列腺增生对血清总 PSA 水平的贡献约为每克良性增生前列腺组织 0.15 ng/mL。除外这些干扰因素，80 %PSA 少于 40 ng/mL 的患者最终有病理证实为局限性病变。66 %PSA 介于 4.0 ～ 10.0 ng/mL 的患者有局限性病变，超过 50 %PSA 于 10.0 ng/mL 的患者有包膜外病变。并且 PSA 超过 20 ng/mL 中的 20%和 PSA 超过 50 ng/mL 中的 75%有盆腔淋巴结转移。

（1）PSA 检查时机和影响因素

美国泌尿外科学会（AUA）和美国临床肿瘤学会（ASCO）建议 50 岁以上男性每年应接受例行 DRE、PSA 检查。对于有前列腺癌家族史的男性人群，应该从 45 岁开始进行每年一次的检查。中国台湾地区专家共识，推行美国建议。

国内经专家讨论达成共识，对 50 岁以上有下尿路症状的男性进行常规 PSA 和 DRE 检查，对于有前列腺癌家族史的男性人群，应该从 45 岁开始定期检查、随访。对 DRE 异常、有临床征象（如骨痛、骨折等）或影像学异常等的男性应进行 PSA 检查。

PSA 检测应在前列腺按摩后 1 周，直肠指诊、膀胱镜检查、导尿等操作 48 h 后，射精 24 h 后，前列腺穿刺 1 个月后进行。PSA 检测时应无急性前列腺炎、尿潴留等疾病。

PSA 表达受雄激素影响显著。随着青春期黄体生成素和睾酮含量的上升，血清 PSA 可被检测出，在低雄激素表达的男性，血清 PSA 可能表达很低因而无法反映前列腺疾病，包括肿瘤。数据显示肥胖的人血清 PSA 较低，所以肥胖的前列腺癌患者 PSA 低，可能肿瘤会被掩盖。除外前列腺癌的情况，血清 PSA 水平随年龄、种族、前列腺体积变化。

在没有前列腺增生的男性，PSA 以每年 0.04 ng/mL 在上升，而前列腺增生患者在 60 ～ 85 岁之间每年血清 PSA 上升 0.07 ～ 0.27 ng/mL。代表性的数据显示前列腺体积每增加 1 mL，血清 PSA 增加 4 %，PSA 变化中体积和年龄因素各占 30%和 5%。黑人的

平均血清 PSA 高于白人，在校正了体积因素后，黑人的良性前列腺组织能比白人产生更多的血清 PSA，多出的量随年龄有所不同。

前列腺疾病（前列腺癌、前列腺增生、前列腺炎）是影响血清 PSA 的最主要因素。PSA 升高提示着前列腺疾病，但不是所有前列腺疾病患者的血清 PSA 都升高。此外，血清PSA升高不是癌症的特异指标。血清PSA升高可能由于正常的前列腺屏蔽结构被破坏，导致 PSA 弥散入前列腺组织和血液中。这可能发生在前列腺疾病（前列腺癌、前列腺增生、前列腺炎）和前列腺操作中（如前列腺按摩、前列腺穿刺、经尿道前列腺切除）。急、慢性前列腺感染和尿潴留都可引起 PSA 不同程度地升高。

应用 5α 还原酶抑制剂治疗前列腺增生 12 个月后，PSA 大约降低 50 %，2 型同工酶抑制剂和 1 型、2 型酶双效抑制剂降低 PSA 的程度相当。对于应用 5α 还原酶抑制剂 12 个月以上的患者，将其所测得 PSA 乘以 2 所得的值作为“真实值”来监测前列腺癌。

（2）PSA 结果的判定

目前国内外比较一致的观点是，血清总 PSA（tPSA）＞ 4.0 ng/mL 为异常。对初次 PSA 异常者建议复查。当 tPSA 介于 4 ～ 10 ng/mL 时，发生前列腺癌的可能性大于 25 % 左右（欧美国家资料）。中国人前列腺癌发病率低，国内一组数据显示血清总 PSA 4 ～ 10 ng/mL 时，前列腺癌穿刺阳性率为 15.9 %。血清 PSA 受年龄和前列腺大小等因素的影响，我国前列腺增生（BPH）患者年龄特异性 tPSA 值各年龄段分别为：40 ～ 49 岁为 0 ～ 1.5 ng/mL，50 ～ 59 岁为 0 ～ 3.0 ng/mL，60 ～ 69 岁为 0 ～ 4.5 ng/mL，70 ～ 79 岁为 0 ～ 5.5 ng/mL，≥ 80 岁为 0 ～ 8.0 ng/mL。这构成了进行前列腺癌判定的灰区，在这一灰区内应参考以下 PSA 相关变数。

（3）游离 PSA（free PSA，fPSA）

fPSA 和 tPSA 作为常规同时检测。多数研究表明 fPSA 是提高 tPSA 水平处于灰区的前列腺癌检出率的有效方法。

当血清 tPSA 介于 4 ～ 10 ng/mL 时，fPSA 水平与前列腺癌的发生率呈负相关。研究表明如患者 tPSA 在上述范围，fPSA/tPSA ＜ 0.1，则该患者发生前列腺癌的可能性高达 56 %；相反，如 fPSA/tPSA ＞ 0.25，发生前列腺癌的可能性只有 8 %。国内推荐 fPSA/tPSA ＞ 0.16 为正常参考值（或临界值）。

（4）PSA 密度（PSA Density，PSAD）

即血清总 PSA 值与前列腺体积的比值。前列腺体积是经直肠超声测定计算得出。PSAD 正常值＜ 0.15，PSAD 有助于区分前列腺增生症和前列腺癌。当患者 PSA 在正常值高限或轻度增高时，用 PSAD 可指导医师决定是否进行活检或随访，PSAD 可作为临床参考指标之一。

（5）PSA 速率（PSA Velocity，PSAV）

即连续观察血清PSA 水平的变化，前列腺癌的PSAV 显著高于前列腺增生和正常人。其正常值为＜ 0.75 ng/mL/ 年。如果PSAV ＞ 0.75 ng/mL/ 年，应怀疑前列腺癌的可能。PSAV 比较适用于PSA 值较低的年轻患者。在 2 年内至少检测 3 次 PSA：PSAV 计算公式：[（PSA2−PSA1）+（PSA3−PSA2）]/2 。

3. 经直肠超声检查（Transrectal Ultrasonography，TRUS）

在 TRUS 引导下在前列腺及周围组织结构寻找可疑病灶，并能初步判断肿瘤的体积大小。但TRUS对前列腺癌诊断特异性较低,发现一个前列腺低回声病灶要与正常前列腺、BPH、PIN、急性或慢性前列腺炎、前列腺梗死和前列腺萎缩等鉴别。在 TRUS 引导下进行前列腺的系统性穿刺活检，是前列腺癌诊断的主要方法。

4. 前列腺穿刺活检

前列腺系统性穿刺活检是诊断前列腺癌最可靠的检查。

（1）前列腺穿刺时机

因前列腺穿刺出血影响影像学临床分期。因此，前列腺穿刺活检应在 MRI 之后，在 B 超等引导下进行。

（2）前列腺穿刺指征

①直肠指诊发现结节，任何 PSA 值。② B 超发现前列腺低回声结节或 MRI 发现异常信号，任何 PSA 值。③ PSA ＞ 10 ng/mL，任何 fPSA/tPSA 和 PSAD 值。④ PSA 4 ～ 10 ng/mL，fPSA/tPSA 异常或 PSAD 值异常。

注：PSA 4 ～ 10 ng/mL，如 fPSA/tPSA、PSAD 值、影像学正常，应严密随访。

（3）前列腺穿刺针数

系统穿刺活检得到多数医师认可。研究结果表明，10 针以上穿刺的诊断阳性率明显高于 10 针以下，并不明显增加并发症。

（4）重复穿刺

第一次前列腺穿刺阴性结果，在以下①～④情况需要重复穿刺：

①第一次穿刺病理发现非典型性增生或高级别 PIN。② PSA ＞ 10 ng/mL，任何 fPSA/tPSA 或 PSAD。③ PSA 4 ～ 10 ng/mL，复查 fPSA/tPSA 或 PSAD 值异常，或直肠指检或影像学异常。④ PSA 4 ～ 10 ng/mL，复查 fPSA/tPSA、PSAD、直肠指诊、影像学均正常。严密随访，每 3 个月复查 PSA。如 PSA 连续 2 次＞ 10 ng/mL 或 PSAV ＞ 0.75/mL/ 年，应再穿刺。⑤重复穿刺的时机：2 次穿刺间隔时间尚有争议，目前多为 1 ～ 3 个月。⑥重复穿刺次数：对 2 次穿刺阴性结果，属上述①～④情况者，推荐进行 2 次以上穿刺。⑦如果 2 次穿刺阴性，并存在前列腺增生导致的严重排尿症状，可行经尿道前列腺切除术，将标本送病理进行系统切片检查。

5. 前列腺癌的其他影像学检查

（1）计算机断层（CT）检查

CT 表现为前列腺明显增大，边缘不规则，内部密度不均匀，可见大小不等的略低密度灶，强化后呈不均匀强化，精囊可增大、不对称及膀胱精囊角消失。CT 对早期前列腺癌诊断的敏感性低于磁共振（MRI），前列腺癌患者进行 CT 检查的目的主要是协助临床医师进行肿瘤的临床分期。对于肿瘤邻近组织和器官的侵犯及盆腔内转移性淋巴结肿大，CT 的诊断敏感性与 MRI 相似。

（2）磁共振（MRI/MRS）扫描

MRI 表现，T1 WI 上呈稍低信号，在 T2 WI 上癌结节信号增高，但仍低于边缘信号；

增强扫描后病灶强度强化，精囊受侵时，精囊增大并于 T2 WI 上信号减低 MRI 检查可以显示前列腺包膜的完整性、是否侵犯前列腺周围组织及器官，MRI 还可以显示盆腔淋巴结受侵犯的情况及骨转移的病灶。在临床分期上有较重要的作用。磁共振光谱学检查（Magnetic Resonance Spectroscopy，MRS）是根据前列腺癌组织中枸橼酸盐、胆碱和肌酐的代谢与前列腺增生和正常组织中的差异呈现出不同的光谱线，在前列腺癌诊断中有一定价值。

MRI 检查在鉴别前列腺癌与伴钙化的前列腺炎、较大的良性前列腺增生、前列腺瘢痕、结核等病变时常无法明确诊断。因此影像学检查 TRUS、CT、MRI 等在前列腺癌的诊断方面都存在局限性，最终明确诊断还需要前列腺穿刺活检取得组织学诊断。

（3）前列腺癌的核素检查（ECT）

前列腺癌的最常见远处转移部位是骨骼。ECT 可比常规 X 线片提前 3 ～ 6 个月发现骨转移灶，敏感性较高但特异性较差。

一旦前列腺癌诊断成立，建议进行全身骨显像检查（特别是在 PSA ＞ 20，GS 评分＞ 7 的病例），有助于判断前列腺癌准确的临床分期。

6．病理分级

在前列腺癌的病理分级方面，推荐使用 Gleason 评分系统。前列腺癌组织分为主要分级区和次要分级区，每区的 Gleason 分值为 1 ～ 5，Gleason 评分是把主要分级区和次要分级区的 Gleason 分值相加，形成癌组织分级常数。

● **分级标准：**

Gleason 1：癌肿极为罕见。其边界很清楚，膨胀型生长，几乎不侵犯基质，癌腺泡很简单，多为圆形，中度大小，紧密排列在一起，其胞质和良性上皮细胞胞质极为相近。

Gleason 2：癌肿很少见，多发生在前列腺移行区，癌肿边界不很清楚，癌腺泡被基质分开，呈简单圆形，大小可不同，可不规则，疏松排列在一起。

Gleason 3：癌肿最常见，多发生在前列腺外周区，最重要的特征是浸润性生长，癌腺泡大小不一，形状各异，核仁大而红，胞质多呈碱性染色。

Gleason 4：癌肿分化差，浸润性生长，癌腺泡不规则融合在一起，形成微小乳头状或筛状，核仁大而红，胞质可为碱性或灰色反应。

Gleason 5：癌肿分化极差，边界可为规则圆形或不规则状，伴有浸润性生长，生长形式为片状单一细胞型或者粉刺状癌型，伴有坏死，癌细胞核大，核仁大而红，胞质染色可有变化。

（三）前列腺癌分期

前列腺癌分期的目的是指导选择治疗方法和评价预后。通过 DRE、PSA、穿刺活检阳性针数和部位、骨扫描、CT、MRI 及淋巴结切除来明确分期。介绍 2002 年 AJCC 的 TNM 分期系统（表 15-1）。

（1）T 分期表示原发肿瘤的局部情况，主要通过 DRE 和 MRI 来确定，前列腺穿刺阳性活检数目和部位、肿瘤病理分级和 PSA 可协助分期。

（2）N 分期表示淋巴结情况，只有通过淋巴结切除才能准确地了解淋巴结转移情况。N 分期对准备采用根治性疗法的患者是重要的，分期低于 T_2、PSA ＜ 20 ng/mL 和 Gleason 评分＜ 6 的患者淋巴结转移的机会小于 10 %。

（3）M 分期主要针对骨骼转移，骨扫描，MRI、X 光检查是主要的检查方法。尤其对病理分化较差（Gleason 评分＞ 7）或 PSA ＞ 20 ng/mL 的患者，应常规行骨扫描检查。

表 15-1　前列腺癌 TNM 分期（AJCC，2002 年）

原发肿瘤（T）	
临床	病理（pT）*
T_x 原发肿瘤不能评价	pT_2* 局限于前列腺
T_0 无原发肿瘤的证据	pT_{2a} 肿瘤限于单叶≤ 1/2
T_1 不能被扪及和影像无法发现的临床隐匿性肿瘤	pT_{2b} 肿瘤超过单叶的 1/2 但限于该单叶
T_{1a} 偶发肿瘤体积＜所切除组织体积的 5 %	pT_{2c} 肿瘤侵犯两叶
T_{1b} 偶发肿瘤体积＞所切除组织体积的 5 %	pT_3 突破前列腺
T_{1c} 穿刺活检发现的肿瘤（如由于 PSA 升高）	pT_{3a} 肿瘤突破前列腺
T_2 局限于前列腺内的肿瘤	pT_{3b} 肿瘤侵犯精囊
T_{2a} 肿瘤限于单叶的 1/2（≤ 1/2）	pT_4 侵犯膀胱和直肠
T_{2b} 肿瘤超过单叶的 1/2，但限于该单叶（1/2-1）	
T_{2c} 肿瘤侵犯两叶	
T_3 肿瘤突破前列腺包膜 **	
T_{3a} 肿瘤侵犯包膜（单侧或双侧）	
T_{3b} 肿瘤侵犯精囊	
T_4 肿瘤固定或侵犯除精囊外的其他临近组织结构，如膀胱颈、尿道外括约肌、直肠、肛提肌和（或）盆壁	
区域淋巴结（N）* **	
临床	病理
N_x 区域淋巴结不能评价	PN_x 无区域淋巴结取材标本
N_0 无区域淋巴结转移	pN_0 无区域淋巴结转移

续表

N_1 区域淋巴结转移（一个或多个）	pN_1 区域淋巴结转移（一个或多个）
远处转移（M）****	
M_x 远处转移无法评估	
M_0 无远处转移	
M_1 有远处转移	
M_{1a} 有区域淋巴结以外的淋巴结转移	
M_{1b} 骨转移（单发或多发）	
M_{1c} 其他器官组织转移（伴或不伴骨转移）	

*：穿刺活检发现的单叶或两叶肿瘤，但临床无法扪及或影像不能发现的定为 T_{1c}；
**：侵犯前列腺尖部或前列腺包膜但未突破包膜的定为 T_2，非 T_3；
***：不超过 0.2 cm 的转移定为 pN_1mi；
****：当转移多于 1 处，为最晚的分期。

分期编组

Ⅰ期	T_{1a}	N_0	M_0	G_1
Ⅱ期	T_{1a}	N_0	M_0	$G_{2,\ 3-4}$
	T_{1b}	N_0	M_0	任何 G
	T_{1c}	N_0	M_0	任何 G
	T_1	N_0	M_0	任何 G
	T_2	N_0	M_0	任何 G
Ⅲ期	T_3	N_0	M_0	任何 G
Ⅳ期	T_4	N_0	M_0	任何 G
	任何 T	N_1	M_0	任何 G
	任何 T	任何 N	M_1	任何 G

病理分级

G_x	病理分级不能评价
G_1	分化良好（轻度异形）（Gleason 2～4）
G_2	分化中等（中度异形）（Gleason 5～6）
G_{3-4}	分化差或未分化（重度异形）（Gleason 7～10）

（四）前列腺癌危险因素分析

根据血清PSA、Gleason评分和临床分期将前列腺癌分为低、中、高危三类（表15-2），以便指导治疗和判断预后。

表15-2　前列腺癌低、中、高危评价标准

	低危	中危	高危
PSA（ng/mL）	＜10	10～20	＞20
Gleason评分	≤6	7	≥8
临床分期	≤T_{2a}	T_{2b}	≥T_{2c}

（五）前列腺癌鉴别诊断

1. 前列腺增生

前列腺增生和前列腺癌都可出现尿路梗阻症状，但前列腺增生系弥漫性增大，表面光滑，肛指检查无结节，PSA正常或轻度升高，PSA密度往往小于0.15，fPSA/tPSA高于25%，酸性磷酸酶和碱性磷酸酶正常，TRUS前列腺包膜完整，光点均匀，界限清晰。CT检查：正常前列腺上界不超过耻骨联合上缘10 mm。当前列腺中度或重度扩大时，CT扫描通常显示前列腺超过耻骨联合上方20～30 mm，或更高层面仍可见前列腺，或（和）前列腺横径超过5 cm，前列腺可呈球型或椭圆型扩大，两侧对称，边缘光滑锐利，密度多均匀，常可见点状或其他形状钙化，周围脂肪间隙清晰，精囊三角正常。前列腺增生常向上推移，挤压膀胱底部，形成“双叶”征象，有时明显突入膀胱，增强扫描增大的前列腺呈均一强化。MRI检查：①呈球形或椭圆形增大，两侧对称，边缘光滑，密度均匀，并常见小点状钙化灶；②增生的前列腺结节T1 WI呈略低信号，信号强度均匀，T2 WI可为等信号、低信号或高信号；③增生结节的包膜为其周围的环状低信号带；④增生结节融合使中央叶增大，外周叶萎缩。对于无法鉴别的病例，前列腺穿刺病理活检可确诊。

2. 前列腺结核

与前列腺癌相似处为有前列腺硬结，但患者年龄小，有肺结核病史，常常有输精管、附睾、精囊串珠状改变或硬结，也可有尿路结核症状如血尿、血精及膀胱刺激症状等，尿抗酸杆菌检测阳性，结核菌培养阳性，X线拍片检查可见肾结核改变，并可见前列腺钙化阴影，前列腺活检为结核改变，PSA升高不明显。

3. 前列腺炎

一般情况下前列腺炎属于炎症范畴，与前列腺癌并无直接联系。前列腺炎多发于青中年男性，而前列腺癌多见于老年男性。前列腺炎在急性发作的时候可伴有发热和排尿灼热疼痛的症状，同时也可引起血清PSA值暂时性升高，但通常在抗感染治疗后，这些

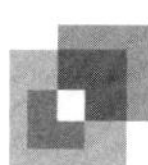

炎症症状很快消退，而 PSA 在短时间内也可迅速下降至正常水平，直肠指诊前列腺光滑，质地不硬，没有结节。但其中非特异肉芽肿性前列腺炎因为直肠指诊时前列腺有结节，容易和前列腺癌混淆。前者的结节增大较快，呈“山峰”样突起，软硬不一且有弹性，血清碱性磷酸酶、酸性磷酸酶正常，嗜酸性细胞明显增多，试验用抗生素和消炎药治疗 5 周后硬结缩小，前列腺穿刺活检在显微镜下发现多量的非干酪性肉芽肿，充满上皮样细胞，周围有淋巴细胞、浆细胞、嗜酸性细胞，腺管扩张、破裂，布满炎症细胞。而前列腺癌结节常呈弥漫性，高低不平，无弹性，病理活检可确诊。

4. 前列腺结石

肛指检查可发现前列腺质地较硬的结节，与前列腺癌相似，但前者触诊前列腺质地中等硬度，触及结石时有捻发感，血清 PSA 检查正常。X 线拍片可见前列腺区有不透光阴影。

5. 膀胱颈挛缩

该病的主要临床表现为明显的排尿梗阻，肛门指诊示前列腺较硬，但比较均匀、体积相对较小，血清 PSA 正常。

参考文献

[1] Catalona W J, Richie J P, Ahmann F R, et al. Comparison of digital rectal examination and serum prostate specific antigen (PSA) in the early detection of prostate cancer: results of a multicentre clinical trial of 6, 630 men[J]. J Urol, 1994, 151 (5) : 1283-1290.

[2] Carvalhal G F, Smith D S, Mager D E, et al. Digital rectal examination for detecting prostate cancer at prostate specific antigen levels of 4 ng/ml or less[J]. J Urol, 1999, 161 (3) : 835-839.

[3] Eastham J A, May R, Robertson J L, et al. Development of a nomogram that predicts the probability of a positive prostate biopsy in men with an abnormal digital rectal examination and a prostate-specific antigen between 0 and 4 ng/ml[J]. Urology, 1999, 54 (4) : 709-713.

[4] Mettlin C, Jones G, Averette H, et al. Defining and updating the American Cancer Society guidelines for the cancer-related checkup: Prostate and endometrial cancers[J]. CA Cancer J Clin, 1993, 43 (1) : 42-46.

[5] TCOG 前列腺癌研究委员会 . 前列腺癌诊治共识 [M].2 版 . 台北：台湾卫生研究院，2003.

[6] 那彦群，叶章群，孙颖浩，等 . 中国泌尿外科疾病诊断治疗指南 2014 版 [M]. 北京：人民卫生出版社，2014：62-67.

[7] 周利群，陈为民，那彦群，等 . 良性前列腺增生患者血清 PSA 与年龄变化的关系 [J]. 中华泌尿外科杂志，2002，23 (5) : 293-295.

[8] 马云波，李仁寿，孙茸，等 . F/T 比值在前列腺癌筛选中的应用价值 [J]. 临床泌尿外科杂志，2002，1 (4) : 159-160.

[9] 费世宏，曾甫清．血清 T-PSA、F/T 在前列腺疾病诊断中的意义 [J]．临床泌尿外科杂志，2002，17（6）：289-291．

[10] 程怀瑾，王国民，何家扬，等 .PSA、F/TPSA 及 PSAD 在前列腺癌诊断中的意义 [J]．中华泌尿外科杂志，2003，24（2）：140-141．

[11] 林毅，李黎明，强万明，等．游离与总 PSA 比值检测在前列腺癌诊断中的作用 [J]．中华泌尿外科杂志，2003，24（4）：287．

[12] 冯陶，黄有媛，窦长琪，等．血清游离和总前列腺特异抗原测定在鉴定前列腺良恶性病变中的价值 [J]．中华泌尿外科杂志，2002，23（1）：26-28．

[13] 周利群，陈为民，那彦群，等 . 良性前列腺增生与前列腺癌患者血清总 PSA 水平与游离 PSA 比值的比较 [J]．中华泌尿外科杂志，2002，23（6）：354-357．

[14] Catalona W J，Smith D S，Wolfert R L，et al. Evaluation of percentage of free serum prostate specific antigen to improve specificity of prostate cancer screening[J]. JAMA，1995，274（15）：1214-1220.

[15] Catalona W J，Smith D S，Ornstein D K. Prostate cancer detection in men with serum PSA concentration of 2.6 to 4.0 ng/mL and benign prostate examination.enhancement of specificity with free PSA measurements[J]. JAMA，1997，277（18）：1452-1455.

[16] Partin A W，Mangold L A，Lamm D M，et al. Contemporary update of prostate cancer staging nomograms（Partin Tables）for the new millenium[J]. Urology，2001，58（6）：843-848.

[17] Benson M C，Whang I S，Olsson C A，et al. The use of prostate specific antigen density to enhance predictive value of intermediate levels of serum prostate specific antigen[J]. J Urol，1992，147（3 Pt 2）：817-821.

[18] Brawer M K，Aramburu E A，Chen G L，et al. The inability of prostate specific antigen index to enhance the predictive value of prostate specific antigen in the diagnosis of prostatic carcinoma[J]. J Urol，1993，150（2 Pt 1）：369-373.

[19] Catalona W J，Richie J P，deKernion J B，et al. Comparison of prostate specific antigen Concentration versus prostate specific antigen density in the early detection of prostate cancer：receiver operating characteristic curves[J]. J Urol，1994，152（6 Pt 1）：2031-2036.

[20] 钟晨阳，万奔，陈搏君，等．血清 PSA 密度在前列腺活检中的意义 [J]．中华泌尿外科杂志，2000，21（10）：624-626．

[21] Carter H B，Pearson J D，Waclawin Z，et al. Prostate-specific antigen variability in men without prostate cancer：effect of sampling interval on prostate-specific antigen velocity[J]. Urology，1995，45（4）：591-596.

[22] Smith D S，Catalona W J. Rate of change in serum prostate specific antigen levels as a method for prostate cancer detection[J]. J Urol，1994，152（4）：1163-1167.

[23] Brawer M K，Chetner N P. Ultrasonography of the prostate and biopsy[M].7th ed.

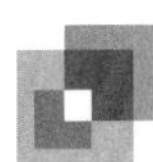

Campbell’ s Urology，WB. Saunders：1998，2511–2515.

[24] Aus G，Ahlgren G，Bergdahl S，et al. Infection after transrectal core biopsies of the prostate–risk factors and antibiotic prophylaxis[J]. Br J Urol，1996，77（6）：851–855.

[25] Collins G N，Lloyd S N，Hehir M，et al. Multiple transrectal ultrasound–guided prostatic biopsies–true morbidity and patient acceptance[J]. Br J Urol，1993，71（4）：460–463.

[26] 刘建河，李鸿伟，李鸣，等．前列腺穿刺对前列腺癌磁共振影像分期的影响[J]. 中华泌尿外科杂志，2004，25（2）：106–107.

[27] 王宵英，蒋学祥，肖江喜，等． 前列腺癌活检后的 MR 表现及对诊断准确性的影响 [J]. 实用放射学杂志，2000，16（10）：579–582.

[28] Singh H，Canto E I，Shariat S F，et al. Improved detection of clinically significant，curable prostate cancer with systematic 12–core biopsy[J]. J Urol，2004，171（3）：1089–1092.

[29] Fink KG，Hutarew G，Pytel A，et al. One 10–core prostate biopsy is superior to two sets of sextant prostate biopsies[J]. BJU Int，2003，92（4）：385–388.

[30] Applewhite J C，Matlaga B R，McCullough D L. Results of the 5 region prostate biopsy method：the repeat biopsy population[J]. J Urol，2002，168（2）：500–503.

[31] Roehrborn C G，Pickers G J，Sanders J S. Diagnostic yield of repeated transrectal ultrasound–guided biopsies stratified by specific histopathologic diagnosis and prostate specific antigen levels[J]. Urology，1996，47（3）：347–352.

[32] Djavan B，Ravery V，Zlotta A，et al. Prospective evaluation of prostate cancer detected on biopsies 1，2，3 and 4，when should we stop[J]. J Urol，2001，166（5）：1679–1683.

[33] Walsh J W，Amendola M A，Konerding K F，et al. Computed tomographic detection of pelvic and inguinal lymph node metastases from primary and recurrent pelvic malignant disease[J]. Radiology，1980，137（1 Pt 1）：57–66.

[34] 蒋学祥，王霄英，肖江喜，等．前列腺癌的 MRI 诊断 [J]. 中国医学影像技术，2001，17（9）：840–843.

[35] Platt J F，Bree R L，Schwab R E. The accuracy of CT in the staging of carcinoma of the prostate[J]. AJR Am J Roentgenol，1987，149（2）：315–318.

[36] 陈雅清，屈婉莹，朱明．核素骨显像对诊断前列腺癌骨转移的临床价值 [J]. 中华核医学杂志，1994，14（3）：1751.

[37] Gleason D F. Veterans administration cooperative urological research group. Histological grading and clinical staging of prostatic carcinoma. In Tannenbaum Med：Urological Pathology：The Prostate[J]. Philadelphia，Lea & Febiger，1977，171–197.

[38] Spigelman S S，McNeal J E，Freiha F S，et al. Rectal examination in volume determination of carcinoma of the prostate：clinical and anatomical correlations[J]. J Urol，1986，136（6）：1228–1230.

[39] Heenan S D. Magnetic resonance imaging in prostate cancer[J]. Prostate Cancer Prostatic Dis, 2004, 7 (4) : 282–288.

[40] Ravery V, Schmid H P, Toublanc M, et al. Is the percentage of cancer in biopsy cores predictive of extra capsular disease in T1–T2 prostate cancer[J].Cancer, 1996, 78 (5) : 1079–1084.

[41] Partin A W, Carter H B, Chan D W, et al. Prostate specific antigen in the staging of localized prostate cancer: influence of tumor differentiation, tumor volume and benign hyperplasia[J]. J Urol, 1990, 143 (4) : 747–753.

[42] Hammerer P, Huland H, Sparenberg A. Digital rectal examination, imaging, and systematic-sextant biopsy in identifying operable lymph node-negative prostatic carcinoma[J]. Eur Urol, 1992, 22 (4) : 281–287.

[43] Sebo T J, Bock B J, Cheville J C, et al. The percentage of cores positive for cancer in prostate needle biopsy specimens is strongly predictive of tumour stage and volume at radical prostatectomy[J]. J Urol, 2000, 163 (1) : 174–178.

[44] McGregor B, Tulloch A G, Quinlan M F, et al. The role of bone scanning in the assessment of prostatic carcinoma[J]. Br J Urol, 1978, 50 (3) : 178–181.

[45] Chybowski F M, Keller J J, Bergstrahl E J, et al. Predicting radionuclide bone scan findings in patients with newly diagnosed, untreated prostate cancer: prostate specific antigen is superior to all other parameters[J]. J Urol, 1991, 145 (2) : 313–318.

[46] Kemp P M, Maguire G A, Bird N J. Which patients with prostatic carcinoma require a staging bone scan[J].Br J Urol, 1997, 79 (4) : 611–614.

[47] Lee N, Fawaaz R, Olsson C A, et al. Which patients with newly diagnosed prostate cancer need a radionuclide bone scan? An analysis based on 631 patients[J]. Int J Radiat Oncol Biol Phys, 2000, 48 (5) : 1443–1446.

[48] Kattan M W. Nomograms are superior to staging and risk grouping systems for identifying high-risk patients: preoperative application in prostate cancer[J]. Curr Opin Urol, 2003, 13 (2) : 111–116.

[49] Loeb S, Eastham J A. Diagnosis and Staging of Prostate Cancer[M]. In Wein AJ (ed) : Campbell-Walsh Urology, ed 11.Philadelphia, USA: Elsevier, 2016: 2601–2608.

（林云华）

第十六章 前列腺癌手术治疗

第一节 前列腺癌的开放手术治疗

根治性前列腺切除术是治疗局限性前列腺癌最有效的方法之一。有四种主要术式，即传统的经会阴、经耻骨后、经腹腔镜和经机器人方式的前列腺癌根治术。目前经腹腔镜或经机器人方式前列腺癌根治术越来越常见，而开放手术多以经耻骨后途径手术为主。经会阴前列腺癌根治术较难掌握，若进行淋巴结清扫，还需同时做腹部切口，目前应用较局限。

前列腺位于盆腔内，与周围器官关系密切，且周围有静脉血管丛，手术易损伤血管丛及神经、肠道等。科学合理的围手术期处理是保证手术成功的重要环节。

（一）手术前准备

1. 测定血清 PSA，行盆腔 MRI 和全身骨扫描检查，协助临床分期

2. 组织学诊断

前列腺系统性穿刺活检是诊断前列腺癌最可靠的检查，前列腺穿刺活检需明确肿瘤病理类型、Gleason 评分及肿瘤累及范围，并结合全面检查后综合判断其临床分期。

3. 评估患者一般状况及处理并发症

前列腺癌好发于老年人，患者常合并有高血压、糖尿病、心脏病等基础疾病，术前需要综合检查、评估预期寿命及治疗并发症，以降低围手术期风险。

4. 肠道准备及配血

术前 3 天常规口服抗生素进行肠道准备，进低渣饮食、半流至全流饮食，术前 1 天晚上清洁洗肠。

（二）手术指证和禁忌证

1. 手术适应证

前列腺癌根治术适用于局限性前列腺癌。中华医学会泌尿外科分会制定的《前列腺癌诊治指南》手术适应证要考虑术前肿瘤的临床分期、预期寿命、患者的并发症、先前的手术史、Gleason 评分和 PSA 水平及与患者沟通后综合决定。

（1）临床分期

临床分期 T1–T2c 期的前列腺癌患者。对于 T3 期的前列腺癌患者，选择性患者接受根治术，术后联合内分泌或放疗可提高生存。

（2）预期寿命

预期寿命≥ 10 年者可选择根治术。

（3）健康状况

前列腺癌患者多为高龄男性，手术并发症的发生率与身体状况密切相关。因此，只有身体状况良好，没有严重心肺疾病的患者适应根治术。

（4）PSA 或 Gleason 评分高危患者的处理

对于 PSA ＞ 20 ng/mL 或 Gleason 评分≥ 8 的前列腺癌患者，临床为 T2 期和预期寿命≥ 10 年，可考虑根治术，术后依据病理分期决定是否需要联合放疗或内分泌治疗。

2. 手术禁忌证

（1）患者具有能显著增加手术危险性的疾病，如严重的心脑血管疾病、肺功能不良等。

（2）患者合并有严重出血倾向或血液凝固性疾病。

（3）晚期前列腺癌患者，即已有淋巴结转移（术前通过影像学或淋巴活检诊断）或骨转移者。

（4）预期寿命不足 10 年。

（三）手术原则及手术时机

1. 手术原则

（1）无瘤原则

术中避免挤压肿瘤及切除时避免肿瘤破溃。

（2）足够的切除范围

前列腺癌根治手术范围包括整块切除前列腺及其包膜、两侧精囊、输精管壶腹部及膀胱颈部切除。

（3）安全的切缘

应完整切除前列腺尖部；对于前列腺癌同侧包膜侵犯者，应同时切除神经血管束。

（4）淋巴结的清扫

淋巴结清扫术可分为扩大淋巴结清扫和局限性淋巴结清扫。一般来说，扩大淋巴结清扫范围包括腹主动脉分叉以下和髂总血管周围、闭孔、髂内、骶前淋巴组织，而局限性淋巴结清扫的范围在髂总动脉分叉水平以下，但其远端和侧面与扩大盆腔淋巴结清扫范围基本一致，不包括骶前淋巴结。目前对盆腔淋巴结清扫的指证及范围没有完全统一，多数认为术前 PSA ＜ 10 ng/mL，活检 Gleason 评分＜ 7 分及临床分期≤ T2a 的患者淋巴结转移风险低（＜ 8 %），不必要常规行盆腔淋巴结清扫。但对于中高危的前列腺癌，越来越多的文献倾向于在行前列腺癌根治时同时行扩大淋巴结清扫。因为从目前的资料看，扩大的淋巴结清扫不但能更准确的评估肿瘤分期，指导术后治疗，而且可能最大限

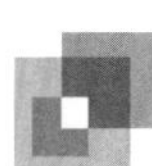

度地清除体内的转移灶，对潜在淋巴结受累的患者带来生存上的获益。

2. 手术时机

由于前列腺活检后前列腺局部炎症水肿，即刻手术易造成前列腺周围器官的损伤。中华医学会泌尿外科分会制定的《前列腺癌诊治指南》建议经直肠穿刺活检者应等待6～8周，经尿道前列腺切除术诊断为前列腺癌患者应等待12周再行根治术，可降低手术难度和减少并发症。

（四）手术方法及注意事项

1. 耻骨后根治性前列腺切除术

（1）体位

仰卧位，稍垫高臀部，皮肤消毒，铺盖无菌巾时将阴茎显露于术野内，留置F18–22 Foley尿管，排空膀胱。再用双层无菌巾覆盖。术者站在患者左侧。手术台成20°头低脚高位。

（2）步骤

自耻骨联合至脐作下腹正中切口切开皮肤。在中线处切开腹直肌，前鞘后分开腹直肌，进入腹膜前间隙。分离耻骨后膀胱前间隙及膀胱外侧间隙，将膀胱及腹膜向上牵开。清除耻骨后前列腺表面的脂肪组织，进行扩大或局限性的淋巴结清扫。于前列腺两侧的盆内筋膜反折处、靠近盆壁外侧（与前列腺保持一定距离，避免损伤前列腺静脉丛引起出血）剪开盆内筋膜，剪至耻骨前列腺韧带，用手指钝性分离前列腺尖部两侧与肛提肌间的间隙。切断耻骨前列腺韧带，在耻骨后尿道前方集束缝扎阴茎背静脉复合体，在前列腺前表面集束缝扎背静脉复合体以减少其近侧端的出血，在两者间切断，并锐性分离至前列腺尖部及尿道前壁。如遇阴茎背深静脉继续出血，可贴近耻骨进行缝扎止血，止血满意后再进行下一步操作。

在前列腺尖部的后外侧分离神经血管束（Neurovascular–Bundle，NVB），将其从前列腺表面剥离下来，如怀疑有肿瘤侵犯，应切除同侧NVB。使用直角钳于前列腺尖部贴近尿道仔细游离，当清楚看到前列腺与尿道交接处时，贴近前列腺尖部切开尿道前壁，尽量保留足够的尿道长度。拉出尿管，夹闭并剪断导尿管，保留尿管气囊段用于牵引。使用2–0可吸收线在尿道远侧断端间断缝合6针后将尿道完全切断。妥善固定6根留置缝线。

牵拉切断的气囊导尿管，将前列腺尖部提起，剪断直肠尿道肌，显露并游离前列腺后方。于直肠前方的Denonvilliers筋膜前层锐性加钝性游离前列腺，注意勿损伤直肠前壁。逆行切断和结扎前列腺外侧的韧带，在此过程中注意辨认NVB，依据分期及患者意愿等，决定保留或切除NVB。

牵拉气囊导尿管，显露膀胱颈，切开膀胱颈前壁，于膀胱三角区找到双侧输尿管开口，对于输尿管开口显示不清或紧邻膀胱颈的患者可留置输尿管导管作为指示。在膀胱颈与前列腺间切断膀胱颈后壁，在膀胱颈后方游离出输精管予以结扎并切断，分离并离断精囊腺，完整切除前列腺及双侧精囊腺。

将膀胱颈成型：使用2–0可吸收线自膀胱颈后方向前缝合膀胱，将膀胱颈部缩小至约 1 cm 大小，注意勿损伤双侧输尿管开口。使用 3–0 可吸收线将此开口处的膀胱黏膜间断外翻缝合。

使用固定于尿道远侧断端的 6 针缝线将成型后的膀胱颈与尿道断端进行吻合，此处注意勿缝合到双侧输尿管开口，缝合完毕后将先前留置的输尿管导管予以拔除。重新插入 Foley 尿管，充盈气囊，牵拉气囊使吻合口靠拢，减小吻合口张力，然后自后壁开始顺序打结。向膀胱内冲水观察无漏液后，放置引流关闭伤口。

2. 术中注意事项

（1）集束缝扎阴茎背静脉复合体，避免出血，保持手术视野清晰，是手术成功的关键，可彻底切除前列腺尖部，同时也降低术后尿失禁的发生。

（2）前列腺尖部的处理是至关重要的，此部位的处理涉及 NVB、尿道外括约肌和直肠的处理，与术后勃起功能障碍、尿失禁和直肠损伤的发生关系密切，同时前列腺尖部也是前列腺癌切缘阳性最常见的部位之一。切断尿道应靠近前列腺尖部，避免损伤尿道膜部，肿瘤近前列腺尖部时，尿道断端应送冰冻病理检查是否切除彻底。尽可能保留足够的尿道长度，同时进行膀胱颈口的成型可减少术后尿失禁。

（3）前列腺及精囊两侧的后外方有血管神经束，在行保留性神经的根治性前列腺切除术时应注意避免损伤。但术中发现周围有粘连，则以根治肿瘤为首要原则。

（4）膀胱颈成型时将膀胱颈黏膜外翻缝合后再进行膀胱颈与尿道断端的吻合，有利于避免吻合口狭窄。

（5）耻骨后应常规放置引流管以彻底充分引流，以避免淋巴积液、尿外渗及感染等。

（五）手术并发症及处理

目前根治性前列腺切除术围手术期死亡率为 0 ～ 2.1 %。随着对前列腺外科解剖的深入了解及外科医生手术技巧的不断改进，围手术期死亡率及并发症已明显下降。

1. 术中主要并发症

（1）术中出血

出血是前列腺根治术中最常见的并发症之一，严重时可以影响手术进程。前列腺根治术中的出血常发生在处理前列腺背深静脉丛和前列腺的侧血管蒂处，重点在于术中清晰而细致的解剖操作预防出血。对于手术切除困难伴失血较多者，应积极输血避免失血性休克。

（2）直肠损伤

在分离尿道、前列腺及精囊与直肠间的平面时，如处理不当可造成直肠损伤，导致肠瘘、尿道直肠瘘、腹腔感染等严重并发症。有盆腔放射治疗史和有肿瘤侵犯至前列腺直肠间隙者，以及前列腺穿刺或 TURP 后短期内行根治性前列腺切除术者较易发生直肠损伤。术前应常规行肠道清洁准备。术中一旦发生直肠损伤，如术前肠道准备充分，应在完成前列腺切除后即刻予以修补并充分引流。可用大量碘伏溶液冲洗后，作全层及浆肌层两层横行修补，不必常规行结肠造口术，但术后引流要充分，加强静脉高营养及广谱抗生素治疗，适当延长进食时间，并避免便秘，同时留置肛管可能有一定帮助。否则

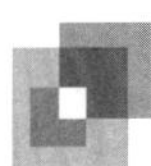

须行暂时性结肠造口术。

（3）输尿管损伤

术中损伤输尿管极少见，主要发生在前列腺中叶明显增大突入膀胱腔内者，术中应仔细辨认双侧输尿管开口，留置输尿管导管作为指示可避免输尿管损伤。

（4）闭孔神经损伤

闭孔神经损伤主要发生于盆腔淋巴结清扫术中，发生率较低，可导致同侧下肢内收运动障碍。术中应仔细辨认并解剖出闭孔神经，避免其损伤是关键。术中一旦发现切断闭孔神经，应用细的不吸收缝线吻合，部分患者可恢复功能。

2. 术后早期并发症

（1）血栓栓塞性疾病

血栓栓塞性疾病，特别是深静脉血栓形成是前列腺癌根治术后最重要的早期并发症，可并发心、脑血管意外，急性肺动脉栓塞等严重并发症。该并发症重在预防，围手术期穿戴抗血栓弹力袜，术后卧床期间鼓励患者做足部的背屈活动，并同时做下肢辅助按摩，鼓励患者尽早下地活动等有效的预防措施。对于具有血栓栓塞性疾病高危风险的患者，可适当应用短效的抗凝药物以降低血栓风险，但应注意其可能增加术后出血的危险。

（2）出血

术后出现需要输血或外科处理的大出血并不常见，主要见于患者围手术期使用影响凝血功能的药物（如阿司匹林），血管结扎线脱落，患者自身伴有凝血功能障碍性疾病等。

（3）尿道直肠瘘

术中发生直肠损伤未发现或处理不当者，术后可发生尿道直肠瘘。术中游离带血管蒂的网膜组织填塞于修补好的直肠损伤处，将其与尿道膀胱吻合口隔离，可降低术后发生尿道直肠瘘的风险。术后发生尿道直肠瘘的患者，如瘘口较小且不伴有腹膜炎者，可尝试留置尿管及肛管，同时加强静脉高营养及广谱抗生素治疗并适当禁食，部分患者可自愈。对于保守治疗无效、瘘口较大或伴有腹膜炎的患者应积极行结肠造口术。

（4）吻合口漏尿

前列腺癌根治术后，尿管及耻骨后引流管应保持通畅，耻骨后引流量较多且清亮时，应怀疑吻合口漏尿，但有时淋巴结清扫后，淋巴引流量也较多，此时可测定引流物的肌酐水平与血肌酐比较，或尿管内注射亚甲蓝，以判断是否漏尿。一旦吻合口漏尿成立，应延长导尿管留置时间并保持尿液引流通畅，保持耻骨后引流管通畅，大部分患者在充分引流后可自行愈合。

（5）导尿管脱落

重点在于预防，使用尿管前应检查气囊是否完好，手术结束后还应注意尿管的外固定。术后早期发生导尿管脱落可尝试使用尿道探子行尿道扩张后小心放入尿管。

（6）切口并发症

切口感染，皮下脂肪液化，切口裂开等与感染、肥胖、营养不良，引流不畅，有盆腔放疗史等有关，重点在于预防。

3. 术后远期并发症

（1）勃起功能障碍

前列腺癌根治术后勃起功能障碍与多种因素相关，如年龄、术前性功能情况、肿瘤侵犯程度和范围及术中对影响勃起功能因素（如性神经血管束）的保留等。以往前列腺癌根治术后勃起功能障碍发生率可高达 85 % ～ 90 %。1982 年 Walsh 等提出了保留性神经根治性前列腺切除术，可使术后勃起功能障碍发生率明显降低。接受保留性神经的手术后，一年内有 50 % ～ 80 % 的患者性功能可获得恢复。有研究显示单侧血管神经束广泛切除后一年内有 61 % 的患者仍可保留勃起功能。但需要注意的是术中首先应最大限度的完整切除肿瘤，其次再考虑尽可能地保留性功能。术后并发勃起功能障碍的患者如有需求可使用阴茎海面体内注射血管活性药物或阴茎假体植入治疗。

（2）尿失禁

尿失禁主要是由于非自主性括约肌（包括膜部尿道外括约肌和膀胱颈处尿道内括约肌）功能受损引起。重度尿失禁发生率约为 5 %，中度尿失禁发生率约为 20 %。通过术中保护尿道外括约肌；减轻盆底肌肉损伤；充分游离后尿道降低膀胱尿道吻合口张力；前列腺尖部切除时尽量增加功能尿道长度等可降低尿失禁的发生率。术后随时间的推移，通过锻炼会阴肌肉功能及使用抗胆碱能药物可获得改善。永久性尿失禁发生率为 3 % ～ 5 %，此类患者可行人工尿道括约肌植入术。

（3）膀胱颈狭窄

膀胱颈狭窄的发生通常与术前有 TURP 史及盆腔放疗史、术中膀胱颈部重建时缝合过紧、尿道与膀胱颈吻合时黏膜对合不良等因素有关。术中重建膀胱颈（膀胱颈部成型）可有效降低膀胱颈狭窄的发生率。对于术后有排尿梗阻症状的患者，需明确是否为膀胱颈狭窄或存在“尿道瓣膜”，前者可行尿道扩张或经尿道冷刀切开，后者需行经尿道手术切除瓣膜。

（六）术后随访

根治性前列腺切除术后肿瘤相关随访的主要指标是血清 PSA 水平。应在根治性前列腺切除术后 1 ～ 3 个月期间检测基线水平血清 PSA 值，并定期复查 PSA。在根治性前列腺切除术后 PSA 出现持续升高，连续两次血清 PSA 超过 0.2 ng/mL 时定义为生化复发。而临床进展的患者不能仅依靠血清 PSA 做诊断，需结合临床表现、血清 PSA 及影像学检查做出综合的判断。

（韩苏军　李长岭）

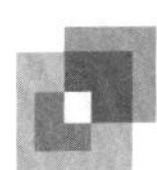

第二节　经腹腹腔镜前列腺癌根治术

视频 16–1　经腹腹腔镜前列腺癌根治术

前列腺癌在我国发病率逐年升高，是威胁中老年男性健康的重要问题。前列腺癌根治手术是治疗前列腺癌的重要治疗手段，对于早期局限性前列腺癌及一部分局部晚期前列腺癌患者，前列腺根治手术能够带来生存上的获益。前列腺癌根治术可采用经典的耻骨后前列腺根治切除术、腹腔镜前列腺根治切除术，以及近年来新兴起的机器人前列腺根治切除术。1997 年，Schuessler 等人报道了世界上首例腹腔镜前列腺癌根治术，经过近 20 年的发展，随着手术器械的不断完善和外科手术技术的不断进步，腹腔镜前列腺癌根治术现已经成为一种相对成熟的术式，该术式具有术中出血较少，视野暴露清晰，术后疼痛更少等优势。有文献报道，对于一名有经验的泌尿外科医师而言，腹腔镜前列腺癌根治术术后尿失禁发生率与尿道吻合口狭窄发生率与传统开放手术相当。在性神经保留方面，甚至有文献认为腹腔镜手术已经优于传统开放手术，但目前仍然没有 RCT 结果支持这一结论。在肿瘤控制方面，目前还没有大宗的数据分析证实腹腔镜手术或者机器人手术一定优于传统开放手术。腹腔镜前列腺根治切除可采用经腹腔入路及经腹膜外入路，本文主要介绍经腹腔入路。

与腹膜外入路相比，经腹腔入路具有操作空间大，解剖标志清晰等优势，而且便于同期进行盆腔淋巴结清扫或扩大淋巴结清扫。在进行尿道与膀胱颈吻合时，经腹腔入路吻合张力较小。经腹腔入路的缺点在于，对胃肠道等腹腔脏器可能存在一定干扰，既往曾有腹部手术史的患者，可能会增加手术难度。

腹腔镜前列腺癌根治术对于医师的手术技巧要求较高，学习曲线较长，尤其是膀胱颈与尿道吻合需要较为熟练的缝合技巧，对于基本操作手法尚不熟练的医师，应当在体外反复练习之后再尝试该术式。同时，该术式要求医师对于前列腺及盆腔解剖有较为深刻的理解，解剖层次不清晰，会显著延长手术时间，并增加手术并发症的发生风险。

（一）术前准备工作及手术体位

术前建议肠道准备 3 日，手术前备血，手术需预防应用抗生素。

对于无法耐受全麻及有较严重心肺疾病患者，对腹腔镜耐受程度较差，对于此类患者，是否能够进行腹腔镜手术，术前需要谨慎评估。严重肥胖的患者，行腹腔镜手术难度较高，操作空间有限，而且术中需要采用头低脚高位，会加重患者的心肺负担，手术医师应当予以重视。

建议使用全身麻醉。患者选取仰卧位，两腿分开 20° ～ 30° ，膝盖下垫软垫，臀下垫一薄垫，双臂收起紧贴身体两侧。术中为便于盆腔显露需调整为头低脚高体位，患者肩部需妥善固定，以防止在调整体位过程中患者滑落。术者一般站立在患者左侧，第一助手站立在患者右侧，第二助手负责调整观察镜，站在患者头侧（图 16–1）。

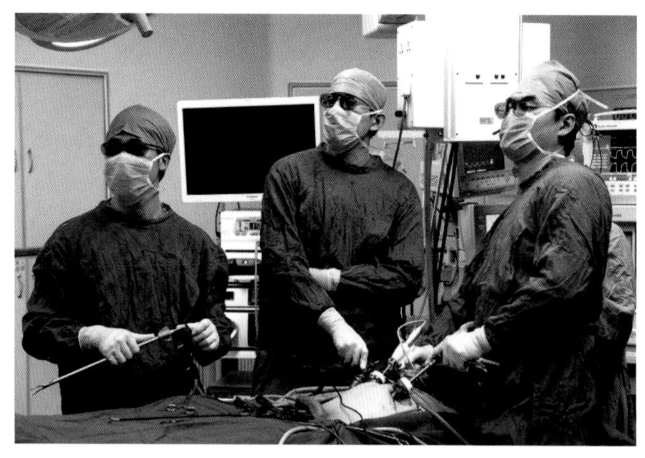

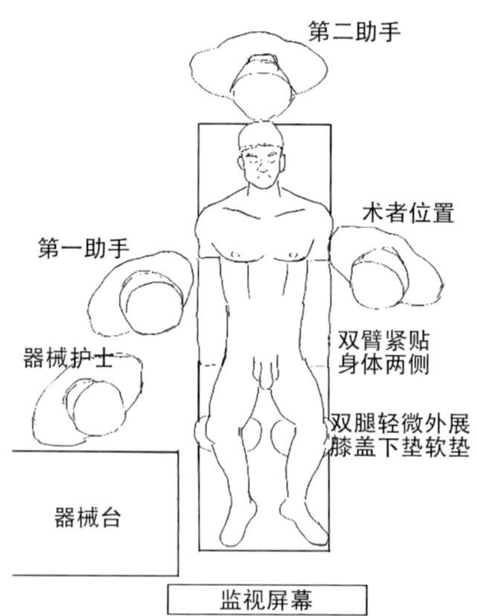

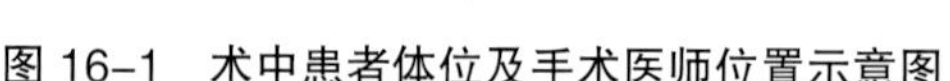
图 16–1　术中患者体位及手术医师位置示意图

术前需要准备的器械包括：电钩，超声刀，双极电凝，能量切割器械，钛夹钳，Hem–o–lock 钳，腹腔镜持针器，扇形腔镜拉钩，腔镜吸引器，1–0 可吸收线（缝扎 DVC 用），3–0 可吸收线（膀胱颈成型用），2–0 单乔缝线（尿道膀胱颈吻合用），30° 或 0° 镜头，笔者更倾向使用 30° 镜头，方便术者操作。术中留置 F18 Foley's 尿管，气囊注水 20 mL。另准备一根 F20 硅胶三腔尿管备用（吻合结束后使用）。

（二）手术步骤

1. 建立手术通道

经腹腔入路一般需建立 4 ～ 5 个穿刺通道。笔者的习惯是在肚脐下方纵行切开一小口（对于较为肥胖的患者，也可以选择在脐上穿刺，以便于获得更大的操作空间），置入气腹针，确定进入腹腔之后，注入二氧化碳至压力 12 ～ 14 mmHg，该部位用 12 mm Trocar 进行穿刺，置入观察镜，先检视腹腔整体情况，再在观察镜直视下置入其他各 Trocar。对于既往有腹部手术史者，腹腔内粘连往往较重，直接穿刺恐会伤及肠管。在这种情况下，也可用手术刀逐层锐性切开至腹膜，进入腹腔。直视下置入 Trocar，小切口如果过大可在 Trocar 边缘用丝线缝合 1 ～ 2 针防止漏气。术者的两个主操作通道分别位于左下腹和右下腹，分别在两侧下腹部置入 Trocar，再于右下腹麦氏点下方另做 Trocar 一处，主要由一助进行术中辅助（图 16–2）。

2. 游离膀胱，清扫盆腔淋巴结

在膀胱两侧及前方分别切开盆底腹膜，两侧切开至髂血管水平，向下方钝性分开 Retzius 间隙，显露膀胱及前列腺前方，沿天然无血管解剖平面一直游离至耻骨后方及盆筋膜水平。对于中、高危前列腺癌患者，推荐行盆腔淋巴结清扫；对于需行淋巴结清扫者，可在这一步骤进行。清扫范围应包括双侧髂内及闭孔淋巴结，沿血管表面逐步切除所有的淋巴脂肪组织，较粗大的淋巴管需要单独结扎、切断。清扫过程中注意保护闭孔神经，

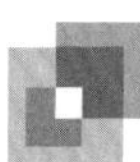

不要损伤。有学者主张对高危前列腺癌患者进行扩大淋巴结清扫，但这一做法是否能够给患者带来生存上的获益还尚无定论，有一点需要指出，扩大淋巴结清扫术后发生淋巴囊肿和下肢淋巴水肿的风险显著增加（图 16–3）。

3. 切开盆筋膜，缝扎背深静脉复合体（DVC）

前列腺表面往往附着有少量的脂肪组织，钝性、锐性分离结合，将这些脂肪组织去除，充分暴露耻骨前列腺韧带及两侧的盆筋膜，锐性切断耻骨前列腺韧带，在前列腺外侧弧形切开盆筋膜，切开过程中注意不要过于靠近前列腺，以免损伤前列腺两侧的 Santorini 静脉丛，导致出血。切开盆筋膜后可见盆底肌群的肌纤维束附着在前列腺两侧，沿解剖层次钝性分开两侧的盆底肌群，向下方切至前列腺尖部，靠近前列腺尖部时注意不要过度使用能量器械，因为此处距离尿道外括约肌距离较近，广泛使用能量器械止血可能会间接损伤括约肌的功能，影响患者术后控尿。使用 1–0 可吸收缝线贯穿缝扎阴茎 DVC 两遍。初学者在缝扎 DVC 时可能存在一定困难，此处的技巧在于，DVC 两侧一定充分游离，尽可能显露清晰，由助手向头侧牵引前列腺，最大限度暴露 DVC 两侧。缝合针的弧度如果过大，可以调整缝合针的弧度，便于进、出针。缝合时不宜过浅，缝合不全会导致在进行后面的步骤时出血；但也切忌缝合过深，因为很有可能会缝上尿管。缝合位置应当尽可能远离前列腺尖部（图 16–4）。

4. 游离膀胱颈

在前列腺底部与膀胱交接处寻找膀胱颈。这一步骤较为关键，寻找出正确的层次，有利于下一步分离操作。该层次如果没有找好，很有可能进入膀胱腔内或切进前列腺之内，造成不必要的出血并延长手术时间。寻找膀胱颈需要一定技巧，现有多种方法帮助寻找膀胱颈：膀胱前方多有少量脂肪组织附着，可以使用这层脂肪组织作为引导向下方寻找，脂肪组织与前列腺表面移行的区域，多为膀胱颈之所在。如果辨认膀胱颈仍然存在困难，

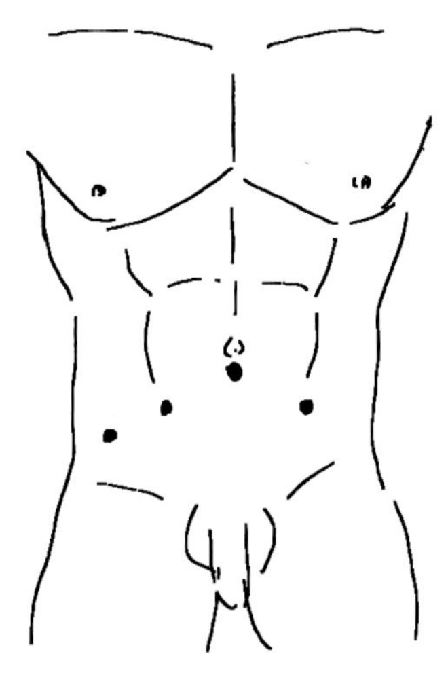

图 16–2　术中各 Trocar 位置示意图

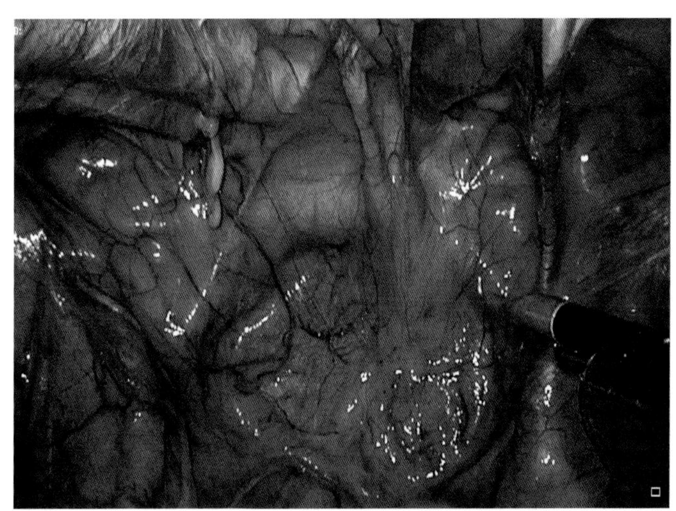

图 16–3　在盆底切开膀胱前方腹膜

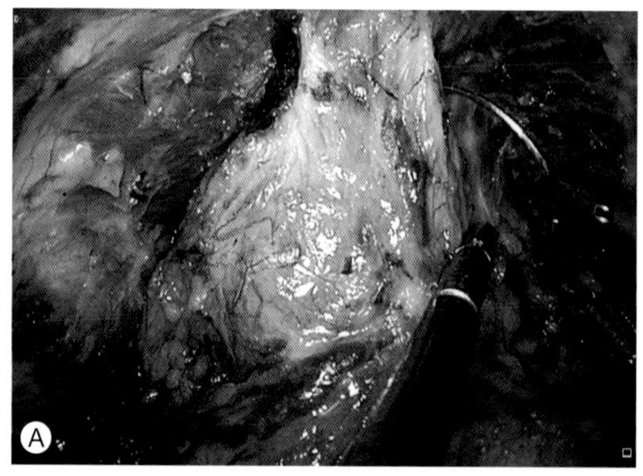

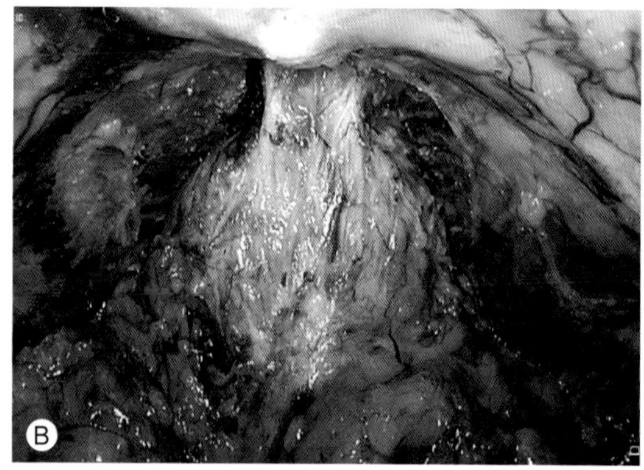

图 16–4　游离显露 DVC，1–0 可吸收线缝扎

可由助手牵拉尿管，通过尿管水囊帮助判断膀胱颈的位置。也可用手术器械轻轻从两侧压迫膀胱底部，可以显示出前列腺的轮廓，从而辨认膀胱颈。辨认清楚膀胱颈位置之后，用超声刀做锐性分离，逐步分开膀胱与前列腺，理想状况下，可以将膀胱颈完整游离。对于前列腺中叶较大者，输尿管开口往往与前列腺边缘较为接近，如担心术中损伤输尿管开口，可在术前留置双侧输尿管支架管，便于术中辨认输尿管开口。膀胱颈游离满意后，用剪刀锐性切断膀胱颈与前列腺。需注意，在向两侧游离过程中往往会遇到膀胱侧方的血管，需要仔细止血（图 16–5）。

5. 游离前列腺背侧及双侧精囊

游离膀胱颈满意后，沿前列腺背侧向下方继续游离，如果层次正确，可以顺利找到输精管和精囊，游离双侧精囊及输精管。首先辨认输精管的位置，前列腺精囊动脉常常与输精管伴行，需要单独结扎切断。游离并切断双侧输精管之后，提起输精管断端向下方继续游离精囊，一般情况下，精囊均可钝性分开，可由助手提起精囊向上方牵引，便于术者进行分离操作。此处如果找不到精囊，最常见的原因是距离前列腺过近，盲目探查，多会切进前列腺腺体之内，退至前列腺底部，在其后方找到正确的解剖层次，多可顺利找到输精管和精囊（图 16–6）。

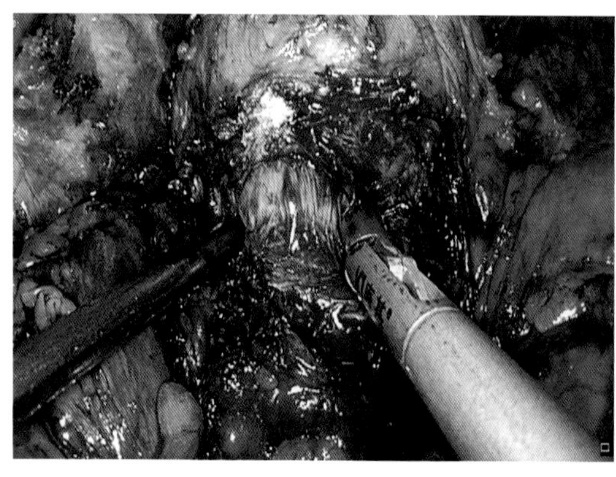

图 16–5　游离显露膀胱颈

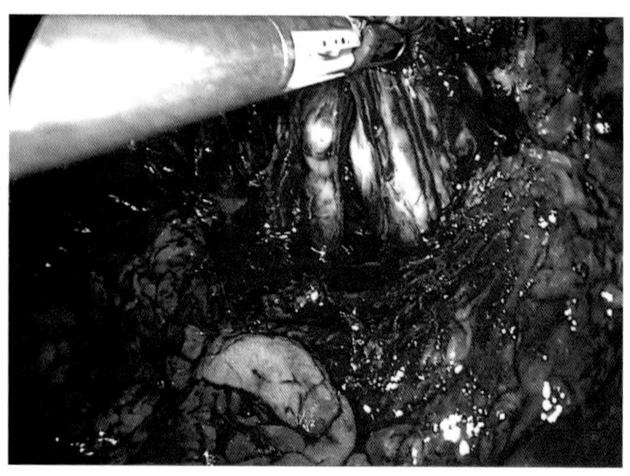

图 16–6　游离精囊及输精管

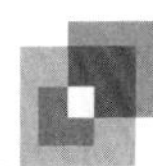

6. 切开迪氏筋膜，处理前列腺两侧血管蒂

在处理完精囊及双侧血管蒂之后，由助手向上方提起前列腺，可以清晰辨认其后方的迪氏筋膜（Denonvillier's Fascia）。在前列腺背侧精囊根部横行剪开迪氏筋膜之后，可以见到直肠前方脂肪，沿该层次继续游离至前列腺尖部，解剖层次正确的话，该步骤出血很少，如分离过程中有较多出血，往往是由于距离前列腺过近。

前列腺的供血血管主要从背外侧的血管蒂进入前列腺，在游离前列腺过程中，需要逐步结扎切断。可以使用 Hem-o-lock 逐步钳夹之后切断，也可使用能量器械。

对于局部粘连较重者，从背侧游离前列腺尖部往往较为困难，易造成直肠损伤。对于此种情况，可以先从前方游离，剪断尿道之后，再逆行切除前列腺。

对于有保留性神经需求的患者，在此处可以采用“筋膜间技术”。因标准的前列腺癌根治，即所谓的“筋膜外切除”，是在迪氏筋膜后方分离，而对于需要保留神经者，需要在迪氏筋膜前方进行分离。在此处建议用剪刀做锐性分离，小心保护前列腺背外侧的神经血管束，尽量避免使用能量器械，以免能量器械造成神经血管束的不可逆损伤。

7. 处理前列腺尖部，切断尿道

背侧完全游离之后，再由前方用超声刀游离前列腺尖部，完整游离出尿道，拔除尿管，用剪刀锐性切断尿道，完整切除前列腺及精囊。在保证前列腺切除完整的前提下，尿道应尽可能保留，便于尿道膀胱颈吻合，也有利于患者早期控尿的恢复。在处理前列腺尖部周围区域时，建议尽可能少用能量器械，因为此处距离尿道外括约肌距离较近，广泛使用能量器械对周围组织造成的热损伤，可能会间接损伤括约肌功能，影响患者的术后控尿（图 16-7）。

8. 吻合尿道与膀胱颈

吻合尿道与膀胱颈之前，先检视膀胱颈创面，如膀胱颈切口较小，可以直接与尿道吻合，但对于前列腺中叶突入膀胱较多者，膀胱颈切口往往较大，对于这种情况建议先行膀胱颈成型，缩窄膀胱颈口之后，再与尿道进行吻合。膀胱颈成型可于膀胱颈 6 点方向或 12 点方向进行。笔者多于膀胱颈 6 点位置行膀胱颈成型，用 3-0 可吸收线间断或连续缝合数针，至膀胱颈口约一指宽。在行此步骤时需注意保护双侧输尿管口，避免误伤输尿管口，对于输尿管开口辨认困难者，可静脉注入 10 ～ 20 mg 呋塞米便于寻找，也可以在术前预防性置入双侧输尿管支架管。

膀胱颈与尿道吻合是技术难度较高的环节，笔者目前多使用单针连续缝合法。依次连续缝合膀胱颈与尿道断端。在吻合时，可由助手压迫抬高患者会阴部，便于尿道断端的显露。对于尿道断端仍然难以辨认者，可经尿道置入尿道探子或者尿管引导。采用 2-0 单乔缝线，首先吻合膀胱颈后壁，后壁吻合完成之后，收紧缝线，将尿管全部送入膀胱之内，再吻合膀胱颈前壁（图 16-8）。吻合完成后，可由尿管内注入生理盐水，检查是否有渗漏。尿管气囊注水，妥善固定。

延长脐下小切口，将前列腺标本取出。在术区留置伤口引流一根，妥善固定，缝合各切口，结束手术。

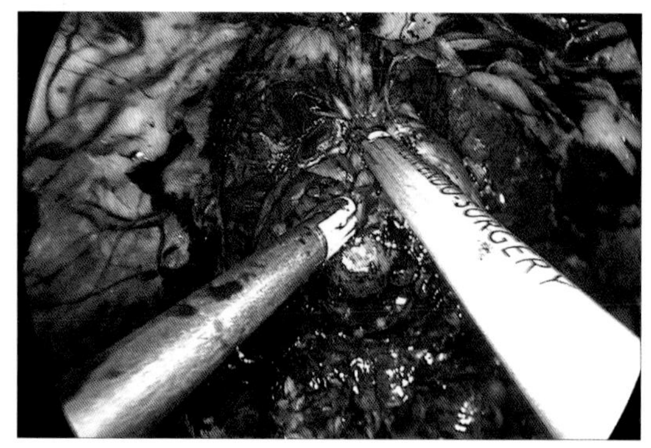

图 16–7　游离前列腺尖部，切断尿道

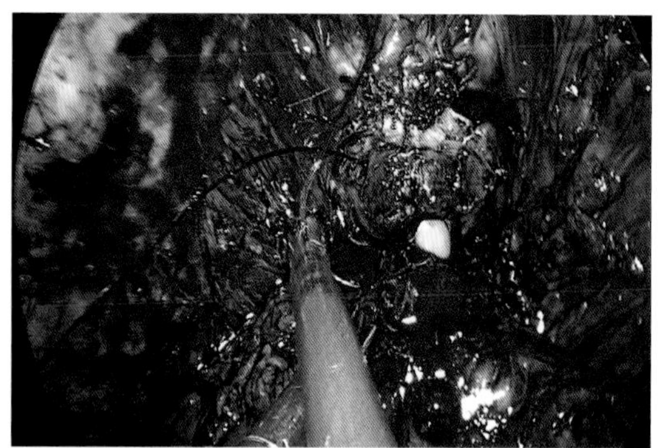

图 16–8　吻合膀胱颈与尿道

9. 术后处理

对于一般患者，可于术后第一天正常下地活动，进食流质饮食。引流管视引流量情况酌情拔除。前列腺癌根治术后存在一定的下肢血栓风险，对于血栓形成的高危患者，术后预防性抗凝治疗可以减少相关事件的发生风险。

术后一般建议保留尿管 2 ～ 3 周，具体拔管时间视术中情况而定。术后早期患者大多有不同程度的尿失禁，经 6 ～ 12 个月的盆底肌肉功能锻炼之后多能恢复。术后 1 个月常规复查 PSA，理论上 PSA 应该已经无法测出。如仍有 PSA 升高，需除外是否存在其他部位转移，可能需要进一步处理。

10. 常见手术并发症及处理

（1）吻合口漏

前列腺癌根治术术后常见并发症之一为吻合口漏尿。多在术后三天之内出现，也有术后一周以上发生漏尿者。如有漏尿，首先需要检查尿管引流是否通畅，经常由于血块堵塞尿管，造成膀胱引流不畅，极度充盈之后发生；这种情况在改善尿管引流之后多能自行改善。如果术中缝合满意，也可以尝试调整伤口引流管的位置，因引流管很有可能嵌压在吻合口部位，导致膀胱颈与尿道断端无法完美对位，导致漏尿，调整引流管之后多可自行闭合。对于吻合口缝线脱落、撕脱者，引流量往往很大，而且漏口愈合时间往往较长，可以调整尿管气囊大小，注水至 30 mL 左右，牵引尿管，通过水囊压迫使漏口创面闭合，加速愈合过程，但往往效果并不十分满意。局部尿液外渗之后通畅引流很重要，在通畅引流的前提下，假以时日，漏口大多能够愈合满意，需要与患者进行细致的沟通，消除患者的焦虑情绪。

（2）淋巴漏 / 淋巴囊肿

对于术中行广泛淋巴结清扫者，术后有一定概率出现淋巴漏，术中在清扫淋巴结时对于较粗大的淋巴管采用钛夹或者 Hem–o–lock 钳夹可以有效减少淋巴漏的发生。对于已经发生者，如果引流量较少，可以直接拔除引流管。因为经腹腔途径淋巴液直接流入腹腔，可以通过腹膜吸收，而且腹腔内空间大，不易引起局部症状；对于引流量巨大者，经保守等待之后多可逐渐好转，因淋巴液丢失较多，需要注意患者的营养支持。

（3）直肠损伤

在腹腔镜前列腺癌根治术开展初期，直肠损伤的发生概率较高，近几年来随着手术技术的不断进步，直肠损伤的发生率已经显著降低，发生损伤者多为晚期肿瘤或者粘连极其严重者。术中对于怀疑有直肠损伤者，可以在术中用手指探查肠腔，检查可疑漏口。如果有小的漏口，术前肠道准备满意者，可以尝试一期修补，用3-0可吸收线连续或间断缝合直肠黏膜，外侧再单独缝合肌层加固，术后禁食水，待恢复饮食确认无肠瘘之后再拔除引流，通过这种方法处理多可以治愈。但对于未行肠道准备，或直肠缺损较大者，一期修补存在较高的肠瘘风险，可以先行保护性结肠造口，3～6个月后待局部条件好转再行二期还纳。

如果术中没有及时发现肠瘘，术后才发现者，通常不推荐保守治疗，因自行愈合的概率较低，而且很有可能造成广泛的腹腔感染，保护性结肠造口是更为稳妥的选择。术中仔细操作，清晰显露是减少肠管损伤的关键因素。

（4）吻合口狭窄

吻合口狭窄临床上并不十分少见，有部分吻合口狭窄是由于异物嵌入尿道吻合口内造成（如钛夹或Hem-o-lock）。患者表现为术后进行性排尿困难。吻合口狭窄轻微者可以尝试尿道扩张，严重者也多可通过内镜下治疗改善，比如膀胱颈冷刀内切开。

（周利群　郝　瀚）

第三节　经腹膜外腹腔镜前列腺癌根治术

视频16-2　腹膜外腹腔镜前列腺癌根治术

根治性前列腺切除术（Radical Prostatectomy，RP）是治疗局限性前列腺癌最有效的方法，目前主要术式有开放性手术、腹腔镜前列腺根治性切除术（Laparoscopic Radical Prostatectomy，LRP），以及机器人辅助腹腔镜前列腺根治性切除术（Robotic-Assisted Laparoscopic Radical Prostatectomy，RALRP）。

1992年，Schussler等实施了首例经腹腔途径腹腔镜下前列腺癌根治术。之后随着专业设备和手术器械等硬件的改进，LRP技术愈加成熟。目前国外多个中心已有上千例腹腔镜下根治性前列腺切除术的报道，LRP也成为国内许多大医院或中心治疗前列腺癌的首选术式。

RP切除的范围包括完整的前列腺、双侧精囊、双侧输精管壶腹段和膀胱颈部。手术时机上，一旦确诊为局限性前列腺癌并且具备手术条件者应限期接受根治术。经直肠穿刺活检者应等待6～8周，经尿道前列腺切除术者应等待12周再行手术，可以降低手术难度并减少并发症。

（一）手术适应证和禁忌证，术前准备

1. 手术适应证

手术适应证要综合考虑肿瘤的临床分期、预期寿命和健康状况。尽管手术没有硬性的年龄界限，但 70 岁以后伴随年龄增长，手术并发症及死亡率将显著增加。

（1）临床分期

适用于临床分期 T1–T2c 的局限性前列腺癌患者。对于 T3 期前列腺癌尚有争议，有主张给予新辅助治疗后行根治术，可降低切缘阳性率。

（2）预期寿命

预期寿命大于 10 年者优先选择根治术。

（3）健康状况

前列腺癌患者多为高龄男性，手术并发症的发生率与身体状况密切相关。因此，身体状况良好，没有严重心肺疾病的患者可选择根治术。

（4）PSA 或 Gleason 评分

低、中危患者。部分高危患者采用根治术为主的综合治疗或可取得肯定的疗效，但目前仍处于探索阶段，应慎重选择。

（5）对于术前有性功能、T1–T2 期、PSA 小于 10 ng/mL 及 Gleason 评分小于（3+4=7 分）的患者可以采用保留神经血管束的根治性手术。

2. 手术禁忌证

（1）患者有显著增加手术危险性的疾病，如严重的心血管疾病、肺功能不良等。

（2）患有严重出血倾向或血液凝固性疾病。

（3）已有淋巴结转移（术前通过影像学或淋巴活检诊断）或骨转移。

（4）预期寿命不足 10 年。

（5）下腹部或盆腔手术史、病理性肥胖、大体积前列腺（超过 100 g）、盆腔放疗史或前列腺手术史（如经尿道前列腺切除术）等情况时，手术难度会增加，但并非 LRP 的禁忌证。

3. 术前准备

（1）术前常规对患者进行系统评估，包括血、尿常规、肝、肾功能、凝血功能、心电图、胸片、心肺功能等检查，了解并发症，评估手术耐受情况。

（2）术前三天口服肠道抗生素，术前一天口服泻药（如恒康正清、和爽等）甚至可以替代清洁洗肠。

（3）术前 2 h 预防性应用抗生素。

（二）手术方法

1. 麻醉及体位采用全身麻醉

患者仰卧位，臀部垫软枕，双腿分开 30° 以便术中助手触及会阴和直肠，头低脚高位（15°～30°），监视器置于两脚之间。

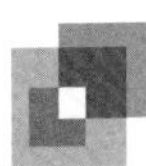

2. 术者位置

右手习惯的医师站在患者的左侧，左手习惯的医师站在患者的右侧。助手站在术者的对面，负责显露术野和操作吸引器。扶镜手站在患者的头侧。

常规消毒铺巾，留置 18F 双腔尿管，气囊注水 10 mL。

3. 耻骨后腹膜外腔的建立

腹膜外腔建立的成功与否是腹腔镜前列腺手术的前提和关键。沿肚脐下缘做 3 ~ 4 cm 长切口，分离至腹直肌下方。在腹膜前方用食指钝性分离，将腹膜向两侧推移。用可视球囊扩张器，注入空气 1000 mL，保留球囊扩张状态 3 min，建立耻骨后腹膜外腔。经此切口放置 10 mm Trocar，三角针 10 号线关闭切口并固定此 Trocar。置入 30° 腹腔镜，直视下分别于两侧腹直肌外缘放置 12/10 mm Trocar，两侧髂前上棘内侧 2 cm 处放置 5 mm Trocar，排列成倒 U 字形。气腹压力维持在 15 mmHg（图 16–9）。

4. 剔除前列腺及膀胱颈前面脂肪

充分扩展耻骨后间隙，清除覆盖在前列腺前面及膀胱颈部的脂肪结缔组织，显露盆筋膜、耻骨弓及耻骨前列腺韧带等解剖标志。走行于此脂肪组织中的静脉可直接用双极电凝处理（图 16–10）。

5. 缝扎 DVC

妥善处理 DVC 将会避免术中大出血，保持术野清晰，有利于 NVB 的识别、分离和保留。向对侧推压前列腺腺体，用超声刀远离前列腺打开盆内筋膜（图 16–11），可以将肛提肌向两侧推开，为之后的 DVC 缝扎建立空间（图 16–12）。为充分显露 DVC，可以切断部分耻骨前列腺韧带（图 16–13）。DVC 一般用 1–0 或 2–0 可吸收缝线或倒刺线“8”字缝扎。持针器夹住弯针，针弯朝上，右侧进针，左侧出针，做 8 字缝合；缝合时针的弧度与耻骨联合下方的弧线一致（图 16–14）；8 字缝扎时注意缝合深度以免缝闭尿道，也可于尿道内置一金属探子来帮助确认尿道是否同时被缝扎。缝合时注意缝针应尽量远离前列腺尖，这样可以避免切断尿道时缝线被切断或残留前列腺尖造成阳性切缘

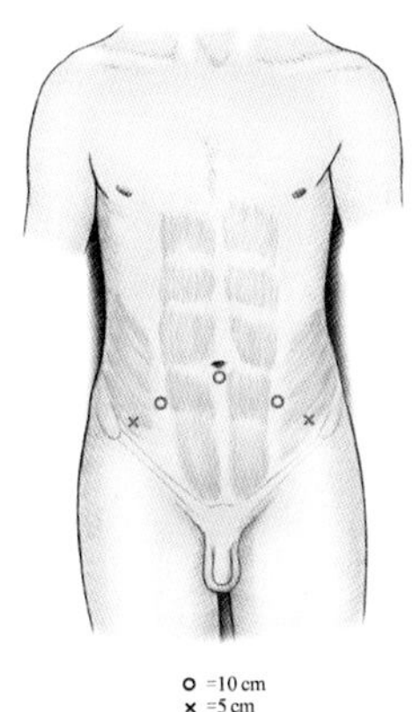

图 16–9　患者 Trocar 布局

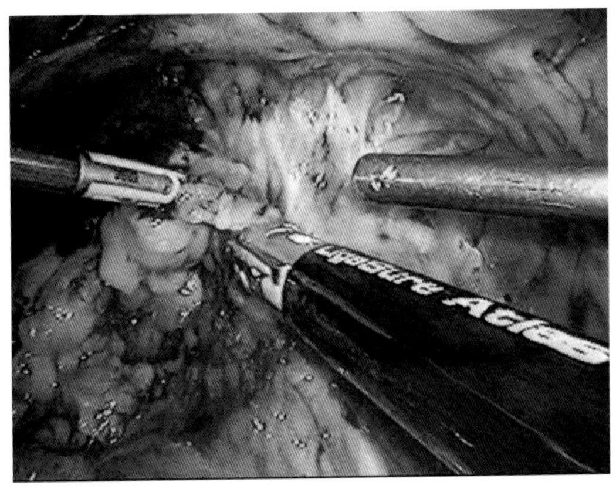

图 16–10　剔除前列腺及膀胱颈部脂肪

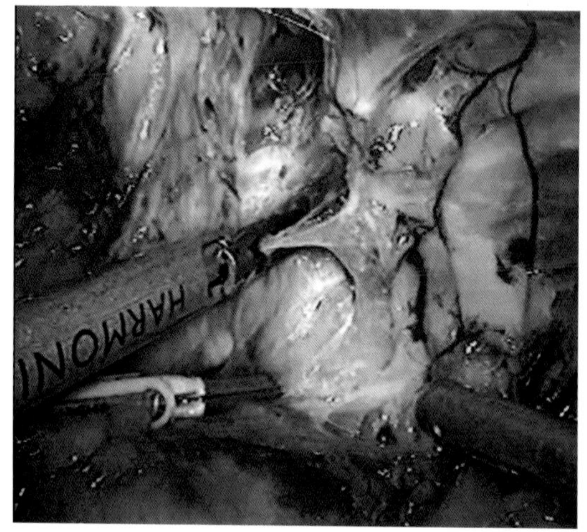

图 16-11　切开盆内筋膜

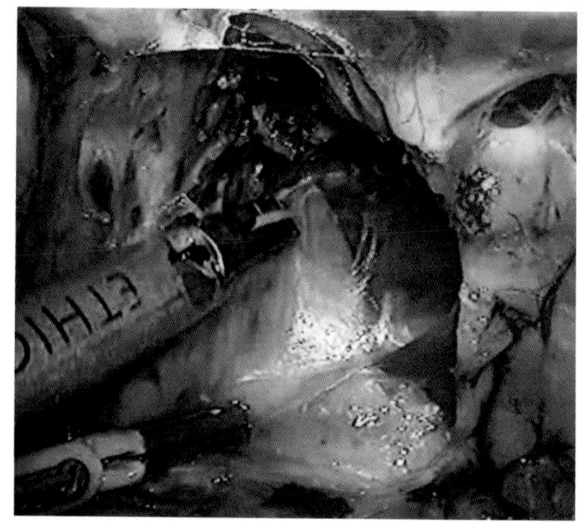

图 16-12　分离筋膜和肛提肌

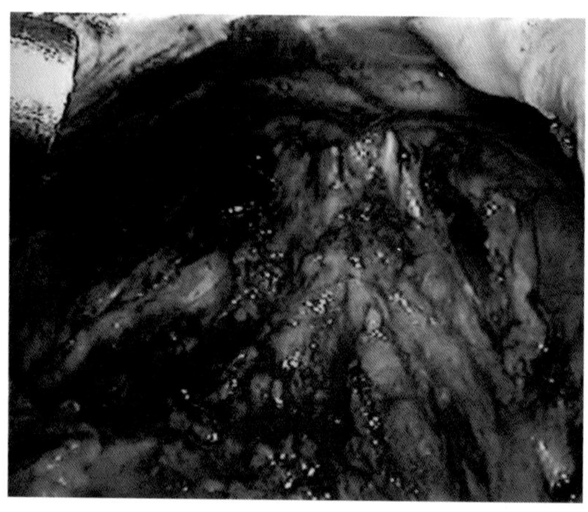

图 16-13　显露 DVC

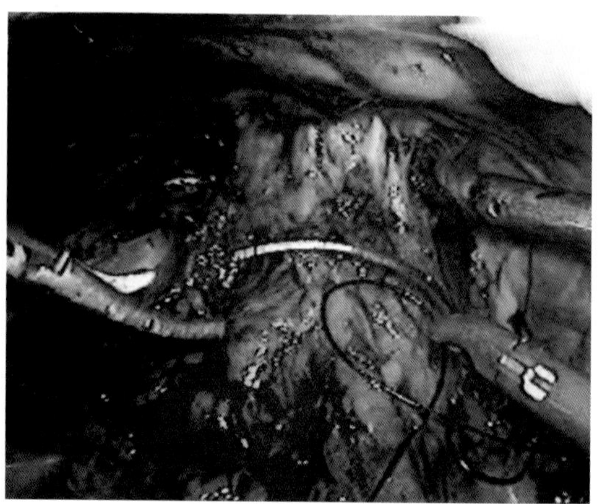

图 16-14　缝合 DVC

（图 16–15）。在切断 DVC 时，尽量少用电凝以避免损伤前列腺尖两侧的 NVB，以免影响手术效果。

6. 离断膀胱颈

一般来讲，将前列腺与膀胱颈的脂肪组织清除后，便能看清前列腺与膀胱的交界。牵拉气囊导尿管也有助于辨认膀胱颈和前列腺的分界。前列腺与膀胱之间有一层疏松的结缔组织，术中可看到黄色的脂肪，这是正确的界面（图 16–16）。此处静脉血管丰富，为紫色。分离时要小心，勿损伤，以免出血。分离可从中间开始，也可从两侧面开始。后者一直分离可至精囊腺，此分离方法可很好地保留膀胱颈口，但操作有一定难度（图 16–17）。另外分离时应尽量靠近膀胱侧，以防止切缘阳性。膀胱颈口游离后，尽量用剪刀剪开膀胱颈，而不用超声刀等导致热损伤的器械，以利于吻合口愈合（图 16–18）。剪开膀胱颈后即可见到尿管，后退尿管至前列腺尖部。若膀胱颈口保留较好，则不

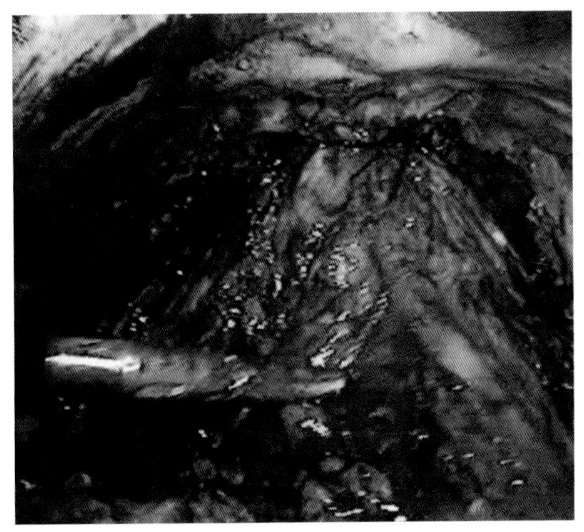

图 16–15　DVC 缝合完成

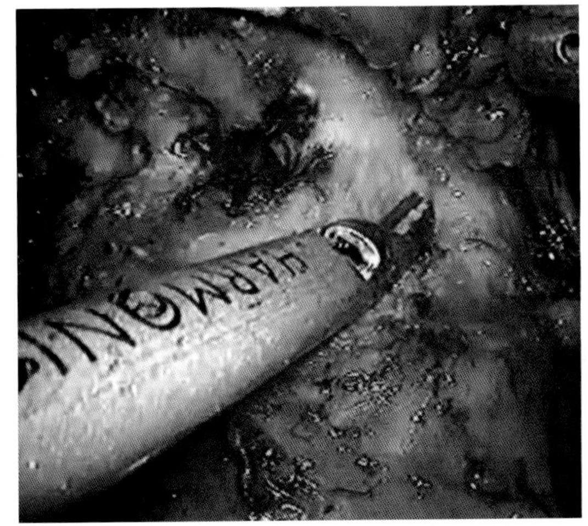

图 16–16　显露膀胱前列腺分界

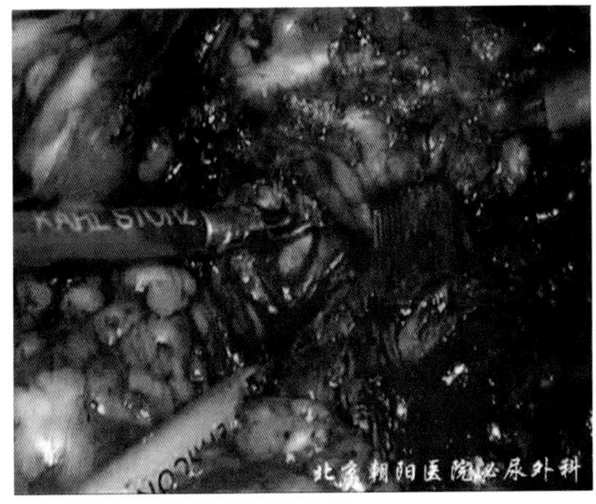

图 16–17　显露精囊腺

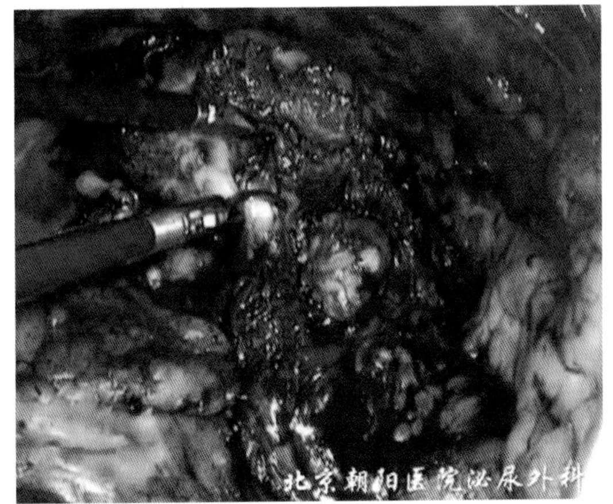

图 16–18　前列腺后方分离

用担心输尿管口损伤，因为输尿管口离此处较远，故没有必要去刻意检查输尿管口。若膀胱颈口切开较大，则要仔细辨认输尿管口，以防止损伤。

7. 分离输精管和精囊

切断膀胱颈口后壁后，向头侧牵拉膀胱颈，正中两侧垂直向下切开即是颈口后壁的肌纤维（图 16–19），切开后即可找到两侧的输精管（图 16–20）。输精管常由疏松结缔组织包绕，很容易分离。输精管可用超声刀直接断开，游离出输精管向两侧分离即为精囊腺，有时可看到精囊腺动脉（图 16–21）。由于神经血管束与精囊尖部邻近，处理精囊腺血管时应尽量靠近腺体。

8. 分离前列腺后面

用抓钳提起两侧的精囊向前上方牵引，保持 Denonvilliers 筋膜有一定张力（图 16–22）。水平切开 Denonvilliers 筋膜，Denonvilliers 筋膜是前列腺与直肠间的结缔组织，分前后两层，前面紧贴前列腺后面，后层覆盖直肠，两层中间为黄色的结缔脂肪组织间隙（图 16–23），这也是寻找 Denonvilliers 筋膜的重要解剖标志，只要沿此间隙分离即不会损伤直肠。沿此间隙锐钝性分离，直至前列腺尖部（图 16–24）。

前列腺侧韧带的处理：将输精管和精囊向前牵拉，以便更好地显露前列腺侧韧带，其内有进出前列腺的血管。用超声刀或 Ligasure 紧贴前列腺包膜切断直至前列腺尖部（图 16–25）。若需要保留血管神经束，则尽量贴近前列腺包膜游离，可采用逆行保留方法和顺行保留方法。术中用 Hem–o–lock 或钛夹夹闭侧韧带血管后冷刀切断，不能使用电凝设备或超声刀，从而尽可能减少对神经血管束的损伤（图 16–26）。如遇出血较多情况时，可增加气腹压力压迫止血。

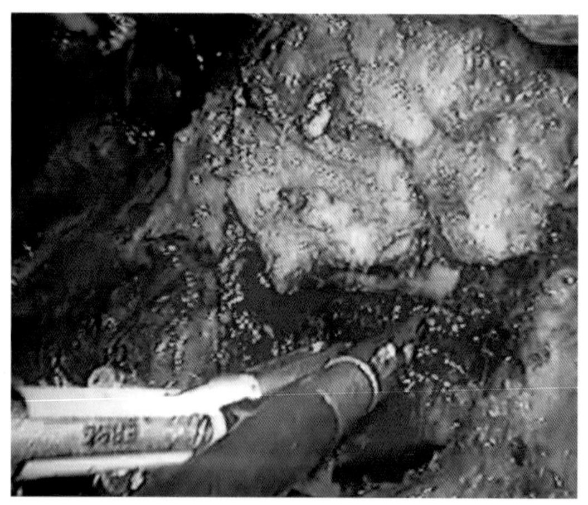

图 16–19　膀胱颈部后方的处理

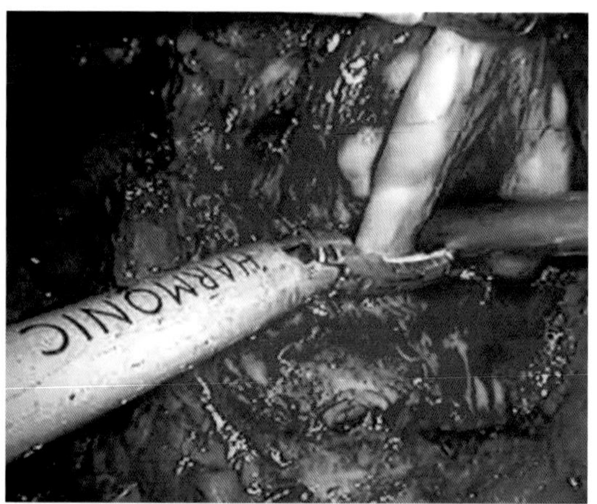

图 16–20　显露输精管

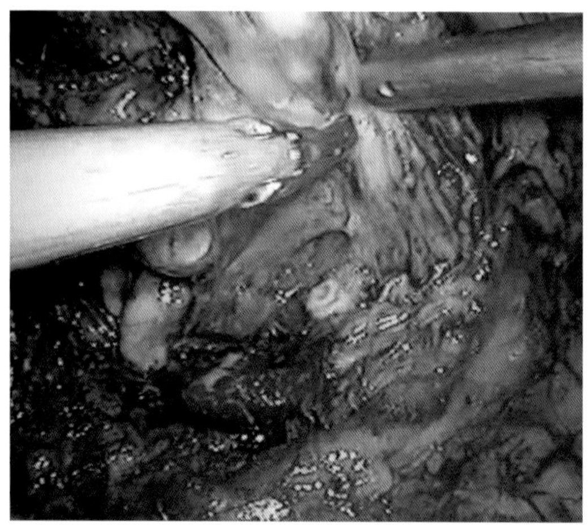

图 16–21　处理精囊

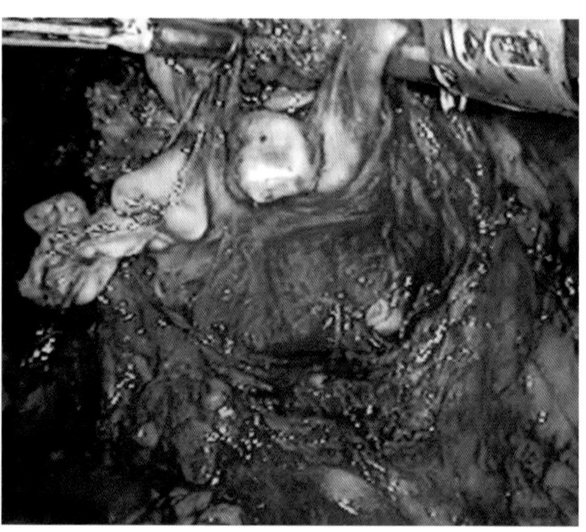

图 16–22　上提精囊

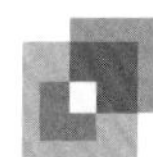

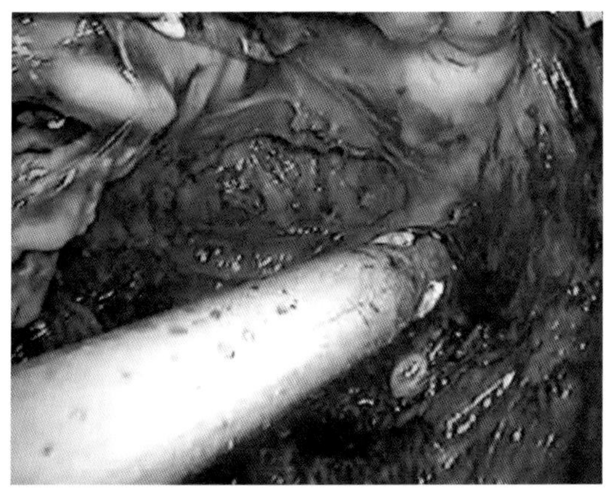

图 16-23　进入直肠前列腺间隙

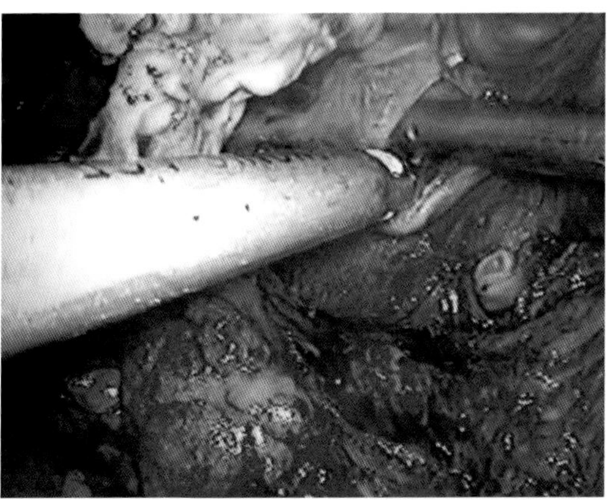

图 16-24　向下至前列腺尖部

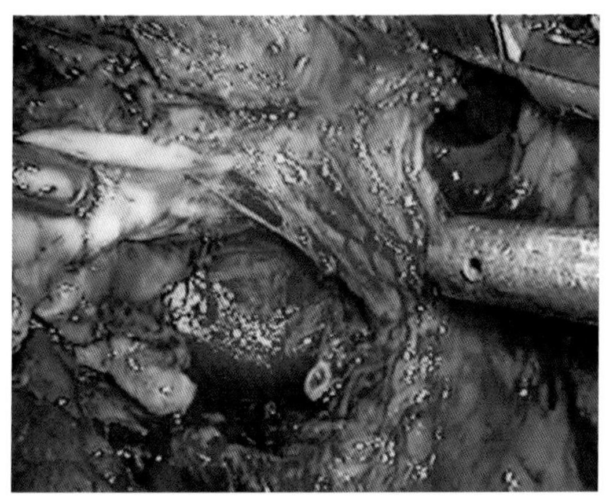

图 16-25　处理前列腺侧韧带

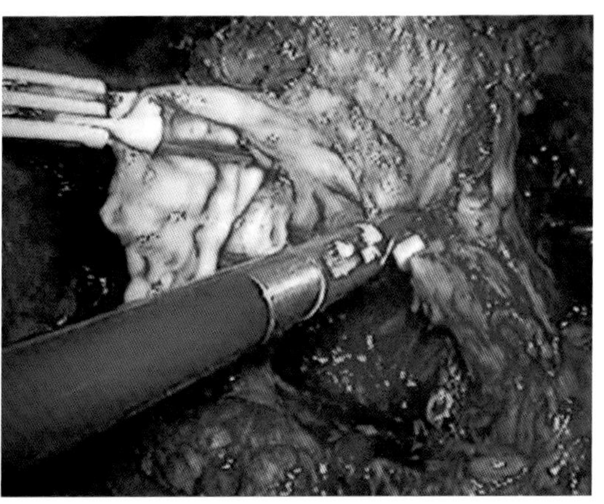

图 16-26　保护血管神经束

9. 离断前列腺尖部及尿道

下压腺体，切断前列腺尖部和 DVC 之间的前列腺前纤维基质（图 16–27）。显露前列腺尖部远侧的尿道，横行切断（图 16–28）。切断尿道前壁后，应仔细观察尿道后壁，因为在某些患者中，前列腺尖的腹侧和背侧是不对称的，前列腺尖的背侧突入尿道后壁下，贸然切除会导致肿瘤残留（图 16–29）。通过翻转腺体，可以将前列腺尖部的背侧翻转至前面，有利于精确切断，还可以避免损伤其下面的直肠（图 16–30）。至此，前列腺已完全游离。NVB 的远端紧贴于前列腺尖的侧面，因此应仔细分离，避免损伤神经，而且仍然不能使用电凝（图 16–31）。在切断尿道的时候，应尽量多地保留尿道的长度，一是利于吻合，二是术后控尿效果好。但是最好不要紧贴前列腺尖切断，因为前列腺尖是切缘阳性率最高的部位。

10. 检查前列腺切除后的创面床

如有活动性出血，可以仔细止血。插入尿管，牵拉充盈后的气囊，可以压迫创面床，起到一定止血作用（图 16–32）。

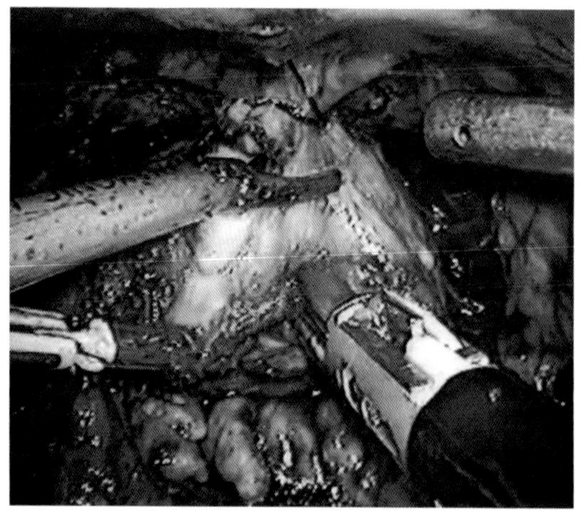
图 16-27　处理 DVC

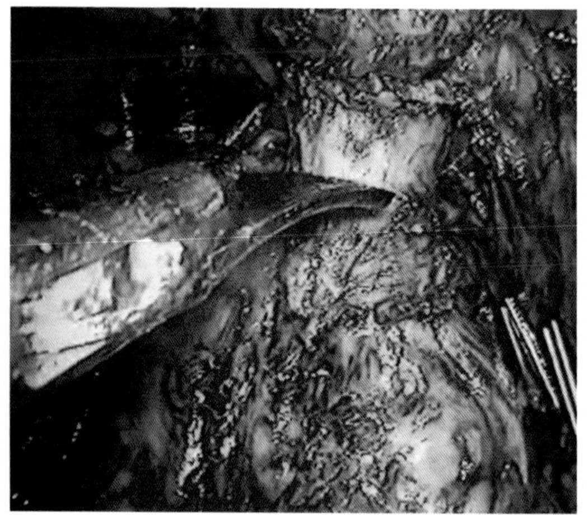
图 16-28　处理尿道

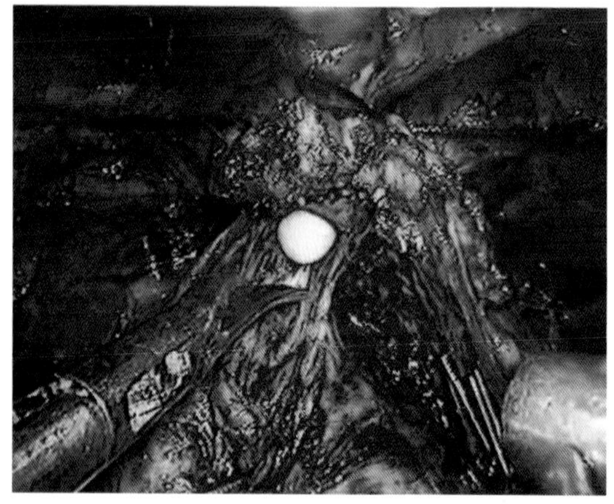
图 16-29　显露尿道内口

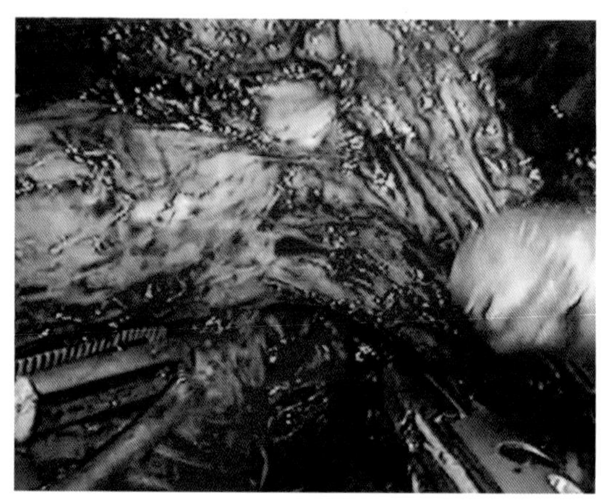
图 16-30　翻转前列腺分离

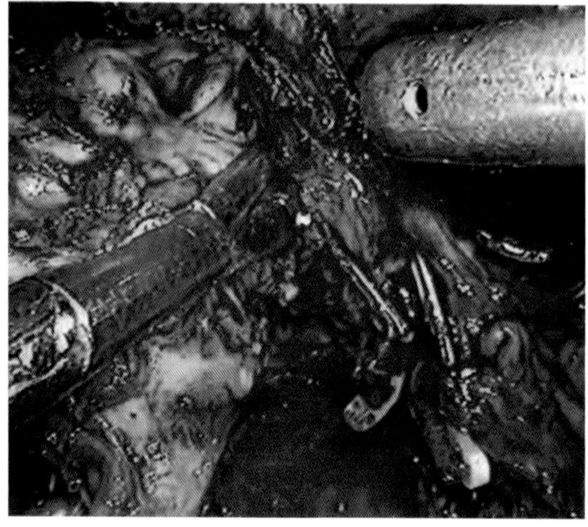
图 16-31　尖部侧向处理

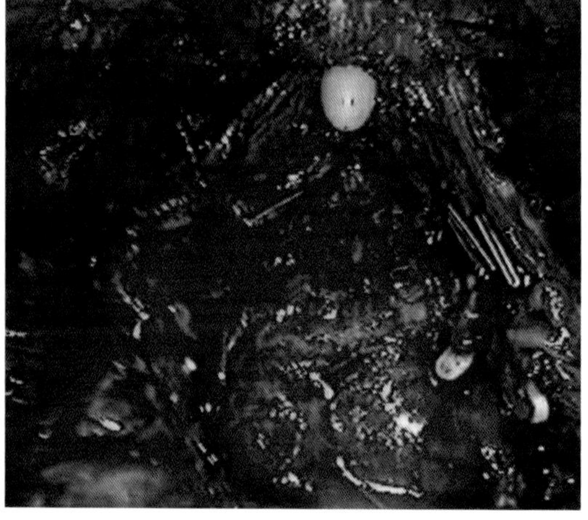
图 16-32　完整切除前列腺

11. 双侧盆腔淋巴结清扫

如需做淋巴结清扫，可以在膀胱尿道吻合前进行。

12. 膀胱尿道吻合

膀胱尿道的吻合方法很多。为了提高患者术后的早期控尿能力，很多学者进行了诸多改良。笔者单位邢念增教授创立的“三明治”法膀胱尿道重建可以明显提高术后早期尿控，在此重点介绍如下。第一步，将膀胱颈口后壁的 Denonvilliers 筋膜与尿道外括约肌后方的 MDR（后正中纤维板）双层缝合，加固吻合口后壁（图 16–33）。第二步，膀胱颈保留完整时，可以直接行膀胱尿道吻合。以 5/8 弧度的针，3–0 可吸收缝线或倒刺线，单针连续吻合法进行膀胱和尿道吻合。这样避免了在狭小的盆底缝线相互干扰的情况，明显缩短了吻合时间。吻合过程中可利用尿管的进出辨别尿道的前后壁，使缝针缝入尿道全层（图 16–34）。一般从 3 点开始顺时针缝合，每缝合完一针后，轻拉缝线避免由于吻合张力导致缝合线松脱。吻合过程中针持的角度极为重要，吻合时应随时调整持针方向，以适合缝合角度。若膀胱颈未能完整保留，可行“网球拍”样膀胱颈成型及吻合(图 16–35)。最后缝合前壁前插入尿管，气囊暂不注水。然后继续缝合前壁至完全吻合完毕。第三步，吻合口前壁的悬吊，即将膀胱颈口前壁悬吊于耻骨前列腺韧带（图 16–36）。目的有三：一者可以进一步加固吻合口；二者防止膀胱过度下移；三者修正尿道角度。吻合完成后经尿管注生理盐水 150 ～ 200 mL 测试（图 16–37），如果存在吻合口漏，在漏口位置间断缝合闭合漏口。技术要点：膀胱尿道吻合处后壁是术后尿漏发生最常见部位，对位良好的全层连续缝合，可以保证后壁缝合的严密。吻合中，如果发现吻合张力很大，助手可按压会阴使尿道显露更多；也可以使用抓钳使膀胱颈向下与尿道更加接近；或者降低气腹压力和改变体位。如果感觉张力仍然过大，还可以游离膀胱侧韧带增加其活动度。

13. 取出标本

将气腹压力降低，检查手术野有无活动出血，将前列腺及精囊、双侧盆腔淋巴结放入标本袋中适当延长切口取出，留置耻骨后引流管。检查各穿刺点有无出血，缝合皮肤切口（图 16–38）。

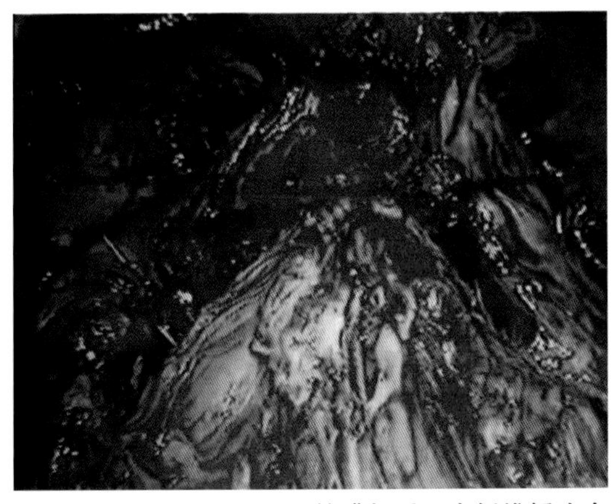

图 16–33　Denonvilliers 筋膜与后正中纤维板吻合

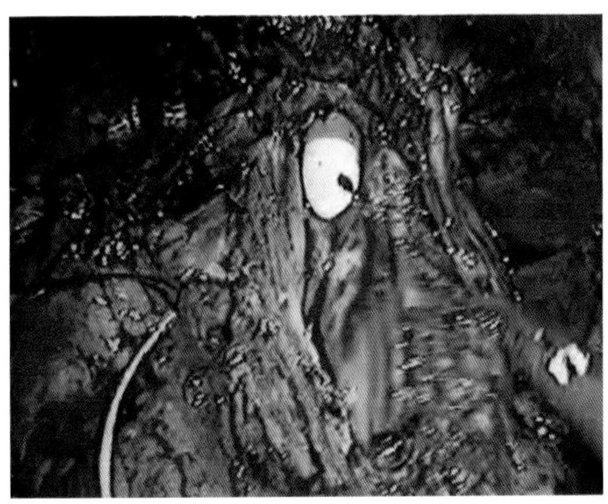

图 16–34　尿道吻合

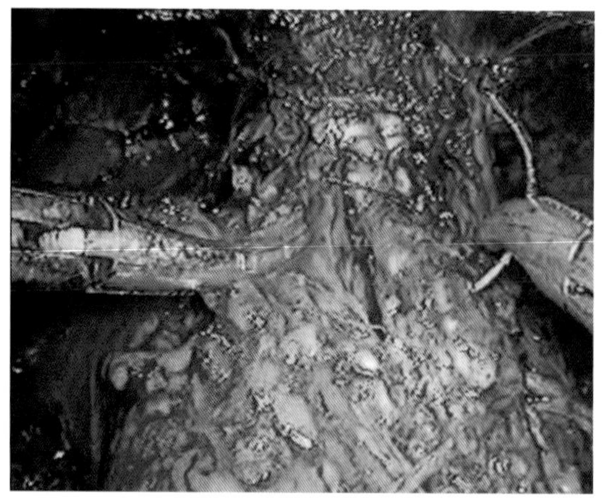

图 16-35　膀胱颈部处理

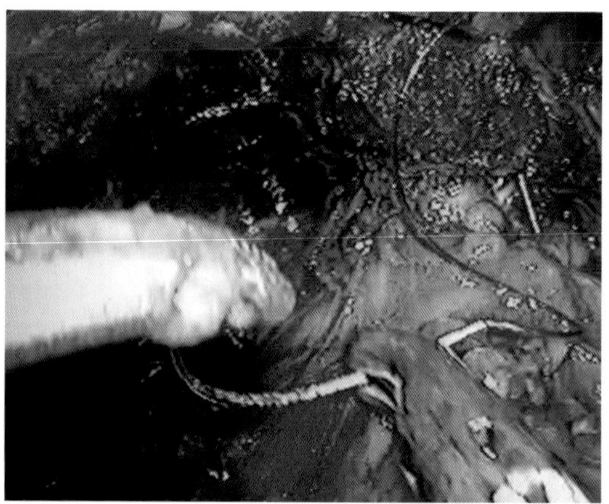

图 16-36　悬吊膀胱颈口前壁

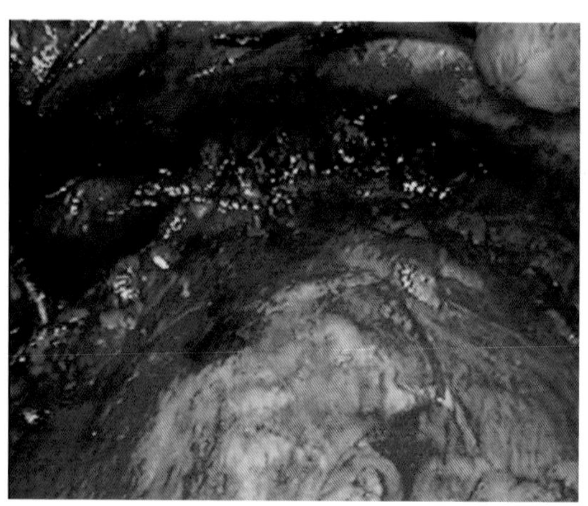

图 16-37　膀胱充盈测试

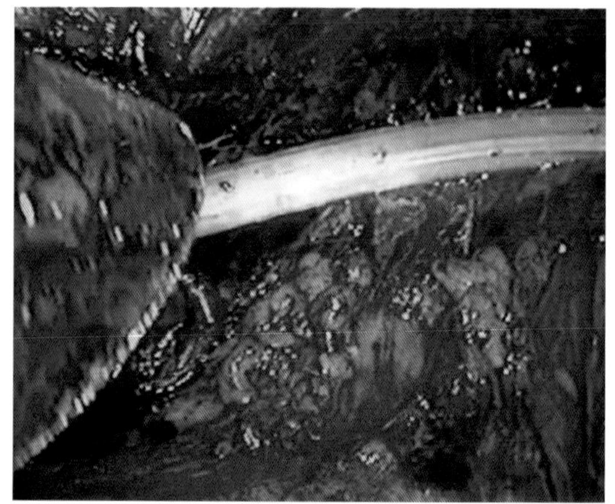

图 16-38　吻合完毕后检查

（三）筋膜内切除

经腹膜外腹腔镜前列腺癌根治术可以采用筋膜内切除的方法，可以更好地保留 NVB，有利于术后控尿和性功能的恢复。与前述方法的区别在于分离前列腺后面（背侧）时，提起输精管和精囊，紧贴前列腺包膜进入分离层面，保留 Denonvilliers 筋膜完整（图 16-39）。分离前列腺两侧后方时，以 NVB 为标志，紧贴前列腺包膜，钝性与锐性相结合将 NVB 剥离，直至前列腺尖部（图 16-40）。

（四）术后处理要点

（1）围手术期预防感染治疗 2 ～ 3 天。

（2）肠鸣音恢复后拔除胃管。

（3）鼓励患者早期被动或主动活动，术后 24 h 嘱患者下地，防止下肢静脉血栓形成

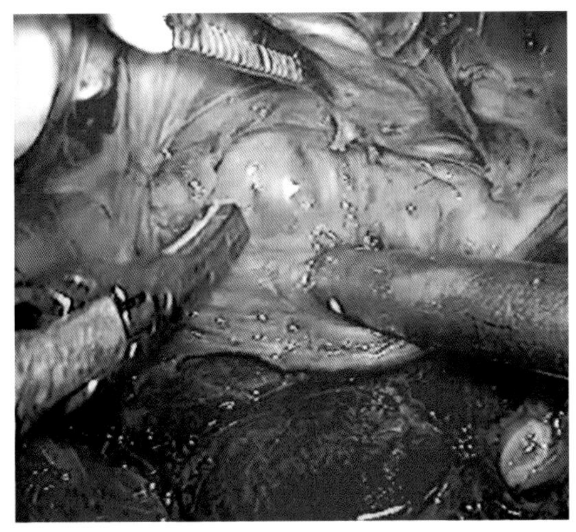

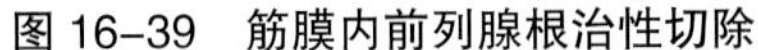

图 16-39　筋膜内前列腺根治性切除

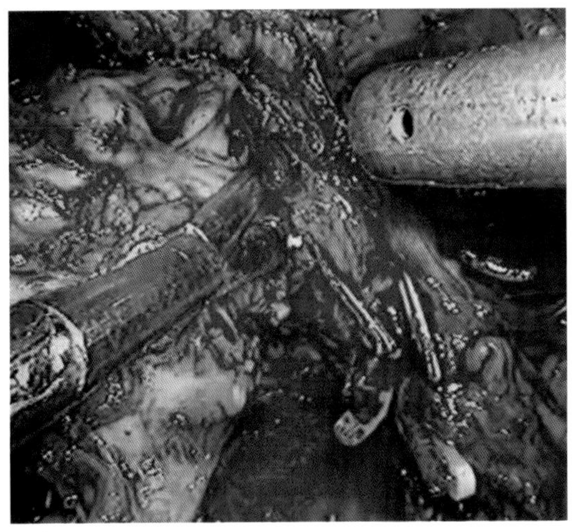

图 16-40　筋膜内切除 NVB 的处理

及坠积性肺炎等的发生。

（4）引流液持续稳定减少时，可拔除耻骨后引流管；保留导尿 1 ～ 2 周；若出现吻合口漏，则待吻合口愈合后拔除耻骨后引流管；拔除尿管前的膀胱造影并非需要常规进行。

（5）术后嘱患者进行提肛训练（凯格尔训练），加强膀胱及膀胱出口周围肌肉力量，预防并改善尿失禁症状。

（五）术中并发症的处理

1. 出血

最常见的术中并发症是出血。常为静脉性出血，常发生在盆内筋膜切开点过于靠近前列腺；切断耻骨前列腺韧带之前没有充分游离阴茎背深静脉浅支和前列腺前筋膜；或切断 DVC 暴露前列腺尖部。如果出现 DVC 难以控制出血，术者应确切缝扎 DVC，这是简单有效地控制静脉复合体出血的方法。两侧 NVB 也是出血常见的部位，为了减少勃起神经损伤，可应用血管夹或缝扎止血，尽量避免使用电凝止血。通常认真细致操作和对解剖的熟知，RP 失血量应在 200 mL 以内。

2. 直肠损伤

一种少见但很严重的并发症，据报道 10 000 例 RRP，10 例出现直肠损伤，它们几乎都在前列腺尖部横断时，试图分开直肠和狄氏筋膜之间的解剖平面时发生。术中切开 Denonvilliers 筋膜分离时，要以直肠前的脂肪层间隙作为标志，其次要避免过度使用超声刀或者双极电凝在直肠前壁止血，如果直肠前面有明显出血，可用纱布压迫或缝扎。直肠损伤的修补应在尿道和膀胱颈吻合之前进行。直肠创口应重新修剪，双层缝合，在直肠和膀胱尿道吻合口之间放置大网膜有利于减少直肠尿道瘘发生。术后应用足够抗生素预防感染，适当延长禁食时间和引流管保留时间有助于防止发生肠瘘。绝大多数情况下不需要同期结肠造口。

3. 输尿管损伤

常继发于寻找膀胱和精囊之间解剖平面不经意切开膀胱三角区肌层；或者由于前列腺中叶突入膀胱，导致切开颈口后唇时损伤输尿管口。如果发生损伤需要同期置入输尿管支架管或施行输尿管再植术。

（六）术后并发症的处理

1. 尿失禁

这是术后最主要的并发症。术后短暂尿失禁可通过提肛训练恢复控尿，恢复时间为1～6个月不等，只有3%～15%的患者在术后1年仍不能恢复尿控或成为真性尿失禁。LRP术后尿失禁可归因于不同的机制。损伤远端尿道及括约肌、括约肌远端尿道长度的个体变异、膀胱颈挛缩、支配神经受损和膀胱逼尿肌不稳定都可能造成术后尿失禁。为了避免远端尿道及括约肌的损伤，尿道端进针不宜过深，深层缝合会损害横纹括约肌或尿道平滑肌整体功能。Cho和Mayo认为逼尿肌异常是一种少见的引起尿失禁的独立因素。94%保留双侧NVB病例可达到可控制排尿，保留单侧者为92%，双侧切除者为81%。虽然这些差异没有达到统计学上的意义，但依然提示神经支配对排尿控制机制具有一定作用。大多数患者在术后一年之内可以保持和恢复尿道括约肌功能及尿控，而研究显示，术后早期（6个月内）尿失禁发生率仍然比较高，甚至可以达到50%。为了争取术后早期尿控的恢复，众多学者进行了一系列技术改良，主要包括尿控解剖结构的保留和术中尿控组织结构的重建两方面。尿控结构的保留在前面的手术步骤中已有详细介绍，这里着重介绍一下尿道周围组织的重建：①以R –occo为代表的膀胱尿道后壁重建：以3-0单桥线或倒刺线将尿道后方的MDR与近端Denonvilliers筋膜及膀胱颈口后壁连续缝合两层，以使向尾侧退缩的尿道外括约肌上提，有利于控尿，同时也能够减少尿道吻合口的张力。②将切断的耻骨前列腺韧带与膀胱颈部前壁缝合。有研究证实，尿道周围组织的重建不仅可以减少术后尿瘘的发生，还可以降低膀胱颈与尿道吻合的张力，加强吻合口周围支持组织，修正吻合后尿道角度，对于术后早期控尿能力的改善有明显帮助。邢念增教授报道，通过这种尿道周围组织的重建技术，可将术后3个月尿控率提高至84%。对于术后1年以上的尿失禁可以考虑置入人工括约肌治疗，但目前尚无大宗的病例报道。

2. 勃起功能障碍

在RP的解剖研究出现之前，几乎所有患者都可能出现术后勃起功能障碍。通过研究认识到，这些患者有完整的阴茎感觉并能达到刺激兴奋，同时也认识到阴部神经损伤并不导致阳痿，但可起因于阴茎海绵体自主神经支配的损伤，在1982年以前人们不知道盆丛发出的自主神经支到阴茎海绵体的精确解剖走行。后来Walsh描述了盆丛及其属支到阴茎海绵体的走行，并建议在手术中做一些改进来保留性功能。研究表明只要一侧NVB保留同样能保留大多数人的功能。有三个因素与性功能恢复有关，年龄、临床和病理分期，手术技术（保留或切除NVB）。小于50岁的患者中91%保留性功能。50～60岁为75%，60～70岁为58%，大于70岁为25%，在小于50岁的患者中，保留单侧

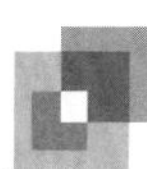

NVB 的性功能与保留双侧近似。随着年龄增长，保留双侧 NVB 的性功能要强于保留单侧者。当术后勃起功能障碍相关危险系数被年龄校正后，侵犯包膜或精囊者勃起功能障碍可能性增长 2 倍。因此年轻和前列腺局限病变者性功能恢复最好。大于 50 岁患者性功能质量除了保留自主神经支配外，还与其他因素如血管等有关。勃起没有恢复之前鼓励患者用勃起装置和注射疗法来恢复性生活，这些措施有助于恢复勃起。

3. 尿漏

多数属于吻合口漏。术后短期内耻骨后引流尿液多比较常见。只要保持引流通畅，多可持续稳定减少。如果尿管引流通畅，而耻骨后引流管尿液引流超过 6 天，即可诊断为尿漏。Mochtar 报道吻合口尿漏发生率为 3.2％～33％。多为技术原因造成，少数是由于早期尿管不慎脱落。术中进行膀胱尿道吻合时，保证吻合口对位准确、严密，可以减少术后尿漏和尿道狭窄发生率。通过吻合口周围组织重建或膀胱颈成型，可以明显降低吻合口张力及尿漏发生率。发生尿漏后可以适当延长耻骨后引流管和尿管保留时间，待引流管窦道形成后，逐渐拔出引流管数厘米，直至引流液持续稳定减少，复查膀胱造影，无渗漏则拔除引流管及尿管。大部分病例在 1 个月内可以愈合。

4. 尿道狭窄

尿道狭窄发生率很低，通常由于吻合口瘢痕挛缩所致。轻者可以通过尿道扩张，重者可以经尿道电切处理。

5. 血栓形成

RP 术后有血栓形成的危险。术后宜早期活动四肢，避免常规使用止血药物，必要时可酌情使用抗凝药物。

（七）腹膜外途径 LRP 的不足

第一是工作空间较小，没有经腹腔途径的空间大。当助手吸引手术区的血和烟时，会同时吸去部分 CO_2，使腹膜外的工作空间快速塌陷，明显影响视野。第二个理论上的不足是膀胱尿道吻合的张力可能较高。由于脐尿管限制了膀胱活动，可能会导致膀胱尿道的吻合口张力高，尤其在前列腺体积大、膀胱尿道间距远的患者。有学者介绍了改进方法，即缝合膀胱颈后壁，前壁纵行切开做无张力缝合。第三，有报道腹膜外充气比腹膜内充气会吸收更多的 CO_2，需要提高通气量来代偿高碳酸血症和伴随的酸中毒。总之，无论采用腹膜外途径还是经腹腔途径 LRP，主要取决于医师的偏好和经验，手术方式本身没有明显优劣差别。

（八）盆腔淋巴结清扫

临床发现的前列腺癌往往是局限性的，盆腔淋巴结转移率非常低，A2 期、B1 期、B2 期分别为 3.3％、5.3％、9.7％。根治性前列腺切除加盆腔淋巴结清扫是治疗高分期、浸润性 PCa 的标准术式。目前临床上对于 PCa 患者的盆腔淋巴结清扫术可分为扩大淋巴结清扫和标准淋巴结清扫（局限性淋巴结清扫）。具体的清扫范围目前各报道略有不同，但一般来说，扩大淋巴结清扫范围包括腹主动脉分叉以下和髂总血管周围、生殖股神经内侧、旋髂静脉、闭孔、髂内、骶前淋巴组织，而标准淋巴结清扫的范围与扩大清扫相比要局限很多，一般仅包括髂总动脉分叉水平以下，其远端和侧面与扩大盆腔淋巴结清扫范围基本一致，但不包括骶前淋巴结。

尽管淋巴结清扫的范围没有完全统一，但越来越多的研究认为扩大的盆腔淋巴结清扫对疾病的分期上有更大的优势，并且有可能产生更积极的治疗作用。虽然扩大的盆腔淋巴结清扫有可能带来较高的并发症发生率，但只要严格掌握手术适应证，改进手术技巧，就可以获得最大的收益。对于淋巴结转移的高危患者，扩大的淋巴结清扫应该被常规执行，而对于低淋巴结转移风险的患者，应该考虑到现有评估手段的局限性，结合患者的特点决定手术方式。由于目前已发表的临床资料仅仅局限于回顾性分析，尚缺乏前瞻性研究。因此，盆腔淋巴结清扫的确切临床意义及范围尚不能完全肯定，有待于进一步研究。

（邢念增　宋黎明）

第四节　机器人根治性前列腺切除术

视频 16–3　机器人辅助腹腔镜前列腺癌根治术

（一）概述

前列腺癌是男性生殖系最常见的恶性肿瘤，Jemal 等报道在 2008 年全球癌症统计中，前列腺癌是第二个常见的癌症，在全球男性癌症死亡原因中排名第六。虽然前列腺癌在中国的发病率不如欧洲及北美的高，但随着老龄化人口增多，近年来发病率有逐年增高的趋势。2005 年中国的标化发病率为 1.6/10 万，2006 年上升至 4.24/10 万，2007 年为 4.39/10 万，2008 年为 4.57/10 万。根据国家癌症中心的数据，前列腺癌自 2008 年起成为泌尿系统中发病率最高的肿瘤，2009 年达到 9.92/10 万，在男性恶性肿瘤发病率排名中排第 6 位；死亡率达到 4.19/10 万，在所有男性恶性肿瘤中排第 9 位。

根治性前列腺切除术是治疗局限性前列腺癌的有效方法。第一例成功的腹腔镜下根治性前列腺切除术是由 Schuessler 等在 1992 年完成的，由于 LRP 的技术较难，且与传统的开放性耻骨后根治性前列腺切除术（Radical Retropubic Prostatectomy，RRP）相比无明显优势，所以该术式当时并未被广泛接受和推广。Guillonneau 等和 Abbou 等对原有手术技巧的改进使 LRP 再次受到重视，随着腹腔镜手术技术的发展及腹腔镜辅助手术器械的更新和进步，LRP 在世界各国的泌尿外科中心得以广泛开展，并逐渐成为局限性前列腺癌的首选治疗方案。

2000 年，da Vinci 机器人系统被美国 FDA 批准使用，同年 Binder 和 Kramer 首次报道了机器人辅助腹腔镜下前列腺切除术（Robotic-Assisted Laparoscopic Prostatectomy，RALP）。由于前列腺位于盆腔深处，LRP 在泌尿外科微创手术界一直是

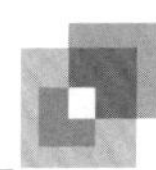

公认最难的手术之一。应用机器人手术系统，使一些高难度的手术操作其变得比较简单，因而 RALP 成为目前全球范围应用最多的机器人手术。机器人技术经过十余年的发展，在前列腺癌高发的美国及欧洲大部分国家，RALP 正在取代 LRP 和 RRP 成为治疗局限性前列腺癌的金标准；大量文献报道认为，相比 LRP 和 RRP，RALP 能达到相同的治疗效果，术中出血更少，而且在术后控尿功能和勃起功能的恢复方面更有优势。

2007 年中国人民解放军总医院购入了中国大陆第一台 da Vinci 机器人，同年完成了国内第一例 RALP。随后，国内多个大型教学医疗中心相继购入 da Vinci 机器人并相继开展机器人手术。

（二）前列腺的解剖

在前列腺的前部，盆内筋膜脏层沿前列腺侧前表面向前内走行，逐渐与前列腺筋膜前部相融合，前列腺筋膜、耻骨联合和两侧盆内筋膜壁层（即为肛提肌筋膜）围成耻骨后间隙，间隙内填充脂肪组织。在前列腺的两侧，其筋膜由内向外依次为前列腺包膜、前列腺筋膜和盆内筋膜壁层，前列腺包膜和前列腺筋膜间存在丰富的前列腺静脉丛；前列腺包膜、静脉丛和前列腺筋膜三者在前列腺两侧相互融合形成前列腺纤维鞘，纤维鞘内侧缘与前列腺连接紧密，外侧缘与盆内筋膜壁层连接疏松。在前列腺的后外侧，Denonvilliers 筋膜由内向前外侧紧贴前列腺包膜走行并相互融合，直肠固有筋膜由内向后外侧走行，由前列腺包膜、直肠固有筋膜与盆内筋膜壁层三者构成神经血管束三角（图 16–41）。

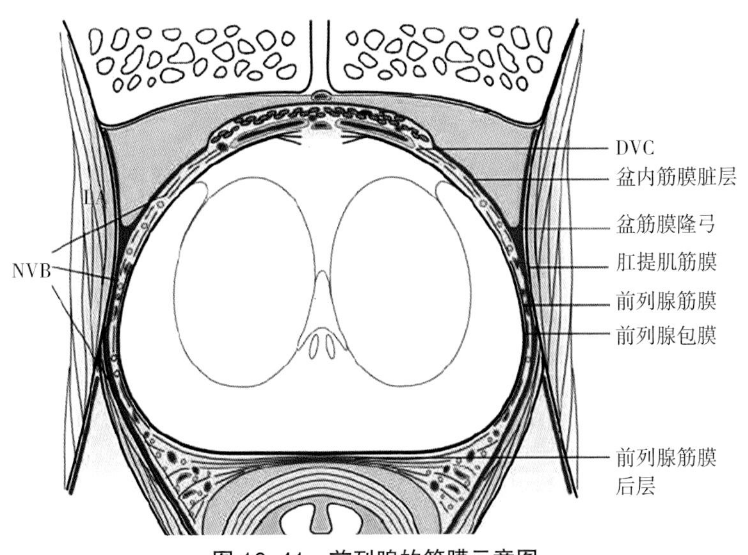

图 16–41　前列腺的筋膜示意图

NVB：神经血管束；DVC：背深静脉复合体

（三）手术适应证和禁忌证，术前准备

1. 适应证

根治术用于可能治愈的前列腺癌。手术适应证要综合考虑肿瘤的临床分期、预期寿命和健康状况。尽管手术没有硬性的年龄界限，但应告知患者，70 岁以后伴随年龄增长，手术并发症及死亡率将会增加。

（1）临床分期

适用于局限前列腺癌，临床分期 T1–T2c 的患者。

（2）预期寿命

预期寿命≥ 10 年者则可选择根治术。

（3）健康状况

前列腺癌患者多为高龄男性，手术并发症的发生率与身体状况密切相关。因此，只有身体状况良好，没有严重的心肺疾病的患者适于根治术。

（4）PSA 或 Gleason 评分高危患者的处理

对于 PSA ＞ 20 ng/mL 或 Gleason 评分≥ 8 的局限性前列腺癌患者符合上述分期和预期寿命条件的，根治术后可给予其他辅助治疗。

2. 禁忌证

（1）患有显著增加手术危险性的疾病，如严重的心血管疾病、肺功能不良等。

（2）患有严重出血倾向性疾病或血液凝固性疾病。

（3）已有淋巴结转移（术前通过影像学或淋巴活检诊断）或骨转移。

（4）预期寿命不足 10 年。

近期行TURP术后，尤其是有包膜穿孔，血液、尿液或冲洗液外渗者，最好术后3个月，待血肿消散、局部炎症吸收，前列腺与周围组织的解剖关系清晰可辨，再行根治性前列腺切除术。而行前列腺系统活检后，则最好 8 周后再行根治性前列腺切除术。

3. 术前准备

（1）术前常规应对患者进行系统检查评估，进行血、尿常规，肝、肾功能，出凝血功能、血糖、心电图、胸部 X 线检查和无创的心肺功能检测等检查，了解患者各重要脏器的功能状况及肿瘤的临床分期。

（2）术前 3 天开始口服抗生素进行肠道准备，术前 1 天晚上应行清洁灌肠。并准备术野皮肤，手术当天禁饮食、留置鼻胃管及导尿管。

（3）术前 2 h 预防性应用第 3 代头孢类抗生素。

（四）患者体位和麻醉

手术通常采用气管插管全麻。

患者体位：全身麻醉后，留置经鼻胃管，下肢弹力袜预防深静脉血栓。按半截石位（图 16–42）用 Allen 脚蹬固定下肢，以利于机器人设备进入会阴区。然后消毒、铺单。插入 14F 尿管，用 10 mL 生理盐水充盈气囊。

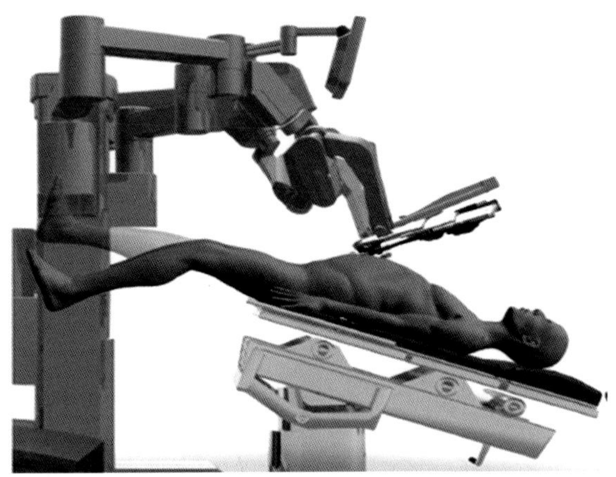

图 16-42　患者被放置呈半截石位，头低脚高位（Intuitive Surgical 提供）

（五）手术步骤

机器人根治性前列腺切除术可经腹腔途径和经腹膜外途径进行，现有的研究证明两者的效果是相似的，本章将描述最常被采用的经腹腔途径。

对术前有性功能、T1 或 T2 期、PSA ≤ 10 ng/mL 及 Gleason 评分 ≤ 7 的患者术中可采用筋膜间技术或筋膜内技术保留双侧神经血管束。行筋膜间保留神经的前列腺癌根治术的患者的入选条件：术前勃起功能正常、肿瘤分期 cT1 或 cT2 期、初始 PSA ≤ 10 ng/mL、Gleason 评分≤ 7。筋膜间技术是最常被采用的保留勃起神经的技术。其中临床分期为 cT1-cT2a 期及 12 点前列腺穿刺活检≤ 3 点阳性的患者，可选择行筋膜内保留神经的前列腺癌根治术。对于无须保留神经血管束的患者，可采用筋膜外技术。

1. 机器人定泊和 Trocar 定位

建立气腹：经脐置入气腹针通常最安全，因为所有筋膜层在脐部汇合成单层筋膜。于脐内边缘以尖刀横行切开一个长为 3 mm 皮肤切口，用两把巾钳于切口两侧提起脐周皮肤，拇指和食指持 Veress 针以垂直于皮肤方向穿破筋膜进入腹膜腔，此时内芯钝针自动弹出并会有明显突破感。将气腹管与 Veress 针连接，初始以低流量进 CO_2 气体，保持腹腔压力为 12 ～ 14 mmHg，进气过程中观察气腹机流量和气腹压的变化，并叩诊肝区或脾区。如果气腹机压力报警，提示患者肌肉松弛不充分或 Veress 针被大网膜或肠壁堵塞，可向外稍拔出气腹针并重新调整其位置。

穿刺套管布局：建立气腹后，于脐正中上方两横指处纵行切开 12 mm 切口，随后插入 12 mm Trocar，作为机器人镜头臂通道。然后拔出 Veress 针，将气腹管与镜头臂通道套管连接。置入镜头，直视下放置其他通道。两个 8 mm Trocar 分别置于平脐水平线两侧距脐 8 ～ 10 cm（一掌宽）位置，其中左侧为机器人 2 号操作臂通道，右侧为机器人 1 号操作臂通道（图 16-43）。第 3 个 8 mm 操作臂通道放在右侧操作臂通道外侧 8 ～ 10 cm 处（图 16-44）。于左侧 2 号操作臂外上方 8 ～ 10 cm 处，镜头臂通道水平放置 12 mm Trocar 作为助手通道，视情况可于镜头臂通道外侧和左机械臂通道

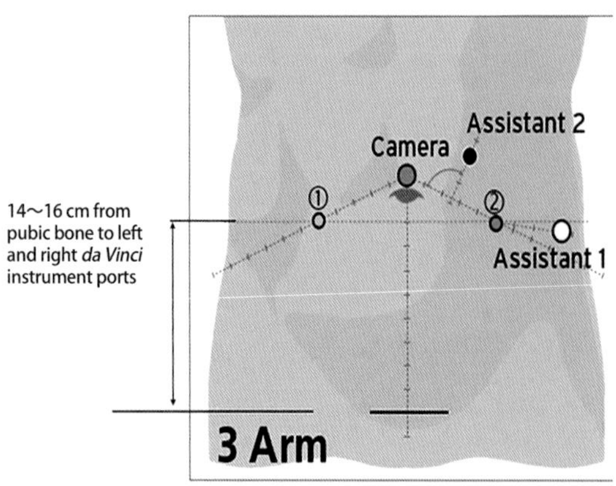

图 16-43 蓝色：腹腔镜 12 mm Trocar；黄色：第 1 臂 8 mm Trocar；绿色：第 2 臂 8 mm Trocar；白色：第 1 辅助 12 mm Trocar；黑色：第 2 辅助 5 mm Trocar（Intuitive Surgical 提供）

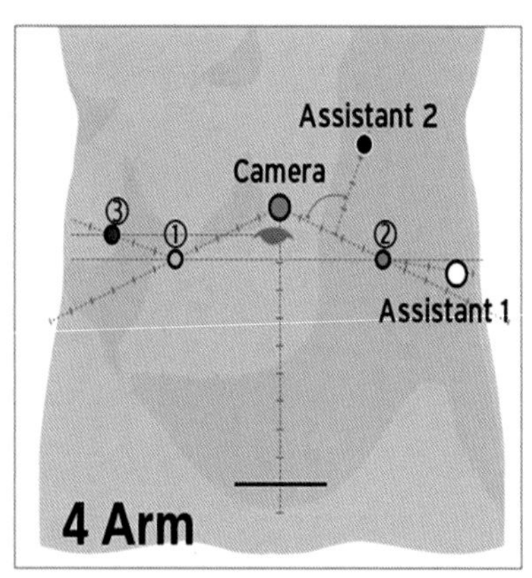

图 16-44 红色：第 3 臂 8 mmTrocar（Intuitive Surgical 提供）

的上方再放置一个 5 mm Trocar 作为第 2 个助手通道。

机器人系统的对接：患者取 35°～45° 的 Trendelenburg 体位，机器人以脐正中线为轴向患者分开的两腿间移动。首先对接机器人镜头臂与镜头通道，根据其相对位置，前后微调机器人设备使镜头臂上的三角形指示标位于蓝色条带中央，这样镜头与镜头臂在一条线时所呈现的就是正中的视野。然后对接其余三个操作臂到相应的穿刺套管。对接完毕后可以适当将各臂向外牵拉使腹壁外凸，扩大手术视野，获得足够穿刺套管空间，减少机器人手臂的相互碰撞。当各机器人手臂对接完成后，应再次检查确保没有对身体其他部位造成压迫。之后安装镜头，1 号臂放置单极弯剪，2 号臂放置双极 Maryland 钳，3 号臂放置 Prograsp 抓钳，在镜头直视下将各器械插入腹腔，助手位于患者左侧（图 16-45，图 16-46）。

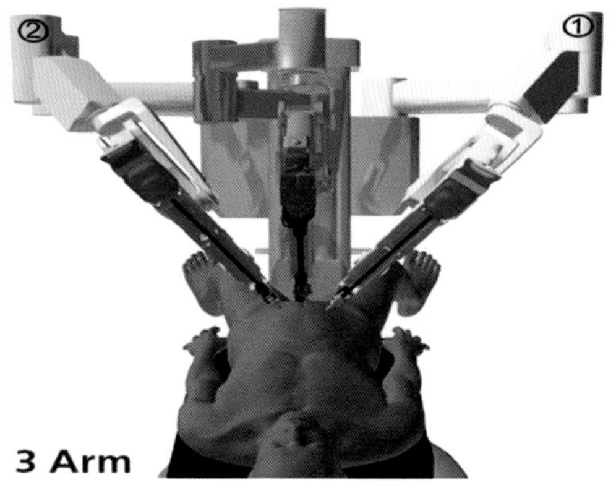

图 16-45 使用 3 个机械臂连接示意图（Intuitive Surgical 提供）

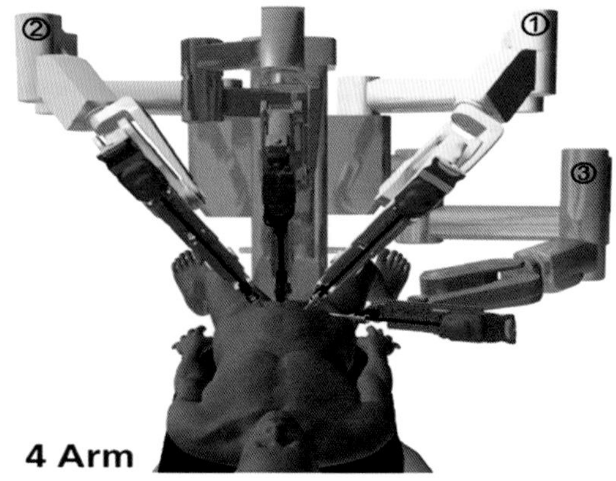

图 16-46 使用 4 个机械臂连接示意图（Intuitive Surgical 提供）

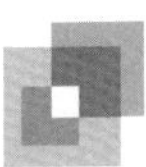

2. 显露前列腺

使用 0° 或 30° 腹腔镜观察，切开耻骨联合上方的腹膜，离断脐正中韧带和脐尿管显露耻骨联合并分离 Retzius 间隙，腹膜切口向两侧延伸至腹股沟内环口处输精管的水平（图 16–47 ～图 16–49）。需要仔细辨别此处的副阴部动脉，保护该动脉有助于保留术后的勃起功能（图 16–50）。钝性及锐性分离膀胱表面及两侧附着的脂肪结缔组织，将膀胱向后方牵拉并显露前列腺（图 16–51，图 16–52）。

3. 控制背深静脉复合体

切开盆内筋膜，游离背深静脉复合体（图 16–53，图 16–54）。仔细鉴别静脉复合体与尿道的连接部并在此处进针，用 2–0 号 Vicryl 缝线缝合背深静脉复合体（图 16–55，图 16–56）。缝合完成后，此时暂时不分离背深静脉复合体，有助于在后面的手术步骤中减少出血。

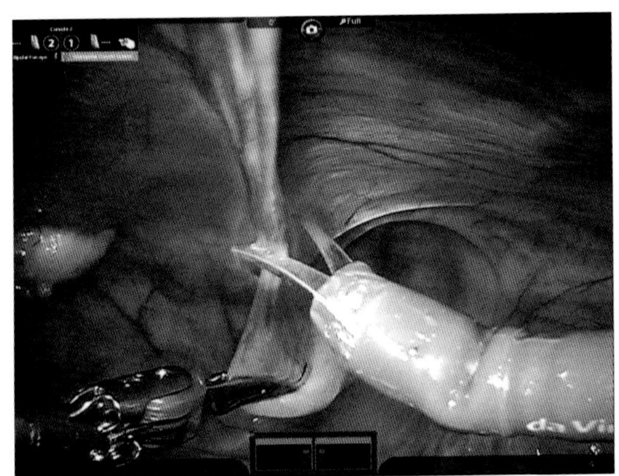

图 16–47 切开耻骨联合上方的腹膜

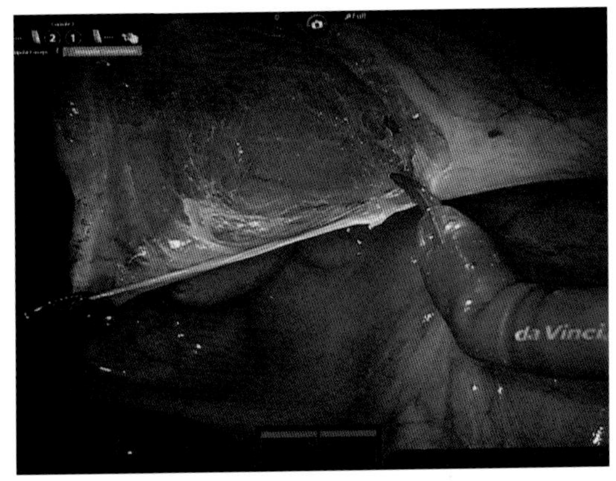

图 16–48 腹膜切口向两侧延伸

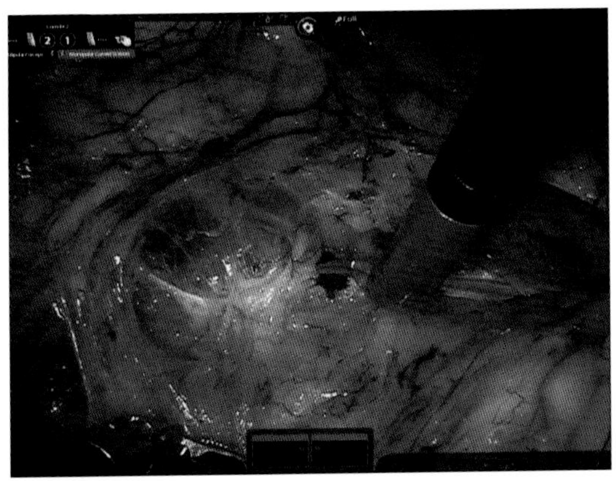

图 16–49 显露盆内筋膜

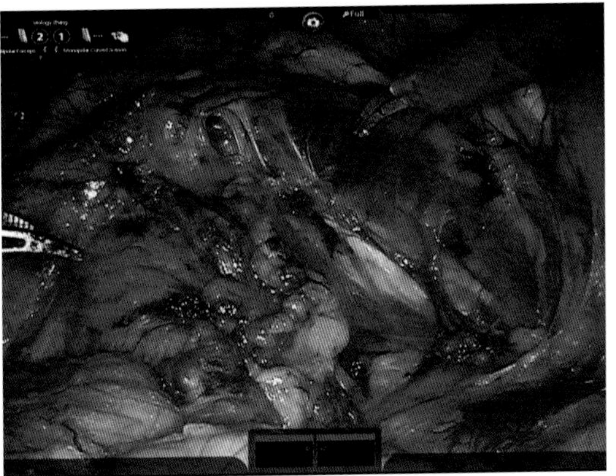

图 16–50 副阴部动脉

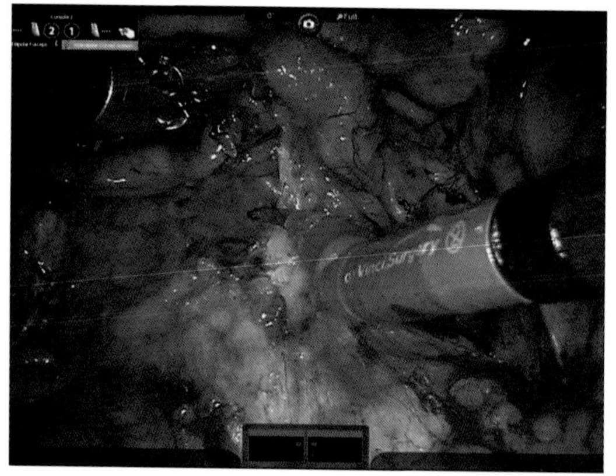

图 16-51　离膀胱表面及两侧附着的脂肪结缔组织

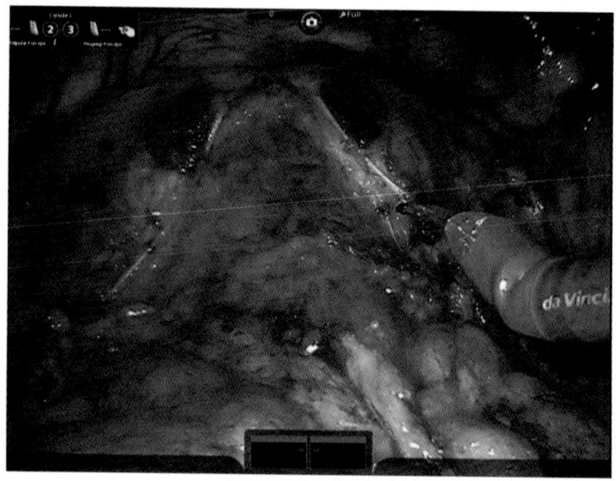

图 16-52　显露前列腺

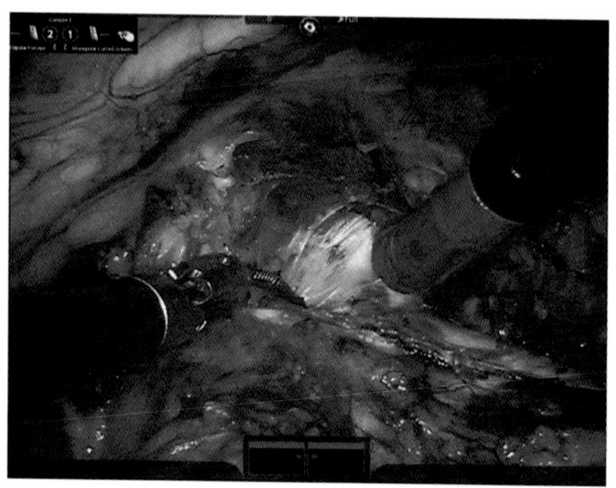

图 16-53　切开右侧盆内筋膜

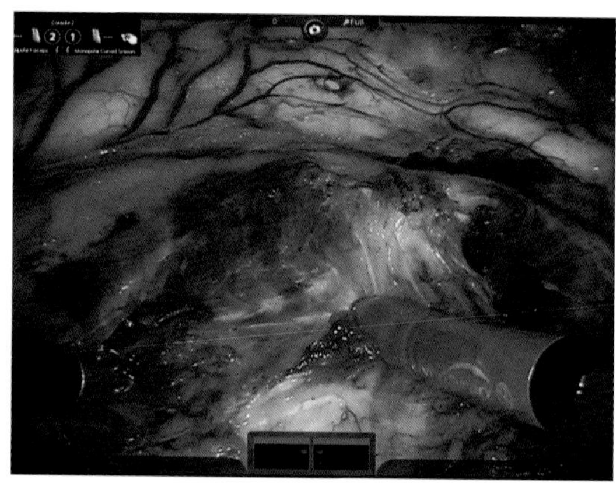

图 16-54　切开左侧盆内筋膜，游离背深静脉复合体

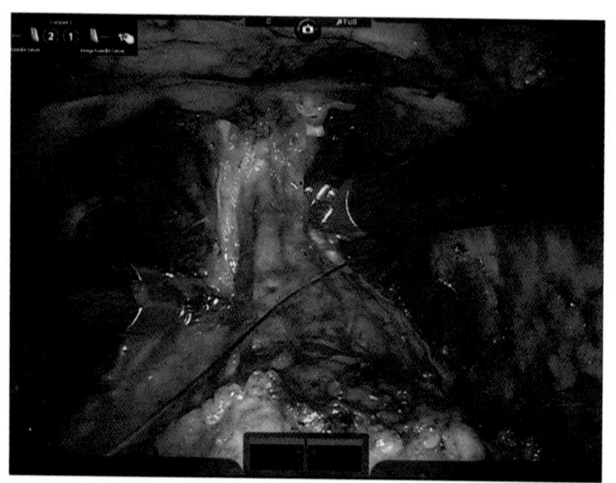

图 16-55　缝合背深静脉复合体

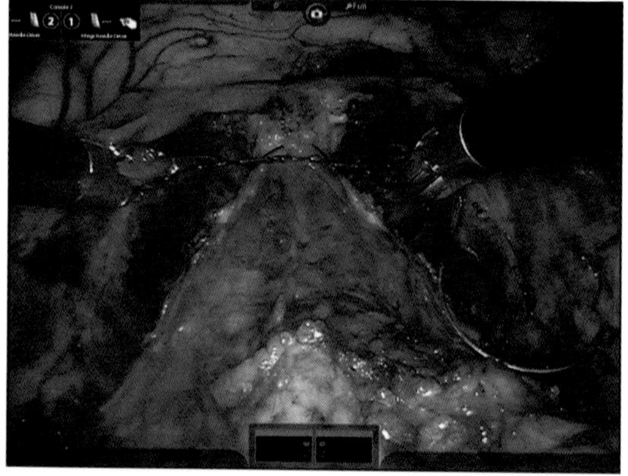

图 16-56　结扎背深静脉复合体

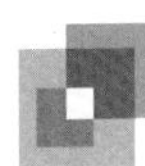

4. 分离膀胱颈

用第 3 臂的抓持器械向头侧牵拉膀胱，助手医生可轻轻牵拉尿管通过气囊的活动来判断膀胱颈的位置。使用机器人的左右两个臂在前列腺膀胱连接处按压加以鉴别，这有助于鉴别前列腺的轮廓并使术者观察前列腺和膀胱的分界点（图 16–57）。用单极电剪刀由浅入深分离前列腺膀胱结合部（图 16–58，图 16–59），目前笔者应用“管状”游离技术可以保留膀胱颈部尿道。切开尿道（图 16–60），将 Foley 尿管退入尿道以显露膀胱三角区。确认膀胱颈后壁和三角区的位置后，如有增生的前列腺中叶，术者用第 3 臂或助手提起尿管或直接提起前列腺都可达到显露的效果。切开膀胱颈后壁，显露位于其下方的输精管和精囊腺（图 16–61，图 16–62）。

5. 分离精囊

输精管的前部和精囊显露之后，游离输精管及伴行的小动脉后予以切断。用第 3 臂抓住并提起输精管断端，分离精囊（图 16–63，图 16–64）。分离精囊时尽量避免使用电凝，以免损伤附近的神经血管束。

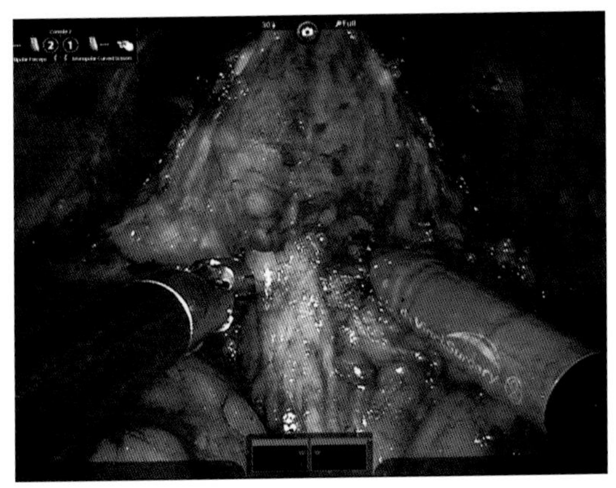

图 16–57　辨别前列腺膀胱颈连接部

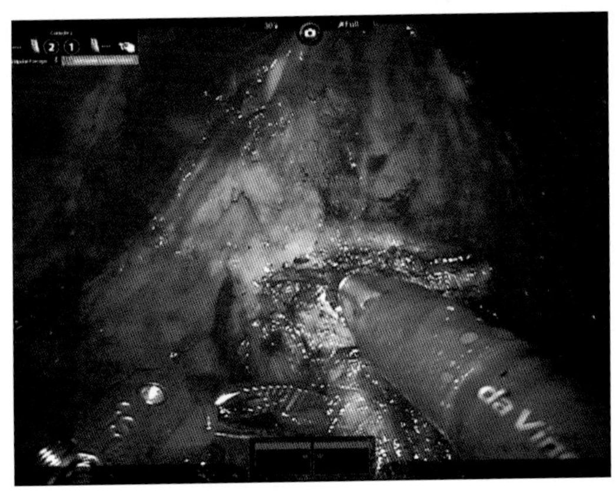

图 16–58　切开前列腺膀胱结合部

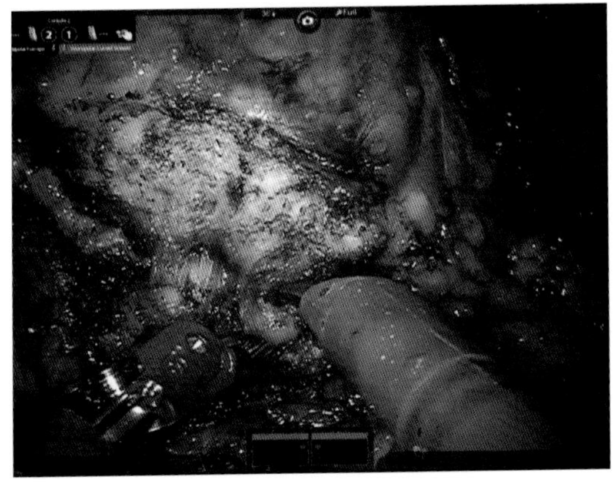

图 16–59　由浅入深分离前列腺膀胱结合部

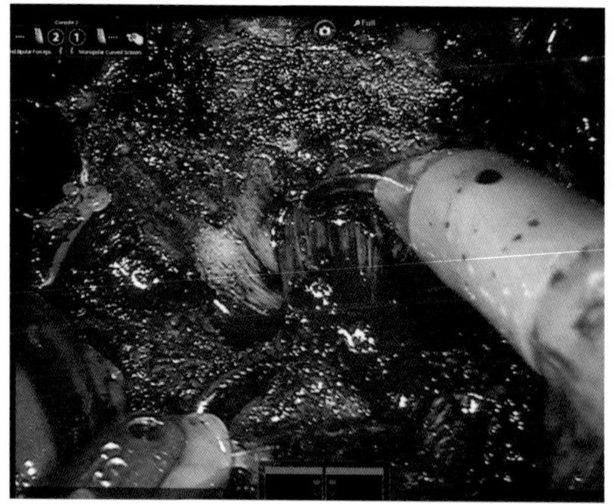
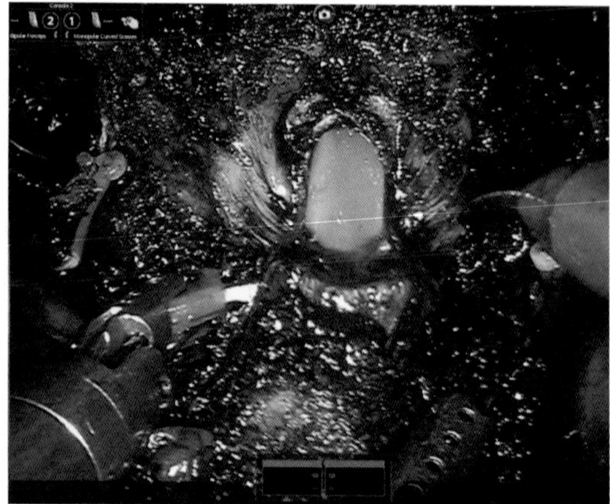

图 16-60　“管状”游离技术 - 膀胱颈尿道保留，贯通尿道后壁，切开尿道

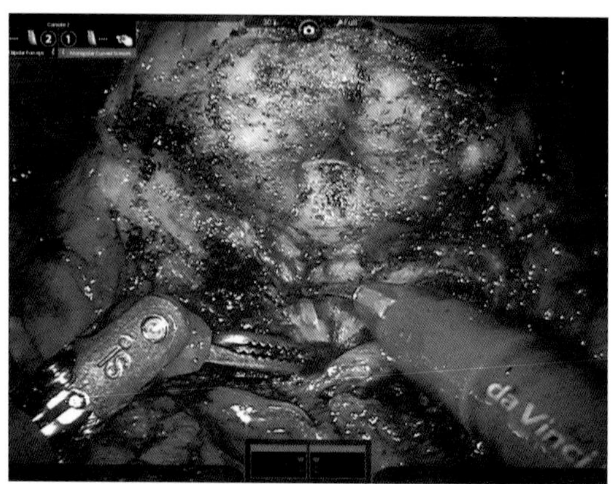

图 16-61　切开膀胱颈后壁

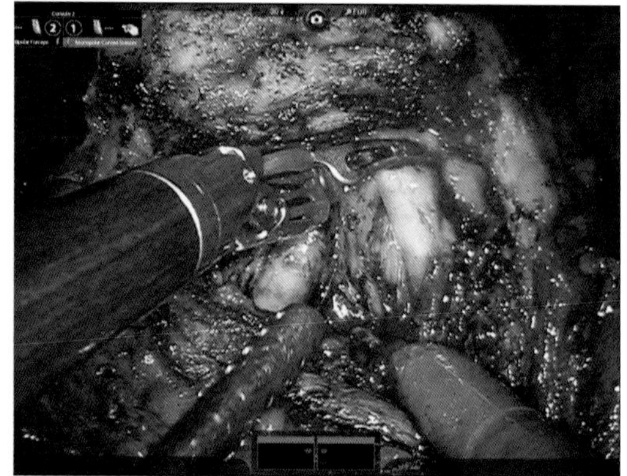

图 16-62　显露输精管和精囊腺

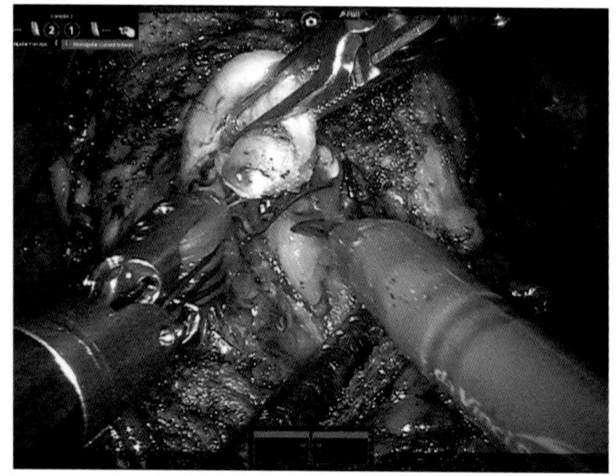

图 16-63　切断输精管（右）

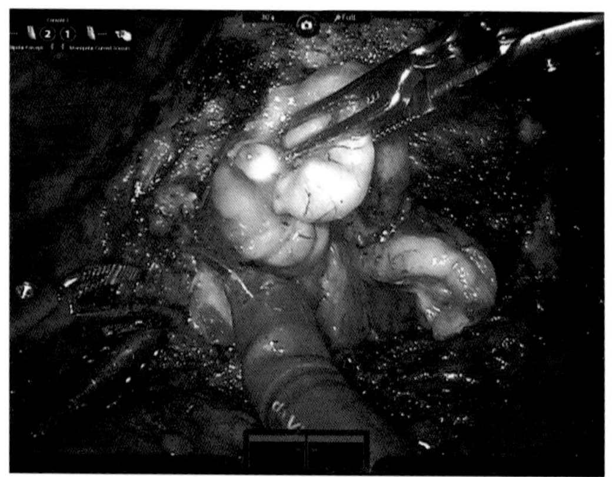

图 16-64　分离精囊（左）

6. 分离前列腺的背面

Denonvilliers 筋膜覆盖于前列腺表面，解剖上起于 Douglas 凹陷内的腹膜。依照与包绕前列腺的筋膜的关系，有几种不同的分离方法。总体上，相关的术语有以下几种。

筋膜间技术：前列腺背面的分离层面在前列腺与 Denonvilliers 筋膜之间，两侧的分离层面在前列腺筋膜与盆侧筋膜之间。筋膜间技术是最常用的保留勃起神经的手术。锐性切开 Denonvilliers 筋膜，显露直肠周围脂肪（图 16–65）。虽然术前的穿刺活检可能会引起一些粘连及肿瘤可能有所侵犯，在这一层面内的分离通常会很容易进行。采用钝性和锐性分离相结合，一直分离到前列腺尖部（图 16–66），仔细避免对尖部和两侧 NVB 的过度分离。直肠紧邻分离平面的背面，应避免过度的电灼。

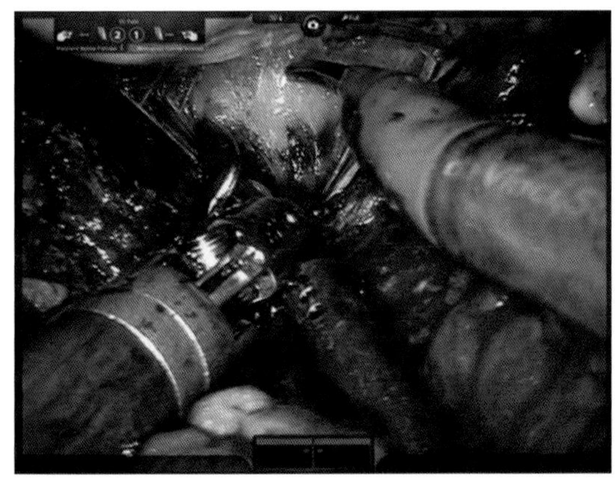

图 16–65 切开 Denonvilliers 筋膜，显露直肠周围脂肪

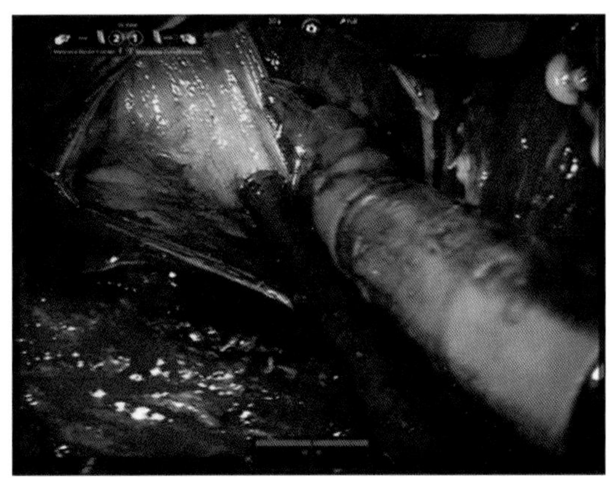

图 16–66 沿前列腺背面向尖部分离

筋膜内技术：不切开 Denonvilliers 筋膜，前列腺背面的分离层面在 Denonvilliers 筋膜与前列腺之间，两侧的分离层面在前列腺筋膜内（图 16–67，图 16–68），沿着前列腺包膜向前列腺尖部钝性分离，这种方法分离的前列腺的表面没有筋膜覆盖。

筋膜外技术：前列腺背面的分离在 Denonvilliers 筋膜后方的直肠周围脂肪内进行，两侧的切除范围包括盆侧筋膜并延伸到肛提肌筋膜。

7. 处理前列腺蒂并保留 NVB

在NVB的分离过程中，应该限制甚至避免使用热处理，这一观点已被广泛接受。同时，对于牵拉损伤，神经也十分脆弱和敏感；所以在盆腔内显露前列腺时应仔细避免过度牵拉。处理前列腺蒂时，电刀或双击电灼有传导热能损伤附近的神经组织的风险，最常用的方式是使用 Hem–o–lock 夹处理前列腺蒂。

筋膜间技术采用 Hem–o–lock 夹闭后切断前列腺蒂并分离 NVB（图 16–69，图 16–70）。切断前列腺蒂之后，在 NVB 和前列腺之间残存的侧后方的组织可以用剪刀锐性切开，不需要电灼处理（图 16–71）。在分离的过程中会有些出血，但通常很少需要缝合处理。

筋膜内技术紧贴前列腺表面自前列腺背面向两侧分离（图 16–72），在 3 点和 9 点处切开前列腺筋膜，将神经血管束从前列腺完全游离，其余的手术过程与筋膜间技术相同（图 16–73）。

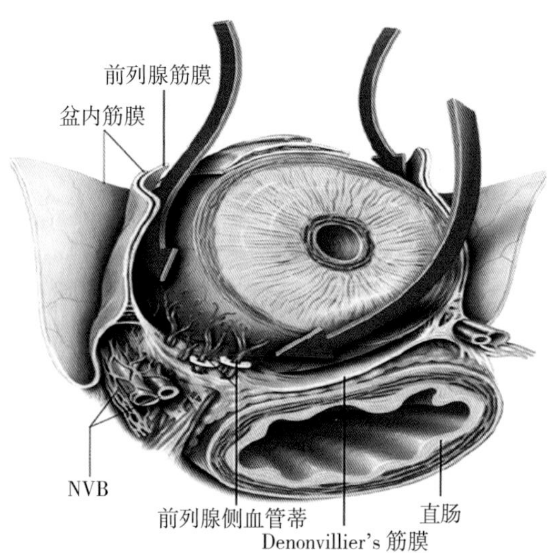

图 16–67　前列腺筋膜示意图

NVB：神经血管束

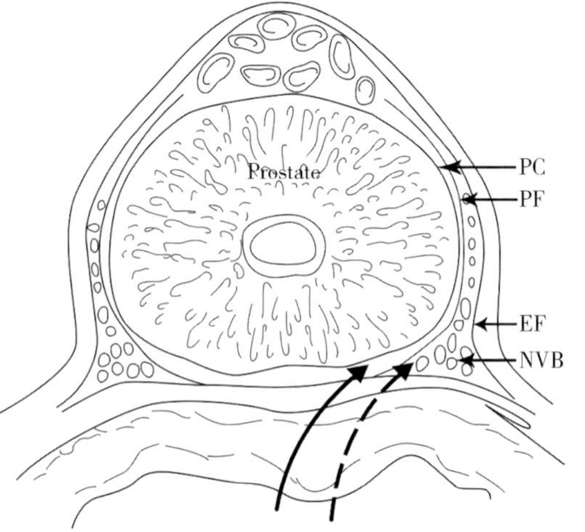

图 16–68　实线表示筋膜内手术时在前列腺包膜和前列腺筋膜之间分离的方向；虚线表示筋膜间手术时在前列腺筋膜与盆内筋膜之间分离的方向

EF：盆内筋膜；NVB：神经血管束；PC：前列腺包膜；PF：前列腺筋膜；Prostate：前列腺

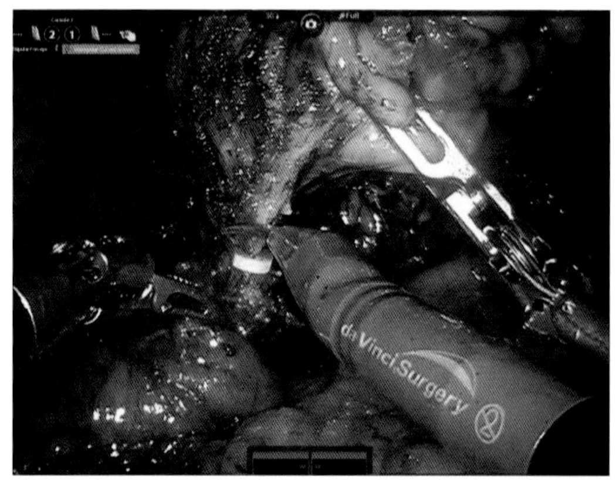

图 16–69　Hem-o-lock 夹闭后切断前列腺蒂

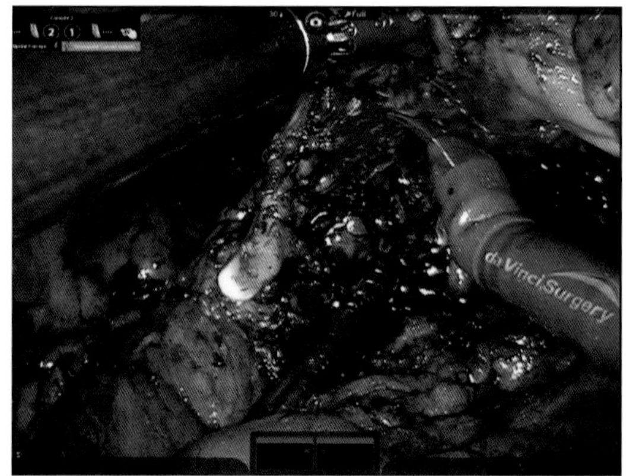

图 16–70　将 NVB 与前列腺分离

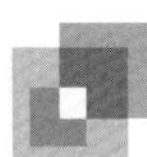

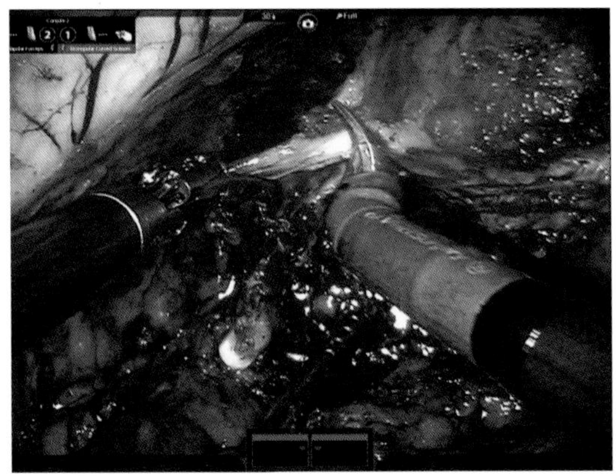

图 16–71　用剪刀锐性将 NVB 与前列腺剪开

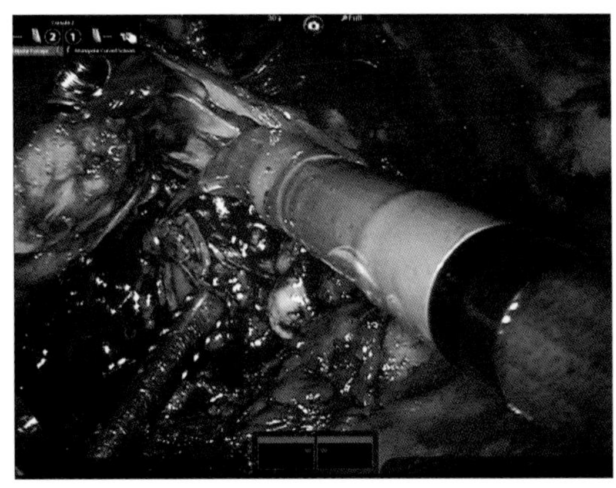

图 16–72　紧贴前列腺表面自前列腺背面向两侧分离 NVB

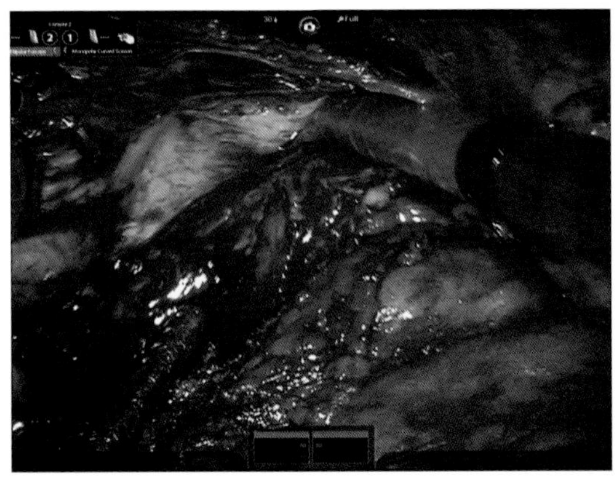

图 16–73　分离至 3 点及 9 点处，紧贴前列腺表面切开前列腺筋膜

8. 分离尿道

手术进行到此刻，前列腺仅与前方的尚未离断的背深静脉复合体及尿道相连。紧邻缝合线的近端切断背深静脉复合体（图 16–74），可见前列腺尖部和尿道，用剪刀锐性切断尿道（图 16–75），抽出导尿管分离尿道后壁。切断前列腺与直肠尿道肌和尿道后壁相连的组织，移除手术标本，然后仔细检查术野有无出血（图 16–76，图 16–77），NVB 或前列腺蒂周围的任何可见的动脉出血点都应被缝扎处理。将标本装入标本袋或先放置在盆腔，如随后行盆腔淋巴结清扫术，可与淋巴结一同放入标本袋。

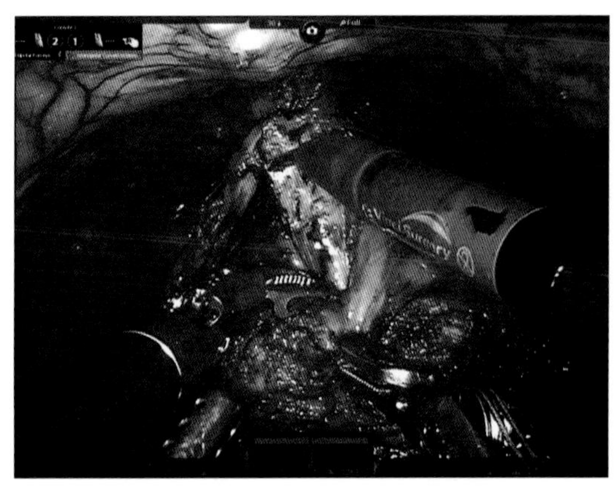

图 16-74　切断背深静脉复合体

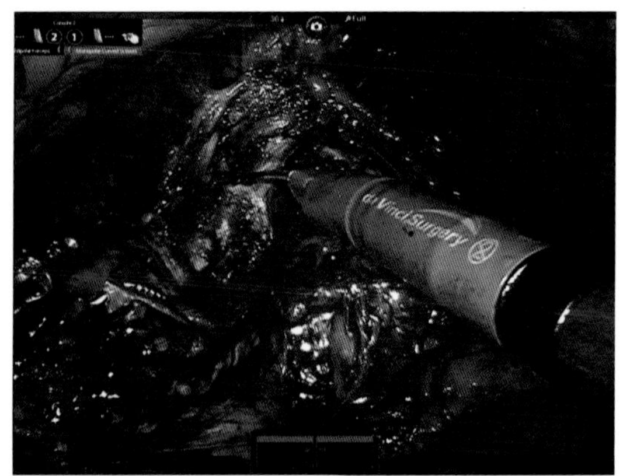

图 16-75　用剪刀锐性切断尿道

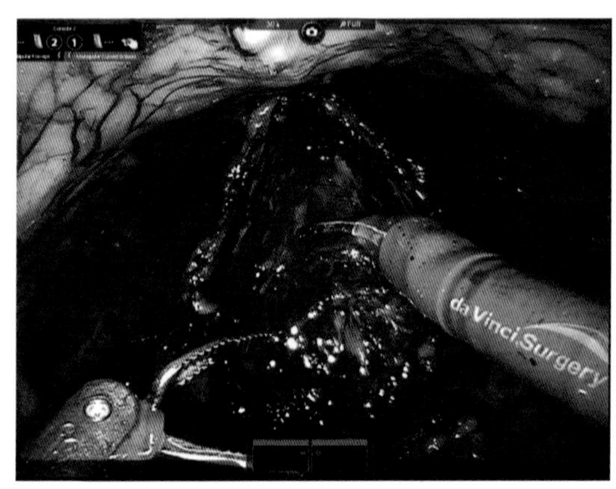

图 16-76　前列腺切除后盆底形态（筋膜间技术）

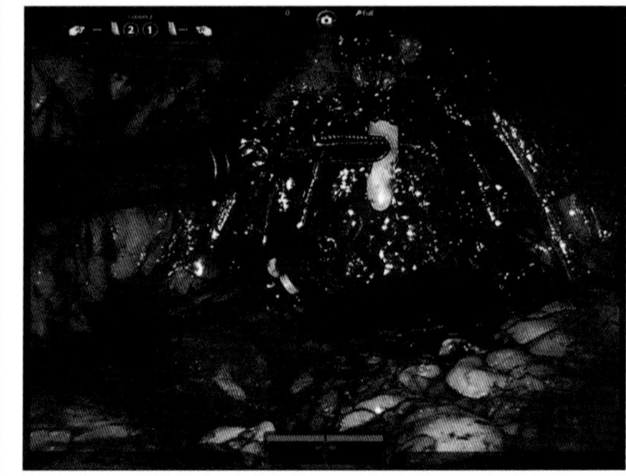

图 16-77　前列腺切除后盆底形态（筋膜内技术）

9. 膀胱颈尿道吻合

一些学者倾向于在膀胱颈尿道吻合前连续或间断缝合尿道后方的浆膜层，有助于吻合口的解剖复位和术后控尿功能的恢复（图 16–78）。肌层对肌层的膀胱颈尿道连续缝合是目前最常被采用的缝合方式。一些学者习惯采用倒刺缝线，它能防止组织松开保持组织靠拢。将两根倒刺缝线尾部打结缝合于膀胱颈 6 点处，两根针分别顺时针和逆时针缝合，在 12 点处汇合并打结固定（图 16–79）。

观察三角区，仔细避免损伤输尿管口；用 2–0 Monocryl（5/8 弧度 UR–6 圆针）吻合尿道与膀胱颈，该针大小比较合适，即使在狭窄的骨盆内旋转也很容易。一般自 3 点钟位置，逆时针连续缝合吻合口后壁，缝合半周后自尿道外口插入一 F18 双腔气囊尿管至膀胱内，继续缝合一周完成吻合（图 16–80）。由于 Monocryl 缝线的低摩擦特性，缝线可被顺利牵引，该线张力足够强，可以把尿道断端和膀胱颈牵拉在一起。在缝合 8 点钟位置之前，并不立即收紧膀胱颈与尿道之间的缝线；每根缝线共同承担吻合口的张力，这样可以避免膀胱或尿道撕裂。在缝合 8 点钟位置之后，逐针收紧缝线；采用锁

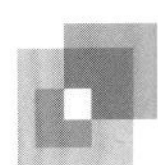

边缝合 9 点钟位置，这样能以合适的张力固定吻合口后壁。

如果需要重建膀胱颈，可以采用后壁的“球拍式缝合”，侧边缝合或者在吻合完成后进行简单的前壁缝合（图 16–81）。吻合完成后，行膀胱注水试验以明确没有吻合口漏水。

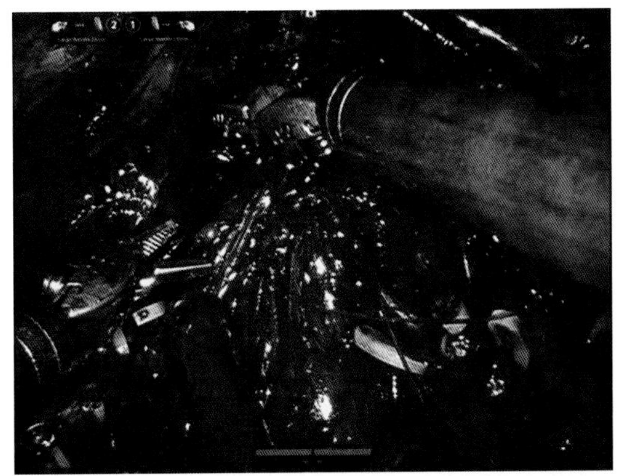

图 16–78　用倒刺缝线连续缝合尿道后方的浆膜层

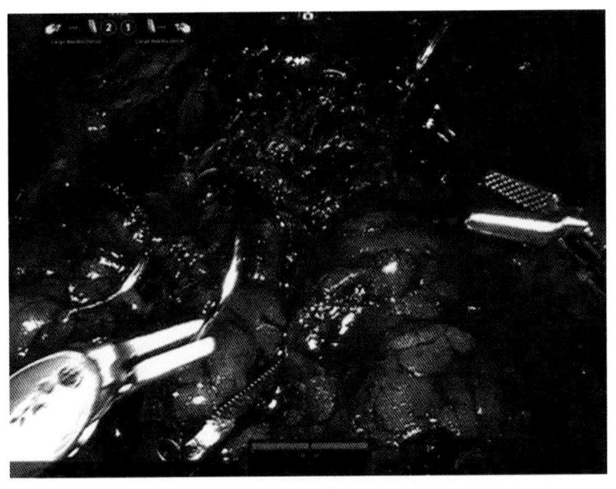

图 16–79　双针倒刺缝线连续吻合

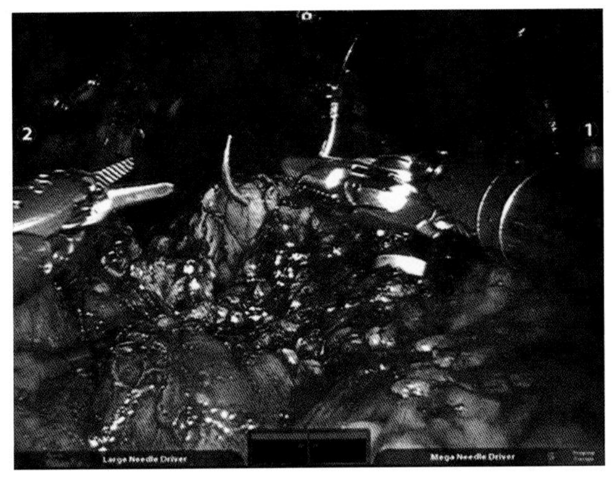

图 16–80　单针 Monocryl 缝线连续吻合

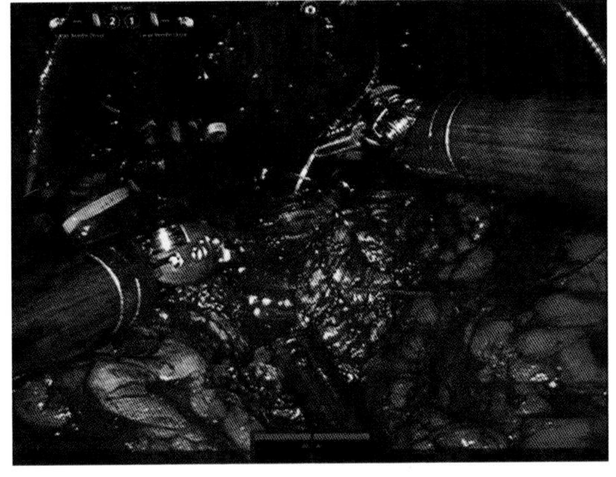

图 16–81　重建膀胱颈

10. 盆腔淋巴结清扫术

盆腔淋巴结清扫术在泌尿外科主要用于评估前列腺癌和膀胱癌的病理分期。目前常用的术式：①常规盆腔淋巴结清扫术，范围包括闭孔、髂内、髂外和髂总淋巴结；②扩大盆腔淋巴结清扫术，清扫范围在常规盆腔淋巴结清扫术范围的基础上加上骶前淋巴结清扫；③局限性盆腔淋巴结清扫术，清扫范围包括前侧：髂外静脉的后缘；后侧：闭孔神经；头侧：髂外和髂内静脉汇合处；尾侧：耻骨韧带的髂耻分支；内侧：脐内侧襞；外侧；盆腔侧壁肌群；④改良的盆腔淋巴结清扫术，清扫髂内和闭孔淋巴结。目前观点认为，对膀胱癌需行常规或扩大的盆腔淋巴结清扫术；对前列腺癌一般只需局限或改良的盆腔淋巴结清扫术。

打开覆盖右侧髂外动脉的腹膜，在髂外动脉外膜和淋巴组织间仔细分离，清除髂外动脉前面及上外后方的淋巴组织，注意防止损伤与髂外动脉并行的生殖股神经（图16–82～图16–84）。在髂外动脉的内下方游离髂外静脉，将脂肪组织向骨盆深处游离直至骨盆内侧壁（图16–85，图16–86）。沿骨盆内侧壁向内侧及中线方向钝性锐性结合仔细分离髂外静脉内侧的淋巴结和脂肪组织，并向其后方及远端分离到耻骨支，可自然显露闭孔神经。提起淋巴和脂肪组织，由下向上游离淋巴和脂肪组织深面，整块切除淋巴脂肪组织（图16–87，图16–88）。

同法处理左侧淋巴组织，通过辅助 Trocar 置入标本袋并将淋巴组织取出。

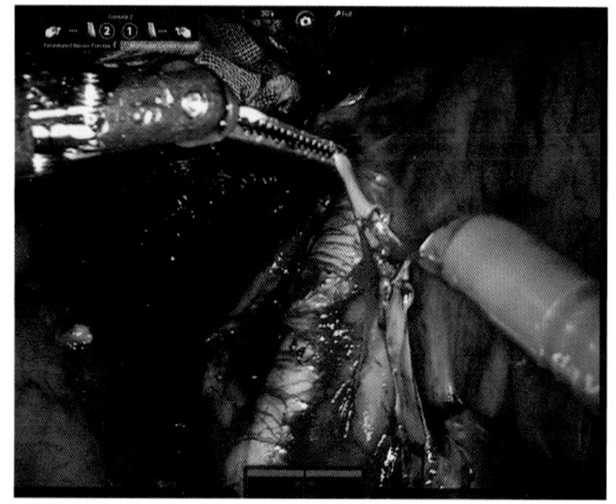

图 16–82　打开覆盖右侧髂外动脉的腹膜

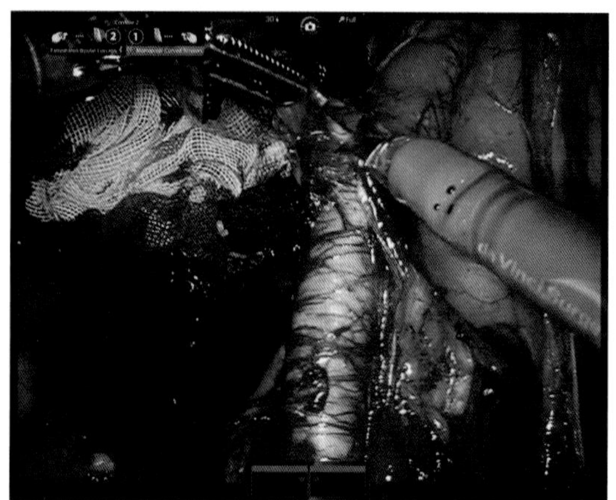

图 16–83　清除髂外动脉前面淋巴组织

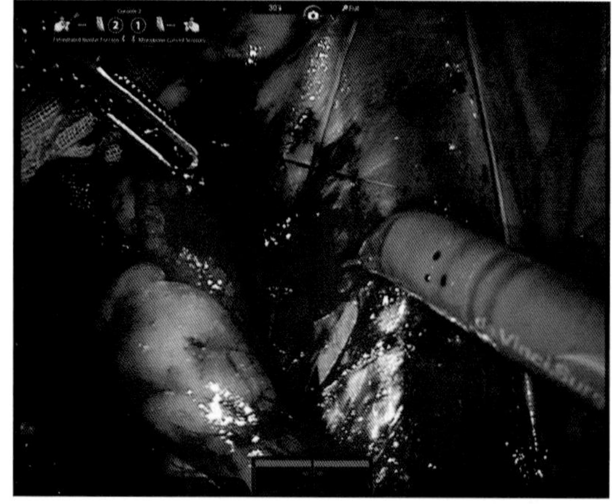

图 16–84　清除髂外动脉上外后方淋巴组织，与其并行的是生殖股神经

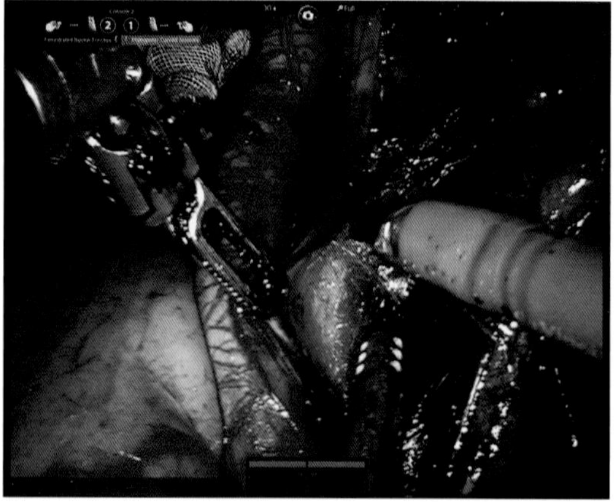

图 16–85　在髂外动脉的内下方游离髂外静脉

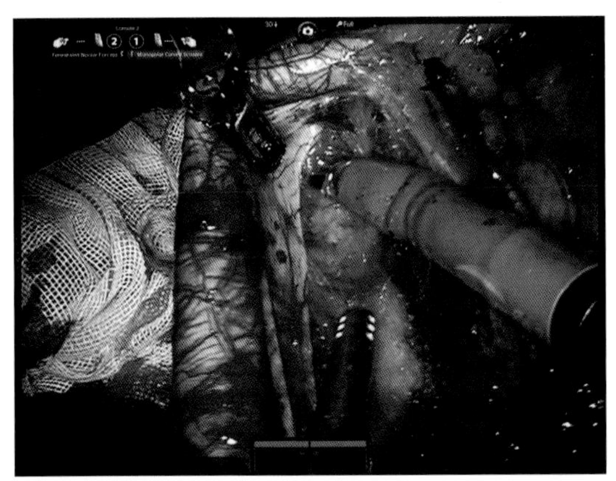
图 16-86　游离髂外静脉后方的脂肪组织直至骨盆内侧壁

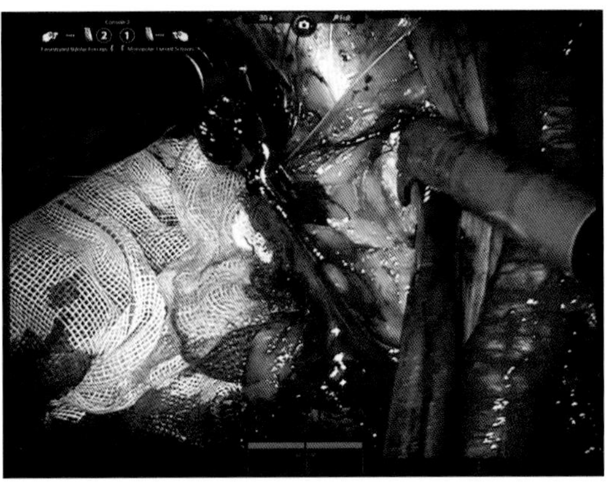
图 16-87　沿骨盆内侧壁分离髂外静脉内侧的淋巴结和脂肪组织至耻骨支

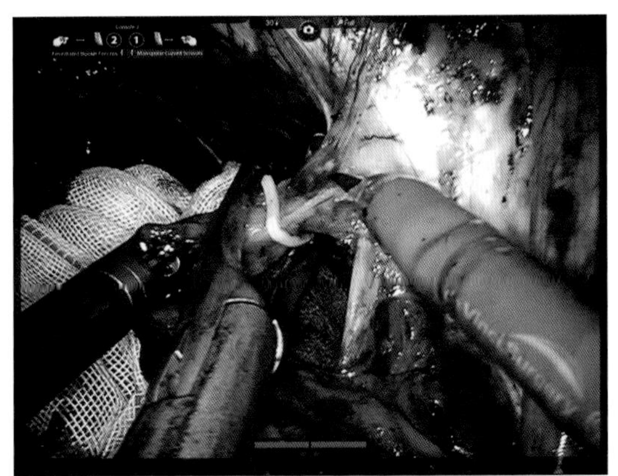
图 16-88　显露闭孔神经，整块切除淋巴脂肪组织

11. 机器人移除和伤口缝合

通过辅助通道置入引流管，通过腔镜通道置入带有牵引绳的腹腔镜标本袋。拔出其余腹壁通道的穿刺套管，用腹腔镜检查前腹壁已明确各穿刺孔没有活动出血。关闭气腹机，将机械臂从各 Trocar 移除，通过脐部切口取出标本并送病理检查。用可吸收缝线或丝线缝合脐部切口的筋膜以防止切口疝，手术的皮肤切口可以使用丝线或皮下可吸收缝线加以缝合。

（六）术后处理

1. 饮食与体位

一般在术后肛门排气或肠鸣音恢复后即可进食，同时可给予静脉营养支持。若术中有直肠损伤，则应延迟进食，且要进少渣饮食。患者术后麻醉清醒，生命体征稳定，则取头高脚低仰卧位，以利渗出液的引流。

2. 预防感染

术后需给予预防性的抗感染药物，根据手术是否顺利、手术时间长短及患者的自身情况决定，一般3～5天。若手术中有直肠损伤，则需大剂量应用抗厌氧菌和需氧菌的药物。

3. 预防下肢深静脉血栓形成

鼓励患者术后早期主动或被动活动，必要时患者可穿下肢加压服，以预防此类并发症的发生。

4. 引流管的拔除

术后持续引流，待引流液基本消失可拔除。若手术中有直肠损伤则应延迟拔管。术后若有持续的吻合口漏尿则应待漏口愈合后再拔管。

5. 导尿管留置时间

一般根据手术中膀胱颈是否完整保留及膀胱尿道吻合技术而定，若膀胱颈保留完整且吻合满意，可早期拔管。若手术后出现了吻合口瘘，则需待瘘口闭合后再拔管。

（七）并发症及其预防

1. 手术中出血

常源自背深静脉丛和前列腺侧血管蒂。术中紧贴耻骨离断耻骨前列腺韧带可避免损伤背深静脉丛的浅表支；“8”字缝合背深静脉丛能有效防止出血。处理前列腺侧血管蒂时，用 Hem-o-lock 紧贴前列腺包膜离断，可有效减少出血。

2. 消化系统并发症

（1）直肠损伤

有两个步骤易发生直肠损伤：分离前列腺尖部 Denonvillier 筋膜和直肠之间的平面时，由于 Denonvillier 筋膜靠近直肠，分离间隙狭小，特别是在有肿瘤浸润或既往 TURP 包膜穿孔时易发生；另外在切开 Denonvillier 筋膜时，由于切口过于接近直肠而远离前列腺后面精囊基底部而发生直肠损伤。一旦损伤直肠，应先清除伤口边缘的污染组织，分两层缝合破损处，并用大量抗生素溶液冲洗，保持术后引流的通畅，术后坚持应用广谱抗生素，作膀胱尿道吻合时线结置于尿道内，以避免吻合口瘘或尿道直肠瘘的发生，手术结束时适当扩张肛门括约肌，一般不须作近端结肠造口。术后适当延迟进食及导尿管的拔除时间，保持尿液的通畅引流。

（2）腹膜炎（腹腔感染）：肠道损伤引起，如回肠损伤、结肠、乙状结肠，直肠穿孔等，主要是由于电凝热损伤造成，也有报道称在通过脐部切口取出手术标本时夹伤回肠。

3. 泌尿系统并发症

（1）吻合口尿漏

术后 24 h 内耻骨后引流管有数毫升的尿液引流比较常见。确保膀胱引流通畅的前提下，如果有尿液经耻骨后引流持续6天以上即可诊断为尿漏。应适当延长导尿管留置时间，保持尿液引流通畅，直到膀胱造影显示尿瘘停止。若术后导尿管早期脱落应尽可能重新留置导尿管并妥善固定。大部分病例在吻合口周围引流 12 天左右（6 ～ 30 天）自动愈合。

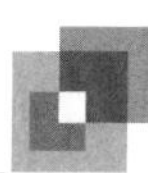

（2）术后完全性尿失禁及阳痿

根治性前列腺切除术后对患者影响最大的是完全性尿失禁，若术中破坏了盆底肌及膀胱颈的完整性，则更加容易发生。保留性神经的根治性前列腺切除术减少了其发生率，但是若操作不当或肿瘤浸润性神经束，则仍然将导致阳痿的发生。由于海绵体神经与尿道腔仅 3 ～ 4 mm，术中极容易损伤，即使手术中未损伤海绵体神经，术后渗出物、出血、炎症及继发的纤维化也可导致阳痿。

（3）膀胱损伤

通常发生在分离 Retzius 间隙时，横断脐正中襞时过于接近膀胱顶部。因此“U”型切口应尽量远离膀胱顶部。膀胱穿孔一旦发生，则应行仔细的修补缝合，并适当延长导尿管留置时间，保持尿液引流通畅。

（4）输尿管损伤

输尿管损伤通常发生在膀胱后壁及三角区的分离时，由于前列腺后间隙分离时，膀胱直肠陷凹腹膜反折切口过高，将输尿管误认为输精管。处理时需放置双 J 管，损伤处修补缝合。因此要仔细辨认解剖结构，必要时于输精管跨越髂血管处找到输精管，再循输精管向下分离，直至壶腹部及精囊。

4. 其他并发症

（1）血栓栓塞性并发症

主要是由于这类手术涉及三个风险因素：肿瘤手术、盆腔部位的手术和腹腔镜手术。总体而言，腹腔镜前列腺癌根治手术围术期静脉血栓栓塞症发病率较低，不必要预防使用抗血栓药物。鼓励患者术后早期主动或被动活动，必要时患者可穿下肢加压服，以预防此类并发症的发生。一旦出现此类并发症，应及时在血管外科指导下给予溶栓治疗。

（2）闭孔神经损伤

通常是在淋巴结清扫术，由于热损伤或意外切断所导致。术中若发现，应用细的不吸收线缝合。

（八）特殊情况的处理策略

对于一些大腺体（＞ 100 g）的前列腺癌，盆腔内手术空间相对较小，前列腺尖部较难显露，腺体翻动及游离较为困难，手术难度因而增加。因为较大的腺体填满了盆腔，对分离和缝扎 DVC 造成困难，可在游离前列腺侧蒂后前列腺活动度相对增加后再加以缝扎。在分离两侧前列腺侧蒂时，较大的腺体造成显露困难，可用缝线将前列腺做“8”字缝合加以牵引和悬吊（图 16–89），有助于显露术野。较大的前列腺体时膀胱颈往往较宽大，而且腺体多凸向膀胱，在分离膀胱颈时，难以保留较小的膀胱颈口，而且可能损伤输尿管口，术中需仔细观察，必要时可插入输尿管导管以作标记；如膀胱颈口较大，需做“球拍”样缝合或“鱼嘴”样缝合加以重建（图 16–90，图 16–91）。

对于单纯中叶偏大的前列腺癌，处理膀胱颈时尽量贴近腺体分离，如膀胱颈口较大也需重建。

对于经尿道前列腺电切术后的前列腺癌，前列腺周边会有不同程度的组织水肿和粘

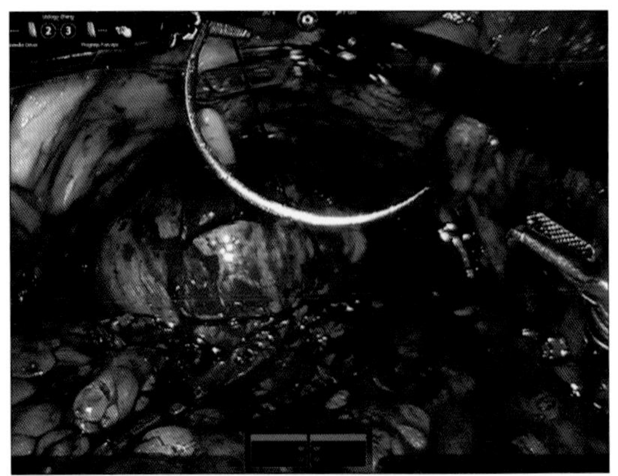

图 16-89 “8”字缝合前列腺加以牵引和悬吊

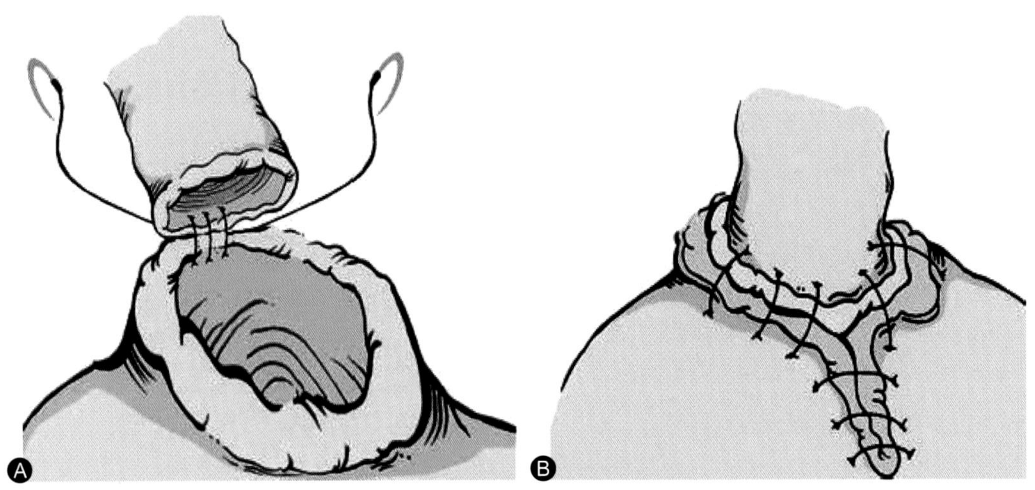

图 16-90 “球拍”样膀胱颈重建

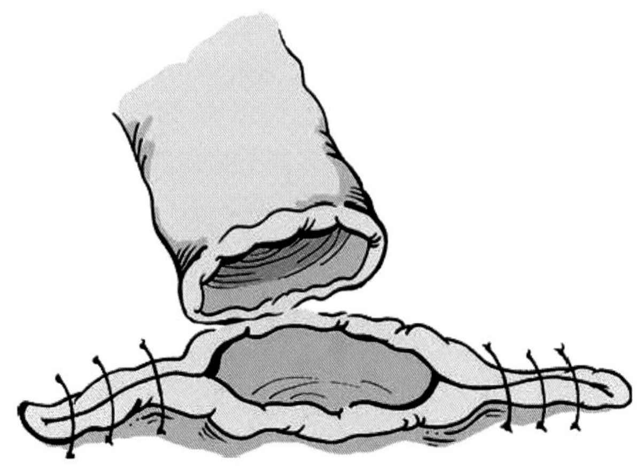

图 16-91 “鱼嘴”样膀胱颈重建

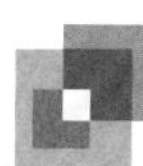

连，通常根治术与电切术后至少间隔 3 个月，此时组织粘连水肿会有所减轻。电切术后膀胱颈与前列腺界限不清，而且分离的膀胱颈口通常偏大，需做重建。电切术后膀胱颈和三角区失去正常结构，分离膀胱颈及行膀胱颈尿道吻合时需注意观察两侧输尿管口以避免损伤。

（九）技术现状

在保留性神经方面，当前的主要技术方式有筋膜间技术和筋膜内技术，筋膜间技术需缝扎控制背深静脉复合体，筋膜内技术不需要切开盆内筋膜、不离断耻骨前列腺韧带、不结扎背深静脉复合体。如前所述，筋膜内技术有着更为严格的适应证。2014 版中国前列腺癌诊断治疗指南中保留勃起神经的适应证是对于术前有勃起功能的低危早期前列腺癌患者可尝试行保留神经手术。对于 T2a ～ T3a 期部分患者中可选择保留单侧神经。保留神经的 LRP 手术后存在局部复发风险，文献报道的切缘阳性率发生率为 5%～ 24%。最近的一项回顾性分析研究认为，切缘阳性率仅与患者病理分期相关，与保留 NVB 的方式无关。

笔者的一项配对比较研究发现，在严格按照适应证的前提下，筋膜内保留神经的腹膜外腹腔镜前列腺癌根治术与筋膜间保留神经的腹膜外腹腔镜前列腺癌根治术比较，控尿功能恢复较快，勃起功能恢复较好，而手术效果、短期肿瘤学结果相似。对于临床分期为 cT1–cT2a、术前勃起功能正常的年轻前列腺癌患者，笔者推荐优先使用筋膜内保留神经的前列腺癌根治术。笔者认为在手术过程中，如发现一侧前列腺与周围组织粘连明显，有肿瘤突破包膜的风险时，不要强求保留神经血管束；如另一侧前列腺与周围组织界限清晰，可选择保留单侧神经血管束。在严格把握适应证的前提下，对于 T2a–T2c 的患者也可尝试保留双侧神经血管束。

RALP 最常见的是本文介绍的从膀胱前方分离、切除前列腺的“前入路”方法。近年来，有欧洲学者在尝试“后入路逆行切除”的方法（图 16–92）。此种方法不打开膀胱前间隙，经膀胱直肠凹陷、在膀胱后方分离、切除前列腺并完成膀胱颈尿道吻合。此方法操作空间较小、技术难度较高，因例数不多，尚未见文献报道。

多项 Meta 分析研究认为，RALP 的术中出血量和输血率显著低于 RRP 和 LRP，而手术时间、尿管留置时间、住院时间和并发症发生率等与 RRP 和 LRP 无显著性差异；RALP 的手术切缘阳性率和近期肿瘤控制与 RRP 和 LRP 相似，目前尚缺乏充分证据证明 RALP、RRP 与 LRP 在术后生化复发和长期肿瘤控制方面有无差异。

Asimakopoulos AD 等研究认为，在手术切缘阳性率、控尿功能恢复情况及手术时间、术中失血量和输血率上，RALP 与 LRP 未见显著差异，但 RALP 在勃起功能恢复的时间和比例上均优于 LRP。Ficarra V 等通过 Meta 分析研究认为，RALP 术后 12 个月控尿功能恢复情况和勃起功能恢复均优于 RRP 和 LRP。

笔者的回顾性研究发现，RALP 能达到与 LRP 相似的围手术期效果及近期肿瘤控制，术后控尿功能恢复与腹腔镜手术相似，但术后勃起功能恢复优于 LRP。笔者认为这要归功于 RALP 与 LRP 相比在保留 NVB 时有着更加精确的操作和更加清晰的视野，RALP 避免了术中对 NVB 的过度牵拉并尽可能多地保留了 NVB，因而术后勃起功能恢复更好。

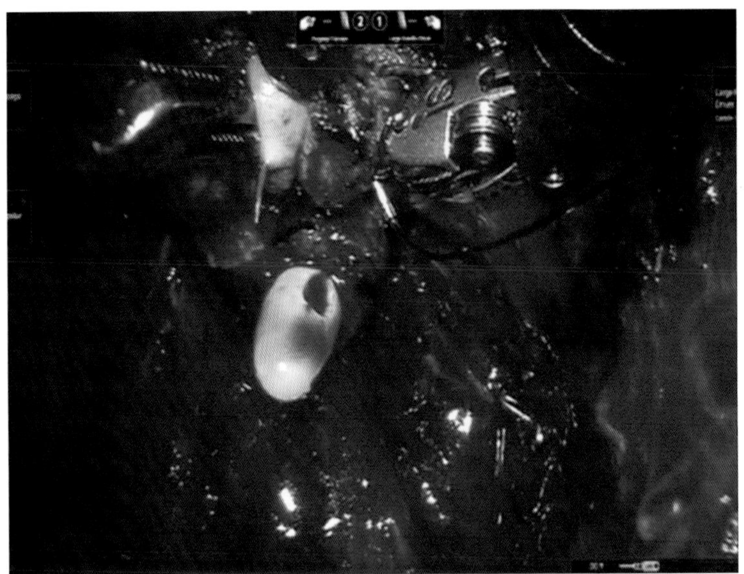

图 16-92 “后入路逆行切除”机器人根治性前列腺切除术

（张 旭 郑 涛）

参考文献

[1] Schuessler W W, Schulam P G, Clayman R V, et al. Laparoscopic radical prostatectomy: initial short-term experience[J]. Urology, 1997, 50 (16) : 854-857.

[2] Touijer K, Secin F P, Cronin A M, et al. Oncologic outcome after laparoscopic radical prostatectomy: 10 years of experience[J]. Eur Urol, 2009, 55 (5) : 1014-1019.

[3] Weight C J, Reuther A M, Gunn P W, et al. Limited pelvic lymph node dissection does not improve biochemical relapse-free survival at 10 years after radical prostatectomy in patients with low-risk prostate cancer[J]. Urology, 2008, 71 (1) : 141-145.

[4] Bader P, Burkhard F C, Markwalder R, et al. Is a limited lymph node dissection an adequate staging procedure for prostate cancer[J]. J Urol 2002, 168 (2) : 514-518.

[5] Allaf M E, Palapattu G S, Trock B J, et al. Anatomical extent of lymph node dissection: impact on men with clinically localized prostate cancer[J]. J Urol, 2004, 172 (5 Pt 1) : 1840-1844.

[6] Musch M, Klevecka V, Roggenbuck U, et al. Complications of pelvic lymphadenectomy in 1380 patients undergoing radical retropubic prostatectomy between 1993 and 2006[J].J Urol, 2008, 179 (3) : 923-928.

[7] Weinberg A, Wright J, Deibert C, et al. Nationwide practice patterns for the use of

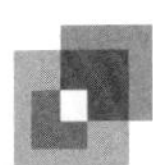

venous thromboembolism prophylaxis among men undergoing radical prostatectomy[J]. World J Urol, 2014, 32 (5) : 1313–1321.

[8] Guillonneau B, Rozet F, Cathelineau X, et al. Perioperative complications of laparoscopic radical prostatectomy: The Montsouris 3–year experience[J]. J Urol, 2002, 167 (1) : 51–56.

[9] Menon M, Tewari A, Peabody J O, et al. Vattikuti Institute prostatectomy, a technique of robotic radical prostatectomy for management of localized carcinoma of the prostate: Experience of over 1100 cases[J]. Urol Clin North Am, 2004, 31 (4) : 701–717.

[10] Ong A M, Su L M, Varkarakis I, et al. Nerve sparing radical prostatectomy: Effects of hemostatic energy sources on the recovery of cav–ernous nerve function in a canine model[J]. J Urol, 2004; 172 (4 Pt 1) : 1318–1322.

[11] Salomon L, Sèbe P, De la TailleA, et al. Open versus laparoscopic radical prostatectomy: Part Ⅱ [J]. BJU Int, 2004, 94 (2) : 238–250.

[12] Smith J A Jr. Robotically assisted laparoscopic prostatectomy: An assessment of its contemporary role in the surgical management of localized prostate cancer[J]. Am J Surg, 2004, 188 (4A Suppl) : 63S–67S.

[13] Su L M, Link R E, Bhayani S B, et al. Nerve–sparing laparoscopic radical prostatectomy: Replicating the open surgical technique[J]. Urology, 2004, 64 (1) : 123–127.

[14] Hasan W A, Gill I S.Laparoscopic radical prostatectomy: current status[J]. BJU Int, 2004, 94 (1) : 7–11.

[15] Jemal A, Bray F, Center M M, et al. Global cancer statistics[J]. CA Cancer J Clin, 2011, 61 (2) : 69–90.

[16] 赵平，陈万青，雷正龙，等．前列腺癌 [M]// 赵平，陈万青．2009 中国肿瘤登记年报．北京：军事医学科学出版社，2009：61.

[17] 赵平，陈万青，雷正龙，等．前列腺癌 [M]// 赵平，陈万青．2010 中国肿瘤登记年报．北京：军事医学科学出版社，2010：66.

[18] 赫捷，赵平，陈万青，等．前列腺癌 [M]// 赫捷，赵平，陈万青．2011 中国肿瘤登记年报．北京：军事医学科学出版社，2011：74.

[19] 赫捷，陈万青．2012 中国肿瘤登记年报 [M]. 北京：军事医学科学出版社，2012：90–92.

[20] 韩苏军，张思维，陈万春，等．中国前列腺癌发病现状和流行趋势分析 [J]. 临床肿瘤杂志，2013，18 (4) : 330–334.

[21] Guillonneau B, Vallancien G. Laparoscopic radical prostatectomy: the Montsouris technique[J]. J Urol 2000, 163 (6) : 1643–1649.

[22] Abbou C C, Salomon L, Hoznek A, et al. Laparoscopic radical prostatectomy: preliminary results[J]. Urology, 2000, 55 (5) : 630–634.

[23] Inder J, Kramer W. Robotically–assisted laparoscopic radical prostatectomy[J]. BJU Int, 2001, 87 (4) : 408–410.

[24] 那彦群,叶章群,孙颖浩,等．2014版中国泌尿外科疾病诊断治疗指南[M].北京:人民卫生出版社,2013：69.

[25] Heidenreich A, Bastian D J,Bellmunt J, et al.EAU guidelines on prostate cancer.Part 1：screening, diagnosis, and local treat ment with curative intent-update 2013[J]. Eur Urol, 2014, 65（1）：124-137.

[26] 马潞林，毕海，侯小飞，等．腹腔镜下根治性前列腺切除术后勃起功能恢复的影响因素[J].中华泌尿外科杂志，2013，34（2）：891-896.

[27] 郑涛，陈伟浩，张旭，等．经腹膜外腹腔镜前列腺癌根治术329例报告[J].临床泌尿外科杂志，2012，27（7）：481-484.

[28] Zheng T, Zhang X, Ma X, et al. Oncological and Functional Results of 329 Cases of Extraperitoneal Laparoscopic Radical Prostatectomy in a Chinese Population[J]. Oncology Lett, 2012, 4（2）：351-357.

[29] Zheng T, Zhang X, Ma X, et al. A Matched-Pair Comparison between Bilateral Intrafascial and Interfascial Nerve-Sparing Technique in Extraperitoneal Laparoscopic Radical Prostatectomy[J]. Asian J Androl, 2013, 15（4）：513-517.

[30] 陈军，郑涛，马鑫，等．筋膜内与筋膜间保留神经的腹膜外腹腔镜前列腺癌根治术临床效果的比较[J].华中科技大学学报（医学版），2014，43（4）：421-426.

[31] Montorsi F, Wilson T G, Rosen R C, et al. Best practices in robot-assisted laparoscopic prostatectomy：recommendations of the Pasadena Consensus Panel[J]. Eur Urol, 2012, 62（3）：368-381.

[32] Novara G, Ficarra V, Mocellin S, et al. Systematic review and meta-analysis of studies reporting oncologic outcome after robot-assisted radical prostatectomy[J]. Eur Urol, 2012, 62（3）：382-404.

[33] Novara G, Ficarra V, Rosen R C, et al. Systematic review and meta-analysis of perioperative outcomes and complications after robot-assisted radical prostatectomy[J]. Eur Urol, 2012, 62：431-452.

[34] Asimakopoulos A D, Pereira Fraga C T, Annino F, et al. Randomized comparison between laparoscopic and robot-assisted nerve-sparing radical prostatectomy[J]. J Sex Med, 2011, 8（5）：1503-1512.

[35] Ficarra V, Novara G, Rosen R C, et al. Systematic review and meta-analysis of studies reporting urinary continence recovery after robot-assisted radical prostatectomy[J]. Eur Urol, 2012, 62（3）：405-417.

[36] Ficarra V, Novara G, Ahlering TE, et al. Systematic review and meta-analysis of studies reporting potency rates after robot-assisted laparoscopic prostatectomy[J]. Eur Urol, 2012, 62（3）：418-430.

[37] 郑涛，马鑫，张旭，等．机器人辅助与经腹膜外途径腹腔镜下根治性前列腺切除术的近期疗效比较[J].中华泌尿外科杂志，2014，35（1）：864-868.

第十七章　前列腺癌内分泌治疗

20 世纪 40 年代，Huggins 和 Hodges 的报告首次证实了前列腺癌对雄激素去除的反应性，从而奠定了前列腺癌内分泌治疗的基础。后续研究发现下丘脑垂体性腺轴多个节点的干预均可以去除雄激素或明显抑制雄激素对前列腺癌的促进作用。

广义来说，任何去除雄激素和抑制雄激素活性的治疗均可称为内分泌治疗。根据作用机制不同可以分为去除雄激素治疗、拮抗雄激素作用治疗、抑制雄激素合成治疗和最大雄激素阻断（Maximal Androgen Blockade，MAB）等。根据治疗的时程分为连续内分泌治疗和间歇内分泌治疗。根据内分泌治疗介入在疾病发展的不同阶段分为单纯内分泌治疗、新辅助内分泌治疗和辅助内分泌治疗。

内分泌治疗适应证：①转移前列腺癌；②局限性前列腺癌或局部进展性前列腺癌，无法行根治性前列腺切除术或放射治疗；③根治性前列腺切除术或根治性放疗前的新辅助内分泌治疗；④配合根治性前列腺切除术或放射治疗后的辅助内分泌治疗；⑤治愈性治疗后局部复发，但无法再行局部治疗；⑥治愈性治疗后远处转移；⑦去势抵抗期的雄激素持续抑制。

内分泌治疗是非根治性治疗手段，并不能完全去除前列腺癌病灶本身，但超过 95 % 的初发前列腺癌对内分泌治疗都有反应，或者说内分泌治疗对绝大多数初发前列腺癌能起到抑制进展的治疗作用。但同时它也是一把双刃剑，除了治疗本身会带来多种不同的不良反应之外，内分泌治疗也会使肿瘤进展成去势抵抗性前列腺癌，此时对传统内分泌治疗无反应。近年来，诸多新型内分泌治疗药物也应用于这类患者，取得了一定的疗效。

（一）去雄激素治疗

去雄激素治疗又称为去势治疗，分为手术去势和药物去势两种。睾丸产生的雄激素占全身总量的 90 %，这也是切除双侧睾丸能使体内雄激素达到去势水平的作用机制。去势水平睾酮参考值为 50 ng/dL（1.7 nmol/L），也有学者提出此标准是在 40 多年前受睾酮测量手段局限所制定的，目前双侧睾丸切除术后平均睾酮在 15 ng/dL 以下，因此应该进行修订。但目前绝大多数研究和文献仍以 50 ng/dL 为标准。手术去势术式有两种：双侧睾丸切除术和双侧睾丸白膜下切除术。药物去势应用的药物分为以下几种：黄体生成素释放激素（LHRH）类似物，LHRH 拮抗剂和雌激素。

1. 双侧睾丸切除术或白膜下切除术

1941 年，Huggins 和 Hodges 报告了手术切除转移性前列腺癌患者的双侧睾丸可以导致肿瘤体积缩小及患者症状的减轻，开启了前列腺癌内分泌治疗时代。无论单纯睾丸切除还是白膜下睾丸切除均可迅速使得血清睾酮降低至去势水平（50 ng/dL，通常在12 h 内）。睾丸切除的缺点是这一手术是不可逆的，且无法进行间歇性治疗。其中白膜下睾丸切除术要求完全去除白膜下曲细精管和所有结缔组织，这其中包括产生雄激素的 Leydig 细胞。相对于双侧睾丸切除术，白膜下切除术后阴囊内容物尽管缩小了，但仍然存在，避免了空虚的阴囊对患者的负面心理影响。

2.LHRH 类似物

人工合成的长效 LHRH 类似物作用机制是大剂量 LHRH 类似物作用导致垂体 LHRH 受体下调，抑制 LH 和 FSH 释放及睾酮的产生。但是 LHRH 类似物初次使用后会刺激 LH 和 FSH 的大量释放，进而导致睾酮水平的显著上升（这就是所谓的“再燃”现象，通常在用药 2 ～ 3 天后出现，持续 1 周左右，另有研究可持续 10 ～ 20 天）。LHRH 类似物的疗效与睾丸切除相似。目前的药物有戈舍瑞林、亮丙瑞林及曲普瑞林，这几种药物间无明显差异。通常需要给药后 2 ～ 4 周睾酮达到去势水平，而且由于“再燃”现象，用药最初的一周，睾酮水平反跳，最高者可达基础水平的 10 倍。这会在短期内加速前列腺癌病灶的进展，尤其是当有脊柱骨转移压迫脊髓时，可能会引起症状的加重。因此在 LHRH 类似物应用的初始需要联合使用雄激素受体拮抗剂类药物（如比卡鲁胺）封闭受体 2 ～ 3 周。

LHRH 类似物根据药物剂量和剂型，有多种规格，可选择适用于不同用药间隔，如 1 个月、3 个月到 12 个月。

3.LHRH 拮抗剂

LHRH 拮抗剂本身不具活性，与垂体的 LHRH 受体结合，抑制 LH 和 FSH 的释放，进而导致睾酮水平下降。它的优势是起效快，不会出现“再燃”现象，初始治疗时不需同时服用雄激素受体拮抗剂。应用 24 h LH 水平下降 84 %，应用第 2 天、第 4 天、第 28 天，睾酮达到去势水平人数比例分别为 34.5 %、60.5 % 和 98.1 %。目前可用的 LHRH 拮抗剂有阿巴瑞克和地诺瑞克，其缺点是有少见的严重过敏反应，而且即使非首次应用仍有可能发生。因此这一药物目前被批准应用在无法应用 LHRH 类似物及不愿手术去势的患者中。目前用药间隔最长 1 个月，为地诺瑞克。首剂 240 mg，后续每月 80 mg。相对于 LHRH 类似物，拮抗剂的优越性和安全性有待更长时间的观察。

4. 雌激素

雌激素作用于前列腺的机制包括：抑制 LHRH 的分泌、抑制雄激素活性、直接抑制睾丸 Leydig 细胞功能及对前列腺细胞的直接毒性。最常应用的雌激素是己烯雌酚，可以达到与去势相同的效果。不同于其他去势方法的是，雌激素并不引起骨质疏松。但心血管方面的不良反应发生率较高，尤其是当应用 5 mg/d 的剂量时，心血管疾病发生率和致死率上升；当降低剂量至 1 mg/d 或 3 mg/d 时，尽管去势效果和双侧睾丸切除相当，但仍有较高的心血管疾病或血栓形成的发生率，而且即使应用小剂量华法林和阿司匹林仍不能降低血栓性疾病的发生概率。因此雌激素不作为一线药物应用，目前也已经很少使用。

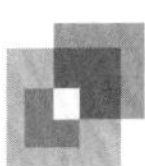

（二）抗雄激素治疗

抗雄激素治疗简称为抗雄，其作用机制都是在雄激素受体水平竞争性抑制雄激素和受体结合，从而封闭雄激素作用靶点达到治疗目的。抗雄药物分为甾体类和非甾体类两种，其中甾体类药物的作用机制除上述外，因药物可以透过血脑屏障，有中枢性抑制作用。代表性药物有环丙孕酮、甲地孕酮和甲羟孕酮。同样是因为心血管疾病的不良反应，目前甾体类抗雄药物临床应用很少。非甾体类抗雄药物治疗不影响体内睾酮水平或导致睾酮水平轻度升高，代表药物有尼鲁米特、氟他胺和比卡鲁胺等。

单药抗雄治疗的适应证：局部进展性前列腺癌（无远处转移，T3–4NxM0）。

联合去势治疗和抗雄治疗称为 MAB，主要适用于转移性前列腺癌，尤其是在考虑行间歇内分泌治疗时，推荐应用 MAB 方案。

1. 氟他胺

氟他胺是最早的纯非甾体抗雄药物，其半衰期为 5 ～ 6 个小时，因此需要每日三次给药，推荐每日总剂量 750 mg。氟他胺经肝脏代谢，终产物羟基氟他胺经肾脏排泄。因此肝功能受损的患者要慎用，其主要不良反应是肝功能损害和腹泻。单药应用氟他胺 750 mg 对比已烯雌酚 3 mg 的研究中，受试者均为转移性前列腺癌，氟他胺组总生存率明显低于已烯雌酚组。

2. 比卡鲁胺

比卡鲁胺是目前主要的抗雄药物，半衰期 6 天，在最大雄激素阻断应用剂量 50 mg/d，单药应用剂量 150 mg/d。药代动力学研究比卡鲁胺的代谢不受患者年龄，肾功能不全或中度肝功能不全的影响，安全性较高。其主要不良反应是男性乳腺发育和乳房胀痛。

常规剂量 50 mg/d 的比卡鲁胺单药治疗转移性前列腺癌生存率不及去势治疗。有研究认为 150 mg/d 比卡鲁胺单药治疗局部进展性前列腺癌，生存率与手术去势或药物去势相当，而且由于不降低睾酮水平，患者有更好的性功能和生活质量，骨质疏松发生率明显低于去势治疗。Cochrane 团队在 2014 年发表的系统性回顾分析结果认为单药抗雄治疗局部进展期前列腺癌，在总生存率、临床进展情况和治疗失败等方面较去势治疗差，因此不推荐进行单药抗雄治疗。

（三）最大雄激素阻断

MAB 的目的是同时去除或阻断睾丸来源和肾上腺来源的雄激素。常用的方法为去势加抗雄激素药物。抗雄激素药物主要是非类固醇类药物，如比卡鲁胺。合用非类固醇类抗雄激素药物的 MAB 与单纯去势相比可延长总生存期 3 ～ 6 个月，平均 5 年生存率提高 2.9 %，对于局限性前列腺癌，应用 MAB 治疗时间越长，PSA 复发率越低。而合用比卡鲁胺的 MAB 治疗相对于单独去势可使死亡风险降低 20 %，并可相应延长无进展生存期。但因为 5 年生存率提高的幅度很小，尽管有统计学差异，有学者认为实际情况可能与结论相反，最大雄激素阻断和单独去势治疗对于转移性前列腺癌疗效相当。同时，由于最大雄激素阻断治疗的费用明显高于单独去势治疗，经济效益比最差。

在应用 LHRH 类似物初始进行的抗雄治疗，是为了对抗睾酮“再燃”现象，防止患者病情加重为目的，推荐应用。在间歇内分泌治疗中，联合应用去势和抗雄的最大限度雄激素阻断能使睾酮尽量少的影响前列腺癌病灶，同时在间歇期后重新应用时能对抗骤然“再燃”现象，也推荐应用。

（四）间歇内分泌治疗

间歇内分泌治疗（IHT，IAD）是相对于持续内分泌治疗的概念。它被提出基于两个方面的原因：首先是动物实验证实间歇内分泌治疗可以延长前列腺癌动物模型出现激素抵抗性前列腺癌的时间，理论上的解释可能为，在雄激素缺如或低水平状态下存活的前列腺癌细胞通过补充的雄激素获得抗凋亡潜能而继续生长，延长肿瘤对雄激素依赖的时间，与传统内分泌治疗相比可能有生存优势。其次是长期的持续内分泌治疗造成了如骨质疏松、潮热出汗、肌肉萎缩、疲乏无力、性功能障碍等不良反应，而且持续治疗费用较高。因此 IHT 的理念是在适当的患者人群应用间歇内分泌治疗，希望可以延长肿瘤进展到激素非依赖期的时间，患者可能获得更长的生存时间、更好的生活质量和更少的医疗花费。

很多相关临床研究的研究对象、治疗方案、停药标准、恢复内分泌治疗的标准都不尽统一。综合几个大的临床研究，可以得出相对准确的结果。

IHT 适应证：局限前列腺癌，无法行根治性手术或放疗；局部晚期患者（T3–T4 期）；转移前列腺癌；根治术后病理切缘阳性；根治术或局部放疗后复发。对内分泌治疗敏感的，内分泌治疗一定时间后 PSA 降低能达停药标准者。在用药期间治疗方案推荐最大雄激素阻断，也可单纯采用去势治疗。诱导时间 4 ～ 7 个月不等，国内推荐至少 6 ～ 7 个月，血 PSA 稳定 3 ～ 4 个月。停药标准国外推荐血 PSA ＜ 4 ng/dL，再次开始内分泌治疗指标为 10 ～ 20 ng/dL；国内推荐为停药指标 0.2 ng/dL 且每 3 ～ 6 个月复查，再次开始治疗指标为 4 ng/dL。IHT 的临床研究表明在治疗间歇期患者生活质量明显提高（如性欲恢复等）。但总生存率、癌特异性生存率和疾病进展时间等间歇内分泌治疗和持续治疗没有差异。

因此 IHT 的优点包括提高患者生活质量，降低治疗成本，可能延长肿瘤对雄激素依赖的时间，与传统内分泌治疗相比可能有生存优势。但应该注意，间歇内分泌治疗的患者可能存在间歇期肿瘤进展的风险，这种可能性应该在治疗计划开始时即告知患者。

（五）新辅助内分泌治疗及辅助内分泌治疗

所谓新辅助内分泌治疗是指根治性前列腺切除术或放疗前的内分泌治疗。辅助内分泌治疗是指前列腺根治性切除术后或放疗后加用的内分泌治疗。

（六）与前列腺根治性切除相关的内分泌治疗

最近 meta 分析结果提示，3 个月的新辅助内分泌治疗能有效地降低切缘阳性率、前列腺外侵犯和区域淋巴结阳性率，但不能改善短期（15 个月）和长期（4 ～ 7 年）的生

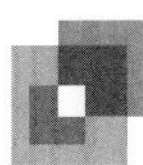

化复发率、癌特异性生存率和总生存率。延长新辅助内分泌的时间至 8 个月未能改变该结果。因此对于局限性前列腺癌，术前新辅助治疗可能不能使该类患者获益，因此不作为推荐。对于局部进展性前列腺癌，以降低切缘阳性等为目的的新辅助内分泌治疗可以采用。

原则上中低危局限性前列腺癌术后淋巴结阴性患者不推荐进行辅助内分泌治疗，盆腔淋巴结阳性患者进行辅助内分泌治疗能有效改善无进展生存期和总生存期。对于 Gleason 评分≥ 8 分、切缘阳性或者局部进展期前列腺癌，辅助内分泌治疗不能改善总生存率，但可以提高无进展生存率。术后 3 个月内开始的内分泌治疗定义为即刻辅助内分泌治疗；相对应地，待病情进展如生化复发或术后无进展 2 年后开始的内分泌治疗定义为延迟辅助内分泌治疗（或称补救性内分泌治疗）。长期随访结果，即刻辅助内分泌治疗能提高肿瘤特异性生存率和总生存率。治疗方案可以选择去势治疗或最大雄激素阻断，目前没有有关根治术后辅助治疗持续时间的随机临床对照研究，因此一般参照放疗后治疗时程，建议至少应用 18 个月。

（七）与放疗相关的内分泌治疗

局部进展前列腺癌和高级别高危因素的局限性前列腺癌患者，新辅助内分泌治疗加放疗比单独放疗提高前列腺癌特异性生存率。此外，新辅助内分泌治疗能缩小前列腺体积，放疗照射野缩小，能减小放射性直肠炎和放射性膀胱炎的发生比率，同时也有利于癌灶部位集中接受照射，单位体积肿瘤接受更高的辐射剂量。一般放疗前进行 3 ～ 6 个月新辅助内分泌治疗。

2010 年发表的 EORTC22863 研究入组高危局限性前列腺癌和局部进展性前列腺癌，放疗加 3 年辅助内分泌治疗与单独放疗比较，联合治疗显著提高长期总生存率。另一项研究 EORTC22961，比较了放疗后应用辅助内分泌治疗 6 个月和 3 年的疗效，长期辅助内分泌治疗（3 年组）可以提高患者 5 年生存率。

因此对于高危局限性前列腺癌或局部进展性前列腺癌，内分泌治疗 – 放疗 – 内分泌治疗的“夹心”样治疗方案是临床工作中的标准。

（八）内分泌治疗的不良反应

1. 骨质疏松

长期内分泌治疗使睾酮处于低水平，会造成骨质流失和骨质疏松，甚至造成骨折。5 年去势治疗后患者发生骨折的概率明显高于未进行内分泌治疗的同龄患者。15 年随访结果提示内分泌治疗组发生骨折的概率是未进行内分泌治疗组的 2 倍。因此，对于长期内分泌治疗的患者，应该注意戒烟、身体锻炼、维生素 D 和钙剂的应用可以有效地减少骨折的发生率。目前肯定的结论是定期应用双膦酸盐类药物可以使长期内分泌治疗严重骨质疏松导致骨折的概率和同龄未去势人群相同。

2. 潮热

去势治疗后发生潮热的现象在很早就被学界注意到，和女性更年期的症状很相近，这是一种患者自我感觉到的突发的上半身和头部发热，随即皮肤出汗的症状，可能伴发心率增快，烦躁等不适。其确切发生机制不完全清楚，研究认为可能和下丘脑肾上腺素能神经递质、β- 内啡肽水平的改变及降钙素基因相关多肽等作用于下丘脑的体温中枢所导致。体位改变、饮用热水及环境温度的改变等都有可能诱发潮热。据统计，有 80 % 的患者会在去势治疗后会发生潮热症状。随着时间的延长，症状会逐渐减轻，但也有一部分人持续不缓解。

潮热症状不威胁生命，但相当一部分患者认为生活质量受影响，因此对于此类患者，需要进行治疗。甲地孕酮（从起始剂量 40 mg/d 到维持剂量 10 mg/d，分两次服用）能减少 90 % 以上的潮热症状。环丙孕酮、已烯雌酚和雌二醇贴皮剂也可选择应用。但雌性激素可能带来乳房胀痛、心血管疾病和血栓性疾病的不良反应，严重限制了此类药物的临床应用。其他种类的药物还有中枢性 α 受体阻滞剂可乐定（疗效不确定）、抗抑郁药 5-羟色胺再摄取抑制剂文拉法辛、植物类药物黑升麻提取物莉芙敏等。

3. 性功能障碍和性欲下降

体内睾酮水平降低到去势水平几乎无可避免地造成患者性欲下降和勃起功能障碍。甚至出现阴茎变短小、阴茎晨勃明显减少或消失、睾丸体积缩小等临床表现。但也有研究显示，20 % 的患者可以保留一定程度的阴茎勃起功能，10 % ～ 17 % 可以进行性生活。相对于勃起功能障碍，性欲下降的比率更高，只有 5 % 的患者未出现性欲下降。尽管存在性欲下降和性功能障碍，大多数患者能够接受这种改变。勃起功能障碍的治疗可以选择 PDE-5 抑制剂或阴茎海绵体内药物注射或阴茎假体植入手术。

4. 认知障碍

小样本的研究显示去势治疗较等待观察明显降低了患者的认知能力。这有可能是因为睾酮本身可以作用于下丘脑的认知中枢，促进言语的流利程度和认知功能。

5. 体态的改变

去势治疗造成肌肉萎缩和脂肪堆积，往往造成体重上升和脂肪比重增加，脂肪密度远低于肌肉密度，因此患者体态发生变化，多明显肥胖。低睾酮促进食欲、提高胰岛素水平和腹围。有研究显示患者脂肪增加 9.4 % 到 23.8 %，体重平均增加 6 kg。肥胖和前列腺癌患者死亡率呈正相关，平均每周累计 3 h 的运动能减少前列腺癌特异性死亡率 74 %。因此，脂肪比重增加的肥胖不利于前列腺癌患者的预后，推荐前列腺癌接受去势治疗的患者进行规律运动。

6. 男性乳房发育

接受内分泌治疗后，体内睾酮转变为雌激素增多，刺激男性乳腺发育，甚至出现乳房硬结、胀痛、触痛。应用已烯雌酚者出现乳腺发育的比例是 40 %，应用比卡鲁胺 150 mg 者乳腺发育占 66.3 %，其中 72.7 % 发生乳房胀痛。

曾有小剂量预防性放疗（10 Gy）能减少男性女乳的报道。雌激素受体拮抗剂三苯氧胺可以应用，还有抽脂和乳房切除术的报道。

7. 贫血

90 % 接受去势治疗的患者血红蛋白至少下降 10 %，但是由于机体代偿机制，只有

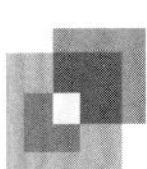

13％贫血患者有临床症状。一般在治疗第1个月即出现，持续2年左右。停用去势治疗后贫血是可复性的，但可能需要长达1年的时间。贫血的机制可能和缺乏足够睾酮刺激骨髓红系前体细胞及促红细胞生成素的产生有关。

（九）新型内分泌治疗药物

随着前列腺癌的进展，一部分患者对于传统的去势／抗雄激素治疗不再有反应，尽管血睾酮仍然处于去势水平，血PSA不断升高，疾病出现进展，进入此阶段的前列腺癌称为去势抵抗性前列腺癌（Castration Resistant Prostate Cancer，CRPC）。CRPC的诊断须同时满足以下标准：①血清睾酮达去势水平（＜50 ng/dL或＜1.7 nmol/L）；②间隔1周，连续3次PSA上升，较最低值升高50％以上。

对于去势抵抗性前列腺癌，雄激素受体仍有活性，因此必须继续雄激素抑制治疗。采用药物去势的患者若血清睾酮未达去势水平，则应行手术去势或雌激素治疗，使睾酮达去势水平。醋酸阿比特龙可阻断包括睾丸、肾上腺和前列腺癌细胞来源雄激素的生物合成，从而最大程度的降低体内乃至肿瘤细胞内的雄激素水平。

1. 阿比特龙

醋酸阿比特龙是CYP17羟化酶和裂解酶抑制剂，上述酶类是雄激素体内合成限速酶，通过抑制关键酶，抑制睾丸、肾上腺和前列腺癌细胞的雄激素合成。阿比特龙已经被批准用于转移性CRPC（mCRPC）患者，在多西他赛化疗前或化疗后应用均可。

多中心随机对照研究COU-AA-301证明，对于多西他赛化疗后病情进展的mCRPC患者，醋酸阿比特龙联合泼尼松组中位生存期为15.8个月，相比安慰剂加泼尼松的对照组生存期延长4.6个月，降低死亡风险26％。国际COA-AA-302注册研究证明对于未经化疗的无症状或轻度症状的mCRPC患者，醋酸阿比特龙联合泼尼松组中位生存期35.3个月（迄今为止所报道的最长CRPC患者生存期），相比安慰剂加泼尼松治疗的对照组生存期延长5.2个月，降低死亡风险21％，影像学疾病进展风险降低47％。

醋酸阿比特龙临床应用剂量为1000 mg/d联合泼尼松5 mg　bid，需要注意的是，应用阿比特龙的前提是持续去势治疗。其主要不良反应是因盐皮质激素增多导致的水钠潴留性水肿、低血钾、高血压、谷丙转氨酶升高和心脏疾病等。

2. 恩杂鲁胺

恩杂鲁胺是一种新型的雄激素受体拮抗剂，不仅可以拮抗雄激素和受体的结合，还可以穿过细胞核膜，阻断雄激素受体的跨核膜转运以及与DNA的结合，阻止其对转录的调控，从而最大限度的对抗雄激素活性，发挥抗肿瘤的作用。与阿比特龙类似，恩杂鲁胺既可用于未经化疗的mCRPC患者，也可用于化疗后有病情进展的mCRPC患者。

化疗前无症状或轻微症状mCRPC的临床研究表明，恩杂鲁胺相对于安慰剂无论在总生存期还是无疾病进展生存期，都有显著提高。多西他赛化疗失败的mCRPC临床研究中，恩杂鲁胺较安慰剂有4.8个月的生存获益。

恩杂鲁胺每天口服160 mg，不需用同时服用泼尼松。其主要不良反应是高血压、疲乏无力和潮热等。

参考文献

[1] 那彦群．中国泌尿外科疾病诊断治疗指南2014版[M]. 北京：人民卫生出版社，2014.

[2] Mottet N, Bellmunt J, Bolla M, et al. EAU-ESTRO-SIOG Cuideline on prostate cancer. Part 1: Screening,diagnosis and local treatment with curative intent[J]. Eur Urol, 2017, 71 (4) : 618-629.

[3] Beth A H, Kenneth J P. The Current State of Hormonal Therapy for Prostate Cancer[J]. CA Cancer J Clin, 2002, 52 (3) : 154-179.

[4] Hammerer P, Madersbacher S. Landmarks in hormonal therapy for prostate cancer[J]. BJU Int, 2012, 110 Suppl 1: 23-29.

[5] Wong Y N, Freedland S, Egleston B, et al. Role of androgen deprivation therapy for node-positive prostate cancer[J]. J Clin Oncol, 2009, 27 (1) : 100-105.

[6] Siddiqui S A, Boorjian S A, Inman B, et al. Timing of androgen deprivation therapy and its impact on survival after radical prostatectomy: a matched cohort study[J]. J Urol 2008, 179 (5) : 1830-1837.

[7] D' Amico A, Chen M H, Renshaw A A, et al. Androgen suppression and radiation vs radiation alone for prostate cancer: a randomized trial[J]. JAMA, 2008, 299 (3) : 289-295.

[8] Denham J W, Steigler A, Lamb D S, et al. Short-term neoadjuvant androgen deprivation and radiotherapy for locally advanced prostate cancer: 10-year data from the TROG 96.01 randomised trial[J]. Lancet Oncol, 2011, 12 (5) : 451-459.

[9] Mottet N, Peneau M, Mazeron J J, et al. Addition of radiotherapy to long-term androgen deprivation in locally advanced prostate cancer: an open randomised phase 3 trial[J]. Eur Urol, 2012, 62 (2) : 213-219.

[10] Pagliarulo V, Bracarda S, Eisenberger M A, et al. Contemporary role of androgen deprivation therapy for prostate cancer[J]. Eur Urol, 2012, 61 (1) : 11-25.

[11] Niraula S, Le L W, Tannock I F. Treatment of prostate cancer with intermittent versus continuous androgen deprivation: a systematic review of randomized trials[J]. J Clin Oncol, 2013, 31 (16) : 2029-2036.

[12] Sciarra A, Salciccia S. A Novel Therapeutic Option for Castration-resistant Prostate Cancer: After or Before Chemotherapy[J].Eur Urol, 2014, 65 (5) : 905-906.

[13] Scher H I, Fizazi K, Saad F, et al. Increased survival with enzalutamide in prostate cancer after chemotherapy[J].N Engl J Med, 2012, 367 (13) : 1187-1197.

[14] Sternberg C N, de Bono J S, Chi K N, et al. Improved outcomes in elderly patients with metastatic castration-resistant prostate cancer treated with the androgen receptor inhibitor enzalutamide: results from the phase III AFFIRM trial[J]. Ann Oncol, 2014,

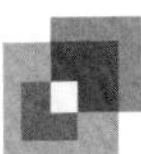

25（2）：429–434.

[15] Beer T M，Armstrong A J，Rathkopf D E，et al. Enzalutamide in metastatic prostate cancer before chemotherapy[J].N Engl J Med，2014，371（5）：424–433.

（刘　明　张亚群）

第十八章　前列腺癌放射性治疗

肿瘤放射治疗学是一门独立的专科性极强的临床学科，与肿瘤内科使用化疗或免疫药物治疗肿瘤、肿瘤外科采取手术措施不同的是，肿瘤放射治疗是用放射线进行肿瘤进展控制的专业学科，是肿瘤多学科治疗体系中不可分割的一部分，必须与其他相关学科进行密切合作才能达到良好的肿瘤治疗效果。近年来，放射治疗在前列腺癌中的临床应用越来越普及，多项大型多中心的临床研究已经证实了放射治疗在前列腺癌综合治疗体系中发挥了越来越重要的临床作用。本章节内容将从放射治疗的基本原理和技术细节方面，详细阐述其在前列腺癌中的应用现状。

（一）肿瘤放射治疗学

1. 概述

放射治疗是指用放射线治疗恶性肿瘤的临床策略，以给予肿瘤精确剂量照射的同时，尽可能保护周围正常组织为目的，既要充分控制肿瘤进展、延长患者的生存时间，同时兼顾患者较高的生活质量，放射治疗技术适用于人体各部位实体肿瘤及部分血液系统肿瘤。除了遏制肿瘤进展外，放射治疗还在缓解疼痛和肿瘤压迫症状等姑息减瘤领域，以及与外科联合在保留器官功能的综合治疗中发挥着非常重要的作用。1999 年，世界卫生组织发布报告，45 % 的恶性肿瘤可治愈，其中手术治愈 22 %，放疗治愈 18 %，化学药物治疗治愈 5 %，这仅仅是 20 世纪放射治疗在恶性肿瘤治疗邻域的醒目贡献。进入 21 世纪，随着计算机技术和医学影像学的进步，新的放射治疗技术不断涌现，对肿瘤病灶的治疗更为精准，正常组织得到更好的保护，使得放疗技术在肿瘤治疗中的作用和地位更加显著。

2. 肿瘤放射治疗学的发展历史

放射治疗技术发展至今已有一百多年的历史，1895 年，德国物理学家伦琴发现了 X 线，1896 年，即用 X 线治疗了第 1 例晚期乳腺癌患者。1896 年，法国波兰裔科学家居里夫妇发现了镭，1899 年，即用“镭”治愈了第一例皮肤癌患者。1913 年，Coolidge 研制成功了 X 线管，人类首次制造出可控制质和量的射线，1922 年，将其应用范围扩大，生产出深部 X 线机。同年在巴黎召开的国际肿瘤大会上，Coutard 及 Hautant 报告了放射治疗可治愈局部晚期喉癌，并且无严重的并发症。1923 年，等剂量线分布图首次在放射治疗计划中应用，1934 年，Coutard 又发明了分割照射，这两项技术成为放疗的基本规范，一直沿用至今。1936 年，Moottramd 提出了氧在放射敏感性中的重要性，开启了放射生物学作用机制研究的时代。与此同时，物理界建立了放射物理剂量单位 —— 伦琴，使得

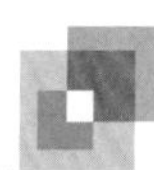

人类对放射线的测量有据可循，并有了“量”的概念。

从20世纪60年代开始，放射治疗快速发展，逐渐形成为独立的专业学科。1951年，钴60（^{60}Co）远距离治疗机开始应用于临床，医生使用^{60}Co远距离治疗机大面积照射霍奇金淋巴瘤，使其成为首个放疗可治愈的血液系统肿瘤，并从此开创了高能X线治疗深部恶性肿瘤的新时代。1953年，在英国Hammersmith医院安装了世界上第一台医用直线加速器，1962年，Varian公司设计制造了原型等中心型直线加速器，首台商用直线加速器安装于美国斯坦福大学医学院，并逐步替代普通X线机及^{60}Co治疗机，确立了以“医用电子直线加速器”为核心技术，标志着放射治疗形成了完全独立的学科，并进入直线加速器时代。1959年，Takahashi教授提出了三维适形概念，20世纪70年代随着计算机技术和医学影像技术的发展，CT、MRI的出现，三维治疗计划系统和多叶光栅应运而生，三维适形放疗（Three Dimensional Conformal Radiation Therapy，3D-CRT）从概念成为现实，放射治疗由二维治疗进入到三维治疗的崭新时代。20世纪80年代发展了现代近距离治疗技术，21世纪又出现了立体定向放射治疗（Stereotactic Radiotherapy，SRT）、三维适形放疗（Three Dimensional Conformal Radiation Therapy，3D-CRT）、逆向调强适形放疗（Intensity Modulated Radiation Therapy，IMRT）和图像引导放疗（Image Guided Radiation Therapy，IGRT）等新技术。放射治疗技术的巨大进步正在成为引领恶性肿瘤综合治疗取得长足发展的飞翼，为越来越多的肿瘤患者带来了更加优秀的治疗效果。

（二）外照射治疗在前列腺癌中的临床应用

1. 概述

外照射治疗（External Beam Radiotherapy，EBRT）是肿瘤的一种局部治疗模式，其根本目标是在保护正常组织，尤其是危及器官的前提下，给予靶区尽可能高的剂量，以便最大限度地杀死癌细胞、治愈肿瘤。从物理技术的角度看，实现这一根本目标的途径就是使高剂量分布尽可能地适合靶区的形状，并且靶区边缘的剂量尽可能地快速下降。目前在临床上运用的外照射技术有传统放疗技术（2D）、3D-CRT、SRT、IMRT和IGRT等多种放疗技术。

2. 外照射治疗的技术类别

（1）X射线常规放疗

常规放疗（俗称普放），是指放射治疗医师依据经验或者利用简单的定位设备（如X线模拟机）及有限的CT影像资料在患者体表直接标记出照射区域或等中心，人工计算照射剂量，进行放射治疗。其治疗方法简单易行，但位置精度和剂量精度较低，患者不良反应相对较大。

（2）3D-CRT

3D-CRT相对于传统常规放疗是一次变革，它采用了最新的影像技术进行靶区定位，同时利用计算机技术完成治疗计划的设计与评估。3D-CRT实现了射野形状与肿瘤外轮廓的一致。治疗计划系统是3D-CRT的核心，通过计算机和TPS软件可以重建患者的三维信息，医生和物理师在“三维假体”上完成靶区和正常组织的勾画，利用三维射野功能进行照射野设计，并实现立体的剂量计算，最后应剂量体积直方图进行计划评估。三维放疗计划过程与二维放疗计划过程的最大区别在于强调体积的概念。治疗靶区以三维的方式来确定，患者数据的获取也是体积的信息而不是以平面的形式。射束入射方向及治疗野的设置是根据对三维靶区照射进行的。计算剂量的算法考虑到射束在各个方向的发散，同时对各个方向的非均匀进行修正，最后以三维的方式分析并评估治疗计划，以体积形式而不是只在横截面上观测剂量分布。

（3）SRT

1951 年，瑞典学者 Leksell 首先提出立体定向放射外科（Stereotactic Radiosurgery，SRS）的概念，采用等中心治疗的方式、通过立体定向技术将多个小野三维聚焦在病灶区实施单次大剂量照射治疗。由于射线束从三维空间聚焦到靶点，因此病灶区剂量极高，而等剂量曲线在病灶以外迅速跌落，病灶与正常组织的剂量界限分明，如外科手术刀对病变进行切除一样，达到控制、杀灭病灶的同时保护正常组织的目的。目前用于立体定向放射外科的治疗积分 ^{60}CO 和直线加速器两类，采用的是 γ 射线或 X 射线，故有 γ 刀及 X 刀之称。SRT 是将立体定向放射外科的方法，尤其是立体定向的固定体位方法及影像技术，与标准放射治疗分次方案相结合的治疗手段。在此基础上，近年来又发展出了体部立体定向放射治疗（Stereotactic Body Radiotherapy，SBRT）。SBRT在传统SRT的基础上引入了调强、容积调强及图像引导等新技术，其分次次数较少，一般不大于 5 次，剂量也远高于常规放疗剂量分割。放射外科系统包括立体定位框架（适配器）、治疗机、计算机硬件和治疗计划软件。通过与 MR 或 CT 等影像设备的连接后，能精确地确定靶区的大小和位置，并完成治疗计划的设计和照射的实施。

（4）IMRT

IMRT 是三维适形放疗的拓展，一般意义上的 3D-CRT 是指常规 3D-CRT，即射线束在射野方向和靶区形状一致，射野内的射线强度均匀或只作简单地改变，比如用楔形块或补偿块改变射线束计量分布。而新型的 3D-CRT 是指 IMRT，它使用了现有三维适形放疗的所有技术，并通过使用基于计算机的各种优化算法，根据临床剂量要求，逆向生成非均匀射束强度，更好地保护正常器官，同时增加靶区剂量，其剂量分布与靶区的适形度较常规 3D-CRT 有了极大的改善，真正在三维空间上实现了剂量分布与肿瘤形状的一致。逆向治疗计划设计是强调放射治疗的重要特征。调强放疗的核心是具备逆向优化功能的治疗计划系统和能够实现强度调制的加速器实施系统。调强计划系统基于患者三维图像获取靶区和危及器官的立体信息，通过确定靶区剂量和危及器官限量，由优化算法计算出各个射野所需的强度分布，同时再将非均匀的强度分布优化分配给射野的每一微小部分，这些微小部分称为“子束”。加速器射野内的辐射束强度分布则由辐射束强度调制器来改变。计划系统优化每个射野的各个子束强度的能力极大加强了对其射野辐射通量的控制，使按需要生成最优剂量分布成为可能。这一改进后的剂量分布有可能在提高对肿瘤控制的同时降低正常组织损伤。由于需要对构成治疗计划的数万个子束的相对强度进行设置，调强放射治疗需要运用专门的计算机辅助的优化方法，仅靠人工

难以完成。

（5）IGRT

外照射技术的持续进步，可以产生高度适合靶区形状的剂量分布，达到了剂量绘画或剂量雕刻的效果，基本解决了静止、刚性靶区的剂量适形问题，但在实际操作过程中及分次治疗过程间，身体治疗部位的位置和形状都可能发生变化，靶区的形状及其周围危及器官的位置关系也会发生改变。尤其是在不同分次治疗间，膀胱充盈程度会改变前列腺靶区的位置，再随着疗程的进行，肿瘤可能逐渐缩小、变形，靶区和危及器官的相对位置难免发生变化。

针对这些靶区移位和摆位误差的因素，最常用的处理办法是临床靶区外放一定的间距、形成计划靶区，间距的宽度足以保证在有靶区位移误差的情况下，靶区不会漏照。这种处理办理简单易行，但却以更大范围的周围正常组织的受照为代价。更积极的处理办法是采用某种技术手段探测摆位误差和靶区位移，既能产生合理的靶区实时适形剂量分布，又能最大限度地控制靶区周围器官的合理受照剂量。比如，对于摆位误差和分次间靶区移位，可采用在线校位或自适应放疗技术，对于同一分次中的靶区运动，可运用呼吸控制技术、四维放疗技术和实时跟踪技术。这些技术均属于 IGRT 的范畴。

3. 外照射治疗的规范化临床应用

（1）外照射治疗的优点

EBRT 和手术治疗一样，是前列腺癌的根治性治疗手段。它具有疗效好、适应证广、并发症少等优点，不良反应如性功能障碍、尿道狭窄、尿失禁的发生率较手术低。缺点是掌握不好会造成直肠的放射损伤。近年来，随着计算机技术的飞速发展，放射治疗设备的精度不断提高，特别是随着 IMRT 和 IGRT 的逐步开展，放疗引起的不良反应明显降低，治疗效果不断提高。

（2）适应证

美国国立综合癌症网络（NCCN）推荐，EBRT 适用于各期前列腺癌患者，并按照治疗目的分为三大类：①根治性放疗，是局限期和局部进展期前列腺癌患者的根治性治疗手段；②术后放疗，分为术后辅助放疗和术后挽救放疗；③转移性前列腺癌的姑息性放疗，延长生存时间，提高生活质量。

（3）禁忌证

广泛转移、恶病质等不能耐受放射治疗的患者。

（4）技术和标准

1）照射范围

肿瘤靶区 GTV：由于前列腺癌常为多灶病变，影像学手段不能发现前列腺内的所有病灶，因此需要把前列腺和包膜整体视为 GTV，T3 期以上者需要把明确受侵的部分划入 GTV，以便局部加量。

临床靶区 CTV：低危患者 CTV= 前列腺及包膜；中危患者 CTV= 前列腺及包膜 +1 cm 精囊根部 ± 盆腔淋巴结引流区；高危患者 CTV= 前列腺及包膜 +2 cm 精囊根部 + 盆腔淋巴结引流区；T3b 以上患者 CTV= 前列腺及包膜 + 全部精囊 + 盆腔淋巴结

引流区。

计划靶区 PTV：推荐前列腺和精囊腺的 PTV 在 CTV 基础上外扩 5 ～ 10 mm，其中上下方向 10 mm、前后方向 5 mm。但直肠方向要适当缩小，特别是在高剂量照射时更要保护直肠，如果有条件每天 IGRT，PTV 外扩范围可缩小至 3 ～ 5 mm，可以明显减少直肠出血等并发症的发生。另外，盆腔淋巴引流区的 PTV 在 CTV 基础上外扩 5 ～ 10 mm，其中上下方向 10 mm、前后方向 5 mm。

盆腔淋巴结照射：参考美国肿瘤放射治疗协作组织（Radiation Therapy Oncology Group，RTOG）指南，盆腔淋巴结照射范围包括部分髂总、髂外、髂内及髂前淋巴结引流区，闭孔淋巴结引流区。低危患者无须盆腔淋巴结预防照射，中危患者视具体情况决定，高危患者强烈推荐盆腔淋巴结照射，以降低生化复发率。原则上，若淋巴结转移风险＞ 15 %，建议进行盆腔淋巴结预防照射。盆腔淋巴结转移风险计算公式为：LN+= 2/3 PSA+（Gleason Score−6）×10。

2）处方剂量分割方案

单独使用 EBRT 时，前列腺 ± 部分近端精囊：每日 PTV 剂量 1.8 ～ 2.0 Gy，每周 5 次，处方剂量可依据危险度选择 76 ～ 81 Gy，并建议使用每日 IGRT 技术。不具备条件的医院可适当降低总剂量，原则上不低于 70 Gy。盆腔淋巴结引流区剂量：每日 PTV 剂量 1.8 ～ 2.0 Gy，每周 5 次，处方总量 45 ～ 50 Gy。

与近距离治疗联合使用时，全盆腔照射总量通常为 40 ～ 50 Gy，可按每日 PTV 剂量 1.8 ～ 2.0 Gy，每周 5 次分割照射。如果患者使用高剂量近距离治疗（如 ^{192}Ir），则可于外照射治疗期间任何时间点进行近距离治疗，如果患者接受低剂量近距离治疗（如 ^{103}Pd 和 ^{125}I），则可于近距离治疗结束后 1 ～ 2 个月再进行外照射治疗，或外照射治疗结束后即可开始近距离治疗。

与前列腺癌根治术联用时，全盆腔照射总量推荐为 64 ～ 70 Gy，可按单次 PTV 剂量 1.8 ～ 2.0 Gy，每周 5 次分割照射。根治术后 PSA 控制良好的局限性患者可在手术并发症（如尿失禁）得到基本改善后（最好 1 年之内）行辅助性放疗，如果根治术后 PSA 生化复发，则应尽快进行挽救性放疗。

4. 外照射治疗的常见并发症

EBRT 的急性期常见不良反应包括尿频、尿急、夜尿增多、血尿、腹泻、下坠感、里急后重、便血、肛周皮肤糜烂等，一般放疗结束数周后，上述症状基本消失，是可逆的病理变化。晚期不良反应最明显的是直肠出血，但严重影响生活、需外科治疗的便血的发病率不足 1 %。其他可能出现的并发症如出血性膀胱炎也会发生，一般经保守治疗得到改善。ERBT 引起的不良反应与单次剂量、总剂量、放疗方案与照射体积有关。自开展适形放疗和调强放疗后，不良反应发生率明显降低，特别是应用图像引导的放疗后，严重的不良反应极少出现。与手术相比，EBRT 很少引起尿失禁、尿道狭窄，对性功能的影响也小于手术治疗。放射线有二次致癌的风险，有回顾性研究显示，前列腺癌放疗能增加直肠癌和膀胱癌的风险。直肠癌发病风险较未行 EBRT 的患者提高 1.7 倍，与健康人相比，膀胱癌患病风险提高 2.34 倍，但对于小概率的不良事件并不影响对该方法的

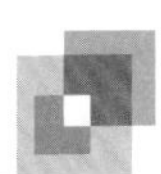

选择。

（三）近距离照射治疗在前列腺癌中的临床应用

1. 概述

近距离照射治疗（Brachytherapy）是将封装好的放射源通过施源器或输源导管直接或间接放入或植入患者的肿瘤部位进行照射。其基本特性是放射源可以最大限度地贴近肿瘤组织，使肿瘤组织得到有效的杀伤剂量，周围的正常组织受量较低。一般应用经直肠双平面双实时三维治疗计划系统定位，通过冠状和矢状位交叉定位将放射性粒子植入前列腺内，可以提高前列腺的局部剂量，而减少直肠和膀胱的放射剂量。

近距离照射按施治技术主要分为以下几种照射方式：腔内照射、管内照射、组织间植入、敷贴照射和术中照射等。以放射源留置人体的时间长短计，近距离放疗又可分为短暂插植治疗和永久粒子植入治疗两类，后者常称为放射性粒子的组织间种植治疗，相对比较常用。短暂插植治疗常用铱 ^{192}（Ir^{192}），半衰期 74 天，永久性粒子种植治疗可用碘 ^{125}（I^{125}，半衰期 60 天）、钯 ^{103}（Pd^{103}，半衰期 17 天）、镱 ^{169}（Yb^{169}，半衰期 46 秒）和金 ^{198}（Au^{198}，半衰期 2.7 天），其中 I^{125} 和 Pd^{103} 最为常用。

2. 近距离照射治疗的技术类别

（1）腔内和管内照射

通过施源器将放射源放入体内自然官腔中进行照射的一种简单易行的方法。一般来讲，腔内和管内照射适用于较小且较表浅的腔内和管内病变。使用最为广泛的腔内放疗技术是插入宫腔和阴道施源器来治疗宫颈癌。

（2）组织间植入

也称组织间照射或组织间插值近距离照射，即通过一定的方法将放射源直接插值到组织间进行照射。组织间插值在临床应用广泛，如前列腺癌、头颈部肿瘤、乳腺癌、软组织肿瘤等。包括短暂插植和永久性植入。

（3）敷贴照射

敷贴照射主要是将施源器按一定规律固定在适当的模上，敷贴在肿瘤表面进行照射的一种方法，主要用于治疗非常表浅的肿瘤，一般肿瘤浸润深度应小于 5 mm 为宜。也可作为外照射后残存肿瘤或术腔内残存肿瘤的补充照射的手段。

3. 近距离照射治疗的规范化临床应用

（1）放射性粒子植入的条件

组织间植入技术是前列腺癌的重要近距离治疗措施，是通过术中 CT 或 B 超引导，根据三维立体种植治疗计划，利用特殊的设备直接将放射性粒子种植到肿瘤区，放射性粒子永久或短暂留置体内，达到肿瘤内部放射治疗的目的。组织间植入技术一般需要三个基本条件：放射性粒子、三维治疗计划系统和质量验证系统及相关辅助设备。

①短暂插植治疗所使用的放射性粒子的放射剂量率一般为 0.5 ～ 0.7 Gy/h，也称为高剂量近距离治疗措施（High-Dose-Rate Brachytherapy，HDR-BT），核素包括 ^{192}Ir、^{60}Co 和 ^{125}I；永久性植入技术所用粒子的放射剂量率一般为 0.05 ～ 0.10 Gy/h，

属于低剂量近距离治疗措施（Low-Dose-Rate Brachytherapy，LDR-BT），核素包括 ^{198}Au、^{103}Pd 和 ^{125}I。短暂插植治疗的放射性核素穿透能力强，不易防护，因此临床应用限制较多，而永久粒子植入的核素穿透力弱、临床操作易于防护、对患者和医护人员损伤小，尤其是 ^{103}Pd 和 ^{125}I 两种粒子，临床应用极为广泛。

②三维治疗计划系统和质量验证系统粒子种植治疗又分为三种方式：模板种植；B 超和 CT 引导下种植；术中种植。由于粒子种植在三维空间上进行，而每种放射性粒子的物理特征又不相同，因此每一种核素均需要特殊的三维治疗计划系统。这一系统的原理是根据 B 超和 CT 扫描获得靶区图像，计算机及模拟出粒子种植的空间分布，同时决定粒子数量并了解靶区周围器官的剂量分布，指导粒子的种植治疗。粒子治疗后由于人体活动和器官的相对运动，需要通过平片和（或）CT 扫描来验证粒子的种植质量，分析种植后的粒子空间分布是否与种植前的治疗计划相吻合，剂量分布是否有变异和种植的粒子是否发生位移。

③前列腺癌的粒子种植治疗辅助设备包括粒子种植枪或粒子种植针，以及在 B 超或 CT 引导下种植粒子的会阴模板，和其他一些粒子储存、消毒和运输装置等辅助设备，以确保放射性粒子的防护安全。

（2）放射性粒子植入的优点

①有三维治疗计划设计，可以精确重建肿瘤的三维形态，准确设计植入粒子的位置、数量及施入路径，满足靶区剂量具体化、个体化的优化设计要求。

②肿瘤接受的剂量明显增加，可以达到高剂量靶区适形。

③持续性低剂量率的照射，能够对进入不同分裂周期的肿瘤细胞进行不间断的照射，提高了放射敏感性，有较高的放射生物效应。

④由于粒子在组织内的穿射距离短，通过调整粒子源间距和活度，靶区外剂量可得到很好控制，周围正常组织可以得到有效保护。

⑤放射性粒子为钛合金封装的微型粒子，与人体有较好的组织相容性。

⑥操作简便，设备费用低。

⑦短半衰期、低能量、低活度的放射源始终包埋在专用容器内，手术者操作过程中始终不接触粒子，使防护更安全。

（3）适应证

推荐参考美国近距离照射治疗协会（American Brachytherapy Society，ABS）标准。

第一，同时符合以下 3 个条件，可考虑行单纯近距离照射治疗的适应证：①临床分期为 T1-T2a；② Gleason 分级为 2 ～ 6 分；③ PSA ＜ 10 ng/mL。

第二，符合以下任一条件为近距离照射联合外照射治疗的适应证：①临床分期为 T2b 或 T2c；② Gleason 分级为 8 ～ 10 分；③ PSA ＞ 20 ng/mL；④周围神经受侵；⑤多点活检病理结果阳性；双侧活检病理结果阳性；⑥ MRI 检查明确有前列腺包膜外侵犯。多数学者建议先行外照射治疗再行近距离治疗以减少放疗并发症。

第三，Gleason 评分为 7 或 PSA 为 10 ～ 20 ng/mL 者，则要根据具体情况决定是否联合外放疗。

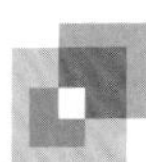

第四，近距离治疗（或联合外放疗）联合内分泌治疗的适应证：前列腺体积＞60 mL，可行新辅助内分泌治疗使前列腺缩小。

（4）禁忌证

第一，绝对禁忌证：①预计生存期少于 5 年；② TURP 后缺损较大或预后不佳；③一般情况差；④有远处转移。

第二，相对禁忌证：①腺体大于 60 mL；②既往有 TURP 史；③中叶突出；④严重糖尿病；⑤多次盆腔放疗及手术史。

（5）技术和标准

对单纯近距离治疗的患者，I^{125} 的处方剂量为 144 Gy，Pd^{103} 为 115 ～ 120 Gy；联合外照射治疗时，外放疗的剂量为 40 ～ 50 Gy，而 I^{125} 和 Pd^{103} 的照射剂量分别调整为 100 ～ 110 Gy 和 80 ～ 90 Gy。

行粒子种植治疗的所有患者在种植前均应制定治疗计划，根据三维治疗计划系统给出预期的剂量分布。通常先用经直肠超声（TRUS）确定前列腺体积，再根据 TURS 所描绘的前列腺轮廓和横断面来制定治疗计划，包括种植针的位置、粒子的数量和活度。术中应再次利用 TRUS 作计划，根据剂量分布曲线图放置粒子，同时在粒子种植过程中应用 TRUS 实时指导操作，随时调整因植入针的偏差而带来的剂量分布的改变。需要指出的是，前列腺靶区处方剂量所覆盖的范围应包括前列腺及其周边 3 ～ 8 mm 的范围。因此，前列腺靶区大约是实际前列腺体积的 1.75 倍。

每个患者行粒子种植后都应进行剂量学评估，通常用 CT 进行评估。粒子种植后过早进行 CT 检查会由于前列腺水肿和出血而显示前列腺体积增大，此时做出的剂量评估会低估前列腺所受剂量。因此，建议种植后 4 周行剂量评估最合适。如果发现有低剂量区，则应及时做粒子补充再植；如果发现大范围的低剂量区，则可以考虑行外放疗。

4. 近距离治疗的常见并发症

通常将 1 年内出现的并发症定义为短期并发症，而将 1 年后发生的并发症定义为长期并发症。这些并发症主要涉及尿路、直肠和性功能等方面。短期并发症：尿频、尿急及尿痛等尿路刺激症状，排尿困难和夜尿增多。大便次数增多及里急后重等直肠刺激症状、直肠炎（轻度便血、肠溃疡甚至前列腺直肠瘘）等。长期并发症以慢性尿潴留、尿道狭窄、尿失禁为常见。总之，前列腺癌近距离治疗是继前列腺癌根治术及外放疗之后又一种有望根治局限性前列腺癌的方法，疗效肯定、创伤小，尤其适合于不能耐受前列腺癌根治术的高龄前列腺癌患者。

参考文献

[1] 殷蔚伯，余子豪，徐国镇，等．肿瘤放射治疗学 [M]．4 版．北京：中国协和医科大学出版社，2008．

[2] Nakamura S，Murakami N，Inaba K，et al．After low and high dose-rate interstitial brachytherapy followed by IMRT radiotherapy for intermediate and high risk prostate

cancer[J]. BMC Cancer, 2016, 16: 296.

[3] Spratt D E, Pei X, Yamada J, et al. Long-term survival and toxicity in patients treated with high-dose intensity modulated radiation therapy for localized prostate cancer[J].Int J Radiat Oncol Biol Phys, 2013, 85 (3) : 686-692.

[4] Xu N, Rossi P J, Jani A B. Toxicity analysis of dose escalation from 75.6 Gy to 81.0 Gy in prostate caner[J]. Am J Clin Oncol, 2011, 34 (1) : 11-15.

[5] Merrick G S, Wallner K E, Butler W M. Permanent interstitial brachytherapy for the management of carcinoma of the prostate gland[J]. J Urol, 2003, 169 (5) : 1643-1652.

[6] Elshaikh M A, Angermeier K, Ulchaker J C, et al. Effect of anatomic, procedural, and dosimetric variables on urinary retention after permanent iodine-125 prostate brachytherapy[J]. Urology, 2003, 61 (1) : 152-155.

[7] Celebrezze JP.Jr, Medich D S. Rectal ulceration as a result of prostatic brachytherapy: a new clinical problem: report of three cases[J]. Dis Colon Rectum, 2003, 46 (9) : 1277-1279.

（罗　勇）

第十九章　前列腺癌化疗

化疗是去势抵抗型前列腺癌的主要治疗手段。激素依赖型前列腺癌往往在内分泌治疗中位缓解时间 18 ～ 24 个月后逐渐对激素产生非依赖而发展为去势抵抗前列腺癌（Castration Resistant Prostate Cancer，CRPC）。CRPC 的全身治疗原则包括继续应用内分泌药物使血清睾酮维持于去势水平，采用化疗改善症状和延长生存时间，对骨转移应用双磷酸盐预防骨相关事件。化疗可以延长 CRPC 患者的生存时间，提高生活质量。

化学药治疗 CRPC 已有近 30 年的历史，在过去很长一段时间内，前列腺癌一直被认为是一种对化疗不具敏感的恶性肿瘤。1988—1992 年间，先后曾有 26 种化疗药物应用于前列腺癌的治疗，然而总体反应率仅 8.7％，中位生存期为 10 ～ 12 个月，并且因化疗药物不良反应大，使前列腺癌化疗药物不能被临床广泛推广。

直至 2004 年，美国 FDA 批准的以多西紫杉醇为基础的化疗方案，才真正意义上改善了 CRPC 患者的生存率和生活质量。但仍然有近一半的 CRPC 患者不能从该化疗方案中获益。因此，目前许多研究已经开始关注对于多西紫杉醇治疗失败后的 CRPC 患者的二线化疗方案。

（一）常用的 CRPC 化疗药物

CRPC 常用的化疗药物包括紫杉类、蒽环类、卡巴他赛、沙铂、雌二醇氮芥、环磷酰胺、去甲长春地辛、顺铂和氟尿嘧啶等。

1. 多西紫杉醇

多西紫杉醇是一种细胞毒性药物，它是紫杉烷家族的一员，通过 p53 非依赖机制促进细胞凋亡。在正常情况下，细胞微管和微管蛋白二聚体之间存在动态平衡，多西紫杉醇通过与微管蛋白结合，促进微管聚合和稳定已聚合微管，使微管和微管蛋白二聚体之间失去动态平衡。细胞内会积累大量的微管，这些微管的积累干扰了细胞的正常功能，使细胞分裂停止在有丝分裂期，从而促进肿瘤细胞的凋亡，发挥抗肿瘤的作用。此外，多西紫杉醇还可在体外诱导 Bcl-2 磷酸化，磷酸化的 Bcl-2 可通过对促凋亡分子 Bax 失去抑制而诱导细胞凋亡。多西紫杉醇常见不良反应：①过敏反应；②骨髓抑制；③神经毒性。多西紫杉醇是目前 CRPC 的一线治疗用药，在临床上应用广泛，并被认为是目前唯一能延长前列腺癌患者生存期的化疗药物。

一项大规模Ⅲ期临床试验 TAX327 证明了多西紫杉醇较以往标准米托蒽醌联合泼尼松方案的优越性。TAX327 入组了 1006 名患者，按照疼痛级别分成 3 个组，多西紫杉醇 3 周方案组、多西紫杉醇每周方案组和米托蒽醌组。前两组中位生存时间、疼痛反应率和 PSA 反应率分别为 18.9 个月 /17.3 个月、35 %/31 % 和 45 %/48 %。米托蒽醌组中位生存时间、疼痛反应率和 PSA 反应率分别为 16.4 个月、22 % 和 32 %，两组多西紫杉醇组患者的生活质量按照 FACT-P 评判无明显差异，但都优于米托蒽醌组。这表明多西紫杉醇联合泼尼松治疗不仅可以改善患者的生活质量，并且可以延长患者 2.5 个月中位生存期。其常见不良反应包括疲劳、恶心、脱发等，但发生率与米托蒽醌相比无显著性差异，且经对症治疗后可以改善。

西南肿瘤组织（SWOG）9916 方案是第 2 个大型 III 期临床试验，比较进展性激素难治性前列腺癌患者口服雌莫司汀联合多西紫杉醇与米托蒽醌联合泼尼松的疗效差异。共 770 例患者随机分组。结果多西紫杉醇组的中位生存时间、无进展生存时间、总生存率均长于米托蒽醌组，有显著性差异。由于 TAX327 和 SWOG9916 在患者所属人群、试验的过程不同及多西紫杉醇剂量方面存在差异，这两个研究的横向比较可能并不合适，但雌莫司汀并不增加多西紫杉醇的有效率。

2. 蒽环类药物

较常用的蒽环类药物有米托蒽醌和阿霉素。米托蒽醌为一种半合成蒽环类衍生物，主要作用机制为嵌入 DNA 和形成交叉键链，同时对 RNA 的合成也有抑制作用，最终通过抑制核酸合成而导致前列腺癌细胞死亡。米托蒽醌于 1996 年被美国 FDA 批准用于 CRPC 的姑息治疗，在临床应用多西紫杉醇治疗 CRPC 患者之前，米托蒽醌联合泼尼松方案一直是最普遍且疗效确切的化疗方案。该药与泼尼松联合用于治疗 CRPC，可明显缓解 35 % ～ 40 % 患者症状，包括疼痛减轻、止痛剂用量减少、PSA 水平下降，但生存时间无显著差异，并不提高 CRPC 患者的存活率，其主要不良反应为中性粒细胞减少。

阿霉素为细胞周期非特异性、广谱抗肿瘤药，它直接作用于 DNA，同时也抑制拓扑异构酶 II 的活性，还可抑制琥珀酸氧化酶及 NADPH- 氧化酶等呼吸酶活性而影响线粒体功能，对 S 期细胞有较强的杀灭作用，并可延缓 G1 期及 G2-M 期进程。小剂量阿霉素（20 mg/m^2）虽然对晚期前列腺癌的骨痛症状有一定的姑息性缓解作用，但对 CRPC 总体疗效甚微。该药与丝裂霉素、5-FU 合用的总体有效率仅 14 % ～ 16 %，而且骨髓抑制较为明显，故而不主张使用。

3. 卡巴他赛

卡巴他赛是一种微管抑制剂，通过与微管蛋白结合，促进微管双聚体装配成微管，同时通过防止去多聚化过程抑制微管分解而使微管稳定，阻滞细胞于 G2 和 M 期，从而抑制癌细胞的有丝分裂和增殖。紫杉类化合物中多西紫杉醇和紫杉醇对 P 糖蛋白具有很高的亲和力，这是造成多西紫杉醇容易获得耐药性的主要原因。卡巴他赛与多西紫杉醇同属紫杉烷类药物，与多西紫杉醇相比，本品对 P 糖蛋白的亲和力低，且卡巴他赛通过血脑屏障的能力强于多西紫杉醇和紫杉醇，临床上卡巴他赛即使对多西紫杉醇不敏感的肿瘤模型也显示出广谱的体内抗肿瘤活性。临床上与泼尼松联用治疗既往用含多西紫杉醇治疗方案的激素难治性转移性前列腺癌患者。

卡巴他赛于 2010 年 6 月被美国 FDA 批准用于 CRPC 患者。在一项随机、开放、多中心、阳性对照 III 期临床试验 TROPIC 中，入组 755 例既往接受过激素治疗、在多西

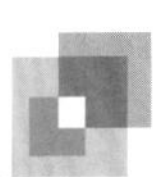

紫杉醇为基础的化疗过程中或结束后肿瘤进展的、去势治疗失败的转移性前列腺癌男性患者。研究结果证实，与接受有效化疗方案（由标准剂量的米托蒽醌与泼尼松构成）的患者相比，服用本品联合泼尼松的患者死于 MHRPC 的风险减少 30％，研究者采用实体瘤疗效评价(RECIST)标准,对治疗组与对照组评估的肿瘤有效率分别为14.4％和4.4％。卡巴他赛治疗组患者的平均生存期为 15.1 个月，明显高于对照组的 12.7 个月。卡巴他赛不良反应有中性粒细胞减少、白细胞减少症，以及粒细胞减少伴发热和腹泻等相关症状。由于化疗药物毒性引起的患者死亡，卡巴他赛组与米托蒽醌组分别为4.95%和1.9%。所以研究学者认为，应当重点关注化疗中的中性粒细胞减少症的发生。

4. 埃坡霉素

埃坡霉素是由黏细菌纤维素堆囊菌分泌的一类具有 16 元环的大环内酯类细胞毒性化合物。埃坡霉素也具有类似紫杉醇的微管蛋白聚合和微管稳定作用，并且与紫杉醇相比，水溶性好，生物活性更强，对紫杉醇耐药性的肿瘤细胞有杀伤能力。目前已有 5 种埃坡霉素类药物进入临床研究，可望发展成为比紫杉醇更有效的抗肿瘤药物，已经成为国内外抗肿瘤药物的研究热点。

埃坡霉素具有与紫杉醇相同的作用机制，可以促进微管蛋白聚合形成微管，并且对微管具有稳定作用。微管是 β- 微管蛋白异二聚物的聚合物，需要解聚以形成有丝分裂纺锤体。而埃坡霉素则是通过稳定微管抑制其解聚，抑制有丝分裂，诱导肿瘤细胞凋亡。埃坡霉素具有很强的抗肿瘤活性，能在较低浓度下杀死癌细胞，并且埃坡霉素具有良好的水溶性，不需要有毒的增溶剂以改善其吸收。另外，埃坡霉素不是 P- 糖蛋白的底物，对多药耐药细胞有很强的细胞毒性。

5. 沙铂

铂类抗癌药作用机制是通过进入细胞后水解成化合物，并进一步去质子化生成羟基化的配位离子，与 DNA 络合成五元螯合环的 Pt-DNA 化合物，导致 DNA 转录复制终止，引起肿瘤细胞凋亡或细胞周期抑制，从而达到抗癌的效果。但是铂类药物发挥作用的同时会激活细胞内的一些信号通路，从而引起毒性不良反应及肿瘤细胞对铂类药物表现出耐药性。

沙铂是口服有效的铂类抗肿瘤药，体外试验表明其对于一些顺铂耐药患者的肿瘤细胞株仍有杀伤活性。它能有效地作用于对铂类敏感或耐药的肺、卵巢、宫颈和前列腺肿瘤细胞。目前多用于 HRPC 患者的二线化疗。沙铂迅速从胃肠道黏膜吸收，入血后生成至少 6 种不同的 2 价铂化合物，其中最主要的和活性最强的是顺铂。

一项Ⅲ期临床试验比较了沙铂联合泼尼松和安慰剂联合泼尼松治疗 950 例初始化疗后复发的 CRPC 患者的效果，结果表明，沙铂能降低 CRPC 40％进展风险，无进展生存期从 9.7 周提高至 11.1 周。但是沙铂组并未显示出总生存期获益，并且有 51％患者既往使用过多西紫杉醇干扰了结果判断。目前沙铂联合多西紫杉醇治疗前列腺癌、联合紫杉醇治疗非小细胞肺癌、联合卡培他滨治疗晚期实体瘤等的各期临床试验仍在进行中，疗效有待进一步验证。

Sternberg 等对635 例曾经接受过化疗的 CRPC 患者的研究显示，单独接受沙铂治疗，与单独使用泼尼松相比，虽然总生存状况无明显改善，但疾病进展风险可降低 33 %。而 Sonpavde 等研究表明沙铂组的中位疼痛进展时间（66.1 周）较之安慰剂组（22.3 周）明显延长。

6. 雌二醇氮芥

雌二醇氮芥具有激素和细胞毒性双重药理作用。细胞毒性作用是由雌二醇氮芥的代谢产物及其异构体产生，它们可以选择性被前列腺癌细胞吸收并解聚构成细胞骨架的微管及微丝，并与微管相关蛋白结合，抑制糖蛋白的作用，从而影响其有丝分裂过程，抑制肿瘤的生长。另一方面雌二醇氮芥水解后产生雌二醇和雌酮，抑制垂体－性腺轴，导致血浆睾酮水平的降低直至去势水平。最近的研究发现雌二醇氮芥还可以通过改变某些基因的表达而控制细胞存活及其生物学行为，从而达到抑制前列腺癌细胞增殖及转移的作用，甚至有学者提出雌二醇氮芥作为治疗前列腺癌的一线用药。但由于其不良反应较多，限制了其在治疗前列腺癌中的应用。

（二）常用的前列腺癌化疗方案

1. 多西紫杉醇＋泼尼松方案

多西紫杉醇＋泼尼松 3 周方案是目前 CRPC 标准的一线化疗方案，临床试验已证实其效果显著。具体方案为：

①三周方案：多西紫杉醇 60 ～ 75 mg/m^2，3 周一次，静脉滴注，期间加用泼尼松 5 mg，每日 2 次，口服，共 10 个周期。

② 7 天方案：多西紫杉醇 30 mg/m^2，静脉滴注，每周一次，期间加用泼尼松 5 mg，每日 2 次，口服，共 5 周，休息 1 周共 6 周为 1 个周期，共 5 个周期。

2. 米托蒽醌联合泼尼松方案

米托蒽醌 10 ～ 12 mg/m^2，3 周一次，静脉滴注，期间加用泼尼松 5 mg，每日 2 次，口服，每 3 周为 1 个周期。

3. 雌二酶氮芥方案

雌二酶氮芥 600 mg/（m^2・d），分两次口服共 3 ～ 4 个月。

4. 雌二醇氮芥联合米托蒽

口服雌二醇氮芥 140 mg，每天 3 次，米托蒽醌每疗程总剂量 20 mg，每 2 周为 1 疗程重复给药。

参考文献

[1] Yagoda A，Petrylak D. Cytotoxic chemotherapy for advanced hormone resistant prostate cancer[J]. Cancer，1993，71（3 Suppl）：1098-1109.

[2] Petrylak D P，Tangen C M，Hussain M H，et al. Docetaxel and estramustine compared with mitoxantrone and prednisone for advanced refractory prostate cancer[J]. N Engl J Med，2004，351（15）：1513-1520.

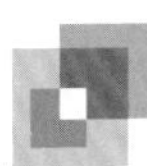

[3] Tannock I F, deWit R, Berry W R, et al. Docetaxel plus prednisone or mitoxantrone plus prednisone for advanced prostate cancer[J]. N Engl J Med, 2004, 351 (15) : 1502-1512.

[4] Kantoff P W, Halabi S, Conaway M, et al. Hydrocortisone with or without mitoxantrone in men with hormone-refractory prostate cancer: results of the cancer and leukemia group B 9182 study[J]. J Clin Oncol, 1999, 17 (8) : 2506-2513.

[5] Laurie J A, Hahn R G, Therneau T M, et al. Chemotherapy for hormonally refractory advanced prostate carcinoma. A comparison of combined versus sequential treatment with mitomycin C, doxorubicin, and 5-fluorouracil[J]. Cancer, 1992, 69 (6) : 1440-1444.

[6] Attard G, Greystoke A, Kaye S, et al. Update on tubulin-binding agents[J]. Pathol Biol (Paris) , 2006, 54 (2) : 72-84.

[7] de Bono J S, Oudard S, Ozguroglu M, et al. Prednisone plus cabazitaxel or mitoxantrone for metastatic castration-resistant prostate cancer progressing after docetaxel treatment: a randomised open-label trial[J]. Lancet, 2010, 376 (9747) : 1147-1154.

[8] Lee K W, Briggs J M. Comparative molecular field analysis (coMFA) study of epothilones-tubulin depolymerization inhibitors: pharmacophore development using 3D QSAR methods[J]. J Comput Aided Mol Des, 2001, 15 (1) : 41-55.

[9] Kowalski R J, Giannakakou P, Hamel E. Activities of the microtubule-stabilizing agents epothilones A and B with purified tubulin and in cells resistant to paclitaxel (Taxol (R)) [J]. J Biol Chem, 1997, 272 (4) : 2534-2541.

[10] Muhlradt P F, Sasse F. Epothilone B stabilizes microtubuli of macrophages like taxol without showing taxol-like endotoxin activity[J]. Cancer Res, 1997, 57 (16) : 3344-3346.

[11] Bollag D M, McQueney P A, Zhu J, et al. Epothilones, a new class of microtubule-stabilizing agents with a taxol-like mechanism of action[J]. Cancer Res, 1995, 55 (11) : 2325-2333.

[12] Kelland L. The resurgence of platinum-based cancer chemotherapy[J]. Nat Rev Cancer, 2007, 7 (8) : 573-584.

[13] Choy H, Park C, Yao M. Current status and future prospects for satraplatin, an oral platinum analogue[J]. Clin Cancer Res, 2008, 14 (6) : 1633-1638.

[14] Sternberg C N, Petrylak D P, Sartor O, et al. Multinational, double-blind, phase III study of prednisone and either satraplatin or placebo in patients with castrate-refractory prostate cancer progressing after prior chemotherapy: the SPARC trial[J]. J Clin Oncol, 2009, 27 (32) : 5431-5438.

[15] Sonpavde G, Sternberg C N. Satraplatin for the therapy of castration-resistant prostate cancer[J]. Future Oncol, 2009, 5 (7) : 931-940.

（赵佳晖）

第二十章 去势抵抗前列腺癌诊疗进展

前列腺癌是男性最常见的恶性肿瘤之一，也是西方男性主要的肿瘤死因。1941 年，Huggins 和 Hodgeins 两位学者认为前列腺癌是一种雄激素依赖性肿瘤，发现通过雄激素剥夺治疗（Androgen Deprivation Therapy，ADT）可以抑制前列腺癌的发展。目前，ADT 仍是治疗进展期前列腺癌的标准方法，可以明显降低前列腺特异性抗原水平（Prostate Specific Antigen，PSA）水平，有效减轻肿瘤负荷，提高生活质量及生存时间。它可以通过药物或者手术去势的方式抑制体内睾酮的产生，从而达到治疗前列腺癌的目的。虽然大多数患者初期对 ADT 治疗有效，但是经过 1 ～ 2 年的内分泌治疗后几乎所有患者均转化为去势抵抗前列腺癌（Castration Resistant Prostate Cancer，CRPC），成为导致前列腺癌死亡的直接原因。由于 CRPC 的发病机制尚未完全明确，治疗起来仍然十分困难和棘手，所以是目前国际和国内泌尿外科学界研究的热点和难点，也是提高晚期前列腺癌患者生存时间和生活质量的关键。

（一）CRPC 的发病机制

前列腺癌从早期的雄激素依赖性转变为晚期 CRPC 的过程中涉及雄激素受体（Androgen Receptor，AR）信号通路、多种基因和多条信号通路的改变，信号通路之间又相互交联形成复杂的分子信号网络，其具体机制十分复杂。但是，AR 信号通路紊乱被认为是 CPRC 发生发展的最重要原因。

1. 雄激素受体的结构和功能

雄激素受体属于核转录因子，该受体基因位于 X 染色体，包含 8 个外显子，编码的蛋白由 919 个氨基酸组成。AR 与其他核受体成员类似可分为 4 个结构域：N 端结构域（N-terminal domain，NTD）（氨基酸 1-555），DNA 结合域（DNA-binding domain，DBD）（氨基酸 556-623），铰链区（氨基酸 624-665）和配体结合区（ligand-binding domain，LBD）（氨基酸 666-919）。NTD 和 LBD 均包括不依赖于配体的转录激活域 AF-1（氨基酸 142-485）和配体依赖型的转录激活域 AF-2。AR 在配体结合区结合雄激素后，发生构象变化，同热休克蛋白分离并转入核内，通过 DNA 结合区识别并结合 DNA 上的雄激素反应元件（Androgen Response Element，ARE），招募共调节蛋白、共激活因子或共抑制因子结合至 AR 复合体，进而调节靶基因如 PSA 等的转录。雄激素 -AR 信号通路是 CRPC 形成的关键因素。

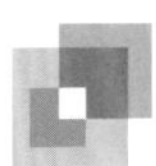

2.AR 过表达

AR 基因扩增导致其蛋白过表达是 CRPC 中较为常见的基因改变。大约 80％的 CRPC 癌患者存在 AR 的 mRNA 及蛋白水平显著增加。通过基因扩增和增强转录诱导的 AR 过表达可以使 AR 对低水平雄激素敏感性增加，甚至在雄激素浓度较低的条件下仍可以持续的诱导肿瘤细胞增殖，说明 AR 过表达促进去势抵抗性前列腺癌的进展。

3.AR 突变

研究发现，AR 基因的突变是导致 CRPC 形成的重要原因，在 AR 中已有 100 多个点突变，其中大部分点突变在 NTD 或者 LBD 区。铰链区和 LBD 区突变使得 AR 反式激活活性增强，配体特异性下降，从而导致其可被肾上腺雄激素和其他类固醇激素激活；有些突变使得 AR 拮抗剂转变成潜在的激动剂。因此，这种突变使 AR 的配体结合特异性扩大，对黄体酮、雌激素等类固醇激素敏感，甚至使一些抗雄激素物质转变成激动剂。

4.AR 剪切变异体

AR 剪切变异体是完整的 AR 羧基末端被选择性剪切后形成的各种缺乏 LBD 的缩短了的 AR，因此这些剪切变异体无法与雄激素结合，能够不依赖于雄激素而激活 AR 靶基因。目前发现的剪切变异体主要有 AR3、AR4、AR5、ARV1–ARV7。在诸多剪切变异体中，目前研究最多的剪切变异体是 ARV7/AR3。HU 等人发现该剪切变异体的 mRNA 在激素治疗失败的前列腺癌患者的癌细胞中显著增加，并且 mRNA 在癌组织的含量与患者接受手术治疗后的复发存在一定相关性，还发现在无雄激素环境下培养的细胞中，ARV7 仍然位于细胞核中并激活 AR 相关靶基因。

5.AR 共调节因子

AR 共调节因子具有使 AR 在极低浓度雄激素条件下激活转录活性的功能，并已证实共调节因子在 CRPC 发展中起重要作用。AR 共调节因子包括共激活因子及共抑制因子等，对 AR 介导的转录发挥辅助激活、抑制或双重作用。它们本身并不与 DNA 直接结合，不直接提高 AR 表达或增加 AR 进入细胞核的数量，而是通过染色质结构的协调性变化或者促进 AR 与 RNA 聚合酶转录复合物相互作用，使 AR 介导的转录活性大幅改变。当 AR 与共激活因子（如 ARA70，p300 等）作用时，可导致 AR 的异常活化，AR 转录活性大幅上升，从而改变 AR 转录激活的能力，是 AR 达到最大转录效应必不可少的条件。

6.AR 转录后修饰

AR 的转录后修饰包括磷酸化、乙酰化、泛素化和甲基化，例如共刺激因子 MYST1 可以与 AR 和 NF-κB 相互作用，通过乙酰化 AR 并增强 AR 的转录活性，促进 AR 核转移，有助于 CRPC 的形成。另外，DNA 甲基转移酶 1（DNMT1）过表达可能与 CRPC 发生密切相关，改变 DNMT1 活性降低甲基化水平能抑制 STAT3 的激活，从而逆转去势抵抗的出现。

7. 生长因子及其他信号通路

胰岛素样生长因子（IGF-1）、表皮生长因子（EGF）等都能促进 AR 介导的 PSA 基因的转录，即使在雄激素极低的环境中也可以活化 AR 而发挥作用。IL-6 等细胞因子也可以通过STAT3途径活化AR，激活AR介导的基因表达。另外AR与PI3K/Akt、Ras/MARK、HER-2/Neu等信号通路相互作用，促进CRPC的进展。

8.雄激素的合成及代谢改变

研究发现，大多数CRPC患者去势后，在血清中都可以检测到低水平的睾酮，可能与肾上腺的分泌及肿瘤细胞本身产生雄激素有关。CPRC患者雄激素代谢途径发生改变：介导肾上腺雄激素代谢酶的改变，尤其是促进雄激素合成酶类表达的上调，可增强肾上腺来源或PCa组织本身内的睾酮和双氢睾酮的合成，继而结合并激活AR，使PCa细胞在去势后低血清睾酮水平下继续生长。

总之，CRPC的发生发展是十分复杂的过程，除了与AR信号通路相关的因素外，可能还涉及MicroRNA（miRNA）调控作用，例如miRNA-223的下调能增强ITGA3/ITGB1信号通路，从而促进前列腺癌的侵袭及转移。最近发现，具有无限增殖和分化能力并可自我更新的前列腺肿瘤干细胞（Prostate Cancer Stem Cells，PCSC）也可能参与CRPC的发生，PCSC既不表达雄激素受体，也不依赖与雄激素生长，最终因内分泌失败而导致肿瘤复发。

（二）CRPC的诊断

临床上，CRPC是指经过首次持续抗雄激素治疗后病变复发或进展的前列腺癌。根据2015年欧洲泌尿外科学会（EAU）指南，CRPC必须符合以下标准：①血清睾酮达到去势水平＜50 ng/dL或＜1.7 nmol/L两者之一。②生化进展：间隔一周连续三次前列腺特异抗原升高，两次在基础值以上增高＞50％，前列腺特异抗原值＞2 ng/mL。③影像学进展：骨扫描发现2处以上新发骨转移或RECIST（实体瘤疗效评价标准）发现软组织损伤病变进展。

（三）CRPC的治疗

1.CRPC的化疗

（1）多西他赛（Docetaxel）是治疗CRPC的一线药物，主要作用于前列腺肿瘤细胞的α、β微管蛋白二聚体，通过扰乱纺锤体的功能而阻碍细胞的有丝分裂，从而引起细胞凋亡并发挥抑制雄激素受体的作用。2004年，美国临床肿瘤学会报道的两项有关多西他赛治疗CRPC的Ⅲ期临床研究结果确立了多西他赛治疗CRPC的重要地位。TAX-327临床研究证实了多西他赛联合泼尼松的治疗方案优于米托蒽醌联合泼尼松的治疗方案，SWOG-9916研究显示，无论是总体生存时间还是疾病无进展时间、PSA下降＞50％患者数，多西他赛联合雌二醇氮芥组都有显著高于对照组，多西他赛组能降低死亡率达20％。多西他赛常用给药方案一般可以给予3周一次75 mg/m^{2}多西他赛，加上泼尼松每日10 mg为一个周期，持续6个周期。

（2）卡巴他赛（Cabazitaxel）是一种全新的半合成紫杉醇药物，其通过与微管蛋白结合来增加微管的稳定性，将细胞阻滞于G2期和M期，从而抑制肿瘤细胞的有丝分裂；同时由于二甲氧基的作用，消除了对耐药基因MDRI编码的P-糖蛋白的亲和力，

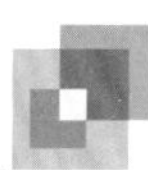

还可以作用于对多西他赛耐药的患者。在 TROPIC 的Ⅲ期临床实验中，使用卡巴他赛联合泼尼松与米托蒽醌联合泼尼松方案治疗 755 例转移性 CRPC 患者 3 周，在使用卡巴他赛后都有 PSA 改变或临床进展，中位无进展生存时间比使用米托蒽醌者高 50％左右（2.8 个月 *vs*. 1.4 个月），使用卡巴他赛者 PSA 缓解率较使用米托蒽醌者高 21.4％（39.2％ *vs*. 17.8％）。并且卡巴他赛能通过血脑屏障，因此，对脑转移及脊髓转移的患者会有潜在作用。

2. 新型内分泌治疗药物

（1）醋酸阿比特龙（Abiraterone）是一种新型的选择性 CYP17 酶抑制药物，能抑制睾丸、肾上腺及前列腺肿瘤组织中雄激素的合成，明显降低 CRPC 患者体内雄激素水平，从而抑制前列腺癌细胞生长的作用，其有显著的抗肿瘤效果。2010 年发布的一项 III 期临床研究（COU-AA-301）发现对于多西他赛化疗后的患者，阿比特龙联合泼尼松组的中位 PSA 进展时间和总生存期分别为 8.5 个月和 15.8 个月，显著优于安慰剂组的 6.6 个月和 11.2 个月，而且耐受良好。2015 年研究（COU-AA-302）发现阿比特龙用于未化疗的 mCRPC 患者，显著延长患者中位生存期至 34.7 个月，相比安慰剂组的死亡风险下降 19％，取得明显疗效。阿比特龙的用法可以每日一次 1000 mg 口服，联合每天两次口服 5 mg 泼尼松。NCCN 前列腺癌临床实践指南中推荐阿比特龙可用于 CRPC 的一线或作为多西他赛失败后的二线内分泌治疗。另外，还有一些新型 CYP17 酶抑制药物包括 TAK700、TOK-100 等处在 I/II 期临床研究阶段，均对 CRPC 有明显的治疗作用。

（2）恩杂鲁胺（Enzalutamide，MDV3100）是一种新型强效的雄激素受体阻滞剂，能阻断雄激素与受体的结合、抑制雄激素受体核转位及抑制雄激素受体的信号通路，从而导致细胞凋亡和抑制癌细胞生长。Scher 等进行的一项随机、双盲、对照、多中心的Ⅲ期临床试验（AFFIRM）发现，接受恩杂鲁胺患者的中位生存时间为 18.4 个月，比使用安慰剂组患者的 13.6 个月延长 4.8 个月，恩杂鲁胺组患者的无进展生存时间为 8.3 个月，较使用安慰剂组患者的 2.9 个月延长 5.4 个月，恩杂鲁胺组中 PSA 缓解率明显优于安慰剂组（54％ *vs*. 2％），可见恩杂鲁胺可以明显延长 CRPC 患者的生存周期。因此，恩杂鲁胺可以用于 CRPC 的一线或作为多西他赛失败后的二线内分泌治疗。阻断 AR 信号途径的其他新药包括 AR 小分子拮抗剂 ARN509 及 AR 的 mRNA 拮抗剂 EZN-4176 都在逐渐应用于临床，取得满意疗效，并且耐受性和安全性良好。

3.CRPC 的免疫治疗

前列腺癌疫苗是治疗 CRPC 的一种新方案，2010 年，美国 FDA 批准了 Sipuleucel-T 用于 CRPC 患者，其作用机制为用含有前列腺酸性磷酸酶（Prostatic Acid Phosphatase，PAP）和人粒细胞 - 巨噬细胞集落刺激因子（Granulocyte Macrophage Colony Factor，GM-CSF）重新组合的蛋白刺激自体树突状细胞（Dendritic Cell，DC）而诱发细胞免疫。该方案需首先从患者的外周血中分离出外周血单核细胞，然后利用细胞因子、肿瘤相关抗原（Tumor-Associated Antigen，TAA）刺激和致敏 DC，使 DC 分化成熟后回输入患者体内，特异性识别 PAP 而刺激 T 细胞在体内产生抗肿瘤作用。一项Ⅲ期临床研究（IMPACT）发现，Sipuleucel-T 治疗组与安慰剂组中位生存时间分别为 25.8 个月与 21.7 个月，生存期延长了 4.1 个月，患者的死亡风险相对下降了 22%，但是对于疾病进展时间无明显作用。因此，对于抗雄激素治疗失败的患者可以考虑使用 Sipuleucel-T，可能使 CRPC 早期阶段的患者获益。

最近，新型药物 CTLA-4 单抗伊匹单抗（Ipilimumab）治疗 CRPC 取得一定进展。该研究为多中心、随机对照Ⅲ期临床研究，入组患者均为多西他赛化疗失败的转移性去势抵抗前列腺癌患者，按照 1 ∶ 1 的比例随机接受骨转移放疗联合 Ipilimumab 或安慰剂治疗。结果显示，与对照组相比，Ipilimumab 治疗组的无进展生存期获得延长（4.0 个月 *vs*. 3.1 个月，$P < 0.0001$）。但是研究的主要终点总生存期在两组中分别为 11.2 个月与 10.0 个月，虽然结果有利于 Ipilimumab，但是并未获得显著性差异。

4.CRPC 的靶向治疗药物

卡博替尼（Cabozantinib）是一种口服的多受体酪氨酸激酶抑制剂，可强效抑制 MET 蛋白和血管内皮生长因子受体 2，而 MET 和血管内皮生长因子信号与肿瘤的血管生成、浸润和转移具有相关性。虽然卡博替尼表现出对 CRPC 的抗肿瘤活性，有Ⅲ期临床试验发现无进展生存时间优于对照组，但是总生存期没有明显差异。

另外，用于治疗肾癌的靶向药物舒尼替尼（Sunitinib）也是一种多靶点酪氨酸激酶抑制剂，能够阻断血管内皮生长因子受体、血小板衍生生长因子受体、干细胞因子受体、集落刺激因子受体等的功能，具有较强的抑制肿瘤细胞增殖和抗血管生成的双重作用。一项关于未行化疗的 CRPC 患者接受舒尼替尼标准治疗方案，发现大约 12% 的患者 PSA 下降 > 50%，21% 的患者 PSA 下降 > 30%，中位无进展生存期为 19.4 周，说明分子靶向药物舒尼替尼仅对部分 CRPC 患者有延缓疾病进展的作用。

他喹莫德（Tasquinimod）是一种口服的免疫调节剂，具有抗血管生成和抑制肿瘤转移的作用。他喹莫德可以延长无进展生存及总生存率，然而需进一步临床试验研究结果验证。另外，研究证实多个分子靶向药物包括贝伐单抗、索拉非尼等均未能显著延长 CRPC 患者的生存。因此，对于治疗 CRPC 的分子靶向药物还有待进一步的研究。

5.CRPC 骨转移的治疗

骨转移是前列腺癌最常见的远处转移部位，可引起局限性骨痛、病理性骨折及其他骨相关事件。对于 CRPC 骨转移患者，治疗目的是要缓解骨痛及降低骨相关事件的发生率，提高生活治疗。目前除了常用的唑来磷酸，还包括以下新型药物治疗 CRPC 的骨转移患者。

（1）镭 -223（Ra-223）

氯化镭 -223 是最近经临床验证有明显对抗 CRPC 骨转移作用的一种 α 粒子放射同位素药物，主要作用机制为活性部位的同位素镭 -223，并在衰变为 207 后释放 4 个 α 粒子，模拟骨钙的作用在骨更新增加区与羟基磷灰石形成复合物，发射高线性能量转移，使邻近癌细胞中 DNA 双链裂解变性，产生强效的细胞毒效应，从而发挥抗肿瘤骨转移作用。来自氯化镭 -223 的粒子范围小于 100 μm，限制其对正常组织损伤，所以药物不良反应相对较轻，仅有恶心、腹泻、呕吐及周围水肿等不良反应，严重时有骨髓抑制。同时氯化镭 -223 能明显延长患者生存期，延迟 PSA 升高时间，使死亡风险降低 30%。

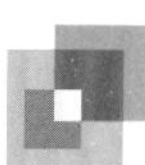

（2）地诺单抗（Denosumb）

地诺单抗是一种高亲和力抗 RANKL 人源单克隆抗体，可以防止 RANK/RANK/OPG 的信号失调，抑制破骨细胞成熟，从而阻止破骨细胞的溶骨作用。研究发现地诺单抗可明显抑制患者的骨吸收，减少对伴随骨转移的前列腺癌患者病理性骨折的发生率。在延迟或阻止骨相关事件发生时间上，地诺单抗比唑来磷酸显示出明显的优势。因此，NCCN 推荐地诺单抗可用于 CRPC 伴有骨转移的治疗。

去势抵抗前列腺癌的发生和发展机制十分复杂，多种信号通路及多个细胞因子参与肿瘤的进展，单纯阻断一个途径或细胞因子很难控制晚期肿瘤的发展。因此，对于 CRPC 的治疗需要采取综合治疗措施，根据不同患者分析具体情况从而实施个体化治疗方案，开发和研究 CRPC 治疗的新的药物，才能延长患者的生存期，提高患者生活质量。

参考文献

[1] 王前奔，吴大勇．抗雄激素药物治疗去势抵抗型前列腺癌的机制研究进展[J]．中国肿瘤临床，2015，42（20）：1002–1006.

[2] 张秀娜，赵伟，高晓芳，等．去势抵抗性前列腺癌分子信号通路的研究进展[J]．药学研究，2015，34（4）：225–227.

[3] 吴开杰，宁忠运，贺大林．去势抵抗性前列腺癌中雄激素受体信号通路再激活的研究进展[J]．中华泌尿外科杂志，2014，35（3）：234–236.

[4] 马宝杰，李刚，牛远杰．去势抵抗性前列腺癌药物治疗的研究进展[J]．中华泌尿外科杂志，2014，35（7）：554–556.

[5] Tan M H，Li J，Xu H E，et al．Androgen receptor：structure，role in prostate cancer and drug discovery[J]．Acta Pharmacol Sin，2015，36（1）：3–23.

[6] Montgomery R B，Mostaghel E A，Vessella R，et al．Maintenance of intratumoral androgens in metastatic prostate cancer：a mechanism for castration–resistant tumor growth[J]．Cancer Res，2008，68（11）：4447–4454.

[7] Guo Z，Yang X，Sun F，et al.A novel androgen receptor splice variant is up–regulated during prostate cancer progression and promotes androgen depletion–resistant growth[J]．Cancer Res，2009，69（6）：2305–2313.

[8] Hu R，Dunn T A，Wei S，et al．Ligand–independent androgen receptor variants derived from splicing of cryptic exons signify hormone–refractory prostate cancer[J]．Cancer Res，2009，69（1）：16–22.

[9] Coffey K，Robson C N．Regulation of the androgen receptor by post–translational modifications[J]．J Endocrinol，2012，215（2）：221–237.

[10] Jaganathan A，Chaurasia P，Xiao G Q，et al．Coactivator MYST1 regulates nuclear factor–κB and androgen receptor functions during proliferation of prostate cancer cells[J]．Mol Endocrinol，2014，28（6）：872–885.

[11] Kurozumi A, Goto Y, Matsushita R, et al. Tumor-suppressive microRNA-223 inhibits cancer cell migration and invasion by targeting ITGA3/ITGB1 signaling in prostate cancer[J]. Cancer Sci, 2016, 107 (1) : 84-94.

[12] Chen M F, Chen W C, Chang Y J, et al. Role of DNA methyltransferase 1 in hormone-resistant prostate cancer[J]. J Mol Med (Beri) , 2010, 88 (9) : 953-962.

[13] Zhang W, Meng Y, Liu N, et al. Insights into chemoresistance of prostate cancer[J]. Int J Biol Sci, 2015, 11 (10) : 1160-1170.

[14] Tannock I F, de Wit R, Berry W R, et al. Docetaxel plus prednisone or mitoxantrone plus prednisone for advanced prostate cancer[J]. N EngI J Med, 2004, 351 (15) : 1502-1512.

[15] Petrylak D P, Tangen C M, Hussain M H, et al. Docetaxel and estramustine compared with mitoxantrone and prednisone for advance refractory prostate cancer[J]. N Engl J Med, 2004, 351 (15) : 1513-1520.

[16] de Bono J S, Oudard S, Ozguroglu M, et al. Prednisone plus cabazitaxel or mitoxantrone for metastatic castration resistant prostate cancer progressing after docetaxel treatment: a randomised open-label trial[J]. Lancet, 2010, 376 (9747) : 1147-1154.

[17] Fizazi K, Scher H I, Molina A, et al. Abiraterone acetate for treatment of metastatic castration-resistant prostate cancer: final overall survival analysis of the COU-AA-301 randomised, double-blind, placebo-controlled phase 3 study[J]. Lancet Oncol, 2012, 13(10): 983-992.

[18] Ryan C J, Smith M R, Fizozi K, et al. Abiraterone acetate plus prednisone versus placebo plus prednisone in chemotherapy-naive men with metastatic castration-resistant prostate cancer (COU-AA-302) : final overall survival analysis of a randomised, double-blind, placebo-controlled phase 3 study[J]. Lancet Oncol, 2015, 16 (2) : 152-160.

[19] Kantoff P W, Higano C S, Shore N D, et al. Sipuleucel-T immunotherapy for castration-resistant prostate cancer[J]. N Engl J Med, 2010, 363 (5) : 411-422.

[20] Shore ND, Mantz CA, Dosoretz DE, et al. Building on sipuleucel-T for immunologic treatment of castration-resistant prostate cancer[J]. Cancer Control, 2013, 20 (1) : 7-16.

[21] Parker C, Nilsson S, Heinrich D, et al. Alpha emitter radium-223 and survival in metastatic prostate cancer[J]. N Engl J Med, 2013, 369 (3) : 213-223.

[22] Scher H I, Fizazi K, Saad F, et al. Increased survival with enzalutamide in prostate cancer after chemotherapy[J]. N Engl J Med, 2012, 367 (13) : 1187-1197.

（平　浩）

第二十一章　前列腺癌免疫治疗现状

前列腺癌是欧美国家老年男性最常见的恶性肿瘤之一，已经成为导致男性死亡的第五位的肿瘤。我国前列腺癌发病率低于欧美国家，但近年发病率呈明显增长趋势。并且我国大部分前列腺癌患者在诊断时已经处于肿瘤终末阶段，丧失了彻底治愈的机会。尽管内分泌治疗能够使大多数疾病得到暂时的控制与缓解，绝大多数患者最终将发展成为去势抵抗型前列腺癌（Castration Resistant Prostate Cancer，CRPC）。

随着免疫学近年来的突飞猛进，针对前列腺癌免疫治疗的基础研究和临床试验取得一定发展。免疫治疗的目标是有效利用免疫系统的功能，识别并杀伤肿瘤细胞，而保留健康组织。本章就前列腺癌的几种免疫治疗方式做一简单介绍。

（一）以 GVAX 为代表活化抗原递呈细胞的免疫治疗

许多细胞因子如巨细胞粒细胞集落刺激因子（GM-CSF）及一些因子如 toll 样受体激动剂（TLR Agoists）和卡介苗能加强抗原递呈。这些细胞因子通过抗原递呈细胞（APC）促进来源于干细胞前体的单核细胞及粒细胞的成熟，并且强有力的激活巨噬细胞及树突状细胞。GM-CSF 作为一种单一的因子在治疗 CRPC 的患者时的作用是适度的，理论上这可以有效降低患者在治疗过程中出现的并发症的发生率。由此理论已制备了一种 GVAX 瘤苗。这种疫苗包含两个同种异体的前列腺癌细胞 LANCaP（转移性淋巴结来源的雄激素敏感细胞系）和 PC3（骨髓来源的雄激素不敏感细胞系）作为抗原来源，经 GM-CSF 转染后再被安全的分泌出。其机制主要是利用 GM-CSF 基因通过病毒或者非病毒载体修饰自体或者异体的肿瘤细胞，经射线处理灭活肿瘤细胞后给肿瘤患者进行多次皮下免疫注射，诱发机体产生肿瘤特异性免疫应答反应，从而杀灭肿瘤。

GVAX 曾进行两项三期临床试验。第一个试验命名为 VITAL-1，其目的是检验 GVAX 治疗 CRPC 的疗效是否优于多西他赛化疗。但当确定仅有不到 30 % 的患者可能存活到 OS 的终点，试验提前终止。第二个实验 VITAL-2 比较了 GVAX 瘤苗 + 多西他赛与多西他赛 + 泼尼松分别治疗有症状 CRPC 的效果。这个实验也停止了，原因是 GVAX+ 多西他赛组与单独化疗组相比死亡率显著增加。此后，除了有关其与伊匹单抗的联合应用的报道外，有关 GVAX 瘤苗的研究很少报道。

（二）Sipuleucel-T 疫苗 - 树突状细胞途径

Sipuleucel-T 疫苗是美国 FDA 批准上市的第一种肿瘤疫苗，主要是用于无症状和症状轻微的转移性 CRPC 的患者。该疫苗研制的基础是基于前列腺酸性磷酸酶（PAP）

在 95 % 的前列腺癌中表达，并且主要限于前列腺组织。PAP 是 Sipuleucel-T 攻击的靶抗原。Sipuleucel-T 的制备使用的是白细胞分离法分离的细胞制成的。在制备过程中使用密度梯度离心法去除血小板和单核细胞以获得自体外周血单核细胞。所得到的沉淀物含有 DCs，经过处理将其与由 PAP 和 GMCSF 连接而形成的融合蛋白 PA2024 在体外进行培养 36 ～ 44 h 后就可以得到 Sipuleucel-T。

Ⅲ期临床试验 D9901 用来研究 Sipuleucel-T 对肿瘤进展时间（TTP）和 OS 的影响。研究入组 127 例 CRPC 患者，结果显示肿瘤进展时间上两组无差异。但免疫治疗组的患者平均存活时间为 25.9 个月，三年存活率为 34 %，相比于对照组能有效延长患者生存，并且无明显的不良反应。

另一项 IMPACT 试验共入组 512 例无症状或轻微症状的 CRPC 患者，分为 Sipuleucel-T 组（341 例）和安慰剂组（171 例），予以 Sipuleucel-T 或安慰剂，观察两组总体生存率和中位生存期，结果发现两组中位生存期分别为 25.8 个月和 21.7 个月（P=0.03），Sipuleucel-T 能相对降低患者死亡风险。与安慰剂组相比，Sipuleucel-T 组中位总生存期延长了 4.1 个月，在观察期内第 36 个月，治疗组与安慰剂相比，生存率分别是 31.7 %、23.0 %。

由于肿瘤细胞繁多的逃逸和隐藏机制，单一抗原负载（例如 Sipuleucel-T 使用的前列腺酸性磷酸酶）的治疗方案疗效有限。而且治疗极其昂贵。北京同仁医院泌尿外科在国内率先引进基于树突状细胞的前列腺癌免疫治疗（DCVAC/PCa）。通过白细胞体外循环机分离患者得到外周血单核细胞，然后在体外驯化得到树突状细胞，并通过负载免疫原性死亡的前列腺癌细胞株进行特异性诱导和活化，最后通过皮下注射的方式回输到患者体内。该技术与 Sipuleucel-T 最重要区别是负载免疫原性死亡的前列腺癌细胞株全抗原而不仅仅是前列腺酸性磷酸酶。

基于树突状细胞的前列腺癌免疫治疗在欧洲的Ⅱ期临床试验（EudraCT 2009-017259-91 and EudraCT 2009-017259-24）中应用于早期（生化复发）和晚期（去势抵抗型）的前列腺癌患者。迄今为止，研究者所在的实验室应用了超过 500 次的树突状细胞免疫治疗，没有发现任何严重的不良反应。实验证实树突状细胞负载免疫原性死亡的前列腺癌细胞株可以有效产生肿瘤特异的 CD4 和 CD8 细胞。在欧洲，临床初步的实验结果证明：对于晚期的前列腺癌患者（去势抵抗型，EudraCT 2009-017259-24），中位生存期相对与对照组有了显著的延长。DCVAC/PCa 瘤苗生产流程见图 21-1。

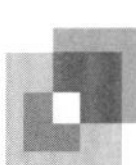

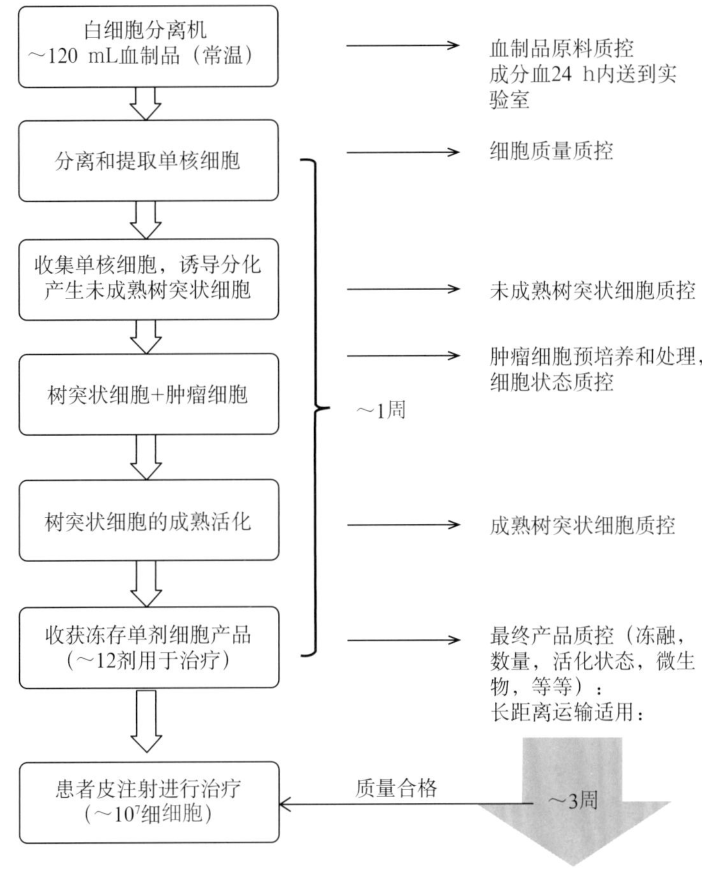

图 21-1　DCVAC/PCa 瘤苗生产流程

（三）PROSTVAC-VF

PROSTVAC-VF 是以前列腺特异性抗原为基础的靶向疫苗，是由一个重组痘病毒和 fowlpox 病毒这两个重组的病毒载体组成。牛痘病毒载体用来初始免疫，其研究是以前列腺特异性抗原(PSA)为靶抗原，每个载体均编码PSA转基因和3个共刺激分子(B7.1，ICAM-1 和 LAF-3），随后给予 6 次禽痘病毒载体注射进行强化。此方法的合理之处在于病毒可在注射部位直接感染 APCs 或体细胞，导致细胞死亡。随后 APCs 细胞摄取 PSA 碎片。转换的 APCs 或负载抗原的 APCs 作用于 $CD4^+$、$CD8^+$T 细胞并有效促进 T 细胞介导的免疫应答破坏表达 PSA 的细胞。

随机对照双盲Ⅱ期研究，共入组 125 例 CRPC 患者，按 2 ∶ 1 的比例随机分为治疗组和对照组，其中对照组使用空转录痘病毒。结果显示两组间无进展生存相似（P=0.6），但总生存期延长了 8.5 个月（25.1 个月 *vs*. 16.6 个月），三年生存率明显提高（30％ *vs*. 17％），HR 为 0.56（P=0.0061）。患者耐受性良好，未出现严重不良反应。目前关于 PROSTVAC-V 国际多中心Ⅲ期临床试验也正在进行中，共纳入 1200 位 mCRPC 患者接受 PROSTAVAC 或安慰剂治疗，主要研究终点是 OS。

（四）DNA 疫苗

DNA 疫苗是指用编码肿瘤抗原的基因与细菌质粒构建的重组体。基于 DNA 的疫苗依赖于可表达性载体的质粒和由树突状细胞递呈和传递全身的肿瘤抗原编码基因。这些疫苗展示出基因工程能够制作出任何可能目标抗原并且具有快速扩增的优势。激活树突状细胞的促炎性因子，如 TLR 激动剂或募集树突状细胞的集落刺激因子也可以被编码进 DNA 载体提供免疫激活的基石。一个早期的有关 DNA 疫苗的临床试验揭示了把这种方法应用于人类的可行性。这份研究说明早期生化复发的前列腺癌患者可以接受以 PAP 和 TLR 扩增产物为基础的 DNA 疫苗类的免疫治疗。治疗前中位 PSA 倍增时间为 6.5 个月，治疗一年后中位 PSA 倍增时间则延长至 9.3 个月。有学者研究随着加强免疫次数的增多，患者体内 PAP 特异的免疫反应可相应增强，并可延长 PAP 倍增时间。

（五）免疫检查点抑制性单克隆抗体疗法

在肿瘤发生过程中，占优势的免疫抑制检查点成为免疫耐受的主要原因之一。肿瘤细胞有时会想方设法利用这些检查站，以避免被免疫系统攻击。免疫检查点抑制剂可解除肿瘤患者免疫抑制作用，发挥 T 细胞抗肿瘤作用，达到治疗肿瘤的目的，称为免疫检查点疗法。检查位点的存在可以有效地抑制免疫应答反应并且阻断一些能维护 T 细胞系统性激活的相关受体。和上述提到的 Sipuleucel-T 和 PROSTVAC-VF 疫苗不同的是，免疫调控抑制剂依赖于提高内源性反应。CTLA-4 是强效的 T 细胞应答负调控剂，可随 T 细胞激活而上调以削弱 T 细胞应答。CTLA-4 还可持续表达于 Tregs 细胞并介导免疫抑制效应。Ipilimuma. 是完全的人源 IgG1 单克隆抗体，可结合并阻断 CTLA-4 的活性，也就是说 CTLA-4 是其靶抗原。

2011 年，FDA 批准 Ipilimumab 治疗黑色素瘤，最近临床试验将其用于非小细胞肺癌、转移性肾细胞癌、卵巢癌的治疗。但其实 Ipilimumab 设计之初最早应用于 CRPC 患者中。在这个以 Ipilimumab 单一疗法为基础的试验中，部分患者治疗中 PSA 下降到原来的 50% 以下，并且分别维持了 60 天及 135 天。Ipilimumab 联合 GM-CSF 的临床研究正在进行中，初步结果表明在 CRPC 患者中可导致 PSA 下降及肿瘤免疫应答反应。Ipilimumab 单抗实际上也进行过联合多西他赛，PROSTVAC-VF 和 GVAX 的临床试验，初步结果显示不同程度的临床疗效。也有 Ⅱ 期研究显示多西他赛与 Ipilimumab 单一剂量联合应用与多西他赛单独使用并没有优势，并且 Ipilimumab 毒性反应明显。该试验不算真正的双盲，在评估主观性终点时可能存在偏倚。对亚组分析结果也应谨慎看待，尤其是那些非预设性的条件。不过，确实呈现出的一个明显信息是，在预后特征良好的患者中，ipilimumab 似乎更具 OS 优势。

最近的一项 Ⅲ 期临床试验入组近 800 例 mCRPC 患者行放射治疗后接受 Ipilimumab 或安慰剂的治疗，两组的中位生存期分别为 11.2 个月和 10.0 个月（P=0.053），仅仅显示有改善生存的趋势，但生存的风险比随着治疗时间延长而逐步降低。5 个月之内、5 ~ 12 个月，以及超过 12 个月的生存风险比分别为 1.46、0.65 和 0.60，提示

Ipilimumab 的疗效随着时间的延长逐渐显现。

（六）结论

由于前列腺癌细胞拥有众多的免疫性标志物，一直被认为是最适宜进行免疫治疗的肿瘤之一。当前研究的焦点多关注在以树突状细胞为基础的疫苗和免疫调控点抑制剂。目前的免疫治疗疗效仍然有限，而来自宿主免疫系统、肿瘤微环境和肿瘤细胞等方面的复杂的免疫逃逸机制也阻碍免疫治疗的效果。免疫治疗最好时机仍是肿瘤负荷较小的早期。免疫制剂的不良反应，如 Ipilimumab 的毒性也成为使用的制约因素。纵观研究现状，单一途径的前列腺癌免疫治疗效果不是很理想，把免疫治疗和传统的治疗方式联合应用是前列腺癌治疗的发展方向。但是这些方法对临床实验的设计增添了很多复杂性，诸如剂量和治疗相对顺序都有很强的挑战性。相信随着对前列腺癌癌变及免疫逃逸机制的深入了解，配合新的对策，有的放矢的个体化治疗，前列腺癌治疗将会有突破性的进展。

参考文献

[1] Ferlay J, Soerjomataram I, Dikshit R, et al.Cancer incidence and mortality worldwide: Sources, methods and major patterns in GLOBOCAN 2012[J].Int J Cancer, 2015, 136 (5) : E359-386.

[2] Kantoff P, Higanoc S. Integration of immunotherapy into the management of advanced prostate cancer[J]. Urol Onco, 2012, 30 (5 Suppl) : S41-S47.

[3] Vesely M D, Kershaw M H, Schreiber R D, et al.Natural innate and adaptive immunity to cancer[J]. Annul Rev Immunol, 2011, 29: 235-271.

[4] Small E J, Reese D M, Um B. Therapy of advanced prostate cancer with granulocyte macrophage colony-stimulating factor[J]. Clin Cancer Res, 1999, 5 (7) : 1738-1744.

[5] Simons J W, Sacks N. Granulocyte-macrophage colony-stimulating factor-transduced allogeneic cancer cellular immunotherapy: the GVAX vaccine for prostate cancer[J]. Urol Oncol, 2006, 24 (5) : 419-424.

[6] Van den Eertwegh A J, Versluis J, van den Berg H P, et al.Combined immunotherapy with granulocyte-macrophage colony-stimulating factor-transduced allogeneic prostate cancer cells and ipilimumab in patients with metastatic castration-resistant prostate cancer: a phase 1 dose-escalation trial[J].Lancet Oncol, 2012, 13 (5) : 509-17.

[7] Sonpavde G, Slawin K M, Spencer D M, et al.Emerging Vaccine Therapy Approaches for Prostate Cancer[J]. Rev Urol, 2010, 12 (1) : 25-34.

[8] Small E J, Fratesi P, Reese D M, et al. Immunotherapy of hormone-refractory prostate cancer with antigen-loaded dendritic cells[J].J Clin Oncol, 2000, 18 (23) : 3894-3903.

[9] Anassi E, Ndefo U A. Sipuleucel-T (Provenge) injection the first immunotherapy agent (vaccine) for hormone-refractory prostate cancer[J]. P T, 2011, 36 (4) : 197-202.

[10] Kantoff P W, Higano C S, Shore N D, et al. Sipuleucel-T immunotherapy for castration-resistant prostate cancer[J]. N Engl J Med, 2010, 363 (5) : 411-422.

[11] Lubaroff D M. Prostate cancer vaccines in clinical trials[J]. Expert Rev Vaccines, 2012, 11 (7) : 857-868.

[12] DiPaola R S, Plante M, Kaufman H, et al. A phase I trial of box PSA vaccines (PROSTVAC-VF) with B7-1, ICAM-1 and LFA-3 co-stimulatory molecules (TRICOM) in patients with prostate cancer[J]. J Transl Med, 2006, 4: 1.

[13] Kantoff P W, Schuetz T J, Blumenstein B A, et al. Overall survival analysis of a phase II randomized controlled trial of a Poxvial-based PSA-targeted immunotherapy in metastatic castraction-resistant prostate cancer[J]. J Clin Oncol, 2010, 28 (7) : 1099-1105.

[14] McNeel D G, Dunphy E J, Davies J G, et al. Safety and immunological efficacy of a DNA vaccine encoding prostatic acid phosphatase in patients with stage D0 prostate cancer[J]. J Clin Oncol, 2009, 27 (25) : 4047-4054.

[15] Alam S, McNeel D G.DNA vaccines for the treatment of prostate cancer[J]. Expert Rev Vaccines, 2010, 9 (7) : 731-745.

[16] Small E J, Tchekmedyian N S, Rini B I, et al. A pilot trial of CTLA-4 blockade with human anti-CTLA-4 in patients with hormone-refractory prostate cancer[J]. Clin Cancer Res, 2007, 13 (6) : 1810-1815.

[17] Fong L, Kwek S S, O' Brien S, et al. Potentiating endogenous antitumor immunity to prostate cancer through combination immunotherapy with CTLA4 blockade and GM-CSF[J]. Cancer Res, 2009, 69 (2) : 609-615.

[18] Kwon E D, Drake C G, Scher H I, et al.Ipilimumab versus placebo after radiotherapy in patient with metastatic castratiton-resistant prostate cancer that had progressed after docetaxel chemotherapy (CA184-043) : a multicentre, randomized, double-blind, phase 3 trial[J]. Lancet Oncol, 2014, 15 (7) : 700-712.

[19] Higanol C S, Small E J, Schellhammer P, et al. Sipuleucel-T[J]. Nat Rev Drug Discover, 2010, 9 (7) : 513-514.

[20] Ledford H. A shot in the arm for cancer vaccines[J].Nature, 2010, 464 (7292) : 1110-1111.

（王 伟 胡 晓）

第二十二章　前列腺癌的治疗

传统的肿瘤治疗往往是以早期根治性手术切除为主的综合治疗，相比之下，前列腺癌的治疗方法较多，具体采用哪种方法治疗，要根据前列腺癌发展阶段、病理分型、肿瘤分期，以及患者年龄、身体条件、经济状况、本人生存意愿等综合判断。总的治疗目标为控制肿瘤进展、改善生活质量、降低肿瘤并发症。目前，常见的前列腺癌治疗方式主要包括以下几个方面。

（一）观察等待与积极监测

身体各部位肿瘤中，观察等待和积极监测几乎是前列腺癌所特有的。有报道估计老年男性中有 30%～ 50%或更多的前列腺癌被过度诊断。这部分前列腺癌如果不进行筛查将终生不会被发现，也不会引起功能障碍或死亡，进行观察等待或积极监测的一个重要原因就是有学者认为广泛的 PSA 筛查和激进的前列腺穿刺活检会造成前列腺癌的过度诊断。考虑到这一部分前列腺癌进展缓慢甚至终身无变化，早期的过度治疗会加重患者负担、影响患者生活质量，并有可能增加治疗产生的相关并发症。在与患者充分沟通及征求患者意见的基础上，对于合适的前列腺癌患者采取观察等待及积极监测能够保证患者受益最大化。观察等待（Watchful Waiting）是指对于明确前列腺癌的患者通过密切监测患者病情变化，直到患者出现局部或系统肿瘤转移时才给予姑息性治疗。积极监测（Active Surveillance）是指对于有治愈可能的前列腺癌患者，因为担心生活质量或手术风险及相关并发症而不愿意即刻行主动治疗，而采取密切随访、积极监测前列腺癌的进展，在出现肿瘤进展时再行治疗。医生在决定对前列腺癌患者做出观察等待或积极监测时必须慎重。有研究表明，临床局限性前列腺癌患者采取观察等待者发生局部前列腺癌进展、转移及死于前列腺癌的概率均显著高于那些接受根治性前列腺切除术者。所以应该根据患者 PSA 水平、预计肿瘤体积及 Gleason 评分（应该注意的是前列腺癌手术后切除的前列腺癌标本 Gleason 评分往往高于术前前列腺穿刺获得的评分）做出行立即治疗或积极监测。这一定是建立在患者充分了解并知情肿瘤进展相关风险的基础上，并根据患者在随访观察或积极监测过程中的意愿随时改变治疗选择。

观察等待的适应证：晚期前列腺癌患者；或预期寿命小于 5 年的患者；或早期前列腺癌，肿瘤分化较好，有治愈适应证，预期寿命较长，但患者主动要求观察等待；患者对于治疗的风险及恐惧大于获益的预期。

主动监测的适应证：极低危患者；临床 T1a，分化良好或中等的前列腺癌，预期寿命大于 10 年的较年轻患者；临床 T1b—T2b 的患者，分化良好或中等，预期寿命小于 10

年的无症状患者。但实际上，对于身体条件好、预期寿命长的患者很少进行积极监测，因为积极监测具有较高的风险，虽然积极监测能够避免或推迟一些患者的治疗，但很难确定病例的选择标准及开始治疗的时机，一旦进行主动监测，对那些肯定会进展的患者进行多次过度活检，导致随后的保留性神经手术复杂化，或耽误了治疗，使有些患者失去治愈的机会并最终发生转移而死于前列腺癌。

主动监测的内容包括前 2 年每 3 个月进行 PSA 测定和 DRE 检查，2 年后改为每半年测定 PSA 及 DRE 检查；每年或每 2 年行前列腺穿刺活检。不建议短期内反复穿刺活检，频繁重复穿刺常导致抽样误差，并可引起前列腺及其周围组织发生炎症、水肿，造成 PSA 波动较大，影响前列腺癌进展情况判断，并导致保留性神经手术复杂化。尽管如此，目前开始治疗通常是由于患者对未加治疗的癌症的担心及 PSA 水平不断上升，活检结果表明肿瘤体积增加或 Gleason 分级升高。一般 DRE 或经直肠超声检查结果不是干预的单独指征，但可作为协助评估的参考。

（二）根治性前列腺切除术

由于超声引导的前列腺穿刺活检的广泛开展和 PSA 检测的广泛应用，使大多数前列腺癌患者得到了早期的确诊，赢得了手术根治的时机。到目前为止，同绝大多数恶性肿瘤一样，根治性手术切除仍是最有可能治愈局限性前列腺癌的方法，尽管已经开展了 100 多年，随着手术器械的不断进步及手术技巧的不断提高，手术成功率及术后并发症明显改善，但经耻骨后根治性前列腺切除术仍是泌尿外科难度最大的手术之一，由于其手术技术难度较高、术中术后并发症较多，患者依从性及耐受性相对较差，广大基层医院，甚至一部分大型医院并没有开展此类手术，许多具有明显手术适应证的患者并没有得到相应的治疗。即使是早期局限性前列腺癌，仅仅依靠放化疗、物理治疗或激素治疗也并不能杀灭全部癌细胞。

根治性前列腺切除术的主要优点：在熟练掌握手术技巧的基础上，可以以相对较小的创伤赢得肿瘤治愈的可能；术中评判及术后病理检查能够提供更准确的肿瘤分期；经过改良的根治性前列腺切除术其手术并发症已明显减少；与观察等待相比，根治性前列腺切除术显著减少了患者肿瘤局部进展和远处转移的概率，明显提高了生存率。

根治性前列腺切除术的缺点：身体创伤相对较大，需住院治疗，费用高；如果手术切除不全或肿瘤没有局限于前列腺内，肿瘤治疗不彻底；术中大出血、直肠损伤及术后有一定的发生勃起功能障碍和尿失禁的风险。

1. 根治性前列腺切除术的适应证

手术要综合考虑患者的肿瘤临床分期、预期寿命、身体条件、PSA 水平及病理 Gleason 评分。尽管没有具体的年龄限制，但患者应充分知情，70 岁以上伴随年龄的增长，手术的并发症及病死率明显增加，国外经验，通常可以接受的年龄上限为 75 岁。

（1）临床分期

T1–T2c 期的局限性前列腺癌患者适合手术治疗，对于 T3 期患者目前尚有争议，有部分学者认为术前予新辅助治疗后再行根治性切除，可明显降低切缘阳性率；尤其是

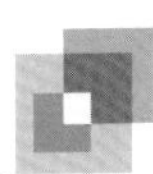

T3a 期患者，行手术治疗后术后病理证实可能为 T2 期，有可能达到治愈的目的。但也有报道，激素新辅助治疗并不能提高前列腺癌的治愈率，且常常增加了保留性神经手术的操作难度。

（2）预期寿命

目前，公认预期寿命大于 10 年的前列腺癌患者可选择根治性前列腺切除术。

（3）身体条件

接受根治性前列腺切除术的理想对象为健康、不存在不能耐量手术的基础疾病。前列腺癌患者多为老年男性，术前的健康状况评估十分重要，这对于减少围手术期死亡率及降低手术并发症非常关键。要求身体健康状况良好，没有严重的心肺血管疾病及出血和凝血功能障碍疾病，对麻醉及手术耐受良好，没有明显的血栓、栓塞发生倾向。

（4）PSA 水平及病理 Gleason 评分

一般考虑低、中危患者为手术适应证，但对于高危的局限性前列腺癌患者，如果临床分期、预期寿命和身体条件符合根治性切除术的适应证，亦可考虑行手术治疗，术后增加化疗或内分泌治疗等其他辅助治疗。

2. 根治性前列腺切除术的禁忌证

治愈可能性低和预期寿命短的患者为根治性前列腺切除术的禁忌证。

（1）患有显著增加围手术期死亡风险的疾病，包括严重的心肺、血管疾病，或严重髋关节或脊柱强直或髋关节置换后关节不稳定的患者，不能耐受麻醉或手术体位或创伤。

（2）患有严重的出血性疾病或凝血功能障碍性疾病。

（3）已有骨转移或其他远处、淋巴结转移者。

（4）预期寿命短，不足 10 年者。

术前应该充分评估成功达到手术所有目标和保留性神经的可能性。是否保留性神经应该根据患者具体情况而定。对于局部进展期前列腺癌、前列腺周围肿瘤侵犯、血 PSA 水平超过 10 ng/mL、Gleason 评分高于 7 分、术前勃起功能差及患有糖尿病、精神病、神经疾病等可能导致勃起功能障碍的疾病时，考虑行保留性神经的根治性前列腺切除术后患者获益不大。

手术时机的选择十分重要，这对于提高根治性前列腺切除手术成功率，减低术中、术后并发症非常关键。一般考虑前列腺穿刺活检后 6 ～ 8 周，经尿道前列腺切除术后 12 周再施行根治性前列腺切除较为安全，因为经过一段时间后，局部炎症、充血、水肿逐步消退，可以减少术中粘连、出血的风险，减低手术难度，这对保留神经血管束和避免直肠损伤十分重要。术前常规备血，避免使用抗血小板或抗凝类药物，保证血小板功能正常。常规行肠道准备，术前一天进清流质饮食，术前一天下午给患者服用泻药及肠道抑菌药，术前晚服半瓶枸橼酸镁及适量葡萄糖液，术晨灌肠。术前预防性使用抗生素。

3. 根治性前列腺癌切除的手术方式

目前，根治性前列腺癌切除的手术方式主要包括传统的开放式经会阴、经耻骨后根治性前列腺切除术，近来的腹腔镜根治性前列腺切除术及最近的机器人根治性前列腺切除术。无论采取哪种手术方式，手术都要达到三个目标：控制肿瘤、保留控尿功能和尽可能保存性功能。最经典的根治性前列腺切除术的切除范围应该包括完整的前列腺、双侧精囊、双侧输精管壶腹段及膀胱颈部。对于中高危患者，还应该进行规范的盆腔淋巴结清扫，这对于肿瘤根治十分重要。

（1）开放性耻骨后根治性前列腺切除术

1947 年，Mill 最早开展经耻骨后根治性前列腺切除，但手术的并发症较多，经过多年的实践及探索，1979 年 Walsh 极大地改进了手术方式，开展解剖性耻骨后根治性前列腺切除术，能够在更好的视野下进行解剖，通过阻断阴茎背深静脉丛、保留性神经血管束、保护尿道外括约肌不受损伤等方式减少了术中出血、术后勃起功能障碍及排尿失禁等并发症，以使控尿率超过 90%，为今后该术式成为根治性前列腺切除的标准术式奠定了基础。目前，国内大多数前列腺癌手术主要采用这种术式，该术式具有手术视野暴露充分，手术解剖相对熟悉、操作过程相对简便、容易掌握，可完整、彻底切除肿瘤及周围组织，在直视下分离、保留血管神经束和尿道括约肌，直肠损伤及大便失禁风险低，并可同期行盆腔淋巴结清扫术等优点。缺点为手术时间长、创伤大、出血多，膀胱颈部的重建及膀胱尿道的吻合相对困难，前列腺尖部切缘阳性率高于经会阴手术。

（2）经会阴根治性前列腺切除术

该术式最早于 1905 年由 Young 报道。1939 年，Belt 等改进了此术式，使该手术方法一度成为局限性前列腺癌患者主要治疗方法。其主要优点为手术时间短、术中出血少、创伤小、术后恢复快、可在直视下行膀胱颈部重建及膀胱尿道吻合、术后吻合口狭窄及尿失禁发生率低。但由于会阴区的解剖结构复杂，手术难度较大，直肠损伤概率大，精囊切除困难，术后勃起功能障碍发生率高，偶有术后大便失禁，以及无法同期行盆腔淋巴结清扫等局限，经治病例数较少，以致经历了数十年，该术式仍没有太多的进步与发展，选用该种术式治疗的医生越来越少。但腹腔镜盆腔淋巴结清扫术加经会阴根治性前列腺切除术仍是前列腺癌治疗的一种可供选择的不错的手术方式。国外已经证明经会阴根治性前列腺切除术与经耻骨后根治性前列腺切除术相比长期控制肿瘤效果相同，并发症发生率低、术后恢复更快，而且比经耻骨后根治性前列腺切除术或腹腔镜根治性前列腺切除术的手术时间更短，住院费用更低。

（3）腹腔镜根治性前列腺切除术

由于微创技术的不断进步及手术器械的不断发展，腹腔镜根治性前列腺切除术目前已成为国内外许多有经验的大型医院或泌尿外科诊疗中心治疗前列腺癌的首选手术方式。其手术效果可以和标准开放手术相媲美，相比之下，腹腔镜手术拥有创伤小、出血少、术野及解剖结构清晰、术后疼痛少、恢复快、术中和术后并发症少等优点。但是，该术式对泌尿外科医生的手术技术要求较高，操作难度较大，需要一定时间的训练方可开展，这在一定程度上限制了该种术式的普及。

腹腔镜根治性前列腺切除术有经腹腔和腹膜后两种手术入路。经腹腔入路便于淋巴结清扫，但更容易引起肠管和血管损伤、腹腔积尿及术后肠梗阻。相比之下，经腹膜外途径平均手术时间短、术后肠道功能恢复较快。二者在治疗效果及术后并发症的发生方面无明显差异。

尽管近年来腹腔镜根治性前列腺切除术已经广泛开展，但也有学者认为，腹腔镜根治性前列腺切除术容易引起严重并发症。比如由于腹腔镜下缝合、打结及止血等相对困难而导致难以控制的大出血，尤其是神经血管束的止血；超声刀及电凝设备的使用会造成性神经及海绵体神经不可逆性损伤，术后出现勃起功能障碍及尿失禁等并发症；直肠、输尿管和血管损伤及吻合口漏也较常见。为了避免这些问题的出现，需要熟练掌握前列腺周围解剖结构及丰富的手术经验。

（4）机器人腹腔镜根治性前列腺切除术

这是一种创伤较小、技术更先进、痛苦更少、恢复更快的手术方法。2000 年，该术式首先在法国进入临床应用。国内于 2005 年开展了首例保留性神经的机器人腹腔镜根治性前列腺切除术。目前机器人手术发展迅猛，其最大的优点为机器人手臂稳定性很好，不会颤抖，尤其是在打结和进行膀胱尿道吻合时；且能长时间重复精细、复杂动作，使得手术更加精细化；另外，机器人手术能够用于教学。其不足之处主要是缺乏触觉反馈，主要通过术者经验及对解剖层次的把控完成操作。另外，目前的治疗及维护费用昂贵极大地限制了机器人腹腔镜手术的开展。

4. 解剖性保留性神经的耻骨后根治性前列腺切除术的关键步骤和手术经验

（1）盆腔淋巴结清扫（Pelvic Lymph Node Dissection，PLND）

可以从解剖学角度评估早期肿瘤转移。主要适用于中高危前列腺癌患者，一般认为，Gleason 评分≤ 6 分及 PSA ≤ 10 的低危患者转移的概率很低，淋巴结检出率很低，不建议行盆腔淋巴结清扫，因为有研究显示，这一做法的手术难度明显增加，并发症相对较多，患者受益不大。也有学者建议针对中、高危患者在行根治性前列腺切除术之前行腹腔镜盆腔淋巴结清扫术，送淋巴结冰冻切片。若活检阳性提示有淋巴结转移则取消根治性前列腺切除术。PLND 的清扫范围包括髂动脉和髂静脉前面、后面及其之间的纤维脂肪组织、闭孔淋巴结、远侧的 Cloquet 淋巴结、后方的腹下动脉和近侧的髂总静脉。也有人认为行扩大的淋巴结清扫术（Extended Pelvic Lymph Node Dissection，EPLND）更有助于评估肿瘤分期及治愈某些有早期淋巴结转移的患者，但目前尚缺乏这方面的证据，且更广泛的淋巴结切除将增加术后发生生殖器及下肢淋巴水肿和淋巴囊肿的风险。EPLND 切除范围包括以生殖股神经为侧界，后至闭孔神经后方，向上可至髂总与输尿管交叉处以及骶前淋巴结，下至腹股沟管，腹上血管起始处为远处边界的区域内淋巴结组织。

（2）打开盆内筋膜，切开耻骨前列腺韧带

注意耻骨后间隙脂肪组织中的背静脉复合体浅表分支，可予以电凝或缝扎防止出血。在打开盆筋膜时，应在前列腺两侧壁外的盆壁处打开盆内筋膜，远离前列腺和膀胱表面附着的筋膜，防止损伤前列腺静脉丛的大静脉导致出血。

（3）缝合结扎并离断 Santorini 背静脉复合体

根治性前列腺切除术的大出血原因常常在于此，如果损伤了此静脉丛，往往可以造成难以控制的大出血，导致术野及解剖层次不清，后续手术困难。术中要谨慎处理该血管丛，可以用直角血管钳分离并结扎阴茎背深静脉丛主干，或经尿道和背深静脉丛间隙之间缝扎远端静脉丛，也可以在尿道和背深静脉丛之间钝性分离出一平面，再选择性结扎静脉丛，但这样做往往不容易，在分离过程中可能会损伤小的血管，引起出血，导致视野模糊，分离困难。Walsh 一般将阴茎背深静脉丛缝扎在耻骨联合的骨膜上，既达到止血目的，又相当于重建耻骨前列腺韧带。

（4）在前列腺尖部切开并离断尿道（有时术中在此时进行吻合口缝合）

在保证良好术野的情况下，将前列腺向头侧牵拉，充分暴露前列腺尖部，用手术刀直接锐性分离前列腺尖部及切断尿道，避免使用钝性撕拉或电凝切割，此步骤时注意尽量保留耻骨前列腺韧带，减少远端尿道的处理，以保存足够长的膜部尿道和尿道外括约肌，减少术后尿失禁的发生。

（5）将前列腺与神经血管束分离

保留神经血管束可有效防止发生术后勃起功能障碍，亦有利于术后尿失禁早期恢复。但保留神经血管束要求精确的解剖。神经血管束（NVB）通常位于前列腺尖部、尿道后外侧，约相当于 5 点、7 点位置，距离前列腺 3 ～ 4 mm，而大多数前列腺癌肿瘤侵犯包膜外只超过前列腺 1 ～ 2 mm，因此有必要保留单侧或双侧神经血管束，除非术中发现神经血管束被肿瘤侵犯，为了达到根治的目前，应该完整切除。为了减少神经血管束的损伤，术中要保证恰当的分离平面，应在前列腺尖部辨别出神经血管束（也可以从基底部开始进行顺行解剖），自前列腺后外侧表面游离之，保证前列腺筋膜紧贴前列腺而不被分离。在解剖、分离神经血管束时手法要轻柔，避免牵拉前列腺或神经血管束；可采用缝合止血或止血夹来控制神经血管束的出血，避免使用电凝设备或超声刀，有造成神经血管束热损伤的风险；必要时可以使用光学放大镜协助分离。

（6）结扎并离断前列腺侧蒂

注意动作要轻柔，用小直角钳深入前列腺筋膜和神经血管束之间，将血管束从精囊腺外侧一直分离至膀胱颈部，对前列腺侧蒂进行缝合结扎或应用止血夹，并紧贴腺体进行分离，避免切入前列腺包膜。

（7）切除精囊和输精管壶腹部

在精囊及输精管壶腹表面打开 Denonvillier 筋膜，分离出输精管，紧贴输精管壶腹离断之，保留精囊尖部，防止盆神经丛中的自主神经被损伤。在切除精囊时，必须注意位于其两侧和后方的神经血管束。

（8）离断并重建膀胱颈

当考虑到前列腺癌可能侵及膀胱颈，应适当扩大膀胱颈部切除范围，因为保留控尿功能的关键是进行精确的解剖以避免损伤尿道外括约肌，保留膀胱颈对于获得良好的控尿功能来说并不是必需的，而且对于肿瘤体积大、级别高且侵犯前列腺基底部的患者，保留膀胱颈可能会增加切缘阳性率。重建膀胱颈部要求至 24F ～ 26F，过小导致术后尿道狭窄，过大术后发生尿失禁概率明显增高。

（9）进行膀胱尿道吻合

尿道远端吻合一般缝合 5 ～ 8 针，应尽可能完全对合膀胱颈和尿道，做到不漏尿的无张力吻合，减少术后尿漏的发生。

术后鼓励患者在条件允许的情况下尽早下地活动，以预防麻醉术后肺炎、褥疮及血

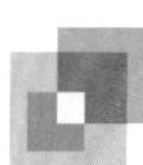

栓、栓塞等相关并发症；术后胃肠功能恢复即可进食。盆腔引流管拔除时间，根据引流量及引流物性质决定，引流液体颜色清淡、量少、无明显漏尿即可拔除；导尿管一般留置 10 ～ 14 天，根据膀胱尿道吻合的紧密程度和张力大小决定拔除时间。过早拔除尿管可能出现尿潴留或尿失禁。尿管拔除之后鼓励患者进行 Kegel 训练，以促进尽早恢复控尿功能。

前列腺癌术后应进行定期监测，这对于评估手术效果及监测复发非常重要。临床独立预测预后因素包括临床肿瘤分期、Gleason 评分、术前 PSA 水平及诊断和治疗的日期。预后不良的危险因素包括非器官局限性、周围侵犯或淋巴浸润、包膜外侵犯、手术切缘阳性、侵犯精囊及淋巴结转移。根治性前列腺切除术后的最终病理标本一旦提示预后不佳，需要立即行辅助放疗或辅助内分泌等治疗。PSA 升高可作为根治性前列腺切除术后肿瘤复发的早期证据。

5. 根治性前列腺切除术的相关并发症及处理方式

严格把握行根治性前列腺切除术的适应证，术中解剖结构清晰、精细操作、避免副损伤是防止出现术后并发症最有效的方式。经验丰富的泌尿科医生施行的根治性前列腺切除术，其术后的早期并发症发生率低于 10%。通过筛选合适病例和充分的术前准备及心肺、血管等重要脏器功能的评估，是减少围手术期死亡的必要条件。

（1）早期并发症

主要包括出血、血管、神经或输尿管、直肠等周围脏器损伤、尿漏或尿瘘、静脉血栓形成、肺栓塞和心血管事件、尿路感染、淋巴囊肿及切口感染、积液或愈合不良。

1）大出血：原因多为术中损伤阴茎背深静脉所致，术中有效处理该静脉能明显减少出血发生。对于术后造成出血及低血压者，在常规输血基础上，早期进行二次手术进行止血。

2）闭孔神经损伤：一般发生于盆腔淋巴结清扫时，如果术中及时发现，应一期行闭孔神经断端吻合修补术。如果无法行无张力神经修补，则可以选择皮肤神经或生殖股神经进行神经移植，防止患者术后发生大腿内收障碍。

3）输尿管损伤：通常发生在盆腔淋巴结清扫或分离、切断膀胱颈部时，最有可能在离断膀胱颈后壁时损伤弯曲的输尿管，为了防止输尿管损伤，可术前常规行输尿管插管或术中静脉注射亚甲蓝辅助区分输尿管。如术中确认损伤输尿管，应即刻行输尿管修补或输尿管再植术。

4）直肠损伤：经耻骨后根治性前列腺切除术直肠损伤不多见，经会阴入路手术时直肠损伤的发生率较高。多发生于分离前列腺、精囊与直肠之间的平面时，尤其是局部粘连严重或发生肿瘤浸润时。一旦损伤直肠，可能形成肠瘘、尿道直肠瘘及严重的腹腔感染，因此术前充分的肠道准备很重要。如确认损伤，可以一期行多层缝合进行修补。但对于术前肠道准备不充分、直肠损伤严重、大量肠内容物污染腹腔、有盆腔放疗史或术前长期接受糖皮质激素治疗者应考虑行结肠造口术。

5）静脉血栓、肺栓塞或心血管事件：是术后非常严重的并发症，肺栓塞是术后主要的死亡原因。高龄、肥胖、恶性肿瘤、心肺等基础疾病、高凝状态、经耻骨后入路手术或腹腔镜下盆腔手术及 CO_2 气腹等均是术后血栓、栓塞发生的高危因素。术中、术后尽量避免使用止血药物，术后常规使用弹力袜并确保早期下床活动可以有效预防该事件发生。对于具有血栓形成的高风险患者应进行预防性抗凝和使用连续性压迫装置。

（2）根治性前列腺切除术最常见的晚期并发症主要包括勃起功能障碍、尿失禁、膀胱颈挛缩、膀胱尿道吻合口狭窄、尿道狭窄和腹股沟疝。

1）勃起功能障碍：根治性前列腺切除术后的性功能通常定义为：使用或不使用 PDE–5 抑制剂的情况下，维持足够硬的勃起以满足插入和性交的能力。多数患者的勃起功能通常在术后 3 ～ 6 个月开始部分恢复。根治性前列腺切除术后发生勃起功能障碍的原因与多种因素有关，包括患者年龄、术前性功能情况、心理因素、肿瘤侵袭部位及范围及术中对性神经的保留情况。术前性功能正常、双侧神经均保留的患者恢复足够勃起以满足插入和性交的比例分别为：40 多岁时达 95%、50 多岁时 85%、60 多岁时 75%、70 多岁时 50%。选择保留性神经的根治性前列腺切除术后勃起功能障碍的发生率明显降低。术后使用 PDE–5 抑制剂、真空勃起装置和尿道内或海绵体内血管扩张剂可以辅助勃起功能的恢复。

2）尿失禁：根治性前列腺切除术后早期多数患者都有短暂的尿失禁，但随着逼尿肌功能恢复及括约肌功能的健全，大部分患者都可恢复正常控尿，据统计，术后 1 年尿失禁率＜ 5 %，发生的主要原因与年龄、尿道括约肌功能不全、膀胱逼尿肌不稳定和膀胱顺应性下降有关。有研究显示，50 岁以下的年轻患者超过 95%术后具有控尿功能，而大于 70 岁的患者 85%可重新获得控尿功能。早期康复措施似乎有所帮助，术后拔除尿管后坚持行 kegel 训练有助于增加外括约肌的肌力和肌纤维体积，以利于早期恢复排尿功能。对于顽固性尿失禁，应行尿动力学检查明确原因后予以相应治疗。少数患者因压力性尿失禁需要进行人工尿道括约肌移植或悬吊带手术。

3）膀胱颈挛缩、膀胱尿道吻合口狭窄、尿道狭窄：各种引起瘢痕修复及形成的原因都可以导致局部狭窄，包括膀胱尿道吻合时对位不良，术中局部过度使用电凝，持续性尿漏、既往有过 TURP 史，行放疗后或反复留置尿管等尿道侵入式检查或治疗后。治疗方法为吻合口或其他部位的尿道狭窄可先试用尿道探子定期行尿道扩张，局部水肿严重引起梗阻者可行内镜下注射糖皮质激素治疗，若无法解决或狭窄严重者可行冷刀内切开或切除局部瘢痕组织。切除术后一般需要进行一段时间的自我尿道扩张。

（三）放射疗法

1. 前列腺癌的外放射治疗（External Beam Radiotherapy，EBRT）

根据治疗目的可分为：①根治性放疗，适用于局限性前列腺癌及局部进展期前列腺癌患者，为根治性治疗手段。②术后放疗，又分为术后辅助放疗及术后补救性放疗。③晚期转移性前列腺癌的姑息放疗，为了延长生存期及提高生活质量。

放射治疗的相对禁忌证为经尿道前列腺切除手术史、严重的尿路梗阻性疾病和炎性肠病。经尿道前列腺切除术后或存在严重的尿路梗阻进行前列腺放疗可增加发生尿道狭窄或加剧尿路梗阻的风险，容易发生尿潴留或加重上尿路积水，进一步导致肾功能恶化；

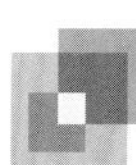

炎性肠病患者行前列腺放疗可能加重疾病进展，导致症状难以控制，甚至出现明显肠道出血、肠穿孔、肠梗阻等并发症。

外放射治疗对于局限性、分化较好的低危前列腺癌患者效果理想，总的生存率与肿瘤控制率与根治性前列腺切除术类似。循证医学显示，临床局限性前列腺癌接受传统外放射治疗的 10 年癌症治愈率大约为 50%。但对于进展期或晚期前列腺癌患者，外放射治疗的效果较差，需联用内分泌治疗。大量的研究表明，内分泌治疗联合放疗可以使高危前列腺癌患者获益，而对低危前列腺癌患者益处不明显。因此，建议对高危局限性前列腺癌（PSA ＞ 20 ng/mL，Gleason 评分 8 ～ 10）患者行长疗程内分泌治疗联合外放射或近距离放射治疗。这种疗法的 5 年无进展率可达到 70%～ 85%。外放射治疗具有安全性高、疗效好、适应证广、性功能障碍、尿失禁、尿路狭窄等并发症发生率相对较低等优点。缺点或常见并发症主要为骨髓抑制、尿频、尿急、夜尿增多、血尿等膀胱炎症状、直肠的放射损伤引起的腹泻、便秘、便血等急性直肠炎表现、脱发及输尿管损伤引起上尿路梗阻、肾积水，这可能与膀胱、输尿管、直肠、括约肌和尿道的微血管损伤有关。另外，放疗有二次致癌的风险。大多数不适症状并不需要手术纠正，在放疗结束后数周基本消失，大约 1/3 的患者在放射治疗期间有急性直肠炎或膀胱炎症状，通常发生在剂量超过 50 Gy 以后。只有 5%～ 10%的患者具有长期症状，如肠易激综合征和间歇性直肠出血或出血性膀胱炎导致间歇性肉眼血尿，这部分患者需要进行激光凝固治疗因放射引起毛细血管扩张所诱发的膀胱或直肠出血。不过，随着近年来计算机技术的不断发展及医疗设备的不断进步，影像学诊断方法与放疗技术相结合，如三维适形放射治疗（Three-Dimensional Conformal Radiotherapy，3D-CRT），使用计算机将γ射线（常用光子）通过多个照射野直接聚焦照射在前列腺病变区域内，其目的是为了把对膀胱、输尿管和直肠的放射性损伤降至最小。

一部分患者在前列腺放疗后发生勃起功能障碍，这可能由于损伤了盆腔内的神经血管束或阴茎海绵体所致，通常在治疗结束后一段时间内有可能恢复足够的勃起。PDE-5 抑制剂可有效改善放疗相关的勃起功能障碍。三维适形放射治疗发生勃起功能障碍的概率较低。

2. 根治性前列腺切除术后的辅助放疗

针对根治性前列腺切除术后最终病理标本提示预后不良的患者可以考虑行辅助放疗，通常患者可受益，但没有证据表明辅助放疗可改善长期生存率。鉴于术后短期内行辅助放疗可能会明显影响勃起功能及控尿功能的恢复，建议术后至少 3 ～ 4 个月，待伤口完全愈合且控尿功能恢复后再进行辅助放疗。有研究表明，切缘阳性或包膜外肿瘤侵犯而精囊或淋巴结无侵犯的前列腺癌患者最有可能从辅助放疗中获益。

3. 前列腺癌的近距离放射疗法

近距离照射治疗（Brachytherapy）是将放射源（粒子或探针）密封后直接放入人体的天然腔内或植入需要治疗的组织内进行照射。以将高剂量射线传递给肿瘤而尽可能减少对膀胱和直肠的损伤。近距离放疗相对容易施行，因此在治疗临床局限性前列腺癌方面得到普遍应用。主要包括腔道内照射、组织间照射等。前列腺癌近距离照射治疗包括短暂插植治疗和永久粒子植入治疗。后者也即放射性粒子的组织间植入治疗，目前国内较为常用，其方法是通过三维治疗计划系统的准确定位，将放射性粒子植入前列腺内，利用其放射半径短的特点提高前列腺的局部聚焦剂量，而减少直肠和膀胱的放射剂量，从而在杀灭肿瘤细胞的同时，把对周围正常组织、器官的损伤降到最小。

（1）前列腺癌近距离放射治疗的适应证

前列腺癌近距离放射治疗的适应证推荐参考美国近距离照射治疗协会（American Brachytherapy Society，ABS）标准。

1）同时符合以下3个条件为单纯近距离照射治疗的适应证：①临床分期为T1～T2a期，M_0N_0；②Gleason评分为2～6分；③血PSA＜10 ng/mL；④前列腺体积＜60 mL。

2）符合以下任一条件为近距离照射＋外放疗的适应证：①临床分期为T2b、T2c；②G1eason评分为8～10分；③血PSA＞20 ng/mL；④周围神经受侵犯；⑤多点活检病理结果阳性或双侧活检病理结果阳性；⑥MRI检查明确有前列腺包膜外侵犯；⑦前列腺基底部肿瘤。

3）Gleason评分为7或血PSA为10～20 ng/mL的患者属于中危，需要根据患者年龄、手术意愿、身体条件等具体情况决定是否联合外放疗。

4）近距离放射治疗（或联合外放疗）联合雄激素阻断治疗的适应证：前列腺体积＞60 mL，可行放疗前新辅助内分泌治疗或放疗后的辅助内分泌治疗，目的是缩小前列腺体积，减少尿路刺激及排尿不畅等并发症，提高疗效。

（2）前列腺癌近距离放射治疗的禁忌证

1）绝对禁忌证：①预计生存期少于5年；②TURP术后缺损较大或预后不佳；③一般情况差；④有远处转移。

2）相对禁忌证：①腺体大于60 mL；②既往有TURP史；③前列腺中叶突出；④严重糖尿病；⑤多次盆腔放疗及手术史；⑥美国泌尿外科学会（AUA）评分较高者。

执行标准和方法：近距离放疗多在全麻下进行，有利于充分放松及制动。永久粒子植入治疗常用碘（^{125}I）和钯（^{103}Pd），半衰期分别为60天和17天。短暂插植治疗常用铱（^{192}Ir）和金（^{198}Au）。经直肠超声引导的近距离放疗是目前的标准途径。对单纯近距离照射治疗的患者，^{125}I的处方剂量为144 Gy，^{103}Pd为115～120 Gy；联合外放疗者，外放疗的剂量为40～50 Gy，而^{125}I和^{103}Pd的照射剂量分别调整为100～110 Gy和80～90 Gy。行永久性粒子植入治疗的患者在植入前应先制定治疗计划，称之为西雅图技术。通常先用经直肠超声（TRUS）确定前列腺体积，从前列腺尖到前列腺底部每隔5 mm取一横切面，再根据TRUS所描绘的前列腺轮廓和横断面来制定治疗计划，包括种植针的位置、粒子的数量和活度。根据三维治疗计划系统的设计给出预期的剂量分布。根据剂量分布图在超声定位下通过会阴部穿刺针放置粒子，处方剂量所覆盖的范围应包括前列腺及其周边3～8 mm，以防止部分患者有前列腺包膜外侵犯。对于前列腺体积大的前列腺癌患者（＞60 mL），将放射源植入整个前列腺是一个技术挑战，因为耻骨联合可能会影响粒子放入前列腺的前侧部位。因此在进行近距离放疗之前，经常先行雄

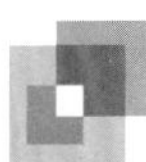

激素剥夺治疗3个月以缩小前列腺体积。

在进行前列腺癌粒子植入后应该进行剂量学评估，通常用CT进行评估。一般在植入后4周行剂量评估最合适。不建议较早评估，因为过早行CT检查可能会由于前列腺水肿和出血而显示前列腺体积增大，此时做出的剂量评估会低估前列腺所受剂量。评估发现有低剂量区，则应及时做粒子的补充再植；如果发现大范围的低剂量区，则可以考虑行外放疗。

近距离放射治疗后短时间血PSA会明显增高，原因为大量前列腺癌细胞被杀死后释放PSA，会出现一个短暂的高峰，此后PSA水平会逐渐下降至最低水平。一般认为，PSA连续2次升高或大于0.5 ng/mL，表明治疗失败或肿瘤复发。目前，有研究显示，近距离放射治疗对于低危前列腺癌的治疗效果较好，与根治性前列腺切除术疗效相当。

近距离放射治疗的并发症及防治：包括短期并发症和长期并发症。通常将1年内发生的并发症定义为短期并发症，而将1年以后发生的并发症定义为长期并发症。

短期并发症：经会阴穿刺可能会造成会阴血肿。尿频、尿急及尿痛等尿路刺激症状，夜尿增多、排尿困难甚至尿潴留等排尿不畅症状，与患者高龄、前列腺增生、术前排尿不畅及术后短时间内前列腺充血、水肿等有一定关系。近距离放疗后的尿路症状及尿路毒性比外放射治疗更常见，尤其是有前列腺增生的患者，尿潴留的发生率较高。为了避免这些问题，通常在治疗前进行α阻滞剂和激素治疗，必要时予以间歇性导尿。直肠炎、大便次数增多及里急后重等直肠刺激症状，与外放射治疗相比，近距离放疗的直肠炎和直肠损伤较少见，一般对症治疗后可缓解。

长期并发症以慢性尿潴留、尿道狭窄、尿失禁及勃起功能障碍为常见。慢性尿潴留可能与膀胱颈部受放射线损伤导致瘢痕化有关，必要时行TURP治疗；尿道狭窄有研究显示可能为放射线损伤尿道球部所致，可行定期尿道扩张，必要时冷刀内切开；尿失禁的发生率不高，但既往有TURP史的患者尿失禁的发生率明显增高，轻者行保守治疗，严重者可考虑行尿道悬吊手术治疗；性功能的发生和恢复速度及程度与年龄、治疗前性功能状态及放射剂量有关。当联合近距离放疗与外放射治疗时，阳痿的发生率较高。其他相关并发症包括放射源移动和直肠尿道瘘，一般不常见。

总之，前列腺癌近距离照射治疗是继根治性前列腺切除术及根治性外放疗外的又一种有望根治局限性前列腺癌的方法，手术创伤小、治疗效果肯定，并发症相对较少，患者依存性及耐受性较好，尤其适用于不能耐受根治性前列腺切除术的高龄及身体条件较差的前列腺癌患者。

（四）前列腺癌的局部治疗

前列腺癌的局部治疗，除根治性前列腺癌手术、放射线外照射及近距离照射治疗等方法外，还包括前列腺癌的冷冻治疗（Cryo～Surgical Ablation of the Prostate，CSAP）、高能聚焦超声（High-Intensity Focused Ultrasound，HIFU）和组织内肿瘤射频消融（Radiofrequency Interstitial Tumour Ablation，RITA）等治疗。同根治性前列腺切除术和根治性放射治疗相比较，这些局部治疗方式由于开展时间短，治疗效果尚不确切，需要临床进一步摸索及大样本数据的支持。

1. 冷冻治疗

冷冻切除是指通过冷冻作用而进行前列腺病变组织消融治疗的微创技术。一般使用氩气在中空的针管内循环以冷冻前列腺，使用氦气对尿道进行加温保暖。CSAP 被认为是治疗临床局限性前列腺癌可以考虑的选择。1972 年，Reuter 首先使用冷冻探针经会阴治疗前列腺癌，但缺乏准确定位，疗效较差；1996 年，Shinohara 等在超声定位下施行前列腺癌冷冻治疗，实现了精确定位，疗效明显提高，并降低了术后并发症。其潜在的优点是创伤小、没有暴露在射线下和外科手术的危险、直肠损伤率较低、可以进行重复治疗，如果对海绵体神经加温保暖即可能保留性功能。冷冻治疗最初的疗效较差，不能完全切除肿瘤，并发症的发生率也较高，包括尿潴留、尿失禁、尿道肠管瘘、狭窄、慢性直肠或会阴痛及几乎都有勃起功能丧失。但通过技术改进，并发症的发生率下降，肿瘤控制率得到提高，而手术本身也更容易耐受。

（1）CSAP 适应证

1）局限性前列腺癌：①预期寿命＜ 10 年的局限性前列腺癌患者，或由于其他原因不适合行外科手术治疗的前列腺癌患者。②血清 PSA ＜ 20 ng/mL。③ Gleason 评分＜ 7。④前列腺体积≤ 40 mL（以保证有效的冷冻范围）。如前列腺体积＞ 40 mL，先行新辅助内分泌治疗使腺体缩小。

2）姑息性局部治疗及挽救性局部治疗：CSAP 可用于已发生转移的前列腺癌患者的姑息性局部治疗，也可用于根治性前列腺放疗或手术后局部复发的挽救性治疗，以控制局部肿瘤的发展，缓解由其引起的临床症状。

局限性前列腺癌的冷冻治疗 7 年无生化复发存活率约为 60 %，挽救性冷冻治疗 2 年的无生化复发存活率为 28 % ～ 74 %。冷冻治疗后应该从 3 个月后开始复查血 PSA，因为 3 个月内由于前列腺癌细胞的大量坏死导致血 PSA 上升明显。连续 2 次监测血 PSA 升高或大于 0.5 ng/mL 提示治疗失败或肿瘤复发。

（2）CSAP 的并发症

早些年，行 CSAP 治疗后尿路症状及阳痿的发生率很高，勃起功能障碍的发生率可高达 80 %，冷冻技术的改进使其发生率有所下降，并使瘘形成的发生率降至 0.2 % 以下，有 5 % 的患者出现的下尿路梗阻可行前列腺电切来治疗。其他的并发症有组织腐肉形成及脱落、尿道狭窄、尿失禁、盆腔和直肠疼痛、尿道直肠瘘及尿道皮肤瘘、尿潴留等。

2. 组织间隙肿瘤射频消融

如果将前列腺组织加热至一个很高的温度，则会无选择性地破坏前列腺，但稍低的高温被认为可选择性地杀灭癌细胞。研究表明 RITA 诱导的高温可作为原发肿瘤的治疗方法，该方法是将针状电极直接刺入肿瘤部位，通过射频消融仪测控单元和计算机控制，将大功率射频能量通过消融电极传送到肿瘤组织内，利用肿瘤组织中的导电离子和极化分子按射频交变电流的方向作快速变化，使肿瘤组织本身产生摩擦热。当温度达到 60℃以上时，肿瘤组织产生不可逆的凝固性坏死，以达到治疗目的。可重复进行并可同时进行其他治疗是高温消融的优点。RITA 可联合放疗，也可作为放疗失败的补救治疗。这

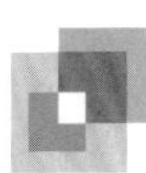

种治疗可以重复进行。为了减少对正常组织的损害，谨慎而持续的监测很重要。

RITA 适应证：预期寿命大于 10 年的局限性前列腺癌患者；临床分期在 T3 期或 T3 期以上，已无根治性前列腺切除手术指征或不能耐受放化疗不良反应的患者，射频消融可作为一种姑息性、补救性局部治疗措施。

禁忌证：骨扫描已出现转移的前列腺癌患者；严重的凝血功能异常或长期服用抗凝药物者；严重泌尿系感染者。

到目前为止，小样本的临床试验显示了 RITA 治疗前列腺癌的可行性和安全性，初步的结果显示对前列腺癌有治疗作用。RITA 的早期并发症有发热、血尿、局部血肿、尿路刺激征。远期并发症有尿失禁、直肠损伤、性功能障碍等。

3. 高能聚焦超声

经直肠高能聚焦超声治疗是将声能通过超声发生器发射高能超声波并将能量聚焦在前列腺病变组织区域，瞬间温度升高至 100 ℃，在数秒之内即可产生迅速的损伤，以达到肿瘤组织发生凝固性坏死的目的，从而切除病灶或整个腺体。适应证为年龄较大、预期寿命短的局限性前列腺癌患者。

治疗可在全麻或脊髓麻醉下进行，耗时 1 ～ 4 h，这取决于前列腺的体积（不应超过 40 mL）。直肠黏膜应冷却保护，并且为了降低术后发生尿潴留的风险，经常在手术开始时先进行局限性经尿道前列腺切除或膀胱颈切开。大多数患者需要留置数天导尿管或耻骨上膀胱造接管。治疗过程通常耐受良好。其范围边界清晰且可以预测，而周围组织完好无缺。坏死和空腔形成需要数天至数月。由于 HIFU 能量是非电离的，因此可重复进行治疗。

近年来有文献报道关于 HIFU 治疗局限性前列腺癌的疗效显示，低、中、高危组 HIFU 术后的 5 年生化无疾病生存率分别为 84 % ～ 91 %、64 % ～ 81 %、45 % ～ 62 %，联合新辅助治疗和不使用新辅助治疗的 7 年生化无疾病生存率分别为 73 %、53 %。

HIFU 的并发症：最常见的并发症是急性尿潴留，发生率约为 20%。Ⅰ级、Ⅱ级压力性尿失禁的发生率约为 12 %。其他潜在的并发症包括泌尿系感染、尿瘘、尿道狭窄、会阴疼痛、直肠穿孔和出血等。文献报道的勃起功能障碍发生率为 27 % ～ 61 %；ED 的发生率为 55 % ～ 70 %。术后下尿路梗阻可行前列腺电切或膀胱颈切开来进行治疗。

（五）前列腺癌的内分泌治疗

Huggins 和 Hodges 最早应用手术去势治疗前列腺癌患者，首次证实了雄激素去除对延缓前列腺癌的进展有效，奠定了前列腺癌内分泌治疗的基础。大量研究证实，内分泌治疗可以延长前列腺癌 T3 期进展到 T4 期的时间，并且可以延长部分晚期前列腺癌患者的存活期。因此，内分泌治疗已经成为前列腺癌辅助治疗的首选，尤其是进展期、转移性或晚期前列腺癌。但内分泌治疗属于姑息性治疗，只能减轻症状、延缓肿瘤进展，无法治愈或消退已经出现或转移的肿瘤。任何减少、去除雄激素和抑制雄激素活性、阻止其发挥作用的治疗均称为前列腺癌的内分泌治疗。机制主要包括以下方面：去除产生睾酮的器官；抑制垂体释放黄体生成激素进而减少睾酮的产生达到去除雄激素的目的；

抑制肾上腺来源雄激素的合成；应用抗雄激素药物竞争性阻断雄激素与前列腺细胞上雄激素受体的结合，在靶组织内抑制雄激素作用；抑制类固醇合成；抑制睾酮转化为双氢睾酮等。

目前临床内分泌治疗的方案包括：①单纯去势（手术或药物去势）（Castration）；②单一抗雄激素治疗（AAML）；③雄激素生物合成抑制剂；④最大限度雄激素阻断；⑤根治性治疗前新辅助内分泌治疗（NHT）；⑥间歇内分泌治疗（IHrr 或 IAD）；⑦根治性治疗后辅助内分泌治疗（AI–IT）。前列腺癌的进展相对缓慢，因此不建议长期应用内分泌治疗，因为长期的内分泌治疗会使患者生活质量下降、不良反应增加和治疗费用明显增加，而且容易诱导前列腺癌细胞从雄激素依赖到雄激素非依赖的转变，从而加速前列腺癌的进展和转移，使后续治疗十分困难。目前一般采用间断或联合内分泌治疗。

1. 内分泌治疗适应证

（1）局限早期前列腺癌或局部进展前列腺癌，无法行根治性前列腺切除术或放射治疗（去势或最大限度雄激素阻断、间歇内分泌治疗）。

（2）根治性前列腺切除术或根治性放疗前的新辅助内分泌治疗（去势或最大限度雄激素阻断）。

（3）配合放射治疗的辅助内分泌治疗（去势或最大限度雄激素阻断）。

（4）治愈性治疗后局部复发，无法再行局部治疗（去势或最大限度雄激素阻断、间歇内分泌治疗）。

（5）治愈性治疗后远处转移（去势或最大限度雄激素阻断、间歇内分泌治疗）。

（6）去势抵抗性前列腺癌的雄激素持续抑制（去势，雄激素生物合成抑制剂）。

（7）转移性前列腺癌，包括 N1 和 M1 期（去势、最大限度雄激素阻断）。

2. 内分泌治疗方法

（1）去势治疗

1）手术去势：手术去势国内较常用，方法是切除双侧睾丸，操作简单、起效快、费用低廉，能使睾酮迅速且持续下降至极低水平（去势水平）。缺点是不可逆性，对患者的心理影响较大，尤其是年轻患者，且有少数患者对内分泌治疗无效。且无法灵活调节方案，因此一般首先考虑药物去势。

2）药物去势：人工合成的黄体生成素释放激素类似物（LHRH–α）比天然 LHRH 的活性强 10 ～ 100 倍，进入体内会竞争性结合垂体前叶的 LHRH 受体，从而抑制 LH 的分泌，减少或阻断睾丸合成和分泌睾酮，是目前雄激素剥夺治疗的主要方法。在首次注射 LHRH–α 后，会产生一过性垂体 – 性腺系统兴奋，ACTH 和肾上腺分泌雄激素增加，使血清睾酮水平迅速增加，1 周时达到最高点，然后逐渐下降，可导致前列腺癌患者疼痛等临床表现明显加剧。所以应在使用 LHRH–α 前使用 2 周的抗雄激素药物，以对抗睾酮一过性升高所导致的病情加剧（flare–up）。在使用 LHRH–α 后一般至 3 ～ 4 周时可达到去势水平，有极少数对激素治疗不敏感患者的睾酮不能达到去势水平。对于有膀胱颈部梗阻及脊柱转移者，不建议使用药物去势，可选择手术去势。

药物去势与手术去势相比，在前列腺癌总生存率、症状缓解率等方面无明显差异，

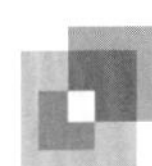

但具有可逆性及心理创伤小等优点，缺点是费用较高，且达到去势水平的时间较慢。

3）雌激素：雌激素主要通过下丘脑－垂体－性腺轴的负反馈调节作用抑制垂体产生 LH，从而减少睾丸合成及分泌睾酮。雌激素还可通过抑制雄激素活性，直接抑制睾丸 Leydig 细胞功能，以及对前列腺细胞的直接毒性而发挥作用。但由于心血管方面的不良反应发生率较高，目前已经很少使用。但雌激素联合手术去势可以缓解前列腺癌骨转移后的骨痛。

4）对靶细胞的雄激素阻断：抗雄激素药物一方面通过与内源性雄激素竞争性结合靶细胞上的 AR，抑制双氢睾酮进入细胞核，阻断雄激素发挥生物效应；另一方面通过促进孕激素活性，抑制促性腺激素，降低内源性雄激素水平。抗雄激素药物的优点为一般不引起性功能障碍,因此推荐作为进展性前列腺癌的首选。主要包括类固醇类抗雄激素药、如孕激素，以及非类固醇类抗雄激素药、如氟他胺、比卡鲁胺、酮康唑等。

（2）单一抗雄激素治疗

1）目的：单一应用较高剂量的雄激素受体拮抗剂，抑制雄激素对前列腺癌的刺激作用及雄激素依赖前列腺癌的生长，而且几乎不影响患者血清睾酮和黄体生成素的水平。

2）适应证：适用于治疗局部晚期，无远处转移前列腺癌，即 $T_{3\sim4}N_xM_0$。

3）方法：推荐应用非类固醇类抗雄激素类药物，如比卡鲁安 150 mg Qd。

4）结果：与药物或手术去势相比，总生存期无显著差异；服药期间，患者性能力和体能均明显提高，心血管和骨质疏松发生率降低。

3. 雄激素生物合成抑制剂

雄激素生物合成抑制剂治疗前列腺癌接受去势治疗后，体内仍存在低水平雄激素，前列腺也可产生雄激素，醋酸阿比特龙通过抑制雄激素合成途径的关键酶 CYP17，从而抑制睾丸、肾上腺和前列腺癌细胞的雄激素合成。目前用于无症状或轻微症状的 mCRPC 患者，或不适合化疗的症状性 mCRPC 患者的一线治疗，以及化疗后有病情进展的 mCRPC 患者的一线治疗。

国际 COU–AA–301 注册研究证明，对于多西他赛化疗后病情进展的 mCRPC 患者，醋酸阿比特龙联合泼尼松组中位生存期为 15.8 个月，相比对照组生存期延长了 4.6 个月，降低死亡风险 26 %。国际 COA–AA–302 注册研究证明对于无症状或轻度症状的 mCRPC 患者，醋酸阿比特龙联合泼尼松组中位生存期为 35.3 个月（迄今为止所报道的最长 CRPC 患者生存期），相比对照组生存期延长了 5.2 个月，降低死亡风险 21 %。

4. 最大限度雄激素阻断（Maxirnal Androgen Blockade，MAB）

前列腺癌患者在行药物去势或手术去势后，血清中的 90 % 睾酮受到抑制，但仍有 10 % 的睾酮来自肾上腺，无法清除，MAB 的目的是同时去除或阻断睾丸来源和肾上腺来源的雄激素，从而达到更好的前列腺癌治疗效果。目前主要用于根治性前列腺切除术前的新辅助内分泌治疗。常用的方法为药物或手术去势加抗雄激素药物，如氟他胺。大量的研究证实：合用非类固醇类抗雄激素药物的 MAB 与单纯去势相比可延长总生存期 3 ～ 6 个月，平均 5 年生存率提高 2.9 %，对于局限性前列腺癌，应用 MAB 治疗时间越长，PSA 复发率越低。而合用比卡鲁胺的 MAB 治疗相对于单独去势可使死亡风险降低

20%，并可相应延长无进展生存期。但MBA可能促使前列腺癌细胞从雄激素依赖向雄激素非依赖转变，后续治疗困难，预后更差，因此，建议行间歇性MBA疗法。

5. 根治术前新辅助内分泌治疗（Neoadjuvant Hormornal Therapy，NHT）

由于临床前列腺癌诊断水平的局限，术前诊断局限性前列腺癌的患者中，有一大部分临床分期过低，导致实际治愈率明显降低。因此，对于诊断为T2c、T3a期的前列腺癌患者，或术前预测手术难以彻底切除肿瘤组织，在根治性前列腺切除术前，对前列腺癌患者进行一定时间的内分泌治疗，以期缩小肿瘤体积、降低临床分期、减少切缘阳性率。由于新辅助内分泌治疗不能消退已经发生的淋巴结转移及精囊浸润。因此，该方法更加适用于T2期患者，其次是T3a期。

方法采用LHRH-α联合抗雄激素药物的MAB方法，也可单用LHRH-α、抗雄激素药物或雌二醇氮芥，但MAB方法疗效更为可靠。新辅助治疗时间为3～9个月，一般为6个月。

新辅助治疗可以降低肿瘤临床分期，降低手术切缘阳性率和淋巴结浸润率，降低局部复发率，长于3个月的治疗可以延长无PSA复发的存活期，但也存在一些不足，如激素治疗的不良反应、费用较高、患者生理及心理方面的抵抗、治疗后前列腺周围纤维化加大进一步手术难度、因新辅助治疗推迟手术时间带来的风险，以及该治疗对总存活期无明显改善。

6. 间歇内分泌治疗（Intermittent Hormonal Therapy，IHT）

是指前列腺癌患者在接受一阶段的内分泌治疗后，监测PSA水平降到正常或低值时，停用内分泌治疗，当出现临床症状或PSA水平升高到一定程度时再次行内分泌治疗，从而延长肿瘤进展到激素非依赖期的时间。可以延缓部分患者无肿瘤进展及总生存期，提高生活质量，减少不良反应及治疗费用。IHT的临床研究表明，在治疗间歇期，患者生活质量明显提高，如性欲恢复等。

IHT适应证：局限前列腺癌，无法行根治性手术或放疗或根治性切除不完全；局部晚期患者（T3～T4期）；转移前列腺癌；根治术后病理切缘阳性；根治术或局部放疗后复发或生化复发者；对内分泌治疗敏感的，内分泌治疗一定时间后PSA降低能达停药标准者。

IHT多采用MAB方法，也可用药物去势（LHRH-α）。国内推荐停药标准为PSA≤0.2 ng/mL后，持续3～6个月。间歇治疗后重新开始治疗的标准：报道不一，仍未能达成统一标准。不同文献报道的重新开始治疗的标准如下：PSA＞4 ng/mL后；PSA升至10～20 ng/mL时；PSA＞20 ng/mL；PSA升至治疗前水平的1/2；目前国内推荐当PSA＞4 ng/mL后开始新一轮治疗。IHT的治疗一般诱导期和再次治疗期应至少持续6～9个月；必须严密随访，每3～6个月检测PSA；间歇期应该密切注意肿瘤是否会发生快速进展。

7. 前列腺癌的辅助内分泌治疗（Adjuvant Hormonal Therapy，AHT）

AHT是指根治性前列腺切除术后或根治性放疗后，考虑到手术未能彻底切除肿瘤组织或手术切缘阳性或术中发现已有远处转移，辅以内分泌治疗，以提高手术或根治性放

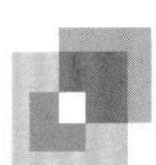

疗的成功率，提高长期存活率。

1）适应证：①根治术后病理切缘阳性；②术后病理淋巴结阳性（pN+）；③术后病理证实为 T3 期（pT3）或≤ T2 期且伴高危因素（Gleason ＞ 7，PSA ＞ 20 ng/mL）；④局限性前列腺癌若伴有以下高危因素（Gleason ＞ 7，PSA ＞ 20 ng/mL），在根治性放疗后；⑤局部晚期的前列腺癌放疗后。

2）方式：①最大限度雄激素阻断；②药物去势；③手术去势；④抗雄激素治疗（Anti−Androgens）：包括甾体类和非甾体类。

3）治疗时机：目前主张对于有指征的患者术后或放疗后早期开始该治疗。根据国外已有的临床研究显示，前列腺癌辅助内分泌治疗的时间最少应为 18 个月。

8. 前列腺癌内分泌治疗的不良反应及应对措施

胃肠道反应：一般症状随时间延长或药物减量后可以消退，严重者停药后好转。非类固醇类抗雄激素药物的肝脏毒性较强，一般出现在治疗早期，因此，治疗后每月常规复查肝功能。有明确肝功能不全患者不适宜行抗雄激素药物治疗。

血管舒缩症状：典型表现为颜面部潮热，逐渐扩散至全身，伴随出汗，每次发作数分钟，一天可发作数次。使用 LHRH−α 时发生率较高，原因为雄激素缺乏导致下丘脑负反馈作用，产生较多儿茶酚胺，刺激下丘脑体温调节中枢产生发热的感觉。可使用孕激素、雌激素、抗抑郁药及维生素 E 等对症治疗。

男性女乳化：雌激素治疗时发生率很高，主要是体内雌二醇增加有关，可使用雌激素受体拮抗剂治疗乳房增大及乳痛。

体重增加及脂肪蓄积：可能与使用雌激素导致水钠潴留及脂肪蓄积有关，同时可能与疾病伴有乏力导致长期活动减少、食欲改变及血清睾酮水平下降有关。

贫血：与血清雄激素缺乏导致促红细胞生成素合成降低有关，一般为正细胞正色素性贫血。也可能与肿瘤消耗状态、营养差、放化疗引起骨髓抑制等有关。一般皮下注射促红细胞生成素后可纠正。

骨质疏松：雄激素减少及使用雌激素是造成骨质疏松的主要原因。使用膦酸盐类可减少骨痛及降低骨转移率。

性功能障碍：抑制雄激素导致雄激素水平低下可导致患者性欲下降及勃起功能障碍，必要时使用抗磷酸二酯酶类药物改善性生活。

（六）前列腺癌的化疗

前列腺癌一般对化疗不敏感，所以临床上早期或进展期前列腺癌很少使用化疗。但临床晚期前列腺癌或转移性前列腺癌在经过一阶段内分泌治疗后，一部分前列腺癌细胞会逐渐对雄激素产生非依赖，从而转变为去势抵抗型前列腺癌（Castration Resistant Prostate Cancer，CRPC）。一方面，CRPC 时前列腺癌细胞的增殖速率明显增加，细胞增生活跃，可能对化疗药物的敏感性增加；另一方面，CRPC 时手术、放疗、内分泌治疗等其他治疗已无适应证或疗效有限，化疗作为一种姑息性治疗就成为去势抵抗前列腺癌的重要治疗手段。但化疗只是 CRPC 患者综合治疗的一个重要组成部分，还应包括继续应用内分泌治疗、生物免疫治疗、放疗等全身性治疗。虽然作为姑息治疗，化疗还是可以延长部分 CRPC 患者的生存时间，控制疼痛，减轻痛苦，改善生活质量。

大多数转移性前列腺患者只有骨转移和（或）PSA 升高，对这类患者 PSA 反应率是广为认可的临床疗效评价指标。PSA 有效值 PSA 下降≥ 50 %，维持 4 周以上，且无临床和影像学进展的证据。PSA 进展值 PSA 升高超过 25 %，且绝对值≥ 5 ng/mL。骨痛是晚期前列腺癌患者最常见和严重影响生活质量的症状。因此，骨痛缓解率是另一重要的临床疗效观察指标。

常用化疗药物包括米托蒽醌、紫杉醇类、雌二醇氮芥、阿霉素、表柔比星、环磷酰胺、去甲长春地辛、顺铂和氟尿嘧啶等。前列腺癌的化疗一般采取联合方案，既可提高疗效，又可减少不良反应。化疗期间可加用粒细胞集落刺激因子、促红细胞生成素及糖皮质激素等可明显减少化疗引起的胃肠道及骨髓抑制等不良反应，提高患者对于化疗的耐受程度，提高生活质量。

米托蒽醌是一种人工合成的蒽环类 DNA 嵌入剂，属于抗肿瘤抗生素，其主要作用机理为嵌入肿瘤细胞 DNA，抑制肿瘤细胞核酸合成，造成肿瘤细胞凋亡。该药为细胞周期非特异性，对处于细胞增殖各期的肿瘤细胞都具有杀伤作用。对有症状的激素抵抗型前列腺癌或晚期前列腺癌都具有适应证。研究资料显示，米托蒽醌可显著缓解骨痛，但对总生存期无明显延长，与糖皮质激素联用时疗效更佳。

紫杉醇或多西紫杉醇是一种植物生物碱类抗肿瘤药物，通过作用于细胞周期的 G 期和 M 期，进而抑制细胞有丝分裂而达到特异性抗肿瘤作用。多西紫杉醇的生物活性明显高于紫杉醇，因此其抗肿瘤效能更高。有临床研究证实，多西紫杉醇对激素抵抗前列腺癌的疗效优于传统的米托蒽醌。因此，目前推荐以多西紫杉醇为基础的化疗方案是治疗 CRPC 的最理想方法，能明显延长患者存活时间和改善患者生活质量。

雌二醇氮芥是一种以雌二醇 17 磷酸酯为载体的氮芥类化合物，具有烷化剂和雌激素的双重作用，其主要代谢产物雌二醇和雌酮氮芥对前列腺癌细胞有特殊亲和力，既能通过下丘脑抑制促黄体生成素的释放，降低睾酮的分泌，又有直接细胞毒作用。常与紫杉醇类、米托蒽醌或长春新碱类合用组成联合方案，治疗晚期前列腺癌或去势抵抗型前列腺癌。主要不良反应为恶心、呕吐等胃肠道反应、骨髓抑制、血栓形成、男性女性化、性欲减退、肝功能损害，一般停药后症状或体征可消退或缓解。

（七）前列腺癌复发的治疗

前列腺癌复发主要指行根治性前列腺切除术后或根治性放射治疗后肿瘤发生局部复发或远处转移，需进一步治疗。

1. 根治性前列腺切除术后前列腺癌复发

根治术后生化复发：国内目前根据行根治术后出现连续 2 次血清 PSA 水平≥ 0.2 ng/mL 提示前列腺癌生化复发。国外公认的标准为在行根治术后 8 周或更久 PSA 水平超过 0.4 ng/mL 并持续升高认为存在肿瘤进展。PSA 生化复发可以比临床复发提前 6 ~ 8 年出现。

根治术后临床复发的评估方法：根治术后局部复发的可能性在以下几种情况时大于80%：术后3年内才发生PSA上升；PSADT ≥ 11个月；Gleason评分≤ 6；病理分期≤ pT3a。根治性前列腺切除术后广泛转移的可能性在以下几种情况时大于80%：术后1年内发生PSA上升；PSADT在4～6个月；Gleason在8～10分；病理分期≥ T3b。

直肠指诊如发现前列腺固定、质硬肿块时高度怀疑前列腺癌局部复发。前列腺穿刺活检的意义不大，穿刺成功率低，除非局部有明显的复发肿块，活检阴性也不能排除前列腺癌局部复发。只有当PSA ＞ 30～40 ng/mL、PSA倍增时间小于6个月或PSA速率大于2y /（ng·mL）时，全身MRI或骨扫描检查才有临床价值。如果患者出现骨痛时，可以不考虑PSA水平，直接进行骨扫描检查或MRI。

根治术后复发的治疗：如果肿瘤复发局限于前列腺窝内，则挽救性放疗是有效的。如果患者高龄或有较严重的全身性疾病，或发生症状性前列腺癌的危险性不大，则没有必要接受挽救性放疗。如果肿瘤已发生远处转移，则主要采用内分泌治疗。常用方法为间歇性最大限度全雄激素阻断疗法，开始得越早效果越好。

2. 放射治疗后前列腺癌复发

放疗后生化复发是指开始放疗的2年以后连续3次PSA升高，每次检测应间隔3个月，复发确切时间是PSA最低值与第一次升高时间之间的中点。临床复发一般在PSA复发后6～18个月出现。

放疗后PSA最低值是生化治愈标志，一般认为在3～5年内PSA ＜ 1 ng/mL的患者预后较好。如果PSA没有降至正常范围则说明肿瘤复发或残留，很可能在放疗时已经有隐匿的微转移灶；如果PSA降至最低值后继而上升意味着有局部复发可能；当PSA不断上升则高度提示转移癌的风险。

放疗后复发的诊断：DRE区分肿瘤结节和腺体放疗后发生的纤维化改变非常困难，因此不推荐DRE检查放疗后怀疑复发患者。放疗后活检难以评价局部治疗成功与否，宜在整个疗程结束后的12～18个月进行，如果放疗后18个月前有进展性PSA升高则应该马上活检。建议PSA ＞ 20 ng/mL，或PSA ＞ 10 ng/mL以及Gleason评分8～10的放疗失败患者行骨扫描、CT或MRI。

放疗后复发的治疗：等待观察适合于根治性放疗后PSA复发早期且低危险性、PSA上升缓慢。挽救性手术适应于预期寿命≥ 10年、复发时临床分期≤ T2期、活检Gleason评分＜ 7分、挽救术前PSA ＜ 10 ng/mL的患者。对于外照射后的局部复发、低风险的患者，可选用近距离放疗，特别是年长（＞ 65岁）和有手术禁忌证的患者。对放疗后局部复发、初始临床分期小于T2期或放疗前PSA ＜ 10 ng/mL的患者，比较适合行冷冻治疗。对于放疗后临床局部复发不愿或不能手术者、生化复发者和有远处转移者，均适合内分泌治疗。

（八）去势抵抗性前列腺癌的治疗

1. 去势抵抗性前列腺癌的定义

去势抵抗性前列腺癌是指经过初次持续雄激素剥夺治疗（ADT）后疾病依然进展的前

列腺癌。应同时具备以下条件：①血清睾酮达去势水平（< 50 ng/dL 或< 1.7 nmol/L）。②间隔 1 周，连续 3 次 PSA 上升，较最低值升高 50 % 以上。

2. CRPC 的治疗

对于去势抵抗性前列腺癌，雄激素受体仍有活性，因此必须继续雄激素抑制治疗。采用药物去势的患者若血清睾酮未达去势水平，则应行手术去势或雌激素治疗，使睾酮达去势水平。醋酸阿比特龙可阻断包括睾丸、肾上腺和前列腺癌细胞来源的雄激素生物合成，从而最大程度的降低体内乃至肿瘤细胞内的雄激素水平。可以对一些患者有选择性给予醋酸阿比特龙联合糖皮质激素、MDV3100、酮康唑联合糖皮质激素或放射性核素治疗。化疗并不是前列腺癌的常规治疗，但对于 CRPC 患者，化疗是综合治疗的一个重要组成部分。目前，多数学者推荐多西他赛是去势抵抗性前列腺癌的标准治疗方案。该方案能延长患者无进展生存时间、总生存时间，并能缓解患者疼痛及提高生活质量。

（九）前列腺癌骨转移的诊断和治疗

1. 前列腺癌骨转移的诊断

最常见的临床表现是疼痛，通常局限、间断发作，进行性加重数周以至数月，进展为剧烈疼痛，夜间疼痛较重。少数患者以病理性骨折为首发症状，多发生于下肢，病理骨折所致的功能障碍和长期卧床可引起其他严重并发症。脊柱部位的骨转移常压迫脊髓、神经根或马尾，引起神经系统的症状，椎体的破坏还会导致脊柱不稳定。

体格检查可以初步鉴别骨与关节疼痛的其他疾病。转移灶常有明显的压痛，叩击痛，并引起肢体活动障碍，或脊柱稳定性降低，较难与原发骨肿瘤鉴别，但转移部位软组织肿块较少见，且皮肤表面没有静脉怒张等表现。

X 线和 CT 检查一般表现为多发类圆形或片状的“棉絮”样高密度影，部分融合成片，以致累及大部分骨或整个骨，混合型病灶表现为高密度区内夹杂多个类圆形低密度区，边界毛糙不清。MRI 有助于确定骨转移癌的累及范围，并用于评估可疑的骨转移灶，帮助诊断骨扫描和 X 线均无阳性发现，但有持续症状的患者。

骨扫描是目前临床应用最广泛的发现骨转移灶的检查方法，是发现早期骨转移的最佳影像学检查，能较早探测到病灶。骨扫描也是发现脊柱转移灶的最敏感的辅助方法。骨扫描因其高敏感性，已成为目前最常用的确认或排除恶性肿瘤骨转移的影像学检查手段，除 PSA 水平很低，且没有转移症状的患者外，建议常规行骨扫描检查。PET-CT 也可用于前列腺癌骨转移灶的检测，但有可能出现假阴性的结果，因此需要结合骨扫描显像结果，以免误诊。

实验室检查常提示恶性肿瘤的征象，如贫血，血沉升高等。前列腺癌骨转移患者较有特征性的化验检查是 PSA 升高，另外，碱性磷酸酶和血钙通常也会升高。

当患者前列腺癌病史明确，而骨破坏灶为单发，诊断不明确时，可行活检以确定诊断。无前列腺癌病史而存在骨转移癌可能的患者也应行活检。病理诊断是诊断骨转移癌的金标准。

2. 前列腺癌骨转移的治疗

前列腺癌骨转移可分为四类。Ⅰ类：经评估后认为原发前列腺癌预后较好，单发骨转移，发现原发灶至出现骨转移灶之间的时间超过3年；Ⅱ类：主要长骨发生病理性骨折；Ⅲ类：主要长骨或髋臼周围有即将发生病理骨折的影像和（或）临床征象；Ⅳ类：多处成骨性转移灶，非负重骨（如腓骨、肋骨、胸骨、锁骨等）上的溶骨性或混合性转移灶，主要长骨上的溶骨性病变而暂无骨折风险者，位于髂骨翼、骨盆前部或肩胛骨的病灶（不包括Ⅰ类中的患者）。

对于前列腺癌骨转移的治疗，目的主要是缓解疼痛，预防和降低骨相关事件的发生，提高生活质量，提高生存率。其中骨相关事件（SREs）主要包括病理性骨折，脊髓压迫，为了缓解疼痛、预防或治疗病理性骨折或脊髓压迫而进行的放疗，骨科手术，改变抗癌方案以治疗骨痛，高钙血症。对于前列腺癌骨转移的治疗强调多学科协作、综合性治疗，治疗方法主要包括针对原前列腺癌的系统内科治疗（又分为内分泌治疗、化疗、分子靶向和免疫治疗）、双磷酸盐类药物治疗、放疗、外科治疗、疼痛治疗。

所有的Ⅰ、Ⅱ、Ⅲ类患者都应进行手术治疗。术后再转回肿瘤内科医师和（或）放疗科医师处接受适当的辅助治疗。第Ⅳ类患者应采用保守的治疗方法，多学科协作，采用内分泌治疗、化疗、双磷酸盐治疗、靶向和免疫治疗、放疗及癌痛治疗。随访时应仔细评价对治疗的反应及对疼痛的控制。保守治疗结束后疼痛仍持续达2个月或影像学显示病变继续进展者，应再次评估手术适应证。

参考文献

[1] 吴阶平，那彦群，郭振华．实用泌尿外科学[M]．北京：人民卫生出版社，2009．

[2] 那彦群，叶章群，孙颖浩．2014版中国泌尿外科疾病诊断治疗指南[M]．北京：人民卫生出版社，2014．

[3] 吴阶平，顾方六。吴阶平泌尿外科学[M]．济南：山东科学技术出版社，2004．

[4] Wein A J, Kavoussi L R, Novick A C．坎贝尔－沃尔什泌尿外科学[M]．3版．郭应禄，周立群，译．北京：北京大学医学出版社，2009．

[5] Joseph A S，Stuart S H，Glenn M P．辛曼泌尿外科手术图解[M]．3版．马潞林，译．北京：北京大学医学出版社，2013．

[6] Ganz P A，Barry J M，Burke W，et al．National Institutes of Health State-of-the-Science Conference：Role of Active Surveillance in the Management of Men With Localized Prostate Cancer[J]．Ann Intern Med，2012，156（8）：591-595．

[7] Mortier P，Bastide C，Lechevallier E，et al．Oncological results of active surveillance in prostate cancer：A retrospective multicentric cohort[J]．Prog Urol，2017，27（1）38-45．

[8] Schröder F H，Hugosson J，Roobol M J，et al．Screening and prostate-cancer mortality in a randomized European study[J]．N Engl J Med，2009，360（13）：1320-1328．

[9] van den Bergh R C，Albertsen P C，Bangma C H，et al．Timing of Curative Treatment

for Prostate Cancer：A Systematic Review[J].Eur Urol，2013，64（2）：204–215.

[10] Eifler J B，Alvarez J，Koyama T，et al. More judicious use of expectant management for localized. prostate cancer during the last 2 decades[J]. J Urol，2017，197（3 Pt 1）：614–620.

[11] Klotz L. Active Surveillance for Prostate Cancer：Overview and Update[J]. Curr Treat Options Oncol，2013，14（1）：97–108.

[12] Penson D F. Re：Treatment Preferences for Active Surveillance versus Active Treatment among Men with Low–Risk–Prostate Cancer[J]. J Urol，2017，197（1）：153–154.

[13] Xu J，Neale A V，Dailey R K，et al. Patient Perspective on Watchful Waiting/Active Surveillance for Localized Prostate Cancer[J]. J Am Board Fam Med，2012，25（6）：763–770.

[14] Heidenreich A，Bellmunt J，Bolla M，et al. EAU guidelines on prostate cancer. Part I：screening，diagnosis，and treatment of clinically localised disease[J]. Actas Urol Esp，2011，35（9）：501–514.

[15] Steuber T，Budäus L，Walz J，et al. Radical prostatectomy improves progression–free and cancer–specific survival in men with lymph node positive prostate cancer in the prostate–specific antigen era：a confirmatory study[J]. BJU Int，2011，107（11）：1755–1761.

[16] Miller E T，Chamie K，Kwan L，et al. Impact of treatment on progression to castration–resistance，metastases，and death in men with localized high–grade prostate cancer[J]. Cancer Med，2017，6（1）：163–172.

[17] Tavukçu H H，Aytac O，Atug F. Nerve–sparing techniques and results in robot–assisted radica. lprostatectomy[J]. Investig Clin Urol，2016，57（Suppl 2）：S172–S184.

[18] Di Pierro G B，Grande P，Mordasini L，et al. Robot–assisted radical prostatectomy in the setting of previous abdominal surgery：perioperative results，oncological and functional outcomes，and complications in a single surgeon’ s series[J]. Int J Surg，2016，36（Pt A）：170–176.

[19] Moghanaki D，Turkbey B，Vapiwala N，et al. Advances in Prostate Cancer Magnetic Resonance Imaging and Positron Emission Tomography–Computed Tomography for Staging and Radiotherapy Treatment Planning[J]. Semin Radiat Oncol，2017，27（1）：21–33.

[20] Liauw S L，Sylvester J E，Morris C G，et al. Second malignancies after prostate brachytherapy：incidence of bladder and colorectal cancers in patients with 15 years of potential follow–up[J]. Int J Radiat Oncol Bio Phys，2006，66（3）：669–673.

[21] Makino T，Miwa S，Koshida K. Impact of Gleason Pattern 5 on outcomes of patients with prostate cancer and iodine–125 prostate brachytherapy[J]. Prostate Int，2016，4（4）：152–155.

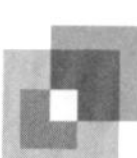

[22] Hall J D, Boyd J C, Lippert MC, et al. Why patients choose prostatectomy or brachytherapy for localized prostate cancer: results of a descriptive survey[J]. Urology, 2003, 61 (2) : 402–407.

[23] She W H, Cheung T T, Jenkins C R, et al. Clinical applications of high-intensity focused ultrasound[J]. Hong Kong Med J, 2016, 22 (4) : 382–392.

[24] Uchida T, Shoji S, Nakano M, et al. Transrectal high-intensity focused ultrasound for the treatment of localized prostate cancer: eight-year experience[J]. Int J Urol, 2009, 16 (11) : 881–886.

[25] Chapelon J Y, Rouvière O, Crouzet S, et al. Prostate Focused Ultrasound Therapy[J]. Adv Exp Med Biol, 2016, 880: 21–41.

[26] Chaussy C G, Thuroff S. Transrectal high-intensity focused ultrasound for local treatment of prostate cancer: current role [J]. Arch Esp Urol, 2011, 64 (6) : 493–506.

[27] Govorov A V, Vasil' ev A O, Pushkar D J. Quality of Life in Patients Undergoing Prostate Cryoablation[J]. Urologiia, 2015, (3) : 43–48.

[28] Shariat S F, Raptidis G, Masatoschi M, et al. Pilot study of radiofrequency interstitial tumor ablation (RITA) for the treatment of radio-recurrent prostate cancer[J]. Prostate, 2005, 65 (3) : 260–267.

[29] Kumar S, Shelley M, Harrison C, et al. Neo-adjuvant and adjuvant hormone therapy for localised and locally advanced prostate cancer[J]. Cochrane Database Syst Rev, 2006, 18 (4) : CD006019.

[30] Sartor O, Lewis B. Beyond Just Androgen Deprivatio.Therapy: Novel Therapies Combined With Radiation[J]. Semin Radiat Oncol, 2017, 27 (1) : 87–93.

[31] Oh W K. The evolving role of estrogen therapy in prostate cancer[J]. Clin Prostate Cancer, 2002, 1 (2) : 81–89.

[32] Yamamoto Y, Kiba K, Yoshikawa M, et al. Evaluation of biochemical recurrence in patients with high-risk prostate cancer. treated with radical prostatectomy and radiotherapy plus androgen deprivation therapy[J]. Res Rep Urol, 2016, 8: 225–231.

[33] Graute V, Jansen N, Ubleis C, et al. Relationship between PSA kinetics and [18F] fluorocholine PET/CT detection rates of recurrence in patients with prostate cancer after total prostatectomy[J]. Eur J Nucl Med Mol Imaging, 2012, 39 (2) : 271–282.

[34] Rexer H, Graefen M. Phase II study with metastatic castration-resistant prostate cancer (mCRPC) patients[J]. Urologe A, 2017, 56 (11) : 1468–1470.

[35] Makarov D V, Humphreys E B, Mangold L A, et al. The natural history of men treated with deferred androgen deprivation therapy in whom metastatic prostate cancer developed following radical prostatectomy[J]. J Urol, 2008, 179 (1) : 156–161.

[36] Chade D C, Eastham J, Graefen M, et al. Cancer control and functional outcomes of salvage radical prostatectomy for radiation-recurrent prostate cancer: a systematic review

of the literature[J]. Eur Urol, 2012, 61 (5) : 961–971.

[37] Gomez–Veiga F, Mariño A, Alvarez L, et al. Brachytherapy for the treatment of recurrent prostate cancer after radiotherapy or radical prostatectomy[J]. BJU Int, 2012, 109 Suppl 1: 17–21.

[38] Alva A, Nordquist L, Daignault S, et al. Clinical Correlates of Benefit From Radium–223 Therapy in Metastatic Castration Resistant Prostate Cancer[J]. Prostate, 2017, 77 (5) : 479–488.

[39] Chi K N, Bjartell A, Dearnaley D, et al. Castration–resistant prostate cancer: from new pathophysiology to new treatment targets[J]. Eur Urol, 2009, 56 (4) : 594–605.

[40] Wilkerson J, Abdallah K, Hugh–Jones C, et al. Estimation of tumour regression and growth rates during treatment in patients with advanced prostate cancer: a retrospective analysis[J]. Lancet Oncol, 2017, 18 (1) : 143–154.

[41] De Bono J S, Logothetis C J, Molina A, et al. Abiraterone and increased survival in metastatic prostate cancer[J]. N Engl J Med, 2011, 364 (21) : 1995–2005.

[42] Rader M E, Danese M, Cong Z, et al. Cost–effectiveness of denosumab (Dmab) versus zoledronic acid (ZA) for prevention of skeletal–related events (SREs) in patients (pts) with castrate–resistant prostate cancer (CRPC) and bone metastases (BM)[J].J Clin Oncol, 2012, 30 (5-Suppl) :59.

[43] Kandori S, Yoshino T, Tsutsumi M, et al. Feasibility of classical secondary hormonal therapies prior to docetaxel therapy in Japanese patients with castration–resistant prostate cancer: multicenter retrospective study[J]. Prostate Int, 2016, 4 (4) : 140–144.

[44] Smith M R, Saad F, Coleman R, et al. Denosumab and bone–metastasis–free survival in men with castration–resistant prostate cancer: results of a phase 3, randomised, placebo–controlled trial[J]. Lancet, 2012, 379 (9810) : 39–46.

[45] Mohler J L, Armstrong A J, Bahnson R R, et al. Prostate cancer, Version 3.2012: featured updates to the NCCN guidelines[J]. J Natl Compr Canc Netw, 2012, 10 (9) : 1081–1087.

[46] Walsh P C. Re: Denosumab and bone–metastasis–free survival in men with castration–resistant prostate cancer: results of a phase 3, randomised, placebo–controlled trial[J]. J Urol, 2012, 187 (6) : 2098.

（陈雅童）

第二十三章　前列腺术后尿失禁及其防治

前列腺切除尤其是为控制癌症而进行的切除，仍然是并发男性尿失禁的重要原因。由于对患者的选择和尿失禁的定义不同，不同研究报道的根治性前列腺切除术后尿失禁的发生率差别很大，前列腺癌根治术后控尿良好定义有：完全控制的不漏尿、有少量尿滴漏但不用尿垫及每天只用不超过 1 张尿垫，3 种不同定义之间缺少可比性。有文献报道前列腺癌根治术后尿失禁发生率为 0.3 % ～ 65.6 %。Thiel 等报道术后即刻尿失禁率为 35 %。Burkhard 等报道手术 1 年后控尿率达 94.2 %。Walsh 报道前列腺癌根治术后尿失禁发生率为 8 %，92 % 的患者可以完全控制排尿，严重尿失禁需要放置人工括约肌者为 0.3 %。一旦发生尿失禁，无论在生理还是心理方面都给患者造成极大的痛苦。

临床上更好地了解和应用前列腺尖部和会阴盆底的解剖，将有利于提高术后的控尿率。同时，为进一步提高控尿率，我们必须深入了解有关前列腺切除术后尿失禁的原因、危险因素和预防策略等。

（一）前列腺切除术后尿失禁的原因

有文献研究 573 例行 BPH 或前列腺癌手术后尿失禁的患者中，尿动力学研究确认 34 % 的患者为括约肌性尿失禁，26 % 为逼尿肌过度活动的急迫性尿失禁，33 % 为混合性尿失禁，剩余 7 % 可能为其他因素如低顺应性等引起的尿失禁。

1. 经尿道前列腺切除术（TURP）和开放性前列腺切除术

TURP 术后尿失禁的发生率比较低，小于 2 %（0 ～ 8 %），发生率的变异与尿失禁的定义及评估方法有关。TURP 后患者控尿依赖于正常的膀胱充盈和完整的远端横纹括约肌机制。正常情况下，在腹压突然增加如咳嗽、大笑时，以及逼尿肌过度活动时，盆底肌肉会提供额外的闭合力量。Kahn 等报道，单纯括约肌性尿失禁约占 TURP 术后尿失禁患者的 25 %；剩余 60% ～ 75 % 的患者存在逼尿肌过度活动，或单独存在，或与括约肌性尿失禁并存。虽然 TURP 术后逼尿肌过度活动很常见，但为何术后逼尿肌过度活动在一些患者引起尿失禁，而在另一些患者并不引起尿失禁仍不清楚。

2. 前列腺癌根治性切除术

无论是耻骨后、还是经会阴入路，根治性前列腺切除术术后尿失禁较 TURP 术后更加常见，发生率变异较大（9% ～ 48 %），患者自我报告的发生率要高于医生报告的发生率。前列腺癌根治术后出现尿失禁的原因目前尚不十分明确。研究发现，括约肌功能不全，而非膀胱过度活动是引起根治性前列腺切除术后尿失禁的主要因素。男性后尿道与尿控的关系十分密切，其中从膀胱颈部至尿道膜部间的尿道称为控尿尿道，包括近端尿道（如膀胱颈、近端前列腺部尿道）、尿道支持结构（如肛提肌、尿道周围组织）、远端尿道括约肌及神经支配等。常规前列腺癌根治术的手术切除范围包括完整的前列腺、双侧精囊和双侧输精管壶腹段、膀胱颈部，这样虽达到了将肿瘤彻底切除、避免手术切缘阳性的目的，但膀胱颈部及部分前列腺尖部尿道被切除，会造成控尿结构损伤；且由于肿瘤浸润、粘连、术中出血、解剖不清及大块结扎或缝扎等，术中也可能损伤远端括约肌、盆底肌肉、韧带和筋膜等，从而导致术后尿失禁的发生。

（二）前列腺切除术后尿失禁的危险因素

1. 神经系统疾病

具有神经系统疾病相关的逼尿肌反射亢进的患者，在各种类型的前列腺切除术后，尿失禁的危险性大为增高。这些疾病包括脑血管疾病、多发性硬化和帕金森病等。Staskin 等注意到括约肌随意控制力较差的帕金森患者，前列腺切除术后尿失禁的发生率比保持随意控制排尿的患者高得多。有研究进一步证实了此观点，并且指出许多严重衰弱的帕金森患者实际上是多系统萎缩。Chandiramani 等指出，这些患者不应该进行前列腺切除术，因为术后尿失禁是不可避免的。影响外括约肌功能的外周神经病变经常作为一个危险因素被提及，但难以找到高质量的研究报道。

2. 年龄

患者年龄的增加与根治性前列腺切除术后尿失禁的危险性增加相关。Steiner 等研究发现，50 岁患者尿失禁的发生率为 2%，而 80 岁患者尿失禁发生率为 14 %。Hautmann 等报道，老年患者重新获得控尿能力的过程比年轻患者要慢，原因可能与老年患者外括约肌功能减弱有关。Wallerstedt 等对 1529 例前列腺癌切除术后患者进行为期 1 年的随访，分析术前患者特点及肿瘤相关因素，结果发现年龄越大或术前存在尿漏症状患者在术后 1 年内更易出尿失禁。

3. 放疗

对前列腺放疗后再行根治性前列腺切除术很少进行，其与明显增高的尿失禁发生率相关。

4.TURP

虽然既往研究指出，进行的前列腺切除术与高尿失禁发生率相关；但最新的研究似乎表明，既往进行 TURP 并不影响根治性前列腺切除术后尿失禁的发生率。

5. 肥胖及缺乏运动

Wolin 等则认为肥胖和缺乏运动预示着术后更高的尿失禁发生率。

6. 尿道长度及前列腺体积

Mendoza 等通过磁共振成像了解术前骨盆结构，得出更长的尿道有利于前列腺癌根治术后尿控的恢复，并且认为前列腺越大对术后尿控有消极影响。

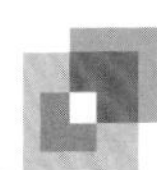

7. 术者经验

Eden 等对由同一名术者主刀进行的 1000 例腹腔镜前列腺癌根治术手术过程进行统计分析，结论是术者需要进行 150 ～ 200 例手术才能将手术并发症和尿控率稳定在一个较理想的水平。换言之，前列腺癌根治术后尿失禁的发生率与术者手术经验密切相关。

8. 手术方式

进行保留神经的根治性前列腺切除术的患者，比那些进行标准根治性前列腺切除术的患者，具有更大的维持控尿的能力。可以更好地保存外括约肌的功能，缩短术后达到控尿的时间。

（三）前列腺切除术后尿失禁的预防

根据病因前列腺术后尿失禁在一定程度上可以预防，目前临床意义较为肯定的预防措施是患者选择、改进手术方式及围手术期盆底训练。

1. 患者选择

逼尿肌过度活动是引起术后尿失禁的重要因素。对具有急迫性尿失禁症状的患者术前进行尿动力学检查，可以找出那些逼尿肌过度活动和膀胱顺应性差的患者。这些患者术后获得控尿的机会较小。严重帕金森病或多系统萎缩的患者并发尿失禁的危险性更高，如果可能的话应该尽量采用非手术方法处理。

2. 外科技术的改进

改进手术方式，主要包括保留尿控结构（如膀胱颈部、膜部尿道、外括约肌、尿控神经和耻骨前列腺韧带等）、狄氏筋膜重建及膀胱尿道缝合等，尽管不少文献报道这些方法均可明显缩短术后尿控恢复时间，提高尿控率，但也存在争议，而且尚未见某一方法可以完全避免术后尿失禁发生的报道。

（1）保护尿道膜部括约肌

尿道膜部括约肌由平滑肌和横纹肌组成，平滑肌在尿道膜部围绕尿道膜部纵向排列，而横纹肌起于阴茎根部会阴筋膜，呈“马蹄”形包绕前列腺尖部和膜部尿道。在离断前列腺静脉丛后，用小纱布分离球钝性分离，使半覆盖于前列腺尖部的横纹肌从前列腺尖部分离，最大可能地保留尿道膜部括约肌。有文献报道，为保护尿道悬吊机制不受影响，在前列腺癌根治术中不切断耻骨前列腺韧带，将前列腺静脉丛缝至耻骨骨膜上，可恢复尿道功能长度。Coakley 等及 Paparel 等认为术前及术后有较长的膜部尿道对于术后尿失禁的恢复有肯定作用。

（2）保留前列腺旁神经血管束

保留神经血管束是否可以提高尿控，不同作者有不同的看法，但持肯定看法的居多。男性外生殖器的神经支配来自骨盆神经丛，骨盆神经丛位于精囊的末端，在分离前列腺底部时应特别注意紧靠精囊处离断精囊，不做精囊广泛分离。在前列腺尖部的阴部和骨盆神经躯体及自主神经支从 5 点和 7 点处进入尿道外括约肌两侧。因此，在尿道与直肠之间分离时应避免损伤 5 点、7 点处的神经血管束，同时提倡尿道吻合在 8 点、10 点、2 点、4 点及 6 点处置缝线，避免在膀胱颈尿道 5 点和 7 点处的深层缝合，以免损伤这些结构。K ü bler 等比较保留神经血管束和不保留神经血管束两种方式，发现是否保留神经血管束是尿控恢复的预测指标，保留神经血管束可以提高患者术后尿控的恢复。Greco 等还认为保留两侧神经血管束对术后功能恢复，如尿控、性功能恢复等更优于保留单侧神经血管束。但 Pick 等却持相反观点，认为影响术后尿控的因素是患者术前临床特点，如年龄、体重指数等，而不是是否保留神经血管束。

（3）重建／保留膀胱颈

保留膀胱颈部术式的文献较多，且效果也较明显。Chlosta 等报道在 194 例局限性前列腺癌腹腔镜前列腺癌根治术中采用保留膀胱颈术式，要点包括识别膀胱颈与前列腺基底的解剖标志，切开膀胱壁表面的肌纤维，松动尿道后部及松解出精囊，保留血管神经束，以至可以有较长的膀胱颈部与尿道进行无张力端缝合，结果 3 个月、6 个月、12 个月的完全尿控率分别为 75 %、85 % 和 92 %，结论是进行保留膀胱颈术式在短期随访期内可提高患者的尿控水平。Stolzenvurg 等也得出同样的结论，且认为保留膀胱颈部不会增加手术切缘的阳性率。

此外，有不少文献对于保留耻骨前列腺韧带、狄氏筋膜重建及膀胱尿道缝合技巧的改进等持积极看法。

3. 围手术期盆底训练

前列腺术前就开始进行盆底肌功能锻炼（PFMT）的患者术后 3 个月时尿控率可达 59.3 %，而术后才开始锻炼的患者仅为 37.3 %。进一步的研究表明，在理疗师指导下进行规范的盆底肌功能锻炼效果要好于患者自己进行的锻炼，一些研究者指出，当 PFMT 配以电刺激、生物反馈或经皮电刺激时，控尿功能的获得会更加显著、更加快速。多数研究提示，这些治疗是成功的，但是在这些研究中许多缺乏对照组、样本量较小、没有包括尿失禁的客观测量、缺乏长期的随访等。且研究的非对照性质无法解释这类疗法在女性患者中高达 25 % 的安慰剂效应，也不能解释术后 12 个月时的自行改善，但因训练简单易行，应被推荐给所有进行前列腺手术的患者，围手术期进行规范的盆底肌功能锻炼对于术后控尿功能的恢复十分必要。

（四）前列腺切除术后尿失禁的治疗

1. 前列腺术后尿失禁的保守治疗

保守治疗主要有行为治疗、盆底肌锻炼、药物治疗等。

（1）行为治疗

包括减少刺激和液体摄入、定时排尿及膀胱训练。膀胱训练主要目的是训练患者逐渐延长排尿间隔，可至每 2 ～ 3 h 排尿 1 次，具体包括支持关怀，饮食、盆底肌康复、抑制逼尿肌收缩、控制括约肌、患者教育等方法，借以提高其对行为疗法整体观念的理解和患者的依从性；指导患者填写排尿日记，并参照排尿日记，调整排尿时间，但有报道称膀胱训练和定时排尿对男性患者无效。

（2）盆底肌锻炼

盆底肌训练是术后恢复盆底肌肉和膀胱功能最常用的方法，是前列腺癌根治术后尿

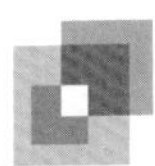

失禁的一线治疗方案，其在术前预防中也有作用。主要通过肛门会阴部收缩运动联合生物反馈或电刺激等来达到加强盆底肌肉的效果，其目的是正确地收缩盆底肌以增加其收缩强度和持久力，从而增强膀胱逼尿肌和尿道括约肌，以达到改善尿控的效果。

（3）药物治疗

目前文献报道较多的是一种5-羟色胺和去甲肾上腺素再摄取双重抑制剂度洛西汀。度洛西汀可以通过提高尿道括约肌的收缩力来减少压力性尿失禁的发生，该药物已于2004年在欧洲被批准用于治疗女性压力性尿失禁。Cornu等开展了一项前瞻、随机、对照、双盲的单中心试验，服药方案为患者每天口服80 mg度洛西汀或安慰剂，结果显示与安慰剂组相比，度洛西汀能够有效治疗前列腺癌根治术后轻中度尿失禁并改善患者术后生活质量。同样，Collado Serra等也得出相类似的结果。度洛西汀主要的不良反应是恶心，这是常常导致患者停药的重要原因。

前列腺切除术后逼尿肌过度活动可采用药物治疗。Theodorou等采用奥昔布宁治疗前列腺切除术后逼尿肌过度活动，发现8/13（61.3%）的患者或者治愈或者显著改善。Leach等在治疗BPO的前列腺切除术后，发现59%的尿失禁患者是由于“高压性膀胱功能障碍”，主要包括逼尿肌过度活动和（或）低顺应性所致。他们开始采用奥希布宁或者溴丙胺太林，若失败再加用丙咪嗪来治疗膀胱功能障碍。虽然他们报道尿垫评分改善，从2.69降到1.69，但没有获得单独一种药物有效性的结果。Liss等进行了索利那新治疗前列腺癌根治术后尿失禁的一期临床研究，共有50例患者纳入，在3个月时有21例(53.8%)患者恢复尿控，提示有一定的效果，但仍需大规模的前瞻性随机对照试验来证实。此外，α肾上腺素能受体激动剂如麻黄碱、苯丙醇胺和米多君也有应用，已在动物模型证实可以增加膀胱出口的阻力，但因有较大的不良反应，其应用受到限制。

2. 前列腺术后尿失禁的外科治疗

有些前列腺术后尿失禁患者尽管应用了上述保守治疗，但1年后症状却难以改善，这部分患者的比例可达10%，此时可建议进行手术治疗。

（1）外科治疗前的评估

在进行外科治疗前，必须施行下列检查：①基本检查：病史与体格检查（包括神经系统检查等）；尿液分析与培养、排尿日记、尿垫试验、肾功能化验；②特殊检查：膀胱镜检查、X线造影、全套尿动力学检查（或影像尿动力学检查）。

（2）前列腺术后尿失禁的外科治疗

人工尿道括约肌植入术（AUS）：AUS植入术的适应证是逼尿肌稳定、顺应性正常的括约肌缺损者，但逼尿肌不稳定者经药物或其他方法控制有效者也可适用。文献报道在根治性前列腺切除术后尿失禁中，一半以上患者最终接受了人工尿道括约肌植入术。多篇文献报道，术后平均随访3年，75%～87%患者保持干燥或1天仅需1块尿垫。袖套植于膀胱颈者的控尿率要高于植于球部尿道者，人工尿道括约肌植入术是前列腺术后重度尿失禁治疗的金标准。但其存在感染、侵蚀、机械故障导致的翻修率等不足，较高的价格也影响了广泛应用。

球部尿道吊带术：对女性压力性尿失禁的治疗效果较为明显，而男性前列腺癌根治术后尿失禁以其方法为基础得到了迅速发展，其主要方法有 Invance、AdVance、Pro-ACT 法等。以 Invance 法为例，它是使用聚丙烯悬带通过会阴切口置于球海绵体下，以钛螺钉固定于耻骨支下部。Madjar 等最先报道将 Invance 用于 16 例患者，尿控率为 88 %，且没有并发症发生。Invance 法最常见的并发症为感染、会阴部疼痛、螺钉移位等。

球部尿道吊带术的方法并不困难，但正确的患者选择是手术成功的关键。国外有学者建议该手术适用于中重度尿失禁患者，但笔者认为，最好用于轻中度患者。该术虽然目前尚不是治疗前列腺术后尿失禁的"金标准"，但其为男性尿失禁的有效治疗提供了另一种方法选择。临床医生在开展该术式的过程中应掌握适应证，注意长期密切随访，及时发现并处理并发症，提前考虑手术失败后的应对措施。

填充剂注射术：经尿道注射填充剂是通过在尿道黏膜下注射填充物，如胶原、聚四氟乙烯、硅树脂、自体脂肪等增加尿道壁容积，从而增加尿道阻力。有关填充剂注射术疗效的报道也是将 BPH 和前列腺癌术后尿失禁混在一起。最近一组关于尿道胶原注射治疗括约肌缺损的 322 例报道中，仅 14 例为 BPH 术后尿失禁者；文献报道使用不同填充剂经尿道内注射治疗根治性前列腺切除术后，尿失禁获得 10 % ～ 70 % 的不同改善率，并且经常需要重复注射。此方法的短期疗效尚可，但长期疗效不理想，因为胶原、自体脂肪、自体软骨细胞等容易移位；另外，这些组织也有引起自身免疫反应的风险。

干细胞治疗：开展较晚，手术复杂且耗时，最早报道见于 Mitterberger 等对 63 例患者注射自体成肌细胞和纤维原细胞，结果显示尿控率为 65 %，另外 27 % 的患者症状有改善。Sumino 等尝试用长时间冷冻保存的锥状肌试样作为横纹肌干细胞，其锥状肌试样于 5 例接受前列腺癌根治术后的患者，经解冻、培养，可分化为不同的肌管，并表达成骨细胞标志的碱性磷酸酶和形成脂质沉积，试验结果表明长时间冷冻保存的锥状肌试样可以作为新的干细胞材料治疗前列腺癌根治术后尿失禁。

（五）关于前列腺术后括约肌段的尿道狭窄问题

如果患者出现尿路感染、梗阻症状和残余尿等尿道狭窄问题应该得到积极处理。Mundy 曾报道将尿道成型与 AUS 植入术结合完成，但袖套侵蚀的发生率很高。也有报道将尿道狭窄段切开、植入金属支架后再安装 AUS 的报道。

综上所述，前列腺癌根治术后尿失禁的病因复杂，目前尚无一种方法可以完全预防或治疗术后尿失禁，保守治疗可作为早期轻度患者的辅助治疗方法，药物治疗适用于轻中度的患者，人工尿道括约肌植入术是前列腺术后重度尿失禁治疗的金标准，男性吊带术为男性尿失禁的有效治疗提供了另一种方法选择。临床医师应根据患者的具体情况选择个性化的治疗方案，以期达到最佳的治疗效果。

参考文献

[1] Hurtes X, Rouprêt M, Vaessen C, et al. Anterior suspension combined with posterior reconstruction during robot-assisted laparoscopic prostatectomy improves early return of

urinary continence: a prospective randomized multicentre trial[J]. BJU Int, 2012, 110: 875–883.

[2] Patel V R, Sivaraman A, Coelho R F, et al. Pentafecta: a new concept for reporting outcomes of robot–assisted laparo–scopic radical prostatectomy[J]. Eur Urol, 2011, 59 (5) : 702–707.

[3] Tan G, Srivastava A, Grover S, et al. Optimizing vesicourethral anastomosis healing after robot–assisted laparoscopic radical prostatectomy: lessons learned from three techniques in 1900 patients[J]. J Endourol, 2010, 24 (12) : 1975–1983.

[4] 孙颖浩．前列腺癌根治术后的几个主要问题[J]. 临床泌尿外科杂志，2005，20（2）：65–67.

[5] Thiel D D, Igel T C, Brisson T E, et al.Outcomes with an alternative anastomotic technique after radical retropubic prostatectomy: 10 years experience[J].Urology, 2006, 68 (1) : 132–135.

[6] Burkhard F C, Kessler T M, Fleischmann A, et al. Nerve sparing open radical retropubic prostatectomy–does it have an impact on urinary continence[J].J Urol, 2006, 176 (1) : 189–195.

[7] Walsh P C.Anatomical radical retropubic prostatectomy[M]. Walsh PC, Petik AB, Vaughan ED.Campbell' s urology. 8th ed.Philadelphia: WB Saunders, 2002: 3107–3130.

[8] 刘乃波，周晓峰，王建峰，等．盆底肌锻炼联合膀胱训练治疗前列腺癌根治术后尿失禁的疗效观察[J]. 中国康复医学杂志，2010，25（7）：659–661.

[9] 廖利民．前列腺术后尿失禁及其防治[J]. 临床泌尿外科杂志，2008，23（2）：81–83.

[10] 那彦群，叶章群，孙光，等．中国泌尿外科诊疗指南[M]. 北京：人民卫生出版社，2011：54.

[11] Wallerstedt A, Carlsson S, Steineck G, et al.Patient and tumour–related factors for prediction of urinary incontinence after radical prostatectomy[J]. Scand J Urol, 2013, 47 (4) : 272–281.

[12] Wolin K Y, Luly J, Sutcliffe S, et al.Risk of urinary incontinence following prostatectomy: the role of physical activity and obesity[J]. J Urol, 2010, 183 (2) : 629–633.

[13] Mendoza P J, Stern J M, Li A Y, et al. Pelvic anatomy on preoperative magnetic resonance imaging can predict early continence after robot–assisted radical prostatectomy[J]. J Endourol, 2011, 25 (1) : 51–55.

[14] Eden C G, Neill M G, Louie–Johnsun M W, et al.The first 1000 cases of laparoscopic radical prostatectomy in the UK: evidence of multiple learning curves[J]. BJU Int, 2009, 103 (9) : 1224–1230.

[15] 麦智鹏，严维刚，李汉忠．前列腺癌根治术后尿失禁的病因及防治[J]. 协和医学杂志，2013，4（4）：438–441.

[16] 刘定益，唐琦，王名伟，等．前列腺癌患者根治术后尿失禁的预防[J]. 中华外科杂志，2006，44（6）：369–371.

[17] Kübler H R, Tseng T Y, Sun L, et al. Impact of nerve sparing technique on patient self-assessed outcomes after radical perineal prostatectomy[J]. J Urol, 2007, 178 (2) : 488-492.

[18] Greco F, Hoda M R, Wagner S, et al.Bilateral vs unilateral laparoscopic intrafascial nerve-sparing radical prostatectomy: evaluation of surgical and functional outcomes in 457 patients[J]. BJU Int, 2011, 108 (4) : 583-587.

[19] Pick D L, Osann K, Skarecky D, et al.The impact of cavernosal nerve preservation on continence after robotic radical prostatectomy[J].BJU Int, 2011, 108 (9) : 1492-1496.

[20] Chlosta PL, Drewa T, Jaskulski J, et al.Bladder neck preservation during classic laparoscopic radical prostatectomy-point of technique and preliminary results[J].Wideochir Inne Tech Malo Inwazyjn, 2012, 7 (2) : 89-95.

[21] Stolzenburg J U, Kallidonis P, Hicks J, et al. Effect of bladder neck preservation during endoscopic extraperitoneal radical prostatectomy on urinary continence[J]. Urol Int, 2010, 85 (2) : 135-138.

[22] Stolzenburg J U, Liatsikos E N, Rabenalt R, et al. Nerve sparing endoscopic extraperitoneal radical prostatectomy-effect of puboprostatic ligament preservation on early continence and positive margins[J]. Eur Urol, 2006, 49 (1) : 103-111.

[23] Sano T, Nakashima M, Haitani T, et al.Posterior musculofascial plate reconstruction promotes early restoration of continence and prevents severe incontinence in patients undergoing laparoscopic radical prostatectomy[J].Int J Urol, 2012, 19 (5) : 475-479.

[24] 常坤，戴波．前列腺癌根治术后尿失禁的预防与治疗[J]. 中国癌症杂志，2014，24（3）：231-234.

[25] 梁辉，丘少鹏，郑克立，等．前列腺癌根治术后尿失禁的处理[J]. 临床泌尿外科杂志，2006，21（9）：689-691.

[26] 范宁，王志平．前列腺癌根治术后尿失禁的诊疗进展[J]. 现代泌尿生殖肿瘤杂志，2014，6（6）：321-324.

[27] Cornu J N, Merlet B, Ciofu C, et al.Duloxetine for mild to moderate postprostatectomy incontinence: preliminary results of a randomised, placebo-controlled trial[J]. Eur Urol, 2011, 59 (1) : 148-154.

[28] Collado Serra A, Rubio-Briones J, Puyol Payás M, et al. Postprostatectomy established stress urinary incontinence treated with duloxetine[J]. Urology, 2011, 78 (2) : 261-266.

[29] Liss M A, Morales B, Skarecky D, et al. Phase I clinical trial of Vesicare™ (solifenacin) in the treatment of urinary incontinence after radical prostatectomy[J]. J Endourol, 2014, 28 (10) : 1241-1245.

（廖利民　丛惠玲）

第二十四章　前列腺与雄激素替代治疗

1941 年，Huggins 等首次报道了抑制晚期前列腺癌患者的雄激素水平可以控制甚至逆转病情，获得诺贝尔奖后，雄激素剥夺成为晚期前列腺癌治疗的首选方案之一。由于良性前列腺增生症和前列腺癌的病因和发病机制尚未完全明确，并且雄激素剥夺治疗对晚期前列腺癌的疗效显著，因此不少学者担忧长期补充雄激素会增加前列腺癌的发病风险，并增加患者良性前列腺增生症的下尿路症状（LUTS）。“短期或长期补充雄激素对前列腺的影响到底如何”是迫切需要解决的临床难题之一。

本节介绍了迟发性性腺功能减退（Late-onset Hypogonadism，LOH）患者接受短期和／或长期雄激素替代治疗（Testosterone Replacement Therapy，TRT）时，前列腺体积、前列腺特异抗原（PSA）、最大尿流率（Qmax）、前列腺腺癌的发病风险等参数变化规律的研究现状，以期借助 LOH 这一特殊人群探讨短期和长期雄激素替代治疗的前列腺安全性。

（一）男性迟发性性腺功能减退症

LOH 是一种与男性年龄增长相关的临床和生物化学综合征，其特征是具有典型的临床症状和血清睾酮水平低下。19 世纪 40 年代曾被称为“男子更年期综合征”，但又与中老年女性经过的更年期有所不同，中老年男性的雄激素只是部分缺乏。因此，又称为“中老年男性部分性雄激素缺乏症”（Partial Androgen Deficiency In Aging Male，PADAM）。

该综合征在中老年人群中具有较高的发病率，国外的纵向研究分析了 890 例健康男子，随访观察约 40 年，50 ～ 90 岁各年龄组的 LOH 患病率分别为 12%、19%、28%和 49%；国内北京、上海、西安和重庆四城市调查了 20 ～ 70 岁健康男子 1080 人，LOH 患病率是 40 岁以后 13%，50 岁以后 30%，70 岁以后 47%。

LOH 常导致患者出现性欲减退、勃起功能障碍、肌肉萎缩和肌力下降，腹部脂肪堆积，容易疲劳，劳动耐力下降，骨质疏松，体脂增加，认知功能和记忆力下降等临床表现，严重影响着中老年男性的生存质量。

LOH 的诊断主要采用临床症状评分表 + 血睾酮水平测定法来确立。常用的临床症状评分表有男性老龄化症状评分调查表(AMS)、中老年男子雄激素缺乏调查表(ADAM)，以及迟发性性腺功能减退症状调查表（SILOH）等，例如，男性老龄化症状评分调查表

（AMS）包括体能方面、血管舒缩症状、精神心理症状、性功能方面症状等四方面问题，症状积分大于等于 17 分者；并且晨间血清总睾酮（TT）＜ 12 nmol/L，游离睾酮（FT）＜ 0.3 nmol/L。出现症状并伴有血清睾酮水平降低，在排除其他疾病或药物的影响后，通过实验治疗证明有效时诊断 LOH。

大量研究已证实 TRT 作为治疗 LOH 的首选方案疗效确切，TRT 的目标是恢复生理性腺机能减退男性睾酮激素水平至正常范围。在初步处理阶段短效制剂可能是首选，便于定期检测药物及其代谢产物的浓度及观察可能出现的不良反应。经雄激素替代治疗，可以改善性欲和性功能，增加骨密度，增加肌肉含量和肌力，改善情绪、精力和生活质量，改善代谢综合征及心血管疾病。常用的剂型有口服制剂，肌内注射和透皮凝胶或贴剂。

然而，受 LOH 影响的患者也是良性前列腺增生症和前列腺癌的高发人群，良性前列腺增生症和前列腺癌的病因和发病机制尚未完全明确，且雄激素与良性前列腺增生症和前列腺癌均有密切的关系。因此，对于有 LOH 症状的中老年男性患者补充雄激素对前列腺相关疾病的影响争议较大。

（二）良性前列腺增生症与雄激素替代治疗

良性前列腺增生症（Benign Prostatic Hyperplasia，BPH）简称前列腺增生，是引起中老年男性排尿障碍最为常见的一种良性疾病。在组织学上主要表现为前列腺间质和腺体成分的增生。

BPH 发生的病因尚不完全清楚，但目前普遍认为高龄和有功能的睾丸是本病发生的主要因素。前列腺是一个雄激素依赖性器官，前列腺必须依靠雄激素维持生长、发育及发挥生理功能，青春期后前列腺的生长是睾酮在前列腺局部经 5α 还原酶转化为双氢睾酮（DHT）所致。另一方面，一系列研究发现当给予抗雄激素治疗时，BPH 患者的症状会有所改善。如应用 5α 还原酶抑制剂，可减少前列腺的体积，尤其以大于 40 mL 者更加明显。给予抗雄激素药物氟他胺或促性腺激素释放激素（GnRH）抑制剂，均可使前列腺体积缩小。提示 TRT 可能会使前列腺增生患者病情加重。

但 BPH 偏偏发生在血浆雄激素水平下降的中老年男性，致病原因未明。有研究表明，前列腺的生长主要与前列腺内的雄激素浓度相关，而与血清雄激素无直接相关关系。也有学者提出“雌雄激素协同效应”学说，认为老年期内分泌失衡，血清中雌雄激素比例升高是 BPH 的病因。研究发现，前列腺内的雌二醇 /DHT 与前列腺体积正相关。雌激素占主导的激素环境可能对老年男性 BPH 起决定作用。补充雄激素，有利于减低血清中雌、雄激素的比例，对患者可能是有益的。因此，不能因为前列腺发育生长及功能维持依赖睾酮的存在，而简单地推论补充睾酮可导致或促进老年男性 BPH。基于此研究，推测通过单纯补充生理剂量雄激素，既可以达到改善 LOH 患者症状，对于 BPH 患者可能也是安全的。

许多研究发现，血清睾酮水平降低与水平正常的 BPH 患者的各临床参数相近似，包括前列腺体积、最大尿流率（Q_{max}）、国际前列腺症状评分（IPSS）。即使是已患 BPH 的 LOH 的患者，TRT 也不会使前列腺体积、Q_{max}、IPSS 和 PSA 发生显著改变。2013 年，

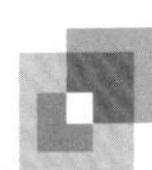

笔者的研究团队进行的一项纳入16个随机对照研究包含1030例LOH患者的Meta分析，结果发现PSA、前列腺体积、Q_{max}、IPSS等观察指标，无论是在小于12个月的短疗程TRT组，还是在12～36个月的长疗程组，TRT组与安慰剂组相比，除小于12个月的短疗程经皮TRT组较安慰剂组引起PSA升高有统计学差异外，其余均无明显的统计学差异。Shigehara等在一项为期1年的随机对照试验中纳入42名伴有轻中度下尿路症状的LOH患者，最终结果表明，TRT治疗不但没有加重患者下尿路症状，反而其IPSS评分及Q_{max}等明显好转。以上研究表明，针对LOH患者的TRT不会显著影响BPH患者的临床指标。

而对于BPH患者来说，口服5α还原酶抑制剂可降低前列腺内DHT水平，从根本上去除睾酮水平变化带来的影响。笔者的研究团队进行的另外一项纳入5个随机对照研究包含250例LOH患者的Meta分析发现，TRT联合5α还原酶抑制剂治疗组与TRT联合安慰剂治疗组相比，小于6个月的短疗程TRT联合5α还原酶抑制剂治疗组PSA明显降低，18～36个月的长疗程TRT联合5α还原酶抑制剂治疗可以延缓良性前列腺增生症的进展。提示对于BPH合并LOH患者，联合5α还原酶抑制剂的TRT更加安全。

同时，有研究表明，对于LOH伴有轻中度勃起功能障碍（ED）及下尿路症状（LUTS）患者，针对病因进行雄激素替代治疗，勃起功能相关国际勃起功能问卷-5（IIEF-5）评分在服药4周后从（12.1 ± 1.9）分升高至（15.2±3.1）分（$P < 0.05$），服药12周后，改善更加明显，IIEF-5评分为（17.1±2.5）分。而LUTS相关的IPSS评分和Q_{max}在服药4周后尚未得到明显改善，但是服药12周后复查，均得到明显改善。临床上经常可以听到患者描述说排尿更痛快了，推测可能和TRT后患者膀胱逼尿肌收缩力增强有关。

综上所述，针对LOH患者行TRT治疗时，外源性雄激素对于BPH的临床相关指标前列腺体积、PSA及Q_{max}等无显著影响，总体来说是安全的。笔者的经验是，治疗可以予口服十一酸睾酮胶囊每次80 mg，每日2次，餐后服用，保持血清睾酮在正常范围即可，可同时联合5α还原酶抑制剂、α受体阻滞剂等治疗LUTS；伴有ED者行雄激素替代治疗的同时与5型磷酸二酯酶（PDE5）抑制剂合用，可明显改善勃起功能。为安全起见，在治疗期间应定期行前列腺体积、Q_{max}、IPSS、血清PSA水平等评价，建议第1年每3个月随访1次，以后每6～12个月随访1次，若出现下尿路症状加重、前列腺体积增大过快、血清PSA水平升高应及时停药并查找原因。

（三）前列腺癌与雄激素替代治疗

前列腺癌（Prostate Cancer）是泌尿系统最常见的恶性肿瘤之一，已经严重威胁到老年男性的身体健康和生活质量，是泌尿外科疾病诊疗难题之一。前列腺癌的发病原因尚未完全明确，国内外学者普遍认为前列腺癌危险因素包括年龄、遗传、种族等。雄激素在前列腺癌的发生发展中起非常重要的作用，通过去雄激素治疗能够有效地抑制前列腺癌的进展。

但越来越多的证据对雄激素与前列腺癌关系的传统观点提出挑战。Morgentaler等报道了345例LOH患者，PSA均小于4 μg/L，15 %诊断为前列腺癌，高于相同年龄层无 LOH 的普通人群的前列腺癌发生率。同时提出了饱和理论：一定低水平的雄激素可以促进肿瘤细胞的生长，但高于这一水平的雄激素反而对肿瘤的生长起了抑制作用。可见，睾酮与前列腺癌之间可能并非简单的量效关系。

睾酮水平与前列腺癌发病风险的后续研究也出现了较大分歧，有研究显示高水平睾酮轻度增加前列腺癌发病风险，也有研究显示高水平睾酮轻度降低前列腺癌发病风险。故到目前为止，并未证实高的睾酮水平增加前列腺癌的发病风险。

甚至最近的一些研究发现，低水平的雄激素与高级别前列腺癌存在一定联系。Andriole 等发现非那雄胺可以减少前列腺癌的发病风险，可能由于降低了前列腺内 DHT 的水平，但是其中高级别前列腺癌的比例增高。Yamamoto 等发现术前低水平睾酮与局限性前列腺癌根治手术治疗后较差的病理分期、更差的总体生存率相关，还进一步证实低水平睾酮是有价值的预测生化复发的指标。

随着年龄的增大，男性体内睾酮水平下降，尤其是 LOH 患者，适当补充睾酮可以提高生活质量。既往这在前列腺癌伴 LOH 患者中是禁止使用的，过去认为睾酮好比前列腺癌细胞的食物，会促进前列腺癌的进展。但是到目前为止许多新的研究表明睾酮水平与前列腺癌的发生发展似乎并不直接相关。

有些学者尝试了给前列腺癌伴 LOH 的患者进行雄激素替代治疗。有研究证实：LOH 患者在接受 6 个月 TRT 后血中睾酮及 DHT 水平明显升高，却并未提示前列腺内睾酮或 DHT 水平的升高。依据同样的研究思路，2011 年，Morgentaler 等给予 13 例未治疗的前列腺癌伴 LOH 患者 TRT 治疗，平均随访 2.5 年，并未发现前列腺癌进展的证据。Pastuszak 等回顾性分析 103 例前列腺癌根治性切除术后接受睾酮治疗的 LOH 患者，并用 49 例无 LOH 的患者对照，中位随访 27.5 个月，治疗组 4 例复发，对照组 8 例复发，并未显示 TRT 增加前列腺癌复发风险。以上针对前列腺不同治疗方案的 TRT 研究均表明，TRT 对前列腺癌患者临床进展及复发似乎没有促进作用。

但是，这些研究的样本量相对较小，为此，2014 年，笔者研究团队进行了一项纳入 22 个随机对照研究包含 2351 例前列腺癌合并 LOH 患者的 Meta 分析发现，PSA、前列腺新发结节、行前列腺穿刺的人数、新发腺癌等观察指标，无论是在小于 12 个月的短疗程组还是在 12 ～ 36 个月的长疗程组，TRT 组与安慰剂组相比均无明显的统计学差异，表明 36 个月疗程之内的 TRT 不会加速前列腺癌的临床进程，证实对于合并 LOH 的前列腺癌患者，36 个月的 TRT 安全有效。需要提醒注意的是，前列腺癌临床进展相对较慢，这篇 meta 分析仅研究了 TRT 对前列腺癌临床相关部分指标 36 个月的影响结果，尚不能得出最后的确切结论，需进一步大样本、多中心的随机对照研究加以证实。

（四）小结

本章以 LOH 患者为切入点，从对良性前列腺增生症和前列腺癌相关临床观察指标影响的角度，探讨了短期和长期雄激素替代治疗的前列腺安全性。目前没有明确证据显示 TRT 加速良性前列腺增生症的临床进展，也没有明确的证据表明 TRT 提高前列腺癌的发病风险。已有的研究表明，雄激素替代治疗对前列腺是相对安全的。

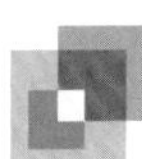

参考文献

[1] Harman S M, Meter E J, Tobin J D, et al. Longitudinal effects of aging on serum total and free testosterone levels in healthy men Baltimore Longitudinal Study of Aging[J]. J Clin Endocrinol Metab, 2001, 86 (2) : 724–731.

[2] Li J Y, Li X Y, Li M, et al.Decline of serum levels of free testosterone in aging healthy Chinese men[J]. Aging Male, 2005, 8 (3–4) : 203–206.

[3] 李宏军，谷翊群．男性迟发性性腺功能减退症的发病机制与流行病学 [J]. 国际生殖健康／计划生育杂志，2011，30（1）：10–13.

[4] Schreiber G, Ziemer M. The aging male–diagnosis and therapy of late–onset hypogonadism[J]. J Dtsch Dermatol Ges, 2008, 6 (4) : 273–279.

[5] Bassil N, Alkaade S, Morley J E. The benefits and risks of testosterone replacement therapy: a review[J]. Ther Clin Risk Manag, 2009, 5 (3) : 427–448.

[6] Yadav N, Heemers H V. Androgen action in the prostate gland[J]. Minerva Urol Nefrol, 2012, 64 (1) : 35–49.

[7] Roehrborn C G, Siami P, Barkin J, et al. The effects of combination therapy with dutasteride and tamsulosin on clinical outcomes in men with symptomatic benign prostatic hyperplasia: 4–year results from the CombAT study[J]. Eur Urol, 2010, 57 (1) : 123–131.

[8] Polackwich A S, Ostrowski K A, Hedges J C, et al. Testosterone replacement therapy and prostate health[J]. Curr Urol Rep, 2012, 13 (6) : 441–446.

[9] Shibata Y, Ito K, Suzuki K, et al. Changes in the endocrine environment of the human prostate transition zone with aging: simultaneous quantitative analysis of prostatic sex steroids and comparison with human prostatic histological composition[J]. Prostate, 2000, 42 (1) : 45–55.

[10] 张骞，金杰，那彦群，等．性腺功能减退症在 BPH 患者发病情况及睾酮补充治疗的探讨 [J]. 老年医学与保健，2002，8（1）：29–31.

[11] Cui Y, Zhang Y. The effect of androgen–replacement therapy on prostate growth: a systematic review and meta–analysis[J]. Eur Urol, 2013, 64 (5) : 811–822.

[12] Shigehara K, Sugimoto K, Konaka H, et al. Androgen replacement therapy contributes to improving lower urinary tract symptoms in patients with hypogonadism and benign prostate hypertrophy: a randomised controlled study[J]. Aging Male, 2011, 14 (1) : 53–58.

[13] Cui Y, Zong H, Yang C, et al. The effect of 5α–reductase inhibitors on prostate growth in men receiving testosterone replacement therapy: a systematic review and meta–analysis[J]. Int Urol Nephrol, 2013, 45 (4) : 979–987.

[14] 宫大鑫，刘贤奎，孔垂泽．迟发性性腺功能减退症合并下尿路症状患者的睾酮补充治疗 [J]. 中华

男科学杂志，2014，20（6）：569–571.

[15] Morgentaler A，Rhoden E L. Prevalence of prostate cancer among hypogonadal men with prostate–specific antigen levels of 4.0 ng/mL or less[J]. Urology，2006，68（6）：1263–1267.

[16] Gann P H，Hennekens C H，Ma J，et al. Prospective study of sex hormone levels and risk of prostate cancer[J]. J Natl Cancer Inst，1996，88（16）：1118–1126.

[17] Dorgan J F，Albanes D，Virtamo J，et al. Relationships of serum androgens and estrogens to prostate cancer risk：results from a prospective study in Finland[J]. Cancer Epidemiol Biomarkers Prev，1998，7（12）：1069–1074.

[18] Andriole G L，Bostwick D G，Brawley O W，et al.Effect of dutasteride on the risk of prostate cancer[J]. N Engl J Med，2010，362（13）：1192–1202.

[19] Yamamoto S，Yonese J，Kawakami S，et al. Preoperative serum testosterone level as an independent predictor of treatment failure following radical prostatectomy[J]. Eur Urol，2007，52（3）：696–701.

[20] Bhasin S，Cunningham G R，Hayes F J，et al. Testosterone therapy in men with androgen deficiency syndromes：an Endocrine Society clinical practice guideline[J]. J Clin Endocrinol Metab，2010，95（6）：2536–2559.

[21] Klap J，Schmid M，Loughlin K R. The relationship between total testosterone levels and prostate cancer：a review of the continuing controversy[J]. J Urol，2015，193（2）：403–413.

[22] Marks L S，Mazer N A，Mostaghel E，et al.Effect of testosterone replacement therapy on prostate tissue in men with late–onset hypogonadism：a randomized controlled trial[J]. JAMA，2006，296（19）：2351–2361.

[23] Morgentaler A，Lipshultz L I，Bennett R，et al. Testosterone therapy in men with untreated prostate cancer[J]. J Urol，2011，185（4）：1256–1260.

[24] Pastuszak A W，Pearlman A M，Lai W S，et al. Testosterone replacement therapy in patients with prostate cancer after radical prostatectomy[J].J Urol，2013，190（2）：639–644.

[25] Wang C，Nieschlag E，Swerdloff R，et al.Investigation，treatment，and monitoring of late–onset hypogonadism in males：ISA，ISSAM，EAU EAA and ASA recommendations[J]. Eur J Endocrinol，2008,159（5）：507–514.

（张 勇 郝 强）

第四篇　前列腺炎

第二十五章　前列腺炎概论

（一）定义

前列腺炎是指前列腺特异性和非特异感染所致的急慢性炎症，从而引起的全身或局部症状。

（二）分类

1995 年，美国国立卫生研究院（National Institutes of Health，NIH）根据当时对前列腺炎的基础和临床研究情况，制定了一种新的分类方法：

Ⅰ型：相当于传统分类方法中的 ABP。起病急，可表现为突发的发热性疾病，伴有持续和明显的下尿路感染症状，尿液中白细胞数量升高，血液或（和）尿液中的细菌培养阳性。

Ⅱ型：相当于传统分类方法中的 CBP，占慢性前列腺炎的 5％～8％。有反复发作的下尿路感染症状，持续时间超过 3 个月，EPS/ 精液 /VB3 中白细胞数量升高，细菌培养结果阳性。

Ⅲ型：慢性前列腺炎 / 慢性骨盆疼痛综合征（Chronic Prostatitis/Chronic Pelvic Pain Syndromes，CP/CPPS），相当于传统分类方法中的 CNP 和 PD，是前列腺炎中最常见的类型，约占慢性前列腺炎的 90％以上。主要表现为长期、反复的骨盆区域疼痛或不适，持续时间超过 3 个月，可伴有不同程度的排尿症状和性功能障碍，严重影响患者的生活质量；EPS/ 精液 /VB3 细菌培养结果阴性。

根据 EPS/ 精液 /VB3 常规显微镜检结果，该型又可再分为Ⅲ A（炎症性 CPPS）和Ⅲ B（非炎症性 CPPS）2 种亚型：Ⅲ A 型患者的 EPS/ 精液 /VB3 中白细胞数量升高；Ⅲ B 型患者的 EPS/ 精液 /VB3 中白细胞在正常范围。Ⅲ A 和Ⅲ B 2 种亚型各占 50％左右。

Ⅳ型：无症状性前列腺炎（Asymptomatic Inflammatory Prostatitis，AIP）。无主观症状，仅在有关前列腺方面的检查（EPS、精液、前列腺组织活检及前列腺切除标本的病理检查等）时发现炎症证据。

以上分类中的Ⅰ型和Ⅱ型前列腺炎，即急性和慢性细菌性前列腺炎是定位于前列腺的感染性疾病，病因、病理、临床表现及转归明确，应看作独立的疾病。

以上分类方法将传统分类方法中的 CNP 和 PD 合并为一类，体现了将慢性前列腺炎（Ⅲ型）作为临床综合征的新认识，故此型也称为慢性骨盆疼痛综合征（CPPS），推荐用这一名词取代“慢性前列腺炎”。尽管后者提示存在炎症，但约 50%的 III 型前列腺炎患者中，临床常规使用的检验方法不能发现炎症的证据，故将Ⅲ型分为炎症性（Ⅲ A）

和非炎症性（Ⅲ B）两个亚类。由于区分亚类的依据从 EPS 扩大到 EPS/ 精液 /VB3 的白细胞数量多寡，使这 2 个亚类并不与 CNP 和 PD 分别对等。对慢性前列腺炎认识的转变及随之产生的新分类使其治疗策略转向以改善症状为主，且对不同亚类更有针对性。

Ⅲ型前列腺炎（慢性前列腺炎 / 慢性骨盆疼痛综合征）的发病机制、病理生理学改变还不十分清楚。目前认为，其可能是在病原体或（和）某些非感染因素作用下，患者出现以骨盆区域疼痛或不适、排尿异常等症状为一致特征，具有各自独特病因、临床特点和结局的一组疾病。

NIH 分类中增加了Ⅳ型前列腺炎（无症状性前列腺炎），有助于男性不育、血清 PSA 升高患者的鉴别诊断。

根据国际前列腺炎合作网络（International Prostatitis Collaborative Network，IPCN）对 NIH 分类方法进行了 3 年的临床应用后，认为该分类方法较传统的分类方法有很大的进步，在临床应用中有一定的指导意义，但仍存在不足，有待进一步完善。

（三）流行病学

前列腺炎是成年男性的常见疾病。有资料显示约有 50%的男性在一生中的某个时期会受到前列腺炎的影响。部分前列腺炎可能严重地影响患者的生活质量，并对公共卫生事业造成巨大的经济负担。

1. 发病情况

前列腺炎患者占泌尿外科门诊患者的 8%～ 25%。

（1）一般人群中的患病率

由于应用不同的流行病学调查方法及所选择调查人群结构的不同，造成不同文献中报道的前列腺炎患病率有较大差异。在美洲，20 ～ 79 岁男性前列腺炎患病率为 2.2％～ 16.0%，在欧洲，20 ～ 59 岁男性前列腺炎患病率为 14.2％，在亚洲不同国家和地区，20 ～ 79 岁的男性中前列腺炎患病率为 2.7％～ 8.7％ 。在中国，15 ～ 60 岁男性报告前列腺炎症状的比例为 8.4％。

（2）组织学炎症的检出率

近年来研究发现良性前列腺增生的穿刺或手术标本中组织学炎症的检出率达 49.5％～ 100％。

（3）尸检中的患病率

根据尸检报告，前列腺炎的患病率为 24.3％～ 44.0%。研究发现，前列腺炎症状与组织学前列腺炎严重程度之间缺乏有临床意义的相关性。

2. 前列腺炎发病的影响因素

前列腺炎可以影响各个年龄段的成年男性。50 岁以下的成年男性患病率较高。此外，前列腺炎发病也可能与季节、饮食、性活动、泌尿生殖道炎症、良性前列腺增生或下尿路综合征、职业、社会经济状况及精神心理因素等有关。

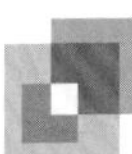

参考文献

[1] 那彦群，叶章群，孙颖浩，等，中国泌尿外科疾病诊断治疗指南[M]. 北京：人民卫生出版社，2014：435–454.

[2] Krieger J N, Nyberg L J, Nickel J C. NIH consensus definition and classification of prostatitis[J]. JAMA, 1999, 282 (3) : 236–237.

[3] Nickel J C, Nyberg L M, Hennenfent M.Research guidelines for chronic prostatitis: consensus report from the first National Institutes of Health International Prostatitis Collaborative Network[J]. Urology, 1999, 54 (2) : 229–233.

[4] Kiyota H, Onodera S, Ohishi Y, et al. Questionnaire survey of Japanese urologists concerning the diagnosis and treatment of chronic prostatitis and chronic pelvic pain syndrome[J]. Int J Urol, 2003, 10 (2) : 636–642.

[5] Krieger J N, Jacobs R R, Ross S O. Does the chronic prostatitis/pelvic pain syndrome differ from nonbacterial prostatitis and prostatodynia[J]. J Urol, 2000, 164 (5) : 1554–1558.

[6] Nickel J C, Downey J, Young I, et al. Asymptomatic inflammation and/or infection in benign prostatic hyperplasia[J]. BJU Int, 1999, 84 (9) : 976–981.

[7] Carver B S, Bozeman C B, Williams B J, et al. The prevalence of men with National Institutes of Health category IV prostatitis and association with serum prostatic specific antigen[J]. J Urol, 2003, 169 (2) : 589–591.

[8] Krieger J N, Riley D E, Cheah P Y, et al. Epidemiology of prostatitis: new evidence for a world–wide problem[J]. World J Urol, 2003, 21 (2) : 70–74.

[9] Tripp D A, Curtis Nickel J, Landis J R, et al. Predictors of quality of life and pain in chronic prostatitis/chronic pelvic pain syndrome: findings from the National Institutes of Health Chronic Prostatitis Cohort Study[J]. BJU Int, 2004, 94 (9) : 1279–1282.

[10] Rizzo M, Marchetti F, Travaglini F, et al. Prevalence, diagnosis and treatment of prostatitis in Italy: a prospective urology outpatient practice study[J]. BJU Int, 2003, 92 (9) : 955–959.

[11] Nickel J C, Downey J, Hunter D, et al. Prevalence of prostatitis–like symptoms in a population based study using the National Institutes of Health chronic prostatitis symptom index[J]. J Urol, 2001, 165 (3) : 842–845.

[12] Mehik A, Hellstrom P, Lukkarinen O, et al. Epidemiology of prostatitis in Finnish men: a population–based cross–sectional study[J]. BJU Int, 2000, 86 (4) : 443–448.

[13] Cheah P Y, Liong M L, Yuen K H, et al. Chronic prostatitis: symptom survey with follow–up clinical evaluation[J]. Urology, 2003, 61 (1) : 60–64.

[14] Liang C Z, Li H J, Wang Z P, et al. The prevalence of prostatitis–like symptoms in China[J]. J Urol, 2009, 182 (2) : 558–563.

[15] Gerstenbluth R E, Steftel A D, MacLennan G T, et al. Distribution of chronic

prostatitis in radical prostatectomy specimens with up-regulation of bcl-2 in areas of inflammation[J]. J Urol, 2002, 167 (5) : 2267-2270.

[16] Nickel J C. The overlapping lower urinary tract symptoms of benign prostatic hyperplasia and prostatitis[J]. Curr Opin Urol, 2006, 16 (1) : 5-10.

[17] Nickel J C, Roehrborn C G, O' Leary MP, et al. Examination of the relationship between symptoms of prostatitis and histological inflammation: Baseline data from the REDUCE chemoprevention trial[J]. J Urol, 2007, 178 (3 Pt 1) : 896-901.

[18] Liang C Z, Zhang X J, Hao Y, et al. An epidemiological study of patients with chronic prostatitis[J]. BJU Int, 2004, 94 (4) : 568-570.

（王永兴）

第二十六章　前列腺炎症的病因及机制

（一）Ⅰ型前列腺炎

主要致病因素为病原体感染。当机体抵抗力下降时，毒力较强的病原体感染前列腺并迅速大量繁殖，多为血行感染、经尿道逆行感染。病原体主要为大肠埃希菌，其次为金黄色葡萄球菌、肺炎克雷白菌、变形杆菌、假单胞菌属等，绝大多数为单一的病原菌感染。先前有下尿路操作史前列腺炎的细菌毒力及耐药性与自发感染者不同。

（二）Ⅱ型前列腺炎

致病因素亦主要为病原体感染，但机体抵抗力较强或 / 和病原体毒力较弱，以逆行感染为主，病原体主要为葡萄球菌属，其次为大肠埃希菌、棒状杆菌属及肠球菌属等。前列腺结石和尿液反流可能是病原体持续存在和感染复发的重要原因。

（三）Ⅲ型前列腺炎

发病机制未明，病因学十分复杂，存在广泛争议：可能是由一个始动因素引起的，也可能一开始便是多因素的，其中一种或几种起关键作用并相互影响；也可能是许多难以鉴别的不同疾病，但具有相同或相似的临床表现；甚至这些疾病已经治愈，而它所造成的损害与病理改变仍然持续独立起作用。多数学者认为其主要病因可能是病原体感染、炎症和异常的盆底神经肌肉活动和免疫、心理、神经内分泌异常等共同作用结果。

1. 病原体感染

本型患者虽然常规细菌检查未能分离出病原体，但可能仍然与某些特殊病原体，如厌氧菌、L 型变形菌、纳米细菌、沙眼衣原体、支原体等感染有关。有研究表明本型患者局部原核生物 DNA 检出率可高达 77 %；临床某些以慢性炎症为主、反复发作或加重的“无菌性”前列腺炎，可能与这些病原体有关。其他病原体如寄生虫、真菌、病毒、滴虫、结核分枝杆菌等也可能是该型的重要致病因素，但缺乏可靠证据，至今尚无统一意见。

2. 排尿功能障碍

某些因素引起尿道括约肌过度收缩，导致膀胱出口梗阻与残余尿形成，造成尿液反流入前列腺，不仅将病原体带入前列腺，也直接刺激前列腺，诱发无菌的“化学性前列腺炎”，引起排尿异常和骨盆区域疼痛等。许多前列腺炎患者存在多种尿动力学改变，如尿流率降低、功能性尿路梗阻、逼尿肌－尿道括约肌协同失调等。也许与潜在的各种致病因素有关。

3. 精神心理因素

研究表明：经久不愈的前列腺炎患者中一半以上存在明显的精神心理因素和人格特征改变。如焦虑、压抑、疑病症、癔症，甚至自杀倾向。这些精神、心理因素的变化可引起自主神经功能紊乱，造成后尿道神经肌肉功能失调，导致骨盆区域疼痛及排尿功能失调；或引起下丘脑－垂体－性腺轴功能变化而影响性功能，进一步加重症状，消除精神紧张可使症状缓解或痊愈。但目前还不清楚精神心理改变是其直接原因，还是继发表现。

4. 神经内分泌因素

前列腺痛患者往往容易发生心率和血压的波动，表明可能与自主神经反应有关。其疼痛具有内脏器官疼痛的特点，前列腺、尿道的局部病理刺激，通过前列腺的传入神经触发脊髓反射，激活腰、骶髓的星形胶质细胞，神经冲动通过生殖股神经和髂腹股沟神经传出冲动，交感神经末梢释放去甲肾上腺素、前列腺素、降钙素基因相关肽、P 物质等，引起膀胱尿道功能紊乱，并导致会阴、盆底肌肉异常活动，在前列腺以外的相应区域出现持续的疼痛和牵涉痛。

5. 免疫反应异常

研究显示免疫因素在Ⅲ型前列腺炎的发生发展和病程演变中发挥着非常重要的作用，患者的前列腺液和／或精浆和／或组织和／或血液中可出现某些细胞因子水平的变化，如：IL－2、IL－6、IL－8、IL－10、TNF－α 及 MCP－1 等，而且 IL－10 水平与Ⅲ型前列腺炎患者的疼痛症状呈正相关，应用免疫抑制剂治疗有一定效果。这表明Ⅲ型前列腺炎可能是一种过敏性炎症反应或自身免疫性疾病，一种以细胞因子为中介产生的连锁反应。炎症在始动因素作用下，如前列腺产生的某些精浆蛋白抗原如 PSA 等可以作为自身抗原性物质；病原体的残余碎片或坏死组织也可作为抗原，进而导致机体产生促炎性细胞因子，这些细胞因子可以上调趋化因子的表达，表达产物通过各自的机制在前列腺局部发生免疫反应，对机体造成影响。

6. 氧化应激学说

正常情况下，机体氧自由基的产生、利用、清除处于动态平衡状态。前列腺炎患者氧自由基的产生过多或／和自由基的清除体系作用相对降低，从而使机体抗氧化应激作用的反应能力降低、氧化应激作用产物或／和副产物增加，使神经末梢致敏，也可能为发病机制之一。

7. 盆腔相关疾病因素

部分前列腺炎患者常伴有前列腺外周带静脉丛扩张、痔、精索静脉曲张等，提示部分慢性前列腺炎患者的症状可能与盆腔静脉充血，血液瘀滞相关，这也可能是造成久治不愈的原因之一。

8. 下尿路上皮功能障碍

多项研究发下 CPPS 与间质性膀胱炎在临床表现、钾敏感试验和药物治疗等方面有诸多类似，推测两者具有相似的发病机制，即下尿路上皮功能障碍是由下尿路上皮潜在

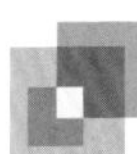

的保护因素和损害因素之间的平衡破坏所致。尿液中的离子与保护因素和损害因素相互作用构成一个错综复杂的微环境，而膀胱、尿道和前列腺是这一病理过程的靶器官。引起黏膜损伤的多种因素都可引起这一病理过程。

（四）IV 型前列腺炎

因无临床症状，常因其他相关疾病检查时被发现，所以缺乏发病机制的相关研究资料，可能与Ⅲ型前列腺炎的部分病因与发病机制相同。

（五）前列腺炎的诱发因素

前列腺炎发病的重要诱因包括：吸烟、饮酒、嗜辛辣食品、不适当性活动、久坐引起前列腺长期充血和盆底肌肉长期慢性挤压、受凉、疲劳等导致机体抵抗力下降或特异体质等。

参考文献

[19] Millán-Rodriguez F, Palou J, Bujons-Tur A, et al. Acute bacterial prostatitis: two different sub-categories according to a previous manipulation of the lower urinary tract[J]. World J Urol, 2006, 24 (1) : 45-50.

[20] Terai A, Ishitoya S, Mitsumori K, et al. Molecular epidemiological evidence for ascending urethral infection in acute bacterial prostatitis[J]. J Urol, 2000, 164 (6) : 1945-1947.

[21] Etienne M, Chavanet P, Sibert L, et al. Acute bacterial prostatitis: heterogeneity in diagnostic criteria and management. Retrospective multicentric analysis of 371 patients diagnosed with acute prostatitis[J]. BMC Infect Dis, 2008, 8: 12.

[22] Ha U S, Kim M E, Kim C S, et al. Acute bacterial prostatitis in Korea: clinical outcome, including symptoms, management, microbiology and course of disease[J]. Int J Antimicrob Agents, 2008, 31 Suppl 1: S96-101.

[23] 张杰秀，华立新，钱立新，等．急性前列腺炎综合治疗 35 例报告 [J]. 中华泌尿外科杂志，2005，26（12）：855.

[24] 王景顺，田浩，朱建周．感染性前列腺炎五年来菌谱及耐药性分析 [J]. 医学信息，2006，19（2）：299-301.

[25] Andreu A, Stapleton A E, Fennell C, et al. Urovirulence determinants in Escherichia coli strains causing prostatitis[J]. J Infect Dis, 1997, 176 (2) : 464-469.

[26] 曹伟，代洪，童明华，等．慢性前列腺炎细菌感染及耐药性监测 [J]. 中华感染学杂志，2003，13（8）：791-793.

[27] 胡小朋，白文俊，朱积川，等．慢性前列腺炎细菌及免疫学研究 [J]. 中华泌尿外科杂志，2002，23（1）：29-31.

[28] 程力明，马文辉，赖秋亮，等．531例慢性前列腺炎病原体分析[J]．中华男科学，2004，10（1）：54–65．

[29] Riegel P，Ruimy R，de Briel D，et al．Corynebacterium seminale sp．nov．，a new species associated with genital infections in male patients[J]．J Clin Microbiol，1995，33(9)：2244–2249．

[30] Soto S M，Smithson A，Martinez J A，et al．Biofilm formation in uropathogenic Escherichia coli strains：relationship with prostatitis，urovirulence factors and antimicrobial resistance[J]．J Urol，2007，177（1）：365–368．

[31] Rowe E，Smith C，Laverick L，et al．A prospective，randomized，placebo controlled，double–dlind study of pelvic electromagnetic therapy for the treatment of chronic pelvic pain syndrome with 1 year of followup[J]．J Urol，2005，173（6）：2044–2047．

[32] Pontari M A，McNaughton–Collins M，O' Leary M P，et al．A case–control study of risk factors in men with chronic pelvic pain syndrome[J]．BJU Int，2005，96（4）：559–565

[33] 孟安启，郑少斌，陈文山，等．慢性前列腺炎发病的多因素分析[J]．第一军医大学学报，2002，22（9）：846–848．

[34] Shortliffe L M，Sellers R G，Schachter J．The characterization of nonbacterial prostatitis：search for an etiology[J]．J Urol，1992，148（5）：1461–1466．

[35] Pavone C，Caldarera E，Liberti P，et al．Correlation between chronic prostatitis syndrome and pelvic venous disease：a survey of 2554 urologic outpatients[J]．Eur Urol，2000，37（4）：400–403．

[36] Forrest J B，Schmidt S．Interstitial cystitis，chronic nonbacterial prostatitis and chronic pelvic pain syndrom in men：a common and frequently identical clinical entity[J]．J Urol，2004，172（6 Pt 2）：2561–2562．

[37] Pontari M A，Ruggieri M R．Mechanisms in prostatitis/chronic pelvic pain syndrome[J]．J Urol，2004，172（3）：839–845．

[38] Shen X，Ming A，Li X，et al．Nanobacteria：a possible etiology for type III prostatitis[J]．J Urol，2010，184（I）：364–369．

[39] Riley D E，Berger R E，Miner D C，et al．Diverse and related 16S rRNA–encoding DNA sequences in prostate tissues of men with chronic prostatitis[J]．J Clin Microbiol，1998，36（6）：1646–1652．

[40] Orhan L，Onur R，Llhan N，et al．Seminal plasma cytokine levels in the diagnosis of chronic pelvic pain syndrome[J]．Int J Urol，2001，8（9）：495–499．

[41] Szöke L，Török L，Dósa E，et al．The possible role of anaerobic bacteria in chronic prostatitis[J]．Int J Androl，1998，21（3）：163–168．

[42] 吕厚东，曹卉，李荣华，等．细菌L型与前列腺炎[J]．男性学杂志，1994，8（3）：160–161．

[43] Ohkawa M，Yamaguchi K，Tokunaga S，et al．Ureaplasma urealyticum in the urogenital

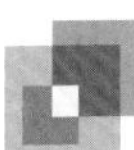

tract of patients with chronic prostatitis or related symptomatology[J]. Br J Urol, 1993, 72（6）：918–921.

[44] 邓春华，梁宏，梅骅，等．前列腺内尿液返流在慢性前列腺炎发病中的作用 [J]．中华泌尿外科杂志，1998，19（6）：288–289.

[45] Persson B E, Ronquist G. Evidence for a mechanistic association between nonbacterial prostatitis and levels of urate and creatinine in expressed prostatic secretion[J]. J Urol, 1996, 155（3）：958–960.

[46] Ghobish A A. Quantitative and qualitative assessment of flowmetrograms in patients with prostatodynia[J]. Eur Urol, 2000, 38（5）：576–583.

[47] 宋波，金锡御，刘志平，等．功能性膀胱下尿路梗阻与慢性前列腺炎 [J]．中华泌尿外科杂志，1995，16（2）：78.

[48] Nickel J C, Tripp D A, Chuai S, et al. Psychosocial variables affect the quality of life of men diagnosed with chronic prostatitis/chronic pelvic pain syndrome[J]. BJU Int, 2008, 101（1）：59–64.

[49] Tripp D A, Nickel J C, Wang Y, et al. Catastrophizing and pain–contingent rest predict patient adjustment in men with chronic prostatitis/chronic pelvic pain syndrome[J]. J Pain, 2006, 7（10）：697–708.

[50] Clemens J Q, Brown S O, Calhoun E A. Mental health diagnoses in patients with interstitial cystitis/painful bladder syndrome and chronic prostatitis/chronic pelvic pain syndrome: a case/control study[J]. J Urol, 2008, 180（4）：1378–1382.

[51] Zhang G X, Bai W J, Xu T, et al. A preliminary evaluation of the psychometric profiles in Chinese men with chronic prostatitis/chronic pelvic pain syndrome[J]. Chin Med J（Engl）, 2011, 124（4）：514–518.

[52] 陈群，王翠华，严志强，等．慢性前列腺炎病人情绪因素与森田疗法 [J]．中华男科学，2003，9（9）：676–678.

[53] 陈修德，郑宝钟，金讯波，等．慢性前列腺炎患者的心理障碍及治疗 [J]．中华男科学，2004，10（2）：112–114.

[54] Tripp D A, Curtis Nickel J, Landis J R, et al. Predictors of quality of life and pain in chronic prostatitis/chronic pelvic pain syndrome: findings from the National Institutes of Health, Chronic Prostatitis Cohort Study[J]. BJU Int, 2004, 94（9）：1279–1282.

[55] Shoskes D A, Berger R, Elmi A, et al. Muscle tenderness in men with chronic prostatitis/chronic pelvic pain syndrome: the chronic prostatitis cohort study[J]. J Urol, 2008, 179（2）：556–560.

[56] Hetrick D C, Ciol M A, Rothman 1, et al. Musculoskeletal dysfunction in men with chronic pelvic pain syndrome type III: a case–control study[J]. J Urol, 2003, 170（3）：828–831.

[57] Anderson R U, Orenberg E K, Chan C A, et al. Psychometric profiles and

hypothalamic-pituitary-adrenal axis function in men with chronic prostatitis/chronic pelvic pain syndrome[J]. J Urol, 2008, 179 (3) : 956-960.

[58] Yilmaz U, Liu Y W, Berger R E, et al. Autonomic nervous system changes in men with chronic pelvic pain syndrome[J]. J Urol, 2007, 177 (6) : 2170-2174.

[59] 周占松，宋波，卢根生，等．前列腺炎性疼痛与脊髓星形胶质细胞活化关系的研究[J]．第三军医大学学报，2005，27 (18) ，1853-1854.

[60] Zhang H, Liu L, Lu G, et al. Chemical irritation of the prostate sensitizes P (2) X (3) receptor-mediated responses in rat dorsal root ganglion neurons[J]. Neurourol Urodyn, 2011, 30 (4) : 612-618.

[61] 陈勇，宋波，熊恩庆，等．前列腺与会阴盆底联系的电刺激研究[J]．中华泌尿外科杂志，2004，25 (2) : 124-126.

[62] Shahed A R, Shoskes D A. Correlation of beta-endorphin and prostaglandin E2 levels in prostatic fluid of patients with chronic prostatitis with diagnosis and treatment response[J]. J Urol, 2001, 166 (5) : 1738-1741.

[63] 罗建辉，熊恩庆，宋波，等．非细菌性炎性刺激大鼠前列腺对膀胱功能影响的实验研究[J]．第三军医大学学报，2005，27 (21) : 2145-2147.

[64] 周占松，宋波，卢根生，等．慢性前列腺炎牵涉痛神经机制及其与膀胱、盆底肌的关系[J]．解放军医学杂志，2005，30 (12) : 1055-1057.

[65] 周占松，宋波，卢根生，等．前列腺、膀胱及盆底肌伤害感受神经元在脊髓中的分布及其关系的研究[J]．第三军医大学学报，2006，28 (2) : 157-159.

[66] 谢文杰，孙庭，杨小荣，等．脑钠肽及其受体在慢性前列腺炎大鼠脊髓背角神经节中的表达[J]．中华男科学杂志，2012，18 (3) : 204-207.

[67] Penna G, Mondaini N, Amuchastegui S, et al. Seminal plasma cytokines and chemokines in prostate inflammation: interleukin 8 as a predictive biomarker in chronic prostatitis/chronic pelvic pain syndrome and benign prostatic hyperplasia[J]. Eur Urol, 2007, 51 (2): 524-533.

[68] Stancik 1, Plas E, Juza J, et al. Effect of antibiotic therapy on interleukin-6 in fresh semen and postmasturbation urine samples of patients with chronic prostatitis/chronic pelvic pain syndrome[J]. Urology, 2008, 72 (2) : 336-339.

[69] Lotti F, Corona G, Mancini M, et al. The association between varicocele, premature ejaculation and prostatitis symptoms: possible mechanisms[J]. J Sex Med, 2009, 6 (10) : 2878-2887.

[70] Bai J, Wang S, Liu J, et al. Characterization of circulating CD4+CD25 high regulator T cells in men with chronic prostatitis/chronic pelvic pain syndrome[J]. Urology, 2010, 75 (4) : 938-942.

[71] He L, Wang Y, Long Z, et al. Clinical significance of IL-2, IL-10, and TNF-alpha in prostatic secretion of patients with chronic prostatitis[J]. Urology, 2010, 75 (3) : 654-

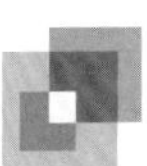

657.

[72] Thumbikat P, Shahrara S, Sobkoviak R, et al. Prostate secretions from men with chronic pelvic pain syndrome inhibit proinflammatory mediators[J]. J Urol, 2010, 184 (4): 1536–1542.

[73] Desireddi N V, Campbell P L, Stern J A, et al. Monocyte chemoattractant protein–1 and macrophage inflammatory protein–alpha as possible biomarkers for the chronic pelvic pain syndrome[J]. J Urol, 2008, 179 (5) : 1857–1861.

[74] Alexander R B, Brady F, Ponniah S. Autoimmune prostatitis: evidence of T cell reactivity with normal prostatic proteins[J]. Urology, 1997, 50 (6) : 893–899.

[75] Quick M L, Mukherjee S, Rudick C N, et al. CCL2 and CCL3 are essential mediators of pelvic pain in experimental autoimmune prostatitis[J]. Am J Physiol Regul Integr Comp Physiol, 2012, 303 (6) : R580–589.

[76] 郭辉，徐月敏，叶章群，等．细胞因子及热休克蛋白在慢性前列腺炎患者精浆中的含量及其临床意义[J]．中华男科学，2012，18（12）：36–40.

[77] Nadler R B, Koch A E, Calhoun E A, et al. IL–1 beta and TNF–alpha in prostatic secretions are indicators in the evaluation of men with chronic prostatitis[J]. J Urol, 2000, 164 (1) : 214–218.

[78] Batstone G R, Doble A, Gaston J S. Autoimmune T cell responses to seminal plasma in chronic pelvic pain syndrome (CPPS) [J]. Clin Exp Immunol, 2002, 128 (2) : 302–307.

[79] John H, Barghorn A, Funke G, et al. Noninflammatory chronic pelvic pain syndrome: immunological study in blood, ejaculate and prostate tissue[J]. Eur Urol, 2001, 39 (1) : 72–78.

[80] Doble A, Walker M M, Harris J R, et al. Intraprostatic antibody deposition in chronic abacterial prostatitis[J]. Br J Urol, 1990, 65 (6) : 598–605.

[81] Shahed A R, Shoskes D A. Oxidative stress in prostatic fluid of patients with chronic pelvic pain syndrome: correlation with gram positive bacterial growth and treatment response[J]. J Androl, 2000, 21 (5) : 669–675.

[82] Kullisaar T, Türk S, Punab M, et al. Oxidative stress–cause or consequence of male genital tract disorders[J].Prostate, 2012, 72 (9) : 977–983.

[83] Pasqualotto F F, Sharma R K, Potts J M, et al. Seminal oxidative stress in patients with chronic prostatitis[J]. Urology, 2000, 55 (6) : 881–885.

[84] Orsilles M A, Depiante–Depaoli M. Oxidative stress–related parameters in prostate of rats with experimental autoimmune prostatitis[J]. Prostate, 1998, 34 (4) : 270–274.

[85] Vicari E. Effectiveness and limits of antimicrobial treatment on seminal leukocyte concentration and relate reactive oxygen species production in patients with male accessory gland infection[J]. Hum Reprod, 2000, 15 (12) : 2536–2544.

[86] Zhou J F, Xiao W Q, Zheng Y C, et al. Increased oxidative stress and oxidative

damage associated with chronic bacterial prostatitis[J]. Asian J Androl, 2006, 8 (3) : 317-323.

[87] Hassan A A, Elgamal S A, Sabaa M A, et al. Evaluation of intravesical potassium sensitivity test and bladder biopsy in patients with chronic prostatitis/chronic pelvic pain syndrome[J]. Int J Urol, 2007, 14 (8) : 738-742.

[88] Di Trapani D, Pavone C, Serretta V, et al. Chronic prostatitis and prostatodynia: ultrasonographic alterations of the prostate, bladder neck, seminal vesicles and periprostatic venous plexus[J]. Eur Urol, 1988, 15 (3-4) : 230-234.

[89] Parsons C L, Rosenberg M T, Sassani P, et al. Quantifying symptoms in men with interstitial cystitis/prostatitis, and its correlation with potassium-sensitivity testing[J]. BJU Int, 2005, 95 (1) : 86-90.

[90] Nickel J C, Johnston B, Downey J, et al. Pentosan polysulfate therapy for chronic nonbacterial prostatitis (chronic pelvic pain syndrome category IIIA) : a prospective multicenter clinical trial[J]. Urology, 2000, 56 (3) : 413-417.

[91] Parsons C L. Prostatitis, interstitial cystitis, chronic pelvic pain, and urethral syndrome share a common pathophysiology: lower urinary dysfunctional epithelium and potassium recycling[J]. Urology, 2003, 62 (6) : 976-982.

[92] Parsons C L. The role of the urinary epithelium in the pathogenesis of interstitial cystitis/prostatitis/urethritis[J]. Urology, 2007, 69 (4 Suppl) : 9-16.

[93] Parsons C L. The role of a leaky epithelium and potassium in the generation of bladder symptoms in interstitial cystitis/overactive bladder, urethral syndrome, prostatitis and gynaecological chronic pel vic pain[J]. BJU Int, 2011, 107 (3) : 370-375.

[94] Nickel J C, Alexander R B, Schaeffer A J, et al. Leukocytes and bacteria in men with chronic prostatitis/chronic pelvic pain syndrome compared to asymptomatic controls[J]. J Urol, 2003, 170 (3) : 818-822.

[95] Bartoletti R, Cai T, Mondaini N, et al. Prevalence, incidence estimation, risk factors and characterization of chronic prostatitis/chronic pelvic pain syndrome in urological hospital outpatients in Italy: results of a multicenter case-control observational study[J]. J Urol, 2007, 178 (6) : 2411-2415.

（彭　涛）

第二十七章　前列腺炎的病理学

（一）急性前列腺炎

急性前列腺炎在外科标本中非常罕见。慢性前列腺炎较为常见，但是，要将这一器官真正的感染过程与伴随结节状增生出现的无关紧要的单核细胞浸润区别开来。

在细菌性前列腺炎中，多数病例的感染途径仍不清楚。有些病例来源于淋球菌或非淋球菌性尿道炎，另一些病例源自保留导尿管引起的尿道周围感染。革兰阳性细菌是前列腺液培养中最常见的病原体。显微镜下，前列腺炎通常表现为累及少数导管和腺泡的局灶性过程。腺腔扩张，充满混有炎细胞的分泌物，其中主要是中性粒细胞。另一方面，间质成分主要是单核细胞，并混有淋巴细胞、浆细胞和组织细胞。前列腺炎常常伴有血清 PSA 水平的升高，在成功的抗生素治疗后，应该很快回到正常水平。

（二）前列腺脓肿

过去，前列腺脓肿主要来自于淋病。现在，多数病例都有梗阻的因素，并且是由于残留尿作为感染源引起的前列腺继发性感染。大肠杆菌是常见的病原微生物。直肠指诊，前列腺的波动感是最具特征的体征；经直肠超声波检查是最可靠的诊断方法；使用抗生素辅以经尿道引流是首选治疗方法。

（三）结核和卡介苗引起的肉芽肿

前列腺是男性生殖系统中最常受结核病累及的一个器官。在多数病例中，感染是从肺血行播散而来的（少数可以来自骨骼系统），但也可以经尿道直接感染而来。早期的前列腺结核病变，触诊很少能发现。只有当疾病进展时，才出现腺体肿大，并能触及波动感和柔软带。大体上，病变通常是双侧性，出现融合的干酪带并伴有液化和空腔形成，最终使前列腺成为一个具有多个空腔的肿大包块。结核病灶可以穿孔到尿道并扩展到膀胱，甚至进入直肠、会阴和腹腔的窦道。在病变的后期，前列腺缩小、纤维化并且变硬，触诊时可能类似于癌。显微镜下，初期的病变位于间质，但很快播散到腺泡。进一步发展，病变出现融合的干酪灶，并有不完全的纤维包裹，典型的结核结节少见。

（四）其他特异性感染

前列腺可以发生芽生菌病、球孢子菌病、放线菌病、隐球菌病、组织胞浆菌病、曲菌病、念珠菌病。这些感染多数发生在 AIDS 或其他病变导致的免疫抑制的情况下。

沙眼衣原体和阴道滴虫在前列腺已有发现，但它们作为前列腺炎的致病原的可能性尚有待确定。通过免疫组化和原位杂交技术，在组织中可以检测到衣原体。

（五）肉芽肿性前列腺炎

（非特异性、特发性）肉芽肿性前列腺炎这一术语适用于一种罕见的前列腺病变，最初是一种免疫介导的过程，伴有对梗阻的导管释放的前列腺分泌物的反应。多数病例发生在 50 岁以上具有结节状增生的前列腺组织内。1/5 的病例有临床三联征，包括高热、前列腺炎症状和触诊时前列腺质硬，上述表现提示肉芽肿性前列腺炎的诊断。约 30％的病例由于致密纤维化而导致病变质硬，在术前被诊断为癌。大体上，前列腺质硬甚至坚硬如石。切面显示，结构消失伴有黄色颗粒状结节形成。显微镜下，大的结节由组织细胞、上皮样细胞、淋巴细胞和浆细胞聚集而成。具有特征性的是，这些肉芽肿样结构位于小叶的中央部。还可见到伴有多核巨细胞的结核结节状反应，以及中性粒细胞、嗜酸性细胞和导管内碎片的聚集。看不到微生物和干酪性坏死。在针吸活检中，镜下改变可类似于癌。

（六）伴有嗜酸细胞的前列腺炎

多数伴有嗜酸细胞浸润的前列腺炎，属于下列分类中的一种：

（1）（非特异性）肉芽肿性前列腺炎：除了混合其他炎症成分的嗜酸细胞弥漫性浸润外，各个方面均类似前面描述的肉芽肿性前列腺炎。

（2）嗜酸细胞性前列腺炎（过敏性前列腺炎，过敏性前列腺肉芽肿）：特点是出现小的星形渐进性坏死结节，周围为栅栏状排列的上皮样组织细胞和嗜酸细胞，类似类风湿小结节，可以出现血管炎。患者常有过敏和哮喘的病史，外周血通常表现为嗜酸细胞增多；有些病例可以表现系统性血管炎。血清 PSA 水平可能升高。

（3）医源性肉芽肿：发生于前列腺外科处理后，通常是 TUR，但有时是前列腺针吸活检之后的一种形态上相似的疾病，但患者没有系统性症状。外科处理与出现前列腺炎之间的间隔可以从少于 1 个月到几年不等；当这一间隔较短时，嗜酸细胞数量就较多。这种肉芽肿可能是对外科操作引起的胶原的变化或来自仪器本身金属的沉积反应。某些肉芽肿变长而扭曲，而另一些则呈楔形，基底部面向损伤的组织。

（4）寄生虫感染：由后生动物（Metazoa）引起。

（七）其他炎症

软斑病可以累及前列腺，通常伴有膀胱的病变。这一病变应被视作组织对细菌感染的一种特殊的反应形式。炎症浸润通常位于前列腺导管周围并且是一种混合成分的浸润。另一种无 Michaelis-Guttmann 小体的类似病变，称为结节性组织细胞性前列腺炎。

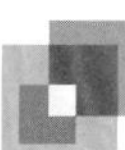

参考文献

[1] Nickel J C, Costerton J W. Coagulase-negative staphylococcus in chronic prostatitis[J]. J Urol, 1992, 147 (2) : 398-400.

[2] Gillenwater J Y. Digital rectal examination-associated alterations in serum prostate-specific antigen[J]. Am J Clin Pathol, 1992, 97 (4) : 466-467.

[3] Jacobsen J D, Kvist E. Prostatic abscess. A review of literature and a presentation of 5 cases[J]. Scand J Urol Nephrol, 1993, 27 (2) : 281-284.

[4] Moore R A. Tuberculosis of the prostate gland[J]. J Urol, 1937, 37 (3) : 372-384.

[5] Oppenheimer J R, Kahane H, Epstein J I. Granulomatous prostatitis on needle biopsy[J]. Arch Pathol Lab Med, 1997, 121 (7) : 724-729.

[6] Fox H. Nodular histiocytic prostatitis[J]. J Urol, 1966, 96 (3) : 372-374.

（陈 东 武 迎）

第二十八章　慢性前列腺炎的中医辨证论治

慢性前列腺炎（Chronic Prostatitis，CP）是成年男性常见的一种泌尿生殖系统疾病，好发于20～40岁的中青年男性。主要表现以骨盆区疼痛不适（会阴部、下腹部、腹股沟区等部位疼痛）和下尿路症状（尿频、尿急、尿痛，排尿时尿道不适感等）为主，病程常持续3个月以上，特点是发病缓慢，反复发作。1995年，美国国立卫生研究院（NIH）将前列腺炎分为四型：Ⅰ型，急性细菌性前列腺炎（ABP）；Ⅱ型，慢性细菌性前列腺炎（CBP）；Ⅲ型，慢性前列腺炎／慢性骨盆疼痛综合征（CP/CPPS），该型又分为ⅢA（炎症性CPPS）和ⅢB（非炎症性CPPS）两种亚型；Ⅳ型，无症状性前列腺炎（AIP）。目前认为CP尤其是非炎症性CPPS的病因及发病机制较为复杂，其中尿液反流进入前列腺而致病的病机假设虽然已通过相关研究得到了证实，但慢性前列腺炎的发病机制尚存其他因素，如病原体感染、自身免疫功能失调、氧化应激学说、性激素水平波动等有关。

本病易反复发作并导致精神心理异常，故对患者生活质量有严重影响。由于国内的各项调查研究应用的流行病学方法及所研究调查人群结构的不同，统计的患病率差异较大，目前我国的一项大样本调查显示前列腺炎症状发生率为8.4%，前列腺炎患者占泌尿外科门诊患者的8%～25%。中医药治疗慢性前列腺炎有着悠久的历史，传统医学典籍中的“精浊”“淋证”“白浊”与现代医学中的慢性前列腺炎相对应，诸多学者在长期的临床实践中积累了丰富的诊疗经验。

（一）本病的西医诊断

临床表现：①疼痛或不适症状：主要表现在会阴部、睾丸、小腹、后尿道、腰骶部、肛门、腹股沟、阴茎及龟头等部位。②尿路症状：以尿频、尿不尽、尿滴沥、尿痛、尿道灼热、尿急、排尿困难、尿黄为多见。③性与生殖症状：晨起或大便时尿道口流出少许稀薄、乳白色、水样或黏稠分泌物，或伴有遗精、早泄、血精、射精障碍、性欲减退。④精神症状：有神疲乏力、精神抑郁、记忆力减退、自信心下降等。

诊断方法：①直肠指诊：前列腺呈饱满、增大、质地柔软、有轻度压痛。病史较长者，前列腺会变小、变硬、质地不均匀。同时行前列腺按摩获取前列腺液，行常规检查。②前列腺液检查：前列腺液中白细胞在显微镜高倍视野中超过10个，卵磷脂小体减少，可诊断为前列腺炎。如果同时细菌培养，可以对慢性前列腺炎做出明确诊断和分类。如前列腺液细菌培养结果为阳性，则诊断慢性细菌性前列腺炎；反之，则为慢性非细菌性前列腺炎。尿三杯试验可做参考。③ B 超检查：显示前列腺组织结构界限不清楚、紊乱，可以提示前列腺炎。④尿动力学检查：主要表现有尿流率下降，膀胱颈－尿道外括肌不完全松弛，最大尿道关闭压异常增高等。

鉴别诊断：①前列腺增生：大多在老年人群中发病；尿频且伴排尿困难，尿线变细，残余尿增多；B 超、肛诊检查可进行鉴别。②精囊炎：精囊炎和慢性前列腺炎多同时发生，除有类似前列腺炎症状外，还有血精及射精疼痛的特点。③耻骨骨炎：临床上常表现为慢性前列腺炎的症状，但肛诊及前列腺液检查正常。主要特征是耻骨联合处有明显压痛，摄骨盆 X 线片示耻骨联合间隙增宽＞ 10 mm，双侧耻骨上支水平相差＞ 2 mm，耻骨联合边缘不规则，出现侵蚀和反应性骨硬化。④前列腺结核：症状与慢性前列腺炎相似，但常有泌尿系结核或其他部位结核病灶的病史，直肠指诊检查前列腺呈不规则结节状，附睾肿大变硬，输精管有串珠状硬结，前列腺液结核杆菌直接涂片或 PCR 检测有结核菌。

（二）中医对慢性前列腺炎的认识

中医古籍中并无前列腺炎的病名，一般根据前列腺炎的尿道症状归属于“淋证”“精浊”“白淫”“白浊”范畴。早在《素问·六元正纪大论》中就有“阳明司天之政，出之气……小便黄赤，甚则淋”的记载。《金匮要略·消渴小便不利淋病脉证并治》言：“淋之为病，小便如粟状，小腹弦急，痛引脐中。”《内科心典》曰：“精浊者，白黏如精状，从茎中留出，不痛不清，占下衣有迹者是也。”金元时期的刘完素在《河间六书·小便泻浊》中对小便异常做了更详细的描述：“……及为白淫太过者，白物为淫随溲而下，故为劳弱。”而“精浊”之病名首见于《景岳全书》。《医宗必读》云：“心动于欲，肾伤于色，或强忍房事，或多服淫秽方，败精流溢，乃为白淫。”明代戴元礼在《证治要诀·白浊》中认为白浊属“精浊窒塞窍道而结者。”张锡纯在《医学衷中参西录》中指出本病多为肾虚湿热，精浊蕴热，败精凝结，阻滞溺窍而致淋浊之证。《中医病证诊断疗效标准》中将前列腺炎命名为“精浊”。《中医临床诊疗术语疾病部分》精浊的病因为：因湿热下注，阴虚火旺，精室瘀阻等所致。

（三）中医辨证

1. 病因病机

本病多由于饮食不节，嗜食醇酒肥甘，酿生湿热，或因外感湿热之邪，壅聚于下焦而成；或由于相火妄动，所愿不遂，或忍精不泻，肾火郁而不散，离位之精化为白浊，或房事不洁，湿热从精道内侵，湿热壅滞，气血瘀阻而成。其病机演变初期往往以湿热为主，日久不愈时多表现为气滞血瘀之象，病久则损耗肾气，可致“肾虚则小便数，膀胱热则水下涩”之虚实夹杂证型，或肾阴暗耗，可出现阴虚火旺证候，亦有火势衰微，易见肾阳不足之象。总之，湿、热、瘀、滞、虚贯穿在 CP 不同阶段。

在诊疗慢性前列腺炎过程中，要重视对病因病机的探究。只有审证求因准确，才能正确地辨证论治，正如《三因极一病证方论》曰：“凡治病，先须识因；不知其因，病源无目。”对于慢性前列腺炎这种病因繁多，病机复杂的临床综合征，中医治疗之长在于辨证论治，不辨证而施治，必然五味杂投，遑论疗效。

（1）审病求因，三因制宜疗病

临证要重视对病因病机的探究，认为凡治病先须识因，不知其因，病源无目，所以，只有审证求因准确，才能辨证论治。疾病的发生发展与患者所处的生活环境、饮食结构、情绪状态等因素息息相关，临证宜“法古、效古而不泥古”，治应因地、因时、因人制宜。

（2）归纳先贤论著，提出病机的相兼性

基于历代医典的相关论述，将慢性前列腺炎的主要病机可大致分为以下 4 类：①热邪致病，即《素问·至真要大论篇》“诸转反戾，水液浑浊，皆属于热”及《景岳全书·淋浊》“移热膀胱，则溺孔涩痛，清浊并至，此皆白浊之因热证也”；②肾虚致病，《诸病源候论》认为：“诸淋者，由肾虚而膀胱热故也，肾虚，便数，膀胱热则水下涩，数而且涩则淋漓不宣”；③湿热致病，即《兰室秘藏》所谓“小便淋浊，此因肝经湿热下注，宜泻肝胆湿热”，而清代吴谦则认为，本病之热乃中焦脾之湿热，脾健运、水湿内停、下注膀胱而发病，即“湿热者，因脾胃湿热、中焦不清、下注膀胱，故便溺浑浊”；④瘀阻致病，如《类证治裁·淋浊》所述：“有过服金石，入房太甚，败精瘀结而成淋者”。以上病机是慢性前列腺炎的发病基础，但又不能简单地分为热毒壅盛证、肾气不足证、湿热下注证及气滞血瘀证进行治疗。因该病往往病情迁延难愈，病机交错夹杂，临床上病情常表现以一种病机为主，夹杂其他一种或几种病机。临证应根据患者实际情况，详加辨析。

（3）肾虚、湿热、血瘀是慢性前列腺炎的基本病机

慢性前列腺炎病因多为外感毒邪湿热，蕴结于下焦，或饮食不节，滋生湿热，湿热下注，均可致下焦膀胱气化不利，扰动精室，精与浊相混，而成精浊之证，湿热为其发作的主要诱因。湿热日久缠绵难愈，久则伤阴耗气，伤及脾肾，或肾虚及脾，湿热内生，肾气虚则湿愈难化，且精易下泄，由实转虚，虚实互结而发病，肾虚为其发病基础。湿热不得清利，相火不得疏泄，湿热之邪入于营血，血与邪互结，血为之瘀结，乃致精道气血瘀滞，瘀滞是其发展趋势。经过大量临床研究，多数学者认为，湿热瘀结是本病的主要病因，气滞血瘀贯穿疾病始终，久治不愈则气虚血瘀。湿热、瘀血、肾虚是前列腺炎三大主因，湿热内蕴，瘀血内阻及肾虚大病理变化往往互为因果，使前列腺炎病情缠绵难愈。所以，慢性前列腺炎的中医病机是肾虚为本，湿热为标，瘀滞为变。即湿热为患为共识；瘀血内阻为趋势；湿热瘀结为特征；肾虚为内在基础。

（4）气滞血瘀贯穿慢性前列腺炎的始终

气滞血瘀在本病中占有重要地位，气滞血瘀贯穿疾病的始终。感受热邪，热伤阴液，血热互结，即可成瘀；或受湿邪，阻遏气机，气滞血停而成瘀；情志内伤，饮食起居失宜皆可致瘀。在慢性前列腺炎的病理发展过程中，多种病机可向血瘀转化，主要有气滞血瘀、气虚血瘀、血热成瘀等。气虚推动血行无力，血行迟缓而成瘀；或气虚统摄无力，血液离经，不得消散，也可成瘀；热浊阴液，致血液黏滞不行，或热邪灼伤脉络，血溢脉外，不得消散，积而成瘀。中医学中有“久病从瘀”之说，清·叶天士云：“初病在气，久病在血。”慢性前列腺炎病证久治不愈，必由浅入深发展，气血同病，日久影响血液循环，导致血瘀。另外，从中医理论来看，前列腺属于中医学中“精室”的范畴，位居下焦。

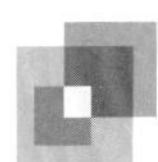

其有分泌前列腺液的作用，如五脏的藏精功能，同时又有排泄功能类似于六腑，故前列腺归于奇恒之腑之列，奇恒之腑易虚、易瘀。从现代医学解剖来看，前列腺的血供来源较多，主要有阴部内动脉、膀胱下动脉和直肠下动脉的分支，进入前列腺体的动脉多相对粗大，而汇入前列腺静脉丛的静脉则相对细小迂曲，在发生炎症时容易导致血流缓慢，而致血瘀。

（5）药用重剂，中病即止

临床用药不必拘泥于常量，在辨证用药的前提下，兼顾其他配伍药物，并充分考虑药物的性状和质地，遵循“针对病机＋主药量大＝君药”的法则，遣方施治。另外，古人所用多为野生药材，质优效卓，而现在市售药材多为引种栽培品种，且生产加工不甚规范，致使药材质量下降。所以，临证常适当加大药物剂量，如土茯苓、丹参、黄芪的常用剂量均为 30 g，但中病即减或止，尽力避免大剂量长期应用可能出现的肝肾损害及其他潜在风险。

综上所述，慢性前列腺炎的辨证分型主要以湿热、气滞血瘀、肝脾肾亏虚为主。初起湿热偏盛，扰乱精室，清浊混淆，精离其位，精浊溢出。久之不愈，脾肾损伤，气血运行不畅，脾气下陷，土不制湿，水道不清；精微传输失调，不能下滋于肾，肾虚而精关不固；情志抑郁，肝失疏泄，一方面日久郁火伤阴，肾阴亏虚；另一方面肝郁气滞而血瘀，阻碍膀胱气化等均可引起本病的发生。本病病机寒热错杂，虚实兼挟，因此临床治疗上常常兼顾清利湿热、理气化瘀、补肾为要。

2. 辨证论治

（1）内治

CP 的证型主要分为基本证型与复合证型，绝大多数是复合证型，即有 2 种或 2 种以上基本证型构成，其中出现频率最高的证型组合为湿热下注加气滞血瘀证（湿热瘀滞证）。症候变化与病程、年龄等呈相关性：早期以湿热为主，实证居多，且多夹瘀兼证；后期则在湿热、瘀血基础上，多伴虚证，以肾虚为主，或伴脾虚、气虚等证。

慢性前列腺炎的病因病机不外乎湿热、肾虚及气滞等几方面。其病因实则多责之辛辣、醇酒厚味过度，滋生湿热；虚则多缘于手淫过度、恣情纵欲，致相火内灼、肾气虚弱；禀赋阳虚，感受寒湿；肝气郁滞，肝郁乘脾，脾虚生湿等。湿邪为患是男性前列腺炎的重要原因之一，而膀胱湿热与肾虚应是导致疾病产生的主要原因。慢性前列腺炎病位虽居于下焦，但关乎心、肝、脾、肾四脏。

肝五行属木，为厥阴之脏，居下焦环阴器。《灵枢・经脉》曰：“肝足厥阴之脉……循阴股入毛中，环阴器。”前列腺属中医学精室范畴，精室是阴器的重要组成部分，可见肝与前列腺的关系密切。肝为筋之宗，肝主疏泄而调畅气机，气能化津、摄液，具推动水液运行之功。情志因素，致肝失疏泄，气机不畅，久则精败成为“精浊”；肝气不疏，水液代谢失常，积瘀下焦，郁久化热，湿热瘀三者相结。

肾主水，与膀胱互为表里，《素问・逆调论篇》说“肾者，水脏，主津液。”《素问・灵兰秘典论篇》“膀胱者，州都之官，津液藏焉，气化则能出矣。”说明肾的气化作用有助于膀胱对尿液的贮藏和排泄。肾藏精，能使精固藏而不致妄泻。若因先天禀赋不足，肾气亏虚；或因房劳过度，肾气虚损；或因情欲过度，伤肾耗精；或因精室湿热，伤正损肾。肾气不足，气化无力，气不化津，津停精室，化湿酿热，腐败精液，亦成“精浊”。《诸病源候论·淋病诸侯》曰：“诸淋者，由肾虚而膀胱热故也。”《诸病源候论·虚劳病诸侯》言：“肾气虚弱，不能藏水，胞内虚冷，故小便后水液不止而有余沥。”《医学心悟》载：“浊之因有二：一由肾虚败精流注，一由湿热渗膀胱；补肾菟丝子丸主之；导湿，萆薢分清饮主之。”指出浊病由肾虚败精流注者当补肾，由湿热渗注膀胱者当导湿。

脾乃后天之本，气血生化之源。脾气充足，肾中精气才能不断充盈和成熟，脾气健旺，方能气血旺盛，从而维持前列腺的正常功能。如若饮食不节，嗜食辛辣，贪进厚味，损伤脾胃功能，脾气不足，脾阳不充，运化失司，气机不畅，清阳不升，浊阴不降，湿邪内蕴，久酿成浊；又气为血帅，气虚则血行无力，瘀阻脉络。久则耗伤肾气，损及肝肾，虚实互杂，病情缠绵难愈。《证治汇补》曰：“精之藏制在肾，脾主之运化，生精降浊，脾失健运，湿浊内蕴，下注于精窍。”治疗上以健脾祛邪为法。

心为十二之主总领五脏六腑，维持和协调各脏器的气血运行及功能。寻其与慢性前列腺炎的关系如下：《医徧·淋》指出：“心劳，思虑所伤。”《医方考·清心莲子饮》指出：“遇劳即发者，名曰劳淋……劳者动也，动而生阳，故令内热。内热移于膀胱，故令淋闭。”说明此病乃心火下移小肠，小肠移热于膀胱，膀胱失司开阖。《济生方》曰：“思虑伤心，疲劳伤肾，心肾不交，精元不固，面少颜色，惊悸健忘，小便赤涩，遗精白浊。”其归结为心有妄想，所愿不得，劳神太过，或房劳太过致使心阴损耗则心阳独亢，心火不能下交于肾，肾水不能上滋于心，心肾不交，水亏火旺而扰动精室。

人体五脏六腑为一整体，生理上相互联系，病理上相互影响，相关脏腑功能和慢性前列腺炎的发生有着紧密的联系。所以出现临床症状时不能偏执于一脏一腑，应辨邪实之病位，虚衰之脏腑。

结合五脏辨证经验，总结慢性前列腺炎常见以下证型：①湿热下注细菌、支原体、衣原体、滴虫等微生物感染属湿热之淫毒，淫毒湿热侵犯下焦、膀胱及属肝经、肾经之络的部位导致膀胱气化不利，开阖失常。而致患者临床出现排尿疼痛、尿频、尿急，尿道灼热疼痛或尿道瘙痒，甚如虫爬，尿道有较多黏稠臭秽、浑浊的分泌物，少腹拘急、会阴、睾丸、尿道口疼痛等主要症状，舌红苔黄腻，脉滑数。实验室检查可见前列腺液色白而浊黄或镜检有大量白细胞并脓细胞。故治宜清热利湿，分清泄浊。方宜龙胆泻肝汤，或八正散加减。笔者经验：凡阴囊潮湿、口干口苦为主症者多为肝经湿热证，选用龙胆泻肝汤，常用药物为龙胆草、栀子、黄芩、柴胡、生地、车前草、泽泻、生甘草、当归；尿频、尿急、尿道灼热感为主症者多为膀胱湿热证，选用八正散，常用药物为栀子、黄芩、车前草、川木通、生甘草、扁蓄、滑石、瞿麦等。若湿重于热，苔腻、腹胀，加佩兰、萆薢、石韦、车前子、枳壳以利湿；若热重于湿，苔黄尿热，加蒲公英、紫花地丁、竹叶、半枝莲以清热。②肝郁气滞本证可见于性格内向，且病史长，症状迁延顽固的未婚患者；或合并早泄阳痿的患者，以及合并精液异常、不育的患者。本病病程日久，或因思虑过度伤脾，脾虚湿郁；或因肝气郁滞，失于疏泄，而致三焦气机失宣，膀胱气化不利而发为本病。且足厥阴肝经之脉绕阴器而行，气郁日久若累及宗筋，甚至可发生阳痿，早泄。

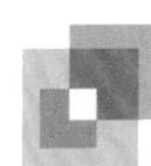

患者多症见少腹、会阴、睾丸胀痛不适，小便时有频急，伴白浊流出，胸胁胀满疼痛、善太息、精神抑郁或心烦易怒较为明显、口苦咽干、食欲不振、腹胀便溏、肠鸣矢气等症，舌淡或淡红，苔白或腻，脉弦。治宜疏肝解郁，健脾祛湿。方宜逍遥散，常用药物为当归、白芍、茯苓、白术、柴胡、生甘草、薄荷、生姜；可酌情加扁蓄、瞿麦、泽泻、车前子等利湿通淋药，若肝郁较甚，胁痛善怒，加郁金、川楝子、延胡索、香附加大疏肝之力；若见脾虚之症，舌淡、神疲，则加以黄芪、苍术健运脾气，扶土抑木。③肾阴亏虚此型多由于素体肾阴不足或后天失养，纵欲或过度频繁手淫，恣情纵欲，肾阴亏耗，致使膀胱失养，气化不利，发为本病。临床可见尿频、尿涩痛、淋漓不尽，伴腰膝酸软，头目眩晕，颜面时而烘热，失眠、多梦、记忆力下降，形体消瘦，阳事易兴，甚或强中不痿，精浊频出或有血精等症；舌质红，苔薄，脉细数。治宜滋肾养阴，清泄相火，方宜知柏地黄汤加减用药，常用药物为熟地黄、山药、丹皮、泽泻、山茱萸、茯苓、黄檗、知母等。若肝肾亏甚者，可加女贞子、旱莲草、桑葚子、熟地黄滋肾养阴；若虚火旺盛者，加地骨皮、青蒿、白薇增强清虚热之功。④肾阳不足肾为先天之本，对人体的生长发育、性功能、生殖功能的维持都具有决定性的意义。慢性前列腺炎患者，或素体禀赋阳虚，或长期不恰当服用苦寒攻伐药物或抗生素损伤肾阳，肾阳温煦无力，膀胱气化失常，则发为本病。患者除了慢性前列腺炎的一般症状外，尚可见较突出的少腹冷痛、形寒肢冷、面色白、消瘦神疲、大便溏泄、腰酸膝冷、阳痿遗精等症状。典型的舌象、脉象是舌淡或淡黯，苔白或腻，脉沉。治宜温肾固本、化湿去浊。方宜桂附地黄汤加减用药，常用药物为熟地、丹皮、泽泻、茯苓、山茱萸、山药、肉桂、附子等。若肾阳亏虚明显者，可加菟丝子、金樱子、覆盆子加大温肾固肾之力。⑤心肾不交病史长且迁延反复的慢性前列腺炎患者，或因久病虚劳、房事过度，或因劳神过度、五志过极致使肾水亏虚于下，不能上济于心火，心火亢于上，不能下交于肾。肾亏于下，则封藏无力；心火亢盛，则心神扶摇，扰动精室下焦，二脏失交合而为害，故临床上其常见的症状除了慢性前列腺炎的一般症状外，还有较突出的心烦、失眠、多梦、遗精、腰酸腿软、潮热盗汗、耳鸣目眩、心悸咽干等。典型的舌象、脉象是舌红苔少或无苔，脉细数。治宜调补心肾。方宜桑螵蛸散加减用药，常用药物为桑螵蛸、远志、石菖蒲、龙骨、党参、茯神、当归等。若心火偏盛者，加黄连、栀子、莲子心以清亢盛之热；若肾水亏虚较甚者，加枸杞子、黄精、知母、熟地黄以济肾水之不足。

（2）外治

①中药坐浴：中药坐浴可通过药物与物理的双重温热作用而产生治疗效果。因中药中蕴含特有的活性成分，同时又有温热作用，使皮肤附属器如汗腺、毛囊、皮脂腺等开放，促使炎性致病介质和代谢产物的排除，提高中药活性离子的透皮功效，故可迅速改善临床症状。另外，中药本身具有清热利湿、活血化瘀、消肿止痛等功效，可使局部血管扩张，促进血液循环，改善组织营养，加速代谢产物的排泄，促进组织修复，使疼痛、不适等症状较快改善或消除。②中药穴位敷贴：腧穴是微循环密集开放的集中点，并且与深部组织器官有着密切的联系，互相疏通。疏通是双向的，从内通向外，反应病痛；从外同向内，接受刺激，防治疾病。从这个意义上说，腧穴又是疾病的反应点和治疗的

刺激点。中药贴敷剂是伴随中药现代化应运而生的一种新剂型，由于它能在较长时间内保持相对恒定的血药浓度，从而避免了口服、注射给药所引起的血药浓度的峰谷现象，其次由于贴膜剂的有效成分经皮肤吸收直接进入体内，可避免肝脏的首过作用，其吸收总量和生物利用度较高，并可在病灶周围形成较高的药物浓度，并通过经络调节全身。③中药保留灌肠：是将中药药液灌入直肠后保留一定的时间，使药物有效成分直接被人体吸收，加之温热效应可促进血液循环，使前列腺组织局部形成有效的血药浓度，从而达到缓解前列腺组织充血的目的。药物经直肠吸收十分迅速，更容易穿透前列腺包膜。而且中药保留灌肠保持了传统汤剂的特点，可根据病情的变化来灵活变通的调节药物的使用剂量。④栓剂纳肛：已有多项临床试验及系统评价证实前列安栓（黄檗、虎杖、泽兰、栀子等）对 CP 具有较好功效，对于以会阴部、腰骶部坠胀痛不适为主要表现，伴或不伴有 LUTS 症状的患者，或不能耐受口服药物治疗、口服药物依从性差的患者，推荐使用前列安栓，每天 1 枚，睡前排便后纳肛。⑤针灸治疗：现代医学已证明，针灸可以扩张血管和淋巴管，加快血液循环，抑制血管通透性升高，减少炎性物质渗出，同时能加速炎症渗出物的吸收，起到消除炎症的作用。针刺能兴奋穴位感受器，外周神经冲动沿传入神经纤维经脊神经背根进入中枢神经系统，整合后的神经冲动通过交感神经节后纤维到达肾上腺髓质，刺激组织释放儿茶酚胺，从而抑制血管的通透性，减轻组织水肿及渗出，达到消肿抗炎，促进修复，调节分泌等功能。针刺还可以影响组织的内分泌环境，调节垂体 - 肾上腺皮质功能，促进肾上腺皮质激素的释放，增强机体的应激和组织修复能力，促使局部组织炎症的变化消退。针刺还可以提高机体的细胞免疫功能，或调整机体的体液免疫功能，从而提高机体的抗病杀菌能力，达到抗炎消肿的效果。⑥丁桂散敷脐：肚脐中央为神阙穴，又称脐中穴，与脏腑经络关系十分密切。隶属于阴脉之海任脉，任脉与督脉相表里；同时，神阙穴也是经脉之海冲脉循行之所，与百脉相通。五脏六腑的病变都可以影响到脐。神阙穴在疾病的发生、发展及治疗上具有重要的作用。丁香散由丁香和肉桂组成，其中丁香行气活血，肉桂温经通络，两者合用有温经散寒、行气止痛之功效。⑦经会阴超声疗法：超声治疗慢性前列腺炎主要利用了超声波与机体的各种生物效应，如热效应、机械效应和空化效应等。通过这些效应，可以起到增强血液循环，加强代谢，改善局部组织营养，增强酶的活力，降低肌肉和结缔组织张力，缓解痉挛，减轻疼痛，降低感觉神经兴奋的作用。

（3）其他疗法

①物理治疗：A．热疗：主要利用多种物理方法所产生的热力作用，促进前列腺腺体内温度均匀升高、血管扩张、血流加快、血液循环改善，白细胞吞噬功能增强，加快局部代谢产物和毒素的排出，增强抗生素的杀菌作用，促进炎症消退，消除组织水肿、缓解盆底肌肉痉挛，缓解症状。推荐经直肠途径，不推荐经尿道途径。B．前列腺按摩：前列腺按摩可促进前列腺血液循环、腺体排空，促进引流，并增加局部的药物浓度，进而缓解 CP 患者的症状，故推荐为Ⅱ型、Ⅲ型前列腺炎的辅助疗法，联合其他治疗可有效缩短病程。对不能耐受医师前列腺按摩的患者，定期排精亦可获得与前列腺按摩同等的疗效。C．生物反馈和电刺激治疗：生物反馈和电刺激联合治疗 CP/CPPS 有协同作

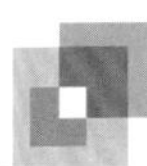

用，能明显改善 CP/CPPS 患者疼痛与不适症状，提高生活质量，以及提高最大尿流率。②健康教育与心理干预患者消除某些担忧和顾虑后，治疗常可收到事半功倍的效果。心理干预能够改善患者的疼痛症状、灾难心理和生活质量。推荐对有明显心理困扰的 CP/CPPS 患者实施针对性心理治疗。

（4）预防与调护

①养成良好的个人卫生习惯，平时多注意锻炼身体，增强机体的抗病能力，可避免各种病原体的侵袭而致病。②多饮水，不憋尿，以保持尿道通畅，有利于前列腺分泌物的排出。③对急性的泌尿生殖系感染，如急性前列腺炎、急性附睾炎、急性精囊炎等，应给予积极彻底治疗，防止其转化为慢性前列腺炎。④节制性生活。预防前列腺肥大，需要从青壮年起开始注意，关键是性生活要适度，不纵欲也不要禁欲。性生活频繁会使前列腺长期处于充血状态，以至引起前列腺增大。因此尤其是要在性欲比较旺盛的青年时期，注意节制性生活，避免前列腺反复充血，给予前列腺充分恢复和修整的时间。当然，过分禁欲会导致前列腺充血，引起胀满不适感，同样对前列腺也不利。⑤多放松。生活压力可能会增加前列腺充血水肿的机会。临床显示，当生活压力减缓时，前列腺症状会得到舒缓，因而平时应尽量保持放松的状态。⑥防止受寒。前列腺炎患者要注意保暖，因为寒冷可以使交感神经兴奋增强，导致尿道内压增加而引起逆流。⑦避免会阴部受压。会阴部受压会加重前列腺的病状，导致患者明显不适，故前列腺炎患者应当避免久坐和长时间骑车。⑧节制生活。应尽量不饮酒，少吃辣椒等辛辣刺激性强的食品，以避免使前列腺及膀胱颈反复充血、加重病情。前列腺炎患者合并便秘，应积极治疗，便秘缓解后，前列腺炎也容易缓解。⑨热水坐浴。慢性前列腺炎患者可每晚热水坐浴，该法简单易行，能有效缓解慢性前列腺炎症状。

（高　瞻）

第二十九章　慢性前列腺炎与性功能障碍

慢性前列腺炎 / 慢性骨盆疼痛综合征（Chronic Prostatitis/Chronic Pelvic Pain Syndrome，CP/CPPS）是前列腺炎中最常见的类型，研究表明，男性人群中 CP/CPPS 的发生率 4%～16%，在泌尿外科门诊就诊患者中，CP/CPPS 患者的比例占到 25 %～40 %。有文献甚至指出，超过 50%的男性一生中曾出现过类似“慢性前列腺炎”的表现。CP/CPPS 是一种临床症候群，主要表现包括无明显诱因的骨盆区域疼痛不适、下尿路症状（Lower Urinary Tract Symptoms，LUTS）和性功能障碍。

该病临床上缺乏简易确诊的金标准，具有病因复杂、反复发作、药物治疗难以控制等特点，往往给患者以“难以根治”和“难免复发”的印象，不仅增加了患者的医疗费用，而且易造成患者精力上的消耗，甚至进一步产生显著的心理、精神问题，严重影响患者的生活质量。CP/CPPS 患者的性功能障碍有多种表现，主要包括勃起功能障碍（Erectile Dysfunction，ED）、射精痛（Ejaculatory Pain，EP）和早泄（Premature Ejaculation，PE）等，这几种表现可以独立存在，也可以相伴出现。

（一）性功能障碍的流行病学

尽管 CP/CPPS 患者的性功能障碍发病率较高，但由于不同研究在地域、规模、患者年龄与概念上的差异，目前对该发病率尚无统一的观点。随着生活质量的提高，人们对男性健康问题日益关注，国内外学者逐渐将研究的目光转向了性功能障碍的流行病学，其中 CP/CPPS 与性功能障碍的流行病学是研究的热点之一。国外学者 Lee 等通过问卷调查发现，在 296 位患有的慢性前列腺炎 / 慢性前列腺炎 PS，有 214 位患者自诉出现过性功能障碍，所占比例近 3/4，其中 54 位患者（25.0%）主诉仅出现勃起功能障碍，71 位患者（33.4%）主诉仅表现为射精困难，而 89 位患者（41.6%）主诉同时存在上述两种性功能障碍。从总体上看，有 48.3 % 的慢性前列腺炎 / 慢性前列腺炎 PS 受访者主诉存在勃起功能障碍，而且，伴有性功能障碍患者往往表现出更严重的下尿路症状，他们的生活质量也更差。

近年来，国内学者也发表了针对中国人群的相关流行病学研究。LIANG 等研究显示，在 1768 位慢性前列腺炎患者中，有 49 % 的患者主诉存在性功能障碍，其中单纯早泄的患者占 26.2 %，单纯勃起功能障碍的患者占 15.0 %，另有 7.7 % 的患者合并存在早泄与勃起功能障碍。LIANG 和 HAO 等对国内 15 000 名 15 ～ 60 岁的男性人群进行问卷调查，

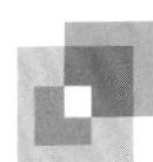

在有效回收的7372份调查问卷中显示，慢性前列腺炎的患者占受访人群的5.0％（370），在所有的有效受访者中，早泄的患病率为15.3％（1127），而在慢性前列腺炎患者中，早泄患病率为36.9％（137），显著高于总体人群。在所有受访者中，勃起功能障碍的患病率17.1％（1259），而在慢性前列腺炎患者中，勃起功能障碍的患病率为35.1％（130），也显著高于总体人群中的发病率。关于CP/CPPS患者中性功能障碍的随机对照性研究较少。Mo等随机选取了600名临床诊断为Ⅲ A型慢性前列腺炎患者，与40名健康男性做对照性比较研究，研究结果显示，Ⅲ A型慢性前列腺炎患者勃起功能障碍比例占19％，早泄和射精痛的患病率均为30％，有19％的患者同时存在上述两种性功能障碍，与之相比，在随机挑选的对照组中，无患者存在性功能障碍。

（二）性功能障碍的发病机制

1. 局部器质性因素

CP/CPPS造成的局部病生理变化，可能会影响患者的勃起及射精功能，在解剖生理学方面是有一定基础的。前列腺位于膀胱颈和尿生殖膈之间。1982年，Walsh行前列腺癌根治术时，发现前列腺后外侧血管神经束的损伤，可导致术后患者性功能障碍，而保留该血管神经束则能保存部分患者的性功能。位于前列腺周围直肠旁的盆腔神经丛是神经节聚集的地方。人体盆腔神经丛向下走形，经过前列腺时有两条途径：一条经过前列腺的后外侧；另一条经过前外侧。盆腔神经丛发出神经束，于前列腺底部精囊附近分两个方向向下，一条沿前列腺后外侧、直肠前外侧向后下走行到尿生殖膈；另一条沿前列腺与膀胱交界处向前下，走行到前列腺前外侧。前外侧和后外侧神经束均起源于盆腔神经丛，一样可以传导性兴奋，损伤前列腺前外侧神经血管束，就会损害由前外侧神经传导的性兴奋。除了上述的前列腺血管神经束，也就是通常所说的性神经以外，与前列腺相毗邻的影响勃起功能的结构，还包括阴茎的血管神经及支配阴茎的躯体神经等。另外，前列腺静脉丛接受阴茎背深静脉，并有交通支与膀胱静脉丛吻合。前列腺与勃起射精功能相关的血管神经相毗邻，前列腺炎又好发于前列腺的外周带，前列腺发生的理化因素损伤有可能累及相邻的神经和血管，因此，便有了关于慢性前列腺炎导致性功能障碍的解剖生理学基础。

以往多数临床医生认为慢性前列腺炎并不会对阴茎勃起功能产生直接损害，并指出慢性前列腺炎患者出现勃起功能障碍等性功能异常表现，主要是由患者的心理障碍因素引起。这一观点亦有动物实验佐证，有学者通过观察慢性非细菌性前列腺炎大鼠的勃起功能，发现实验组勃起功能与正常大鼠比较无明显降低，因此推测，临床上慢性前列腺炎患者可能并不存在器质性勃起功能障碍。从生理角度上看，阴茎勃起是以阴茎的正常解剖结构为基础的，同时依赖于正常的神经传导和反射，以及正常的阴茎血管灌注。在正常情况下，通过内分泌、性激素的调节作用，海绵体血窦开放和充血，静脉回流相对减少，最终实现勃起功能。在此过程中，前列腺作为一个附属性腺，似乎并未直接参与勃起的各个过程。目前尚无确切的研究资料显示，慢性前列腺炎会直接导致阴茎解剖结构异常，以及相关神经、血管和内分泌的改变。

但近年来的研究表明，CP/CPPS 患者出现勃起功能障碍等性功能异常，局部器质性因素也产生了重要的影响，其确切机制尚待深入研究，可能存在的机制有以下几个方面：

（1）血管性损害

勃起功能障碍的动脉性因素，主要与患者系统性动脉粥样硬化疾病相关，由于全身性的血管（也包括供应阴茎的动脉）损害，引起了阴茎血管灌注受损，最终导致勃起功能下降。但是，通过对低年龄段的 CP/CPPS 患者的流行病学研究表明，尽管这部分患者中合并高血压、高血脂和糖尿病等与动脉供血不足有关的危险因素比例很低，但年轻的 CP/CPPS 患者仍然会存在能阴茎动脉灌注不足，这可能是导致性功能障碍的因素之一。Shoskes 等研究发现，CP/CPPS 患者发生动脉粥样硬化风险明显高于正常人群，应用 Endo-PAT 诊断系统进行的非侵入性血管内皮检测，可以分辨出 CP/CPPS 患者由一氧化氮介导的血管内皮细胞功能障碍。

前列腺、盆底肌肉与勃起相关的血管在解剖学上有紧密的毗邻关系。CP/CPPS 患者可出现一些非炎症性盆腔疼痛，这与盆底肌肉群（肛提肌、梨状肌、髂腰肌等）习惯性挛缩有关，而这种盆底肌肉痉挛可能造成盆腔血管受压，甚至导致阴茎动脉灌注不足。Shoskes 等对 384 名 CP/CPPS 患者进行体格检查，发现有半数的患者（51 %）存在不同程度的盆底肌肉痉挛，这种盆底肌肉痉挛与前列腺液显示的炎症程度无明显相关性，而在 121 名无症状对照组中，盆底肌肉痉挛的发生率只有 7 %。Anderson 等通过物理治疗，引导 CP/CPPS 患者进行盆腔肌肉触发点释放 / 反向松弛练习，不仅可以有效缓解盆底肌肉痉挛所造成的疼痛，而且可以显著减轻泌尿系统症状，纠正性欲减退，缓解射精痛，勃起和射精困难等性功能障碍也得到显著的改善。

（2）神经性损害

CP/CPPS 造成炎症反应，可以导致前列腺管及其周围的间质组织充血、水肿，使前列腺腺泡膨胀，逐渐出现前列腺管阻塞，长期慢性炎性刺激，可促进前列腺组织纤维化增生。由于前列腺与下尿路及男性生殖管道的密切关系，CP/CPPS 造成炎症可累及膀胱颈部、精囊及输精管壶腹。Marson 等应用 Bartha 株伪狂犬病病毒作为逆行示踪剂，对前列腺及盆底肌肉的神经支配进行研究，显示逆行病毒示踪剂可通过神经突触进而到达脊髓和脑干神经元，因此证实中枢神经系统参与了前列腺及盆底肌肉的神经支配，可通过这一复杂的神经通路，前列腺及盆底组织相互联系，共同调节支配前列腺功能、排尿及勃起、射精等性活动。Vizzard 等向成熟大鼠前列腺内注射伪狂犬病病毒示踪剂后，在脑和脊髓中可以发现病毒示踪剂分布，而向大鼠的阴茎、膀胱或尿道注射示踪剂时，在脑和脊髓中也可以发现类似的示踪剂分布。此项结果表明，前列腺及前列腺尿道的功能与膀胱、尿道和阴茎的功能密切相关，这种介于中枢神经系统的通路联系，可能揭示了慢性前列腺炎症影响勃起及射精功能的病理、生理基础。

阴茎勃起的外周调控包括激素、神经、局部因素，周围神经介质的调控占有极重要的地位，其中来源于神经末梢，且可由血管内皮细胞产生的介质主要为一氧化氮（Nitric Oxide，NO），阴茎中一氧化氮有两种来源，分别为血管内皮细胞系和非肾上腺素能非胆碱能（Non-Adrenergicnon-Cholinergic，NANC）神经纤维。一氧化氮的生成由神

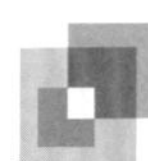

经型一氧化氮合酶（nNOS）及内皮细胞性一氧化氮合酶（eNOS）所激发，通过激活环磷酸鸟苷（cGMP）系统，舒张阴茎海绵体平滑肌及扩张阴茎动脉，共同诱发阴茎勃起。反之，CP/CPPS 造成炎症反应，可能通过神经通路抑制 nNOS 及 eNOS，导致一氧化氮合酶活力减退，抑制阴茎海绵体平滑肌有效舒张。

（3）下尿路梗阻

CP/CPPS 患者的前列腺由于大量炎症细胞的浸润，累及前列腺管及其周围的间质组织，局部的血流特征表现为进出前列腺包膜和实质内的血流量增多，这种局部充血现象可累及输精管道、精囊腺、射精管和尿道等，会因此进一步兴奋肾上腺素能 α 受体，导致前列腺包膜、前列腺内平滑肌和膀胱颈收缩，不仅引发尿流动力学的梗阻表现，而且会造成膀胱颈压和前列腺内压的增高。Ponholzer 等通过动物模型研究发现，下尿路梗阻可激活 RhoA/Rho 激酶系统，这一系统在促进和维持阴茎平滑肌收缩过程中起到重要的调节作用。由于 RhoA/Rho 激酶系统表达 / 活性增强，在其介导下，海绵体平滑肌的平滑肌肌球蛋白（Smooth Muscle Myosin，SMM）基本磷酸化，从而导致阴茎海绵体平滑肌舒张困难，最终造成勃起功能障碍。

CP/CPPS 患者炎症造成前列腺体积增大，继而导致膀胱出口梗阻，可通过神经内分泌系统影响阴茎海绵体平滑肌的舒张功能。Khan 等研究表明，实验动物膀胱出口部分梗阻时，膀胱逼尿肌内皮素（Endothelium，ET）受体（ETA 和 ETB）上调，同时伴有一氧化氮合酶（Nitric Oxide Synthas，NOS）的下调。长时间膀胱出口梗阻，可造成实验动物阴茎海绵体 ETB 受体结合位点明显减少，而 ETA 受体结合位点无显著性变化。ETB 受体激活是阴茎勃起的信号通路，通过作用于阴茎海绵体内皮细胞，释放一氧化氮（Nitric Oxide，NO），从而介导海绵体平滑肌的舒张。因此膀胱出口梗阻引起的 ETB 受体结合位点减少，可导致一氧化氮介导的海绵体舒张功能受损。同时，由于 ETB/ETA 比例失衡，ETA 受体介导的血管收缩作用占主导，并且可促进转化生长因子 β（Transforming Growth Factor-β，TGF-β）生成。TGF-β 在人体以 TGF-β1、TGF-β2、TGF-β3 三种形式存在，其中 TGF-β1 促进纤维增生的作用最强，可导致海绵体超微结构发生变化，甚至促进阴茎海绵体纤维化。TGF-β 可诱导形成活性氧（Reactive Oxygen Species，ROS），同时抑制一氧化氮的合成，使 NO/ROS 的比率降低，进一步影响勃起功能。

2. 内分泌因素

许多内分泌疾病，如垂体功能低下、高泌乳素血症、甲状腺功能亢进或低下、皮质醇症等，均可伴发性功能障碍。目前普遍认为，CP/CPPS 患者的性功能障碍，可能与慢性前列腺炎引起的内分泌异常有关。前列腺调节和分泌一些激素，如促甲状腺素释放激素、促肾上腺皮质激素、松弛素、内腓肽、泌乳素及抑制素等可能会影响性功能。已有研究证实，甲状腺功能水平降低，可导致内皮细胞衍生舒张因子（Endothelium Derived Relaxant Factor，EDRF）的损耗，从而影响海绵体平滑肌功能。另有研究显示，严重的高催乳素血症（PRL levels ＞ 735 mU/L/35 ng/mL）可导致男性性欲减低、性腺功能减退，造成性功能障碍。但由于慢性前列腺炎对内分泌的影响较复杂，目前缺乏相关机制研究。

CP/CPPS 可能与性腺功能减退之间存在联系。Vakina 等在研究慢性前列腺炎患者的性功能改变时发现，慢性前列腺炎患者的血清硫酸脱氢表雄酮（DHEA–S）与患者的勃起功能呈正相关，勃起功能障碍越严重的患者血清 DHEA–S 水平越低。DHEA–S 是体内重要的甾体类神经介质，其功能包括促进神经发育，调节神经功能及突触可塑性，与情绪、攻击行为、性行为和睡眠等密切相关，而且 DHEA–S 是成年男性体内 50%雄激素合成的前体，对男性性功能有较大影响。从总体上看，虽然慢性前列腺炎可能通过改变内分泌影响性功能，但目前尚无确切证据，尚待进一步研究。

3. 心理因素

心理、精神因素在 CP/CPPS 患者性功能障碍的发病机制中发挥了重要的作用。CP/CPPS 患者长期反复发作的下尿路症状、盆腔不适及就诊压力，对患者的生活质量影响很大，容易导致患者产生一系列的心理、精神问题。有些心理精神障碍以躯体化的形式表现出来，可能会进一步加重患者的 CP/CPPS 症状。Tripp 等通过 2 年的随访研究，对 CP/CPPS 患者及其配偶的生活质量进行了深入的评估，结果显示 CP/CPPS 患者及其配偶的抑郁、焦虑等心理精神问题持续存在，而且自我心理评估较低，与其配偶相比，CP/CPPS 患者的症状明显要更加严重。MO 等研究进一步分析了可能导致性功能障碍的原因，研究表明证实，Ⅲ A 型慢性前列腺炎患者均存在各种各样的心理问题，包括抑郁，焦虑，躯体化，强迫症表现和人际关系敏感。勃起功能障碍的严重程度，与 CP/CPPS 症状严重的程度具有明显相关性（$P < 0.01$），但早泄和射精疼痛与心理问题的相关性并不明显。Aubin 等研究发现，与健康对照组相比，CP/CPPS 患者性欲较低，性高潮次数较少，阴茎勃起功能差，性交痛更易出现，这些性功能障碍跟抑郁、焦虑和疼痛症状具有相关性。

CP/CPPS 患者的心理、精神问题主要是由于临床症状直接或间接地影响到性生活质量，从而产生了心理障碍。但另一方面，患者自身的焦虑型人格也是性勃起功能障碍发生的必要条件，焦虑和抑郁导致勃起功能障碍，勃起功能障碍又加重患者的焦虑及抑郁，形成恶性循环。由于慢性前列腺炎具有不同的病因、临床特征和自然转归，具体的发病机制、病理生理学改变尚不十分清楚，症状表现复杂、病程迁延、易反复发作，使得医生诊治前列腺炎的过程中感到棘手。往往经过规范治疗后，体检及实验室检查均未显示阳性结果或虽显示阳性结果但与患者的症状严重程度并不呈正相关，患者仍感躯体不适，甚至有些患者出现多处慢性前列腺炎相关症状以外的表现。长期反复的诊治，使焦虑情绪在 CP/CPPS 患者的心理上产生压力，导致患者对自身性功能的怀疑，不能够集中精神而影响性功能。

有研究结果表明，焦虑、抑郁均有其病理生理学基础，并进一步引起机体内环境的改变。焦虑患者大脑中氨基丁酸系统存在某种缺陷，导致焦虑不能得到很好的控制。而在抑郁状态下，中枢神经系统某些神经肽分泌异常而影响下丘脑 – 垂体 – 肾上腺轴功能改变，进一步导致机体免疫功能异常。机体在长期精神压力作用下，交感神经系统及下丘脑 – 垂体 – 肾上腺轴功能发生改变，神经末梢释放神经肽、P 物质、组织内细胞因子释放增加、巨噬细胞异常激活，从而促进了组织器官炎症的形成。

（三）性功能障碍与 CP/CPPS 的 UPOINT 表型分类系统

随着研究的不断深入，泌尿外科专家们发现 CP/CPPS 患者的异质性比较显著，不同患者 CP/CPPS 的病因、发病机制、临床表现各不相同。近年来，越来越多的学者认为，CP/CPPS 是一种由多种不同的病因、发病机制相互影响、共同作用所致的一组表现症状多样化的临床症候群。因此，CP/CPPS 作为一种异质性疾病，针对不同患者的个体化治疗也是必然的。

基于上述观点，美国克利夫兰诊所 Glickman 泌尿 & 肾脏中心的 Shoskes 医师提出了 UPOINT 临床表型分类系统，为 CP/CPPS 的个体化治疗提供了量化依据。UPOINT 系统是根据 CP/CPPS 六个方面的临床表型将患者进行分类，包括：

①泌尿系症状（Urinary Symptoms）；②心理－社会障碍（Psychosocial Dysfunction）；③器官特异性表现（Organ Specific Findings）；④感染（Infection）；⑤神经性／系统性状况（Neurologic/Systemic Conditions）；⑥肌肉疼痛（Tenderness of Muscles）。

针对每种表型，分别有各自的临床纳入标准见表 29-1，临床泌尿外科医师对纳入的症状表型，可分别应用美国国立卫生研究院慢性前列腺炎症状指数（National Institutes of Health-Chronic Prostatitis Symptom Index，NIH-CPSI）、患者健康问卷－抑郁量表（Patient Health Questionnaire，PHQ）、疼痛灾难化量表（Pain Catastrophizing Scale，PCS）及进行评分，并推荐相对应的治疗方案。目前已有研究表明，UPOINT 临床表型分类系统具有临床适用性，能够有效改善患者症状。

表 29-1　UPOINT 表型临床纳入标准

UPOINT 表型	临床纳入标准
U：Urinary Symptoms 泌尿系症状	尿频，尿急或夜尿增多，CPSI* ＞ 4，排尿困难，残余尿＞ 100 mL
P：Psychosocial Dysfunction 心理－社会障碍	抑郁，不良应对，社交困难，压力，焦虑
O：Organ Specific Findings 器官特异性表现	前列腺触痛，前列腺液白细胞阳性，血尿，前列腺钙化
I：Infection 感染	排除 I 类及 II 类前列腺炎，革兰氏阴性杆菌或肠球菌阳性，抗生素用药史
N：Neurologic/Systemic Conditions 神经性／系统性状况	腹部及骨盆以外部位的疼痛及其相关的临床表现，如慢性疲劳综合征，肠易激综合征，纤维肌痛
T：Tenderness of Muscles 肌肉疼痛	腹部、骨盆底可触及的肌肉痉挛或扳机点

* CPSI：慢性前列腺炎症状指数（Chronic Prostatitis Symptom Index）

Shoskes 医师最初并没有将性功能障碍作为表型之一加入 UPOINT 分类系统，随着这一系统的临床应用，其他学者提出了相应的观点。一项瑞典的研究显示，应用 UPOINT 分类系统时，每项表型的评分与患者症状确实存在正相关性，但同时指出，六项临床表型均不能体现患者勃起功能障碍的严重程度。考虑到 CP/CPPS 患者中性功能障碍存在较高的发病率，学者们提出了在 UPOINT 系统的基础上增加一个临床表型——性功能（Sexual Function），由此改良为“UPOINTS”表型分类系统。Magri 与 Wagenlehner 在一项欧洲的多中心研究中，应用 UPOINT 系统分别评价了 937 名意大利和 290 名德国慢性前列腺炎患者的症状程度，结果显示，意大利患者组的症状程度与评分呈正相关性，而德国患者组的症状程度与评分没有显著的正相关性。但是，如果将性功能（Sexual Function）作为第七项临床表型，评估结果与两组患者的症状程度均显示显著的正相关性。随后，Samplaski 等（与 Shoskes 属同一单位）也尝试应用第七项临床表型“S”对 CP/CPPS 患者进行评估，结果却并不支持上述观点。其研究结论认为，在 100 名受试者中有 28％的患者“S”临床表型呈现阳性，但是在应用 NIH-CPSI 和生活质量评分的过程中，“S”临床表型并不是影响 CP/CPPS 患者症状程度的独立因素。尽管如此，在评价 CP/CPPS 患者症状的系统中考虑性功能障碍，已经成为临床泌尿外科医师的普遍共识。

针对中国 CP/CPPS 患者人群的临床表型分类研究较少。Zhao 等对国内 389 名 CP/CPPS 患者运用 UPOINT 表型系统进行了临床研究，结果显示这一系统同样适用于中国人群。该研究加入了评价勃起功能障碍的表型，研究结果中表型阳性的比例分别为：泌尿系症状 54.0％，心理－社会障碍 42.1％，器官特异性表现 41.9％，感染 20.8％，神经性／系统性状况 26.7％，肌肉疼痛 40.4％。研究发现，在中国患者群众，各个表型阳性数目与 NIH-CPSI（$R=0.706$，$P<0.001$），IPSS（$R=0.682$，$P<0.001$）及 IIEF-5 评分（$R=0.631$，$P=0.007$）均存在正相关性，而且，随着病程的延长，阳性表型的数目呈增加的趋势。在加入勃起功能障碍的表型后，Zhao 等发现 UPOINT 表型系统的阳性表型数目，与 NIH-CPSI 显示的症状严重程度之间的相关性有进一步的提高。在近期的一项国内研究中，郑涛等采用 UPOINT 表型系统对国内 192 例 CP/CPPS 患者进行评估，并应用国际勃起功能指数评分表（IIEF-5）评估患者勃起功能，结果显示 UPOINT 分类表型阳性率分别为：泌尿系症状 70.8%，心理－社会障碍 59.9%，器官特异性表现 80.7%，感染 23.4%，神经性／系统性状况 45.3%，肌肉疼痛 62.5%，另外，有 47.4%的患者合并勃起功能障碍，但多为轻度（发生率 40.6％）。通过回归分析，作者认为精神心理障碍是 CP/CPPS 患者发生勃起功能障碍的独立危险因素，而严重的排尿症状、疼痛症状可能通过精神心理障碍而影响患者的勃起功能。

（四）CP/CPPS 合并性功能障碍的治疗

由于缺乏确切循证医学证据，针对慢性前列腺炎合并性功能障碍的治疗目前尚无统一的认识。治疗 CP/CPPS 的方法是否能有效治疗性功能障碍，以及治疗性功能障碍对

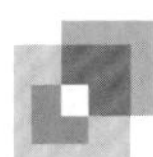

于改善 CP/CPPS 症状有何意义，将是未来研究的热点问题。

1. 药物治疗

目前，关于 CP/CPPS 合并性功能障碍的药物治疗的研究，主要集中在肾上腺素能 α 受体阻滞剂和 5 型磷酸二酯酶（5 Type Phosphodiesterase，PDE-5）抑制剂的应用。Nickel 等研究发现，应用阿夫唑嗪（每日 10 mg）连续治疗 LUTS 6 个月，可以显著改善患者 LUTS 症状评分、生活质量及性功能，其中勃起功能障碍评分、射精障碍评分及射精疼痛指数均有显著性降低。在另一项类似的研究中，36 名受试者接受多沙唑嗪（每日 4 mg）治疗 30 天，平均 LUTS 症状及勃起功能均有所改善，但是如果将患者根据是否合并无症状慢性前列腺炎进行分组，多沙唑嗪治疗后两组内 LUTS 症状评分和国际勃起功能障碍评分(International Index of Erectile Function，IIEF-5)均未见显著性改善。国内单纯应用 α 受体阻滞剂改善 CP/CPPS 患者性功能的研究报道较少。罗飏等应用多沙唑嗪控释片治疗良性前列腺增生研究发现，患者下尿路症状缓解的同时，可明显改善患者的性功能状况，治疗后 LUTS 症状评分和 IIEF-5 呈负相关。吴小军等应用坦洛新（每日 0.2 mg）治疗慢性前列腺炎 3 个月以上，发现在患者的排尿症状、疼痛症状改善后，生活质量得到提高，有助于大部分患者改善勃起功能。有报道指出，应用多沙唑嗪控释片（每日 4 mg）治疗慢性前列腺炎，可能引起阴茎勃起功能亢进，甚至造成阴茎异常持续勃起，目前仅见于个别报道。

PDE-5 抑制剂治疗男性勃起功能障碍具有广泛应用，其良好的有效性与安全性得到普遍认可。有一种假说认为，在 PDE-5 抑制剂的介导下，前列腺导管平滑肌的松弛，可增加前列腺液的顺向排出，减少前列腺导管内的逆向回流，因此，可以促进前列腺的炎症反应恢复，缓解前列腺炎相关症状。一项欧洲的荟萃分析研究指出，PDE-5 抑制剂在有效缓解前列腺增生患者 LUTS 症状的同时，可以显著改善患者的勃起功能。另一项国内的研究显示，与单独应用 PDE-5 抑制剂相比，联合应用 α 受体阻滞剂与 PDE-5 抑制剂治疗前列腺增生，在改善 LUTS 症状和勃起功能方面存在优势。然而，PDE-5 抑制剂能否作为改善 CP/CPPS 患者 LUTS 症状的独立因素，目前尚无确切文献支持。Cantoro 等通过较小样本随机对照研究（n=44），比较了单纯应用坦索罗辛与坦索罗辛联合西地那非治疗 III 型慢性前列腺炎的效果，结果显示，两组均能有效缓解 LUTS 症状、改善勃起功能，但两组间无明显差异。该研究似乎否认了西地那非治疗 LUTS 的意义，认为未来治疗慢性前列腺炎合并勃起功能障碍，应以 α 受体阻滞剂为基础。在另一项小样本研究（n=36）中，患者根据是否合并无症状慢性前列腺炎分为两组，结果显示单纯应用西地那非治疗，虽然可以提高勃起功能评分，但对两组的 LUTS 症状均无显著性改善。

中成药治疗 CP/CPPS 合并性功能障碍常见于国内报道，均提示中成药有一定改善效果，与 α 受体阻滞剂或 PDE-5 抑制剂联合可提高疗效，有助于提高疗效的稳定性，但未得到广泛认同，临床实用性尚待进一步确认。草药中的槲皮素，是一种有效的生物类黄酮，具有抗氧化剂的作用。有动物实验表明，槲皮素可以改善糖尿病大鼠模型的海绵体组织中内皮一氧化氮合酶的表达，有助于改善其勃起功能。

此外，国内有报道认为，舍曲林联合甲磺酸多沙唑嗪治疗慢性前列腺炎，可以显著缓解 LUTS 症状，有效地改善患者性功能，提高患者性生活质量。盐酸舍曲林是高选择性 5- 羟色胺（5-Hydroxytryptamine，5-HT）重吸收抑制剂，可以有效地抑制 5-HT 的再摄取，增加大脑皮层内的 5-HT 水平，降低大脑皮层对正常性刺激的高敏感性和高兴奋性，从而抑制射精中枢达到治疗性功能障碍的目的。该研究结果显示，联合治疗后 CP/CPPS 患者 NIH-CPSI 各项评分明显降低，患者性交时阴道内射精潜伏时间显著延长，进而提高了患者及其配偶的性生活满意度。

2. 物理治疗

针对慢性前列腺炎的物理治疗方法多样，已有研究证实，物理治疗在一定程度上可以有效缓解骨骼肌功能失调引起的疼痛。治疗 CP/CPPS 的物理方法包括：肌筋膜物理治疗、经皮后胫神经刺激（Percutaneous Posterior Tibial Nerve Stimulation，PTNS）、针灸或电针灸治疗、会阴部体外冲击波治疗（Perineal Extracorporeal Shock Wave Therapy，ESWT）、声－电－磁疗法（Sono-Electro-Magnetic Therapy，SEMT）、有氧运动等等。在改善盆腔疼痛症状的同时，有可能对缓解性功能障碍有一定帮助，但目前仍缺乏循证医学依据。

Anderson 等研究发现，合并盆腔疼痛的慢性前列腺炎患者更容易出现性功能障碍，尤其是勃起功能障碍和性欲减低。研究中采用理疗方法，放松可能引起盆腔疼痛的盆底肌筋膜触发点，结合心理疏导反向松弛练习，不仅可以改善排尿相关症状，减轻盆腔疼痛，而且有助于改善性欲，减轻射精疼痛，缓解勃起及射精功能障碍。Anderson 认为，盆腔疼痛是一种心身疾病，CP/CPPS 患者的心理状态可能对性功能产生负性影响，盆底肌触发点的存在，导致紧张性肌肉疼痛，使得负性心理效应进一步躯体化，从而激活神经免疫系统。因此，通过物理治疗有效缓解症状，对于纠正性功能障碍有一定临床意义。

3. 心理治疗

CP/CPPS 合并性功能障碍的患者，生理和心理都受到极大影响，对患者的生活、夫妻情感产生负面影响，对该类患者的心理干预治疗，对出现心理障碍患者重要的治疗方法，目前正逐渐被广大医患所重视。在临床研究中发现，CP/CPPS 合并性功能障碍的患者对自己身体状况十分敏感，大多数伴有疑虑、缺乏自信等心理表现，比较常见的特征是将心理问题躯体化。心理干预治疗的原则是，改变患者心理状态、错误认知等行为，并在改变认知的过程中纠正患者不良的行为与情绪。

心理干预治疗主要包括以下几个部分：

（1）建立指导基础：在开展心理疏导前，医务人员应建立良好的医患关系，必须给予患者充分的尊重，以同情、接纳的态度，耐心倾听患者自诉，争取患者足够的信任，引导和支持患者主动描述对病情的认识和自我的心理状态，了解患者对慢性前列腺炎合并性功能障碍的认知程度，鼓励患者战胜疾病的信心。

（2）认知干预：在了解患者认知程度的基础上，循序渐进地向患者讲述 CP/CPPS

及男性性功能的相关知识，讲述疾病的发病机理的同时，告诉患者慢性前列腺炎属于男性常见疾病和性功能障碍发生没有必然的关系，让患者认识到心理因素是相关症状产生的重要因素，动员患者积极改变以往错误的认识，主动配合心理干预，引导患者树立正确认知，彻底消除患者疑虑，调动其主观能动性，以积极的心态配合治疗。

（3）心理干预：对于存在紧张、焦虑等心理障碍的患者，应根据患者的病情、个性心理特点与生活背景，进行有针对性的情感支持和心理疏导，指导患者进行放松练习，缓解患者紧张与恐惧的情绪。帮助患者不断克服或解决存在的问题，增强其战胜疾病的信心。

（4）行为干预：通过医患交流充分了解患者的生活习惯，及时纠正其不健康行为，指导患者遵循医嘱用药并建立信心，坚持治疗。指导其建立健康的生活方式，加强体育锻炼，合理安排作息时间。指导已婚患者保持正常的性生活，对未婚患者应加强解释，促其了解虽然发生前列腺炎但是仍然可以正常生育，解除其思想顾虑。

（5）情感关怀：对患者家属进行相关健康教育，讲授家庭支持的相关知识，指导家属对患者体谅理解，日常多与患者沟通，给予患者情感及生活上的支持，消除负性情绪对患者的影响。

（6）督导和随访：对患者的心理干预治疗是一个长期渐进的过程，不可一蹴而就，必须制定长期的治疗计划，加强督导和随访。临床上 CP/CPPS 病程越长，短期治疗效果越不满，患者的依从性就越差。因此，对病程长的患者必须坚持有效的督导，不断鼓励患者接受治疗，以进一步提高患者的治疗依从性。

总之，CP/CPPS 合并性功能障碍的临床治疗比较复杂，循证医学证据尚不充分，仍需要深入研究。目前临床上仍以药物治疗为主，物理治疗可有效缓解盆腔疼痛，对改善性功能有一定帮助，心理治疗也日益受到泌尿外科医师的重视。但要注意的是，如果患者已经出现显著的心理行为异常，如抑郁、偏执、癔症等，应建议患者精神科就诊，及时治疗精神障碍。

参考文献

[1] Lee S W，Liong M L，Yuen K H，et al. Adverse impact of sexual dysfunction in chronic prostatitis/chronic pelvic pain syndrome[J]. Urology，2008，71（1）：79-84.

[2] Liang C Z，Zhang X J，Hao Z Y，et al. Prevalence of sexual dysfunction in Chinese men with chronic prostatitis[J]. BJU Int，2004，93（4）：568-570.

[3] Liang C Z，Hao Z Y，Li H J，et al. Prevalence of premature ejaculation and its correlation with chronic prostatitis in Chinese men[J].Urology，2010，76（4）：962-966.

[4] Hao Z Y，Li H J，Wang Z P，et al. The prevalence of erectile dysfunction and its relation to chronic prostatitis in Chinese men[J]. J Androl，2011，32（5）：496-501.

[5] Mo M Q，Long L L，Xie W L，et al. Sexual dysfunctions and psychological disorders

associated with type IIIa chronic prostatitis: a clinical survey in China[J]. Int Urol Nephrol, 2014, 46 (12) : 2255-2261.

[6] 叶建，陈少凡．慢性前列腺炎伴勃起功能障碍的分析与治疗[J]. 中国性科学，2011, 20 (1) : 13-15.

[7] 王先进，沈周俊，钟山，等．慢性非细菌性前列腺炎大鼠勃起功能的观察[J]. 中华实验外科杂志，2012, 29 (6) : 1069-1071.

[8] 赵良运，王田，毛晓鹏，等．慢性前列腺炎患者勃起功能障碍的临床相关性分析[J]. 中华泌尿外科杂志，2015, 36 (4) : 304-306.

[9] Shoskes D A, Ports D, Karns J, et al. Greater endothelial dysfunction and arterial stiffness in men with chronic prostatitis/chronic pelvic pain syndrome-a possible link to cardiovascular disease[J]. J Urol, 2011, 186 (3) : 907-910.

[10] Shoskes D A, Berger R, Elmi A, et al. Muscle tenderness in men with chronic prostatitis/chronic pelvic pain syndrome: the chronic prostatitis cohort study[J]. J Urol, 2008, 179 (2) : 556-560.

[11] Anderson R U, Wise D, Sawyer T, et al. Sexual dysfunction in men with chronic prostatitis/chronic pelvic pain syndrome: improvement after trigger point release and paradoxical relaxation training[J]. J Urol, 2006, 176 (4 Pt 1) : 1534-1538.

[12] Marson L, McKenna K E. CNS cell groups involved in the control of the ischiocavernosus and bulbospongiosus muscles: a transneuronal tracing study using pseudorabies virus[J]. J Comp Neurol, 1996, 374 (2) : 161-179.

[13] Vizzard M A, Erickson V L, Card J P, et al. Transneuronal labeling of neurons in the adult rat brainstem and spinal cord after injection of pseudorabies virus into the urethra[J]. J Comp Neurol, 1995, 355 (4) : 629-640.

[14] Mehik A, Hellström P, Lukkarinen O, et al. Increased intraprostatic pressure in patients with chronic prostatitis[J]. Urol Res, 1999, 27 (4) : 277-279.

[15] Ponholzer A, Madersbacher S. Lower urinary tract symptoms and erectile dysfunction; links for diagnosis, management and treatment[J]. Int J Impot Res, 2007, 19 (6) : 544-550.

[16] Khan M A, Dashwood M R, Thompson C S, et al. Up-regulation of endothelin (ET (A) and ET (B)) receptors and down-regulation of nitric oxide synthase in the detrusor of a rabbit model of partial bladder outlet obstruction[J]. Urol Res, 1999, 27 (6) : 445-453.

[17] Khan M A, Thompson C S, Dashwood M R, et al. Endothelin-1 and nitric oxide in the pathogenesis of urinary tract disorders secondary to bladder outlet obstruction[J]. Curr Vasc Pharmacol, 2003, 1 (1) : 27-31.

[18] Traish A M, Netsuwan N, Daley J, et al. A heterogeneous population of alpha 1

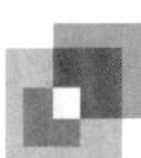

adrenergic receptors mediates contraction of human corpus cavernosum smooth muscle to norepinephrine[J]. J Urol, 1995, 153 (1) : 222–227.

[19] Amadi K, Sabo M A, Sagay A S. Thyroid hormone: the modulator of erectile function in the rabbit[J]. Niger J Physiol Sci, 2006, 21 (1–2) : 83–89.

[20] Corona G, Mannucci E, Fisher A D, et al. Effect of hyperprolactinemia in male patients consulting for sexual dysfunction[J]. J Sex Med, 2007, 4 (5) : 1485–1493.

[21] Vakina T N, Shutov A M, Shalina S V, et al. Dehydroepiandrosterone and sexual function in men with chronic prostatitis[J]. Urologiia, 2003, (1) : 49–52.

[22] Tripp D A, Nickel J C, Shoskes D, et al. A 2-year follow-up of quality of life, pain, and psychosocial factors in patients with chronic prostatitis/chronic pelvic pain syndrome and their spouses[J]. World J Urol, 2013, 31 (4) : 733–739.

[23] Aubin S, Berger R E, Heiman J R, et al. The association between sexual function, pain, and psychological adaptation of men diagnosed with chronic pelvic pain syndrome type Ⅲ[J]. J Sex Med, 2008, 5 (3) : 657–667.

[24] 范宇平，陈斌．慢性前列腺炎致勃起功能障碍的机制研究进展[J]．中国男科学杂志，2008，22（10）：67–69.

[25] Riegel B, Bruenahl C A, Ahyai S, et al. Assessing psychological factors, social aspects and psychiatric co-morbidity associated with Chronic Prostatitis/Chronic Pelvic Pain Syndrome (CP/CPPS) in men — a systematic review[J]. J Psychosom Res, 2014, 77 (5) : 333–350.

[26] Tran C N, Shoskes D A. Sexual dysfunction in chronic prostatitis/chronic pelvic pain syndrome[J]. World J Urol, 2013, 31 (4) : 741–746.

[27] Shoskes D A. The challenge of erectile dysfunction in the man with chronic prostatitis/chronic pelvic pain syndrome[J]. Curr Urol Rep, 2012, 13 (4) : 263–267.

[28] Hedelin H H. Evaluation of a modification of the UPOINT clinical phenotype system for the chronic pelvic pain syndrome[J]. Scand J Urol Nephrol, 2009, 43 (5) : 373–376.

[29] Magri V, Wagenlehner F, Perletti G, et al. Use of the UPOINT chronic prostatitis/chronic pelvic pain syndrome classification in European patient cohorts: sexual function domain improves correlations[J]. J Urol, 2010, 184 (6) : 2339–2345.

[30] Samplaski M K, Li J, Shoskes D A. Inclusion of Erectile Domain to UPOINT Phenotype Does Not Improve Correlation With Symptom Severity in Men With Chronic Prostatitis/Chronic Pelvic Pain Syndrome[J]. Urology, 2011, 78 (3) : 653–658.

[31] Zhao Z, Zhang J, He J, et al. Clinical utility of the UPOINT phenotype system in Chinese males with chronic prostatitis/chronic pelvic pain syndrome (CP/CPPS) : a prospective study. PLoS One, 2013, 8 (1) : e52044.

[32] 郑涛，张亚东，陈鑫，等．UPOINT 分类因子对慢性前列腺炎／慢性骨盆疼痛综合征患者勃起

功能的影响 [J]. 中山大学学报（医学科学版），2015，36（2）：237–240.

[33] Nickel J C, Elhilali M, Emberton M, et al. The beneficial effect of alfuzosin 10 mg once daily in 'real-life'-practice on lower urinary tract symptoms (LUTS), quality of life and sexual dysfunction in men with LUTS and painful ejaculation[J]. BJU Int, 2006, 97 (6): 1242–1246.

[34] Faydaci G, Kuyumcuoglu U, Eryildirim B, et al. Effectiveness of doxazosin on erectile dysfunction in patients with lower urinary tract symptoms[J]. Int Urol Nephrol, 2011, 43 (3): 619–624.

[35] 罗飏，郭琼，南小新．甲磺酸多沙唑嗪控释片治疗良性前列腺增生及改善勃起功能的研究 [J]. 中华老年医学杂志，2011，30（2）：150–151.

[36] 吴小军，周占松，张恒，等．单纯治疗慢性前列腺炎对其合并 ED 的影响 [J]. 局解手术学杂志，2014，23（4）：367–369.

[37] 段传启，张凯，邵立钦，等．多沙唑嗪与阴茎勃起功能亢进（附 10 例报告）[J]. 中国男科学杂志，2011，25（12）：45–46.

[38] Grimsley S J, Khan M H, Jones G E. Mechanism of phosphodiesterase 5 inhibitor relief of prostatitis symptoms[J]. Med Hypotheses, 2007, 69 (1): 25–26.

[39] Gacci M, Corona G, Salvi M, et al. A systematic review and meta-analysis on the use of phosphodiesterase 5 inhibitors alone or in combination with α-blockers for lower urinary tract symptoms due to benign prostatic hyperplasia[J]. Eur Urol, 2012, 61 (5): 994–1003.

[40] Yan H, Zong H, Cui Y, et al. The efficacy of PDE5 inhibitors alone or in combination with alpha-blockers for the treatment of erectile dysfunction and lower urinary tract symptoms due to benign prostatic hyperplasia: a systematic review and meta-analysis[J]. J Sex Med, 2014, 11 (6): 1539–1545.

[41] Cantoro U, Catanzariti F, Lacetera V, et al. Comparison of tamsulosin vs tamsulosin/sildenafil effectiveness in the treatment of erectile dysfunction in patients affected by type III chronic prostatitis[J]. Arch Ital Urol Androl, 2013, 85 (3): 109–112.

[42] Eryildirim B, Aktas A, Kuyumcuoglu U, et al. The effectiveness of sildenafil citrate in patients with erectile dysfunction and lower urinary system symptoms and the significance of asymptomatic inflammatory prostatitis[J]. Int J Impot Res, 2010, 22 (6): 349–354.

[43] Zhang W, Wang Y, Yang Z, et al. Antioxidant treatment with quercetin ameliorates erectile dysfunction in streptozotocin-induced diabetic rats[J]. J Biosci Bioeng, 2011, 112 (3): 215–218.

[44] 谢雪锋，陈刚，金伟，等．舍曲林联合可多华治疗前列腺炎合并 ED[J]. 中国男科学杂志，2013，27（11）：45–47.

[45] Magistro G, Wagenlehner F M, Grabe M, et al. Contemporary Management of Chronic

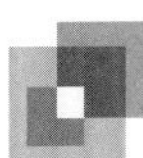

Prostatitis/Chronic Pelvic Pain Syndrome[J]. Eur Urol, 2016, 69 (2) : 286–297.

[46] Riegel B, Bruenahl C A, Ahyai S, et al. Assessing psychological factors, social aspects and psychiatric co–morbidity associated with Chronic Prostatitis/Chronic Pelvic Pain Syndrome (CP/CPPS) in men—a systematic review[J]. J Psychosom Res, 2014, 77 (5) : 333–350.

（洪 锴 刘余庆）